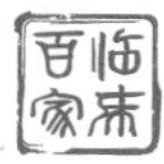

中国医学临床百家

中山大学光华口腔医学院·附属口腔医院

牙体牙髓病 病例精解

TYPICAL CASES AND ANALYSES

凌均棨　韦　曦　主编

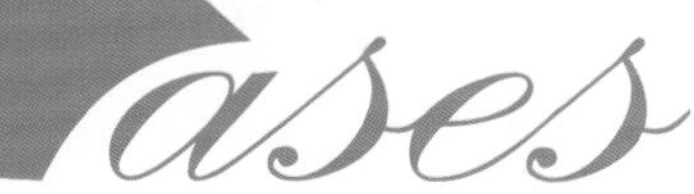

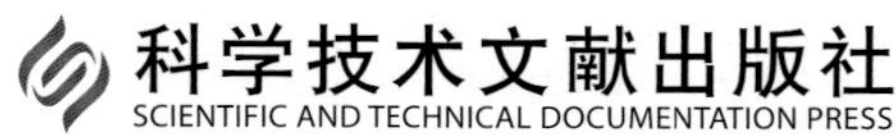

·北京·

图书在版编目（CIP）数据

中山大学光华口腔医学院·附属口腔医院牙体牙髓病病例精解/凌均棨，韦曦主编. —北京：科学技术文献出版社，2020. 5（2020. 10重印）
ISBN 978-7-5189-6111-5

Ⅰ. ①中…　Ⅱ. ①凌…②韦…　Ⅲ. ①牙疾病—病案②牙髓病—病案　Ⅳ. ①R781

中国版本图书馆 CIP 数据核字（2019）第 221213 号

中山大学光华口腔医学院·附属口腔医院牙体牙髓病病例精解

策划编辑：李　丹　责任编辑：李　丹　张　旭　责任校对：文　浩　责任出版：张志平

出 版 者　科学技术文献出版社
地　　址　北京市复兴路 15 号　邮编 100038
编 务 部　（010）58882938，58882087（传真）
发 行 部　（010）58882868，58882870（传真）
邮 购 部　（010）58882873
官方网址　www. stdp. com. cn
发 行 者　科学技术文献出版社发行　全国各地新华书店经销
印 刷 者　北京地大彩印有限公司
版　　次　2020 年 5 月第 1 版　2020 年 10 月第 2 次印刷
开　　本　787 × 1092　1/16
字　　数　320 千
印　　张　27. 25
书　　号　ISBN 978-7-5189-6111-5
定　　价　226. 00 元

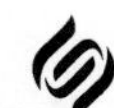

编委会

主　　编　凌均棨　韦　曦

主编助理　古丽莎　曾　倩

编 委 会　（按姓氏拼音排序）

安少锋　杜　宇　高　燕　古丽莎　胡晓莉

黄湘雅　蒋宏伟　李晓岚　林家成　林正梅

凌均棨　刘红艳　刘建伟　刘昭慧　麦　穗

毛学理　宁　杨　童忠春　韦　曦　徐　琼

张新春

主编简介

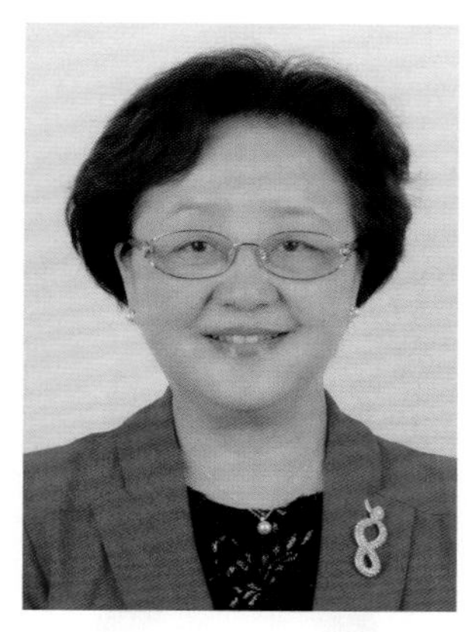

凌均棨 中山大学光华口腔医学院牙体牙髓病学教授、主任医师、博士生导师。现任中山大学光华口腔医学院·附属口腔医院名誉院长、中山大学口腔医学研究所所长、国际牙医师学院院士（ICD）、中华口腔医学会副会长、中华口腔医学会牙体牙髓病学专业委员会前任主任委员、中华口腔医学会口腔医疗服务分会主任委员、中华口腔医学会口腔卫生士在职培训工作委员会副主任委员、中国医师协会口腔医师分会副会长、中国医师协会口腔医师分会继续教育工作委员会主任委员、中国医师协会毕业后医学教育口腔专业委员会副主任委员、广东省口腔医学会会长、广东省口腔医学会口腔医学教育专业委员会主任委员、广东省口腔医学重点实验室主任。主要研究方向为龋病、牙髓病和根尖周病的病因与防治、牙体牙髓病的分子生物学和组织工程学研究。主持国家级、省部级科研项目23项，荣获中华口腔医学会科技奖一等奖、广东省科技成果一等奖等科技成果奖10余项。发表论文420余篇，SCI收录100余篇，获评2018年度*Journal of Endodontics*牙髓再生领域最佳论文，2014—2019年连续入选“爱思维尔高被引学者”榜单。所负责的《牙体牙髓病学》获评国家精品课程，牙体牙髓病科被评为国家临床重点专科。主编《牙髓病学》《根尖周病治疗学》《显微牙髓治疗学》《牙体牙髓病学临床培训教程》《年轻恒牙根尖周病凌均棨2016观点》及住院医师规培教材《口腔医学口腔内科分册》《口腔内科学高级教程》等著作，参编专著及国家卫计委规划教材20余部。培养博士后9名、博士研究生50名和硕士研究生68名。

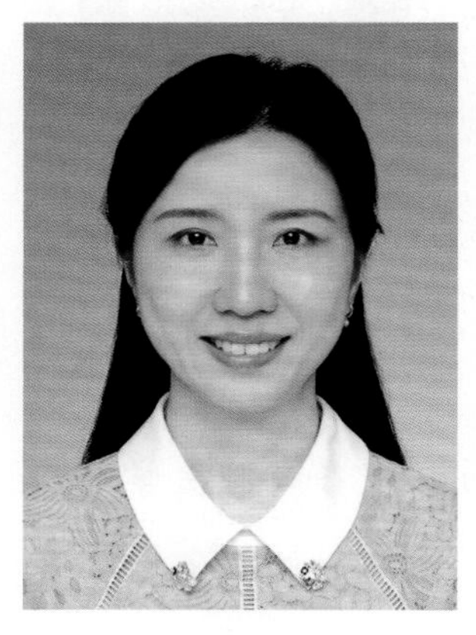

韦　曦　中山大学光华口腔医学院·附属口腔医院牙体牙髓病学教授、主任医师、博士生导师、教育部新世纪优秀人才。现任中山大学光华口腔医学院·附属口腔医院牙体牙髓病科主任、国际牙医师学院院士（ICD）、中华口腔医学会牙体牙髓病学专业委员会常委、中国卫生信息与健康医疗大数据学会口腔医学专业委员会常委、广东省口腔医学会牙体牙髓病学专业委员会副主任委员、广东省口腔医学会副秘书长、国家医师资格考试口腔类别试题开发专家委员会委员、*Journal of Endodontics* Scientific Advisory Board Member。

主要从事牙体牙髓疾病的临床防治，以及牙髓损伤修复机制的研究。主持国家级、省部级科研项目17项，荣获中华口腔医学会科技奖一等奖、广东省科学技术一等奖等科技成果奖7项。发表学术论文150余篇，其中SCI收录60余篇，获评2018年度*Journal of Endodontics*牙髓再生领域最佳论文，2014—2017年连续入选“爱思唯尔高被引学者”榜单。作为副主编撰写《显微牙髓治疗学》和《牙体牙髓病学临床前培训教程》，参编专著及国家卫计委规划教材8部。

前　言

随着人们生活质量的不断提高和科学文明的飞速发展，人们对口腔保健的意识增强，对龋病和牙髓根尖周疾病患牙的保存意愿也逐渐加强。保存活髓与保留患牙是牙体牙髓病科医师为广大病患提供的治疗终极目标。近十余年，我们大力推广和普及牙体牙髓冠根联合治疗、难治性牙髓根尖周病序列治疗，以及显微导航牙髓治疗技术，制订针对疑难复杂病例的显微根管治疗与微创根尖外科治疗技术规范，拓展了牙髓根尖周病的临床诊治范围，提高了治疗成功率，使更多患牙得以保留并恢复咀嚼功能，患者的生存质量明显改善，取得了良好的社会效益和经济效益。同时，得益于相关基础研究的深入和临床治疗技术的发展，我们对许多疾病的认知不断深化，在某些疾病的诊断和治疗方面取得了突破性进展，如年轻恒牙根尖周病的牙髓再生治疗。

牙体牙髓病学是一门临床实践性极强的学科，既包含口腔全科医师日常临床工作所必须掌握的基础理论、基本知识和技能，又不乏诸多疑难杂症的诊治思路、方法和技术。由于牙体牙髓病的诊疗对医师的临床经验和操作水平要求较高，为进一步规范牙体牙髓疾病的临床诊疗和操作，我们组织多位既有基础研究的厚实底蕴和医学博士学位，又有丰富临床诊治经验的中青年专家，在积累大量临床资料的基础上，总结经典病例，查阅文献资料，对牙体牙髓疾病的诊断方法和治疗策略进行了深入的探讨和详尽的分析。

本书紧密结合临床实际，精选的病例包括牙体牙髓病学常见病、多发病、罕见病和疑难病。通过病例的解析，以期对牙体牙髓病专业的医师有所帮助和借鉴，提高我国的整体诊疗水平，推进专科的进步和发展。

为了进一步提高本书的质量，在此诚恳地希望各位读者、专家提出宝贵意见。

中山大学光华口腔医学院·附属口腔医院

凌均棨

目 录

牙体牙髓疾病的诊断和鉴别诊断及治疗方案的制定

001 47 根尖周炎导致皮瘘行冠根联合治疗 …………………………… 1

002 下颌前牙区根尖周牙骨质结构不良 ……………………………… 7

003 45、46、47 根管治疗后引起局限性颌骨骨髓炎的诊治 …… 13

004 全口多发性牙颈部吸收…………………………………………… 18

005 21 根管长度测量的准确性 ……………………………………… 23

006 25 根管再治疗后根裂显微探查术 ……………………………… 28

007 17 CBCT 诊断“C”形牙根纵裂 ……………………………… 34

008 磨牙牙髓炎行牙髓切断术治疗…………………………………… 39

牙体硬组织的微创美学修复

009 上前牙釉质矿化不全和正畸后釉质脱矿渗透树脂修复……… 48

010 上切牙酸蚀症渗透树脂修复……………………………………… 55

011 上颌中切牙正中间隙微创贴面美学修复………………………… 60

012 双上侧切牙过小牙椅旁 CAD/CAM 美学修复结合正畸治疗
…………………………………………………………………… 65

013 上前牙牙体缺损美学树脂修复…………………………………… 68

014 上前牙根管治疗后美学树脂修复………………………………… 76

015 前牙外伤死髓牙变色和牙体缺损的微创美学修复…………… 81

016 11 冠折美学树脂分层修复 ……………………………………… 87

017 21 外伤冠折即刻种植 …………………………………………… 91

018 11、12 冠折树脂直接修复 ······ 96
019 37 远中龈下缺损活髓牙嵌体修复 ······ 100
020 36 深龋声波大块树脂充填 ······ 104
021 氟斑牙多层树脂直接粘接修复 ······ 106

牙根发育不全的显微牙髓治疗与牙髓血运重建

022 上前牙陈旧性牙外伤致牙根炎症性吸收显微根尖手术治疗 ······ 114
023 35 牙根发育不全根尖手术形成 MTA 屏障 ······ 129
024 35 慢性根尖周炎的根尖屏障术治疗 ······ 135
025 35 牙根发育不全的牙髓再生治疗 ······ 140
026 11 根尖周炎伴牙根发育不全的牙髓再生治疗 ······ 145
027 21 外伤引起年轻恒牙根尖周病的血运重建术治疗 ······ 150
028 35 畸形中央尖引起年轻恒牙根尖周病的血运重建术治疗 ······ 156
029 45 根尖周炎伴根尖发育异常行血运重建术治疗 ······ 162
030 45 慢性根尖周炎伴牙根发育不全行牙髓血运重建术治疗 ······ 168

牙髓根尖周疾病的显微根管治疗

031 13 牙中牙慢性根尖周炎并牙髓钙化的显微根管治疗 ······ 176
032 42 双根管显微根管治疗 ······ 185
033 33 舌侧根管遗漏致慢性牙髓炎发作 ······ 189
034 44 “C”形根管伴牙髓钙化的显微根管治疗 ······ 192
035 44 “C”形根管显微根管治疗 ······ 200
036 14 三根管的诊断和治疗 ······ 207

037 35 三根管显微根管治疗 …… 210
038 CBCT 结合显微牙髓治疗多根管前磨牙 …… 215
039 16 五根管显微根管治疗 …… 219
040 46 五根管显微根管治疗 …… 224
041 46 多根管 CBCT 引导的显微根管治疗 …… 229
042 37 牙髓牙周联合病变根管治疗与微创修复 …… 236
043 37 急性根尖周炎“C”形根管显微根管治疗 …… 242
044 37 牛牙症显微根管治疗 …… 246
045 47 重度牛牙症并“C”形根管显微根管治疗 …… 253
046 26 牙髓钙化致 MB_2 根管闭锁的显微根管治疗 …… 262
047 12 大面积根尖病损的非手术治疗 …… 270
048 上前牙大面积根尖病损非手术治疗结合冠修复 …… 273
049 11 根尖周囊肿开窗减压联合根管治疗伴髓腔内漂白 …… 278
050 46 慢性牙髓炎的微创根管治疗 …… 285
051 46 根尖周大面积囊肿样病变的非手术单尖法根管治疗 …… 290

牙髓根尖周疾病的显微根管再治疗

052 26 慢性根尖周炎根管再治疗及 CAD/CAM 冠修复 …… 294
053 36 五根管塑化治疗后伴根尖周炎显微根管再治疗 …… 300
054 35 根充物超充填致慢性根尖周炎迁延不愈的再治疗 …… 305
055 34 舌侧根管遗漏致慢性根尖周炎复发的再治疗 …… 309
056 36 根管分离器械显微非手术再治疗 …… 313
057 37 根管内分离器械显微非手术再治疗结合 CAD/CAM 修复 …… 320
058 16 和 17 慢性根尖周炎伴髓底穿孔显微根管再治疗 …… 326
059 47 器械分离显微超声取出术 …… 332

060 16 髓底穿孔及器械折断显微根管再治疗 …………………… 338

慢性根尖周疾病的显微牙髓外科治疗

061 21 牙髓钙化合并腭侧根尖囊肿的显微根管治疗与显微根尖手术联合治疗 …………………………………………………… 344
062 21 根管内外吸收的显微手术治疗 ………………………… 351
063 21－23 根尖周囊肿的显微根尖手术治疗 …………………… 357
064 11 侧支根管致根管治疗后疾病的显微牙髓外科治疗 ……… 361
065 21 根管侧穿的显微牙髓外科治疗 ………………………… 366
066 11－21 欠填导致根管治疗失败的显微根尖手术治疗 ……… 372
067 12－21 根管治疗后疾病及 12 器械分离的显微根尖手术治疗 …………………………………………………………… 378
068 21、22 根尖超填导致治疗失败的显微根尖手术治疗 ……… 384
069 34－36 多个后牙难治性根尖周炎显微根尖手术治疗 ……… 389
070 31、41 慢性根尖周炎的显微根尖手术治疗 ………………… 396
071 37 根管治疗后疾病的显微根尖手术治疗 ………………… 400
072 11、12 根尖周囊肿合并 11 侧穿显微根尖手术治疗 ……… 406
073 11 慢性根尖周炎伴牙髓钙化的显微根尖手术治疗 ………… 411
074 21 畸形根面沟意向再植 …………………………………… 418

牙体牙髓疾病的诊断和鉴别诊断及治疗方案的制定

001 47 根尖周炎导致皮瘘行冠根联合治疗

病历摘要

患者为 23 岁女性，主诉要求检查右下颌处增生物。

患者于 1 年前出现右下颌部增生物，质硬且常溢脓，外院皮肤科诊断“皮脂腺囊肿”，行增生物切除后复发，后于外院中医科多次诊疗，未见明显好转，怀疑右下后牙所致，遂转入该院口腔科拍片，该院口腔科认为非右下后牙所致，转回中医科继续服用中药，

为进一步治疗来我院就诊。

否认重大疾病史和过敏史。检查右下颌部，见增生物有黑色痂皮，质较硬，无痛，47 殆面大面积牙色充填物远舌侧平龈，无探痛，无叩痛，松Ⅰ度，冷热测无反应，电测牙髓无活力，牙龈未见窦道（图1－1A、图1－1B）。X 线片：47 根尖周见低密度影，硬骨板消失（图1－1C、图1－1D）。锥形束 CT（Cone beam Computer Tomography，CBCT）检查示近中、远颊根相连呈“C”形，近远中均为颊舌双根管，局部舌侧骨皮质吸收明显，远中舌根颊舌向弯曲，低密度影累及根中部颊侧骨皮质（图1－1E～图1－1G）。

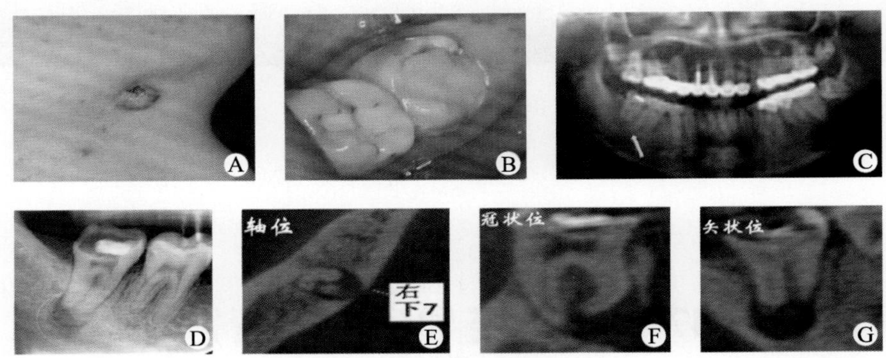

A. 右下颌增生物照片；B. 47 口内照片；C. 外院全景片；D. 47 X 线片；E～G. 47 CBCT 图像。

图 1－1 治疗前检查

诊断：①47 根尖周炎；②右下颌部皮瘘。

治疗方案：47 根管治疗及冠修复。

治疗：47 去除原充填物，见继发龋，去腐未尽穿髓，大量血性渗出且探痛明显（图1－2A），冲洗见双氧水及脓血由皮瘘处溢出（图1－2B），封三甲失活剂。1 周后复诊，47 流动树脂加高四壁后橡皮障隔离（图 1－2C），清理髓腔，寻找根管口，MB、ML、DB 完成根管预备，DL 下段弯曲明显，#8 疏通，DL 完成根管预备（图1－2D），封氢氧化钙糊剂消毒，2 周后见皮瘘已闭合，47 完成

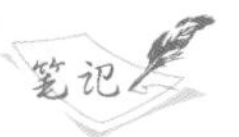

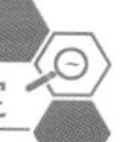

根管充填、冠部行树脂封闭（图 1 - 2E ~ 图 1 - 2G）。

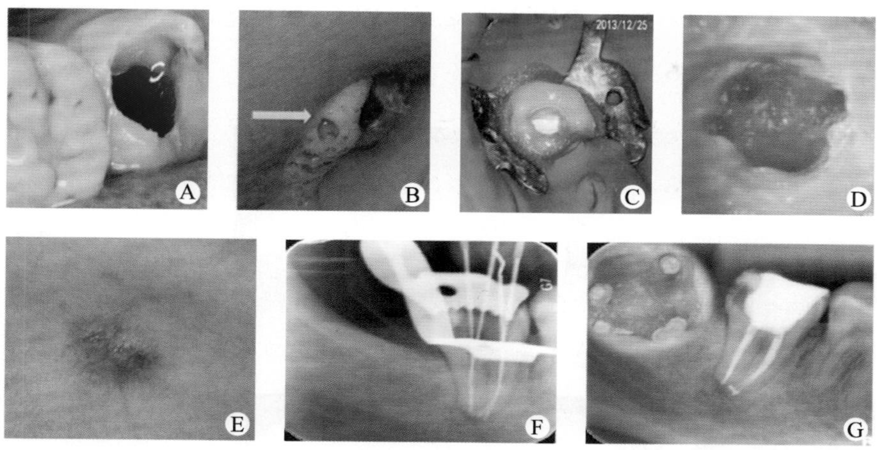

A. 开髓；B. 双氧水冲洗液从皮瘘处溢出；C. 橡皮障隔离；D. 根管预备；E. 右下颌皮瘘闭合照片；F. 测定工作长度；G. 根管充填 X 线片。

图 1 - 2　47 根管治疗

术后 3 个月复查： 皮瘘愈合，47 根尖周低密度影骨质已基本恢复（图 1 - 3A ~ 图 1 - 3F）。术后 1 年复查：行 46、47 牙冠预备，47 暂冠修复（图 1 - 4A ~ 图 1 - 4C），CAD/CAM 制作间接修复体，

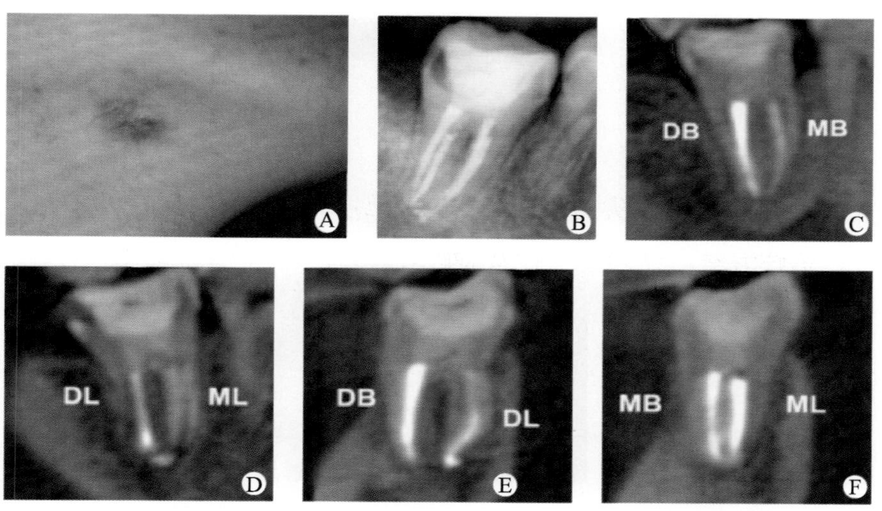

A. 右下颌皮瘘愈合照片；B. 复查 X 线片；C ~ F. 复查 CBCT 图像。

图 1 - 3　47 术后 3 个月后复查

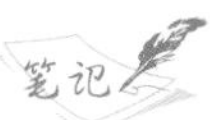

46 嵌体修复、47 冠修复（图 1－4D～图 1－4F）。术后 3 年复查见图 1－5A～图 1－5C，术后 4 年复查见图 1－5D～图 1－5F，术后 5 年复查见图 1－6A～图 1－6C。

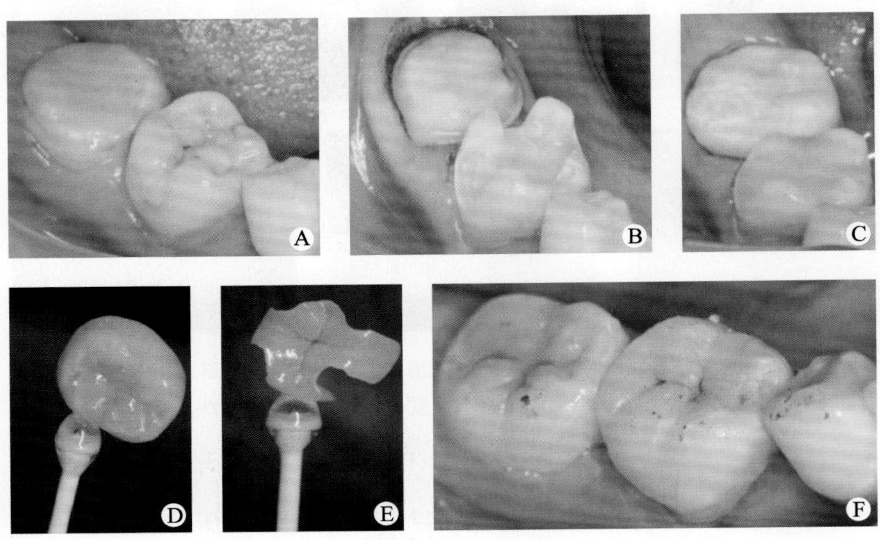

A. 47、46 口内照片；B. 牙冠预备；C. 47 暂冠；D～F. 制作完成的间接修复体。

图 1－4　47 冠修复，46 嵌体修复

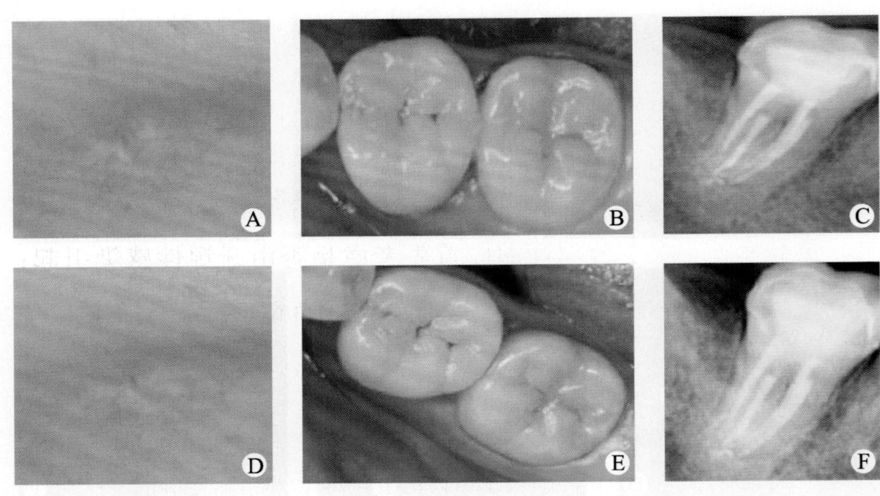

A. 第 3 年复查皮瘘照片；B. 第 3 年复查口内照片；C. 第 3 年复查 X 线片；D. 第 4 年复查皮瘘照片；E. 第 4 年复查口内照片；F. 第 4 年复查 X 线片。

图 1－5　47 术后第 3 年及第 4 年复查

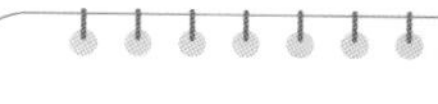

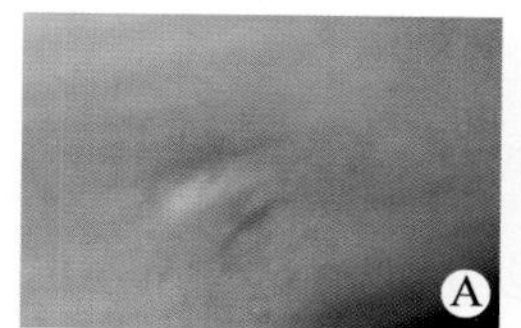

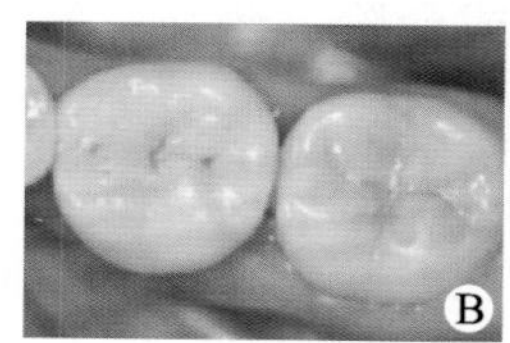

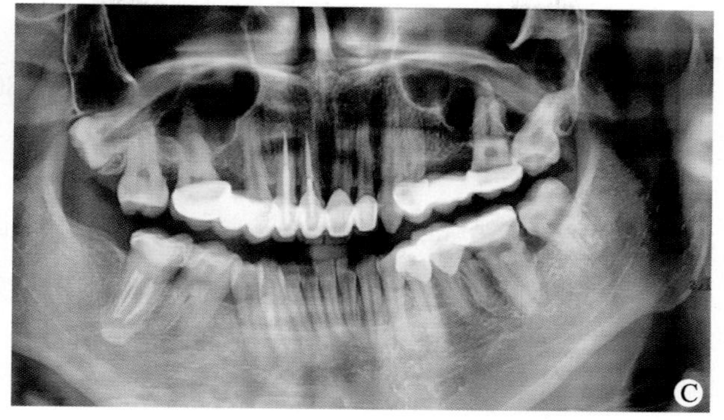

A. 右下颌皮瘘愈合照片；B. 47、46 口内照片；C. 全景片。

图 1-6　47 术后第 5 年复查

病例分析

一、牙源性皮瘘的诊断和治疗

牙源性皮瘘是由牙相关化脓性感染引起的皮肤疾病，感染源 80%~87% 来源于下颌牙。常见病因：根尖周或牙周源性感染、牙外伤、残根等。典型表现：红褐色、无压痛、表面带痂皮的结节，伴周期性溢脓。皮损特点：脓肿、瘢痕、溃疡等。病史：约 50% 的患者无牙痛病史，且患牙可无叩痛。皮损部位：窦道部位可能与感染源相隔甚远，易被外科或皮肤科医师误诊为非牙源性皮损，误诊常使患者接受不必要和不正确的手术或抗感染等治疗。

诊断要点：①头颈部皮瘘应首先考虑是否由牙源性感染引起；②窦道的部位并不一定接近感染源位置；③自窦道口插入牙胶后拍片有助于病源牙的定位；④某些病例根尖片及插牙胶 X 线片仍不能定位感染源。

治疗：大多无须使用抗生素治疗，可修复患牙行非手术根管治疗，拔除不可修复患牙，去除牙源性感染来源后，皮瘘本身一般无须处理即可愈合；皮肤瘢痕后期可能需行美容外科手术。

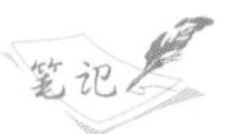

二、下颌第二磨牙远舌根

下颌第二磨牙 DL 根发生率为 0.38%～2.80%，术前、术中不同角度 X 线片投射有助于寻找 DL 根，CBCT 可以更准确地评估 DL 根。预备这类颊舌向弯曲根管，易出现拉直根管或台阶、侧穿、器械分离、工作长度丢失，建议使用可预弯新型镍钛器械预备。

三、次氯酸钠事故的预防

次氯酸钠（NaOCl）被压入根尖周会造成严重的组织损伤，NaOCl 事故更容易发生于根尖周有明显骨吸收的病例，尤其是颊侧或舌侧骨板穿孔。该病例术前 CBCT 示 47 根尖周舌侧骨皮质穿孔，NaOCl 冲洗过程中可能进入根尖周组织，使用低浓度 NaOCl 更加安全。

避免 NaOCl 事故发生措施：①采用具有侧方开口的冲洗针头，避免过大冲洗压力；②冲洗针头切勿楔入根管，插入根管深度离工作长度为 2～3mm；③可采用氯己定作为冲洗液。

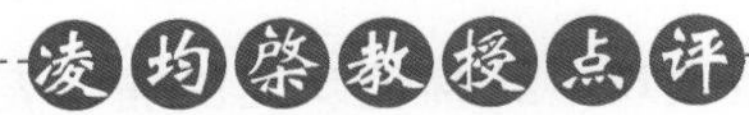

牙源性皮瘘是一种少见的牙相关化脓性感染引起皮肤疾病，感染源常见于下颌牙。牙源性皮瘘大多无须使用抗生素治疗，只要诊断正确，去除牙源性感染后，窦道本身一般无须处理即可愈合，同时根管治疗期间应注意避免 NaOCl 并发症的发生。

（蒋宏伟）

参考文献

1. Guevara-Gutiérrez E, Riera-Leal L, Gómez-Martínez M, et al. Odontogenic cutaneous fistulas: clinical and epidemiologic characteristics of 75 cases. Int J

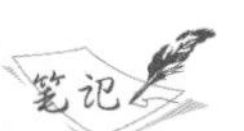

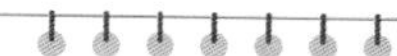

Dermatol, 2015, 54 (1): 50 – 55.

2. Yadav S, Malik S, Mittal HC, et al. Odontogenic cutaneous draining sinus. J Craniofac Surg, 2014, 25 (1): e86 – e88.

3. Sammut S, Malden N, Lopes V. Facial cutaneous sinuses of dental origin-a diagnostic challenge. Br Dent J, 2013, 215 (11): 555 – 558.

4. Cantatore JL, Klein PA, Lieblich LM. Cutaneous dental sinus tract, a common misdiagnosis: a case report and review of the literature. Cutis, 2002, 70 (5): 264 – 267.

5. Mittal N, Gupta P. Management of extra oral sinus cases: a clinical dilemma. J Endod, 2004, 30 (7): 541 – 547.

6. Mărgărit R, Andrei OC, Mercut V. Anatomical variation of mandibular second molar and its implications in endodontic treatment. Rom J Morphol Embryol, 2012, 53 (2): 413 – 416.

7. Song JS, Choi HJ, Jung IY, et al. The prevalence and morphologic classification of distolingual roots in the mandibular molars in a Korean population. J Endod, 2010, 36 (4): 653 – 657.

8. Kleier DJ, Averbach RE, Mehdipour O. The sodium hypochlorite accident: experience of diplomates of the American Board of Endodontics. J Endod, 2008, 34 (11): 1346 – 1350.

002 下颌前牙区根尖周牙骨质结构不良

病历摘要

患者为 30 岁女性，主诉右下颌前牙区 X 线片检查发现根尖区透射影 1 周。

患者于1周前因上前牙区肿胀就诊于外院，全口牙位曲面断层X线片检查时发现下颌前牙区根尖透射影，初步诊断为“根尖囊肿”，行上颌前牙根管治疗后转诊我院，建议行右下前牙根管治疗术及根尖手术。

诉患牙无不适。否认重大疾病史和过敏史。检查见41、42牙体完整，无叩痛，不松动，牙龈颜色未见异常，牙龈乳头低平，未探及牙周袋，根尖相应黏膜处无红肿及压痛。牙髓电活力测试与对照牙31、32相比正常，读数5。冷诊、热诊正常，同对照牙（图2-1A、图2-1B）。X线片：41、42根尖区透射影，透射影内部可见密度增高影，牙槽骨水平吸收达根上1/3（图2-1C）。CBCT：41、42根尖周类椭圆形低密度影，范围约6.0mm×5.5mm×7.0mm，其内可见散在点状密度增高影，局部舌侧皮质变薄，41、42牙根未见吸收（图2-1D、图2-1E）。

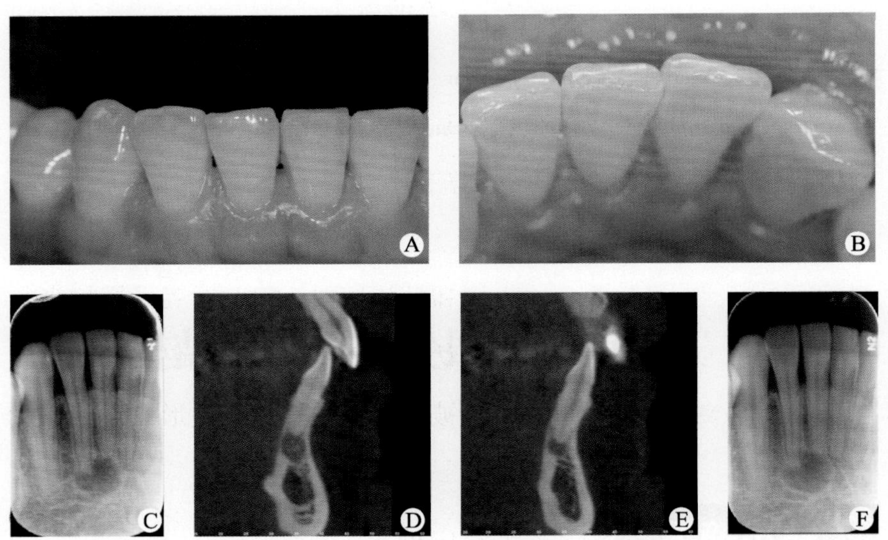

A. 41、42初诊口内唇侧照；B. 41、42初诊口内舌侧照；C. 41、42初诊根尖X线片；D. 41 CBCT矢状位影像；E. 42 CBCT矢状位影像；F. 41、42 9个月后复查根尖X线片。

图2-1　下颌前牙区根尖周牙骨质结构不良

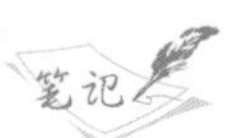

诊断：根尖周牙骨质结构不良。

治疗：详细介绍病情，建议暂不行处理。9 个月后复查，41、42 牙髓活力测试未见异常，根尖 X 线片显示 41、42 根尖区病变范围及其内部影像未见明显变化（图 2－1F）。嘱长期随诊观察。

病例分析

一、根尖周牙骨质结构不良的命名和病因

根尖周牙骨质结构不良（periapical cemento-osseous dysplasia，PCOD）是颌骨非肿瘤性的纤维－骨组织病变（fibro-osseous lesions of the jaws，FOLs），与局限性牙骨质结构不良、繁茂性牙骨质结构不良（florid cemento-osseous dysplasia，FLCOD）同属于牙骨质结构不良（cemento-osseous dysplasia，COD）。表现为根尖区正常的骨组织被纤维组织替代，其内含数量不等的呈骨或牙骨质样外观的钙化物质。

迄今为止，PCOD 的病因尚无定论。多数学者认为 PCOD 组织起源于牙周韧带，但 Melrose 等学者发现该病也可出现在无牙周膜韧带的无牙颌区域，缺乏典型的炎症特征；常发生于 40 岁左右的黑种人女性，表现出显著的性别和种族倾向，因此对其牙周韧带起源的观点提出质疑。Robinson 等认为，PCOD 可能是在咬合创伤时局部组织受到损伤，导致骨小梁被纤维组织代替，并形成不成熟骨和牙骨质样沉积。Zegarelli 等认为 PCOD 常发于中年女性，因此激素水平失调可能是 PCOD 的促进因素之一。Young 等人则报道了家族性 PCOD 的常染色体遗传模式。该病例患者为 30 岁女性，否认家族遗传性疾病史、系统性疾病史，否认外伤史和正畸治疗史，临床检查未见咬合创伤。具体病因有待于进一步明确。

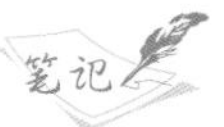

二、PCOD 的临床表现

据文献报道，PCOD 多发于中年黑种人女性，常发生于下颌前牙区单个牙位或多个牙位（日本人群中多发于下颌前磨牙、磨牙区域），患牙多为活髓，无明显临床症状，常因拍摄全景片发现。典型的 X 线片表现为直径小于 1cm 的根尖部透射影、透射－阻射混合影或阻射影像，内部密度不一，边界由宽度不等的硬化骨带围绕。根据组织病理学和影像学特征，PCOD 进展可分为 3 期：①根尖区骨质溶解破坏期：是病变进展的早期阶段，表现为下颌单个或多个前牙的根尖区出现低密度规则或不规则影像，边缘有较宽的硬化带。此期与慢性根尖周炎的影像学表现不易鉴别。组织学上表现为细胞结缔组织取代了正常的骨小梁，此时病变内部钙化结构过小，在 X 线片上难以辨别。②牙骨质小体形成期：影像学检查表现为在透射区有结节样阻射物沉积，组织学上为球形钙化物或不规则形状的骨样沉积物或矿化骨。③钙化成熟期：此期钙化成分增多，影像学检查表现为密度增高的阻射影像，边缘为透射带，牙周韧带与病变区域清晰分开。组织学上表现为球状钙化物和矿化骨组织成分增多，结缔组织减少。这 3 期可以单独存在，亦可并发出现。目前已报道的 PCOD 相关病例多数表现为疾病进展的其中 1 期或 2 期。Senia 等于 2015 年报道了 1 例随访 12 年、复诊 8 次的病例，其 X 线片表现涵盖以上描述的 3 期表现。该病例右侧下颌侧切牙最先发生病变，在随访期间，病变范围由小变大再缩小，而最近一次复查的根尖片则接近于正常，邻牙及对侧同名牙也在随访期内出现类似的表现。本病例患者下颌前牙区牙体未见异常，牙髓电活力测试和冷诊、热诊同对照牙，可排除牙髓来源的根尖病变。根尖片显示 41、42 根尖透射区，透射区内部可见密度增高影像，牙周韧带影像不清，其影像学表现符合 PCOD 第 2 期特征。对侧同名牙暂未发现病变，在后期随访中将密切关注。

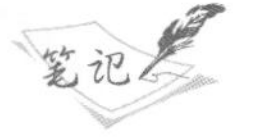

三、PCOD 的诊断

Brannon 和 Fowler 在 2001 年提出 PCOD 的诊断要点：①好发于中年黑种人女性；②根尖区单个或多个局限性病变，患牙为活髓；③常发于下颌前牙，无肿痛不适；④影像学检查表现为根尖部透射影、透射－阻射混合影或阻射影像，边界由宽度不等的硬化骨带围绕；⑤细胞纤维间质与编织骨或椭圆形钙化物并存。该病例除患者为黄种人，且未行组织病理学检查外，其余临床表现及影像学检查均符合以上诊断要点。

值得注意的是，PCOD 病情及 X 线片表现的衍化进展缓慢，而且 COD 的 3 种分型之间存在内在联系，PCOD 和局限性 COD 可演变为 FLCOD，后者由于病变组织血供较差，在某些局部因素如根尖周炎、创伤等作用下，可能增加感染机会进而导致颌骨骨髓炎，需密切观察，以防感染。因此，PCOD 患者需定期复查。本病例 9 个月复查片与初次检查 X 线片相比无明显变化，但仍需密切关注，且有必要再次复查时拍摄全口牙位曲面断层 X 线片，以验证诊断，并在病情发生变化时及时治疗。

随着 CBCT 在牙髓病、根尖周病领域的广泛应用，PCOD 的诊断正确率得到提高，CBCT 有助于病变的准确定位和颊舌侧骨板厚度的精准测量，以明确病变区域与根尖的位置关系、牙周韧带和硬骨板的情况，尤其在与慢性根尖周炎及其他含有钙化物的良性纤维－骨性病变的鉴别诊断中具有优势。该病例 CBCT 检查结果显示 41、42 根尖周类椭圆形低密度影，病变范围约 6.0mm×5.5mm×7.0mm，其形态及大小符合 PCOD 的诊断；病变范围内见散在点状密度增高影，符合 PCOD 第 2 期病变的特征；局部舌侧皮质变薄，41、42 牙根未见吸收，这些细节是根尖片的有力补充，以上 3 点为该病例的确诊提供依据。

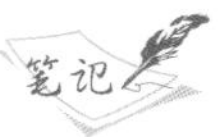

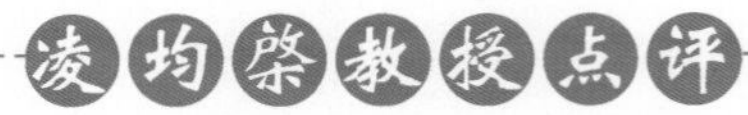

根尖周牙骨质结构不良是临床上较为少见的纤维－骨组织病变，多数情况下为全景片检查时偶然发现，无明显临床症状，相关患牙牙髓活力正常，不需治疗。牙髓活力测试和根尖片、CBCT 等影像学检查是重要的诊断方法，医师应仔细检查，避免误诊和不必要的治疗，亦需长期追踪复查，以在病情变化时及时诊治。

（刘红艳）

参考文献

1. Senia ES, Sarao MS. Periapical cemento-osseous dysplasia: a case report with twelve-year follow-up and review of literature. Int Endod J, 2015, 48 (11): 1086－1099.

2. Brannon RB, Fowler CB. Benign fibro-osseous lesions: a review of current concepts. Adv Anat Pathol, 2001, 8 (3): 126－143.

3. Eskandarloo A, Yousefi F. CBCT findings of periapical cemento-osseous dysplasia: a case report. Imaging Sci Dent, 2013, 43 (3): 215－218.

4. 张佩莹，肖灿. 繁茂性牙骨质结构不良的诊断要点及鉴别诊断研究进展. 中华口腔医学杂志，2018，53 (4): 280－283.

5. 王虎. 牙骨质结构不良的 X 线多样性表现与口腔临床相关性. 华西口腔医学杂志，2017，35 (6): 565－570.

笔记

003 45、46、47 根管治疗后引起局限性颌骨骨髓炎的诊治

病历摘要

患者为 71 岁男性，主诉右下后牙自发疼痛 3 天。

患者于 3 天前右下后牙自发疼痛，无冷热刺激痛，无夜间痛，逐渐不能咬合，一天前出现颊侧牙龈脓疱，自服消炎药有所好转。否认重大疾病史和过敏史。检查见 45、46、47 充填物完整，无明显继发龋，叩痛明显，45 颊牙龈根尖区瘘管，X 线片显示 45、46、47 根管充填锥度略小，根尖区均有透射影（图 3－1A）。

诊断： 45、46、47 慢性根尖周炎。

治疗： 在我院重行 45 根管治疗后，瘘管依然存在，转诊来我牙体牙髓病专科。瘘管插牙胶示踪 X 线片（图 3－1B）显示透射影来源于 46 近中根尖，口腔手术显微镜（dental operating micro－scope，

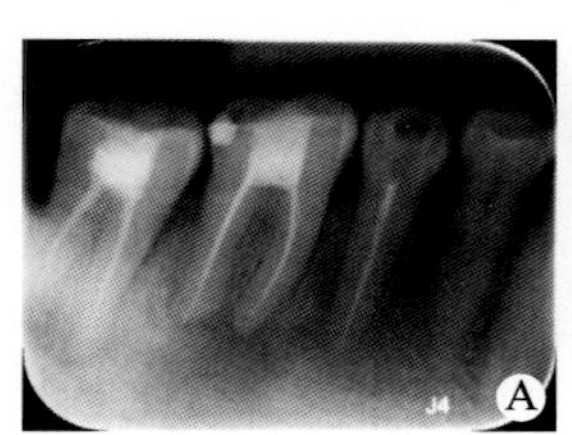
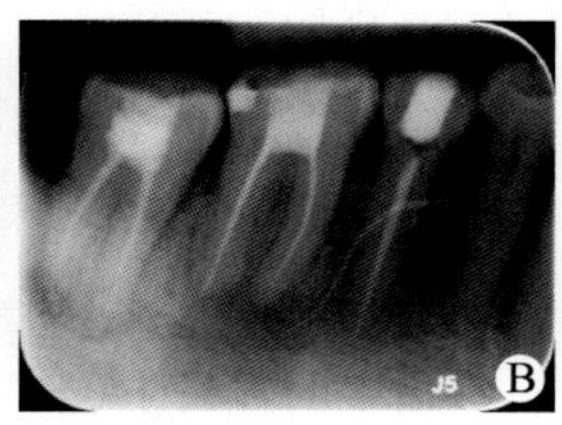
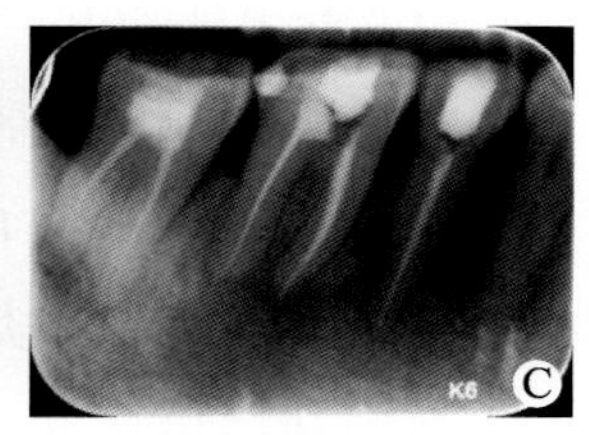

A. 45、46、47 X 线根尖片（2009 年 9 月 10 日）；B. 45、46、47 瘘管插牙胶示踪 X 线片（2009 年 9 月 22 日）；C. 46 近中两根管根管再治疗后 X 线片（2009 年 9 月 29 日）。

图 3－1　45、46、47 X 线根尖片

DOM）下清理46髓腔，探及MB、ML、D三根管口牙胶充填致密。由于其远中根根尖透射影不明显，仅重做近中两个根管的治疗，并建议继续观察（图3－1C）。

半年后，患者感觉无疼痛、无瘘管，在外院备牙拟行冠修复，临时冠第二天再次出现自发剧烈疼痛，并再次出现瘘管，遂来我院就诊（图3－2A）。

X线片显示根尖透射影明显减小，瘘管插牙胶示踪X线片（图3－2B）显示根尖透射影仍然来自46，但是不能确定诊断，DOM下去净46远中根管内的牙胶，Vitapex根管封药，糊剂瘘管溢出，暂封继续观察。

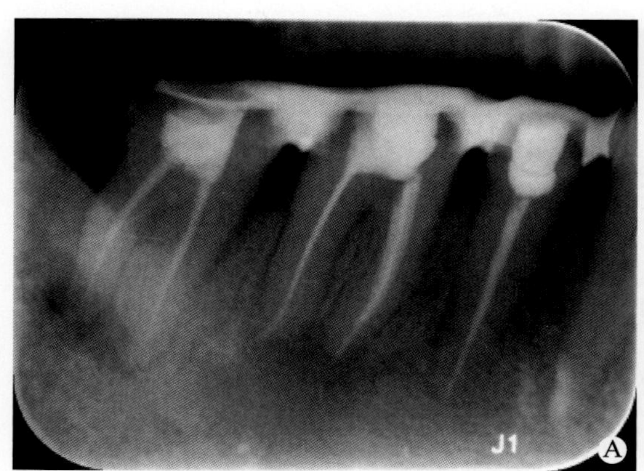

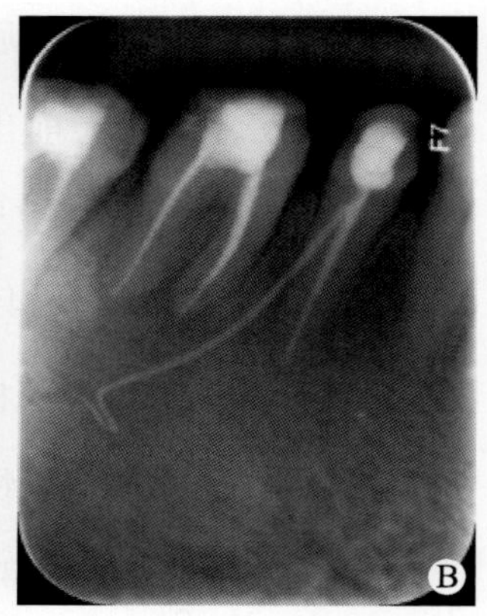

A. 45、46、47的X线片（2010年3月29日）；B. 45、46的瘘管插牙胶示踪X线片（2010年3月29日）。

图3－2　45、46、47 X线根尖片

观察期间，瘘管反复消失、出现。建议CBCT了解根尖周情况（图3－3）。CBCT显示46根尖有局限性死骨形成，重新诊断为右下牙源性下颌骨骨髓炎。建议外科会诊，重新设计治疗方案。

外科建议拔除46、47，并行右下颌骨死骨刮除术。患者强烈要求尝试保留患牙并愿意承担后果（如果失败再行拔除）。

46远中根、47重做根管治疗，牙周治疗后，行右下颌骨死骨刮除术（图3－4）。

笔记

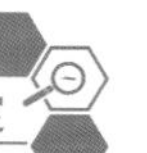

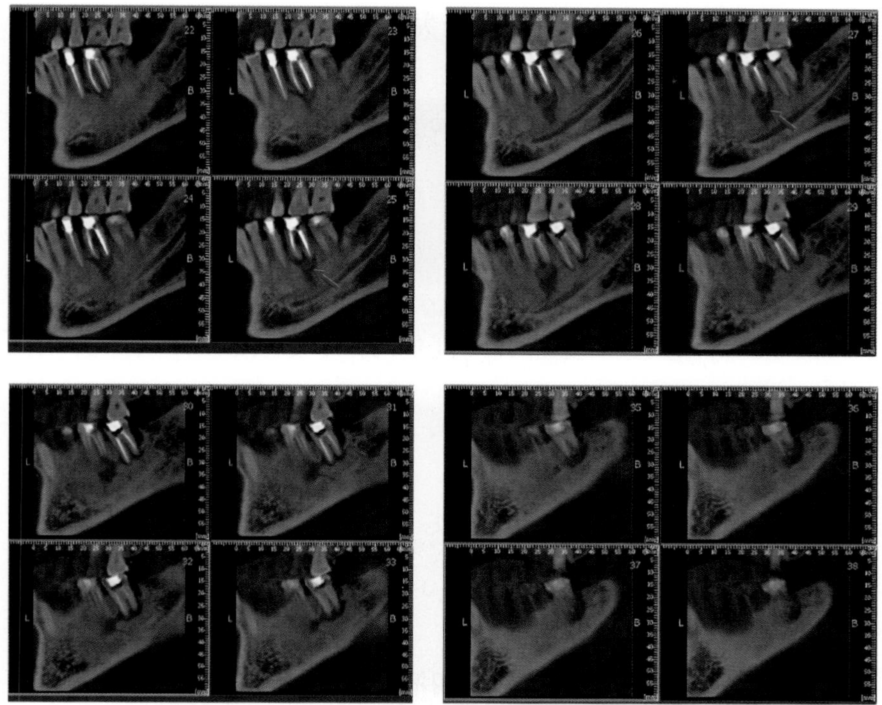

可见从45逐渐向47方向根尖区透射影相连通，而且46根尖区有局限性死骨形成。

图3-3　45、46、47 CBCT

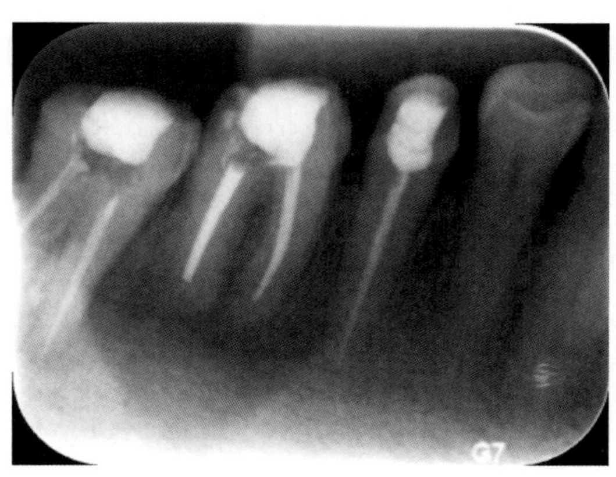

图3-4　45、46、47 X线片（2010年11月26日）

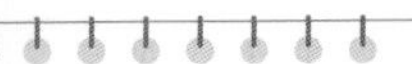
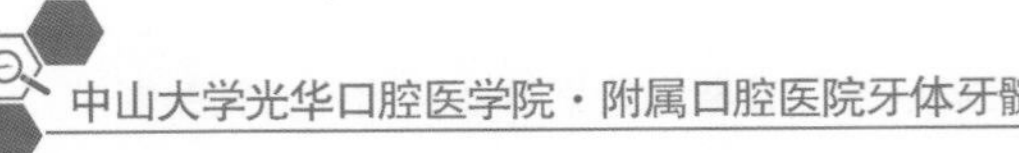

术后行冠修复，继续观察，未见瘘管出现，无任何临床症状。3年后照片对比可见根尖透射影消失（图3-5）。

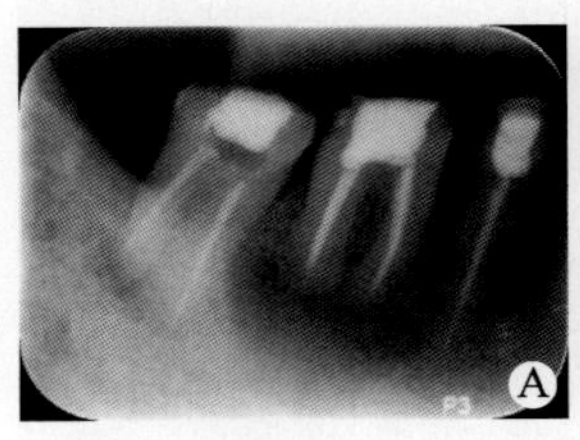
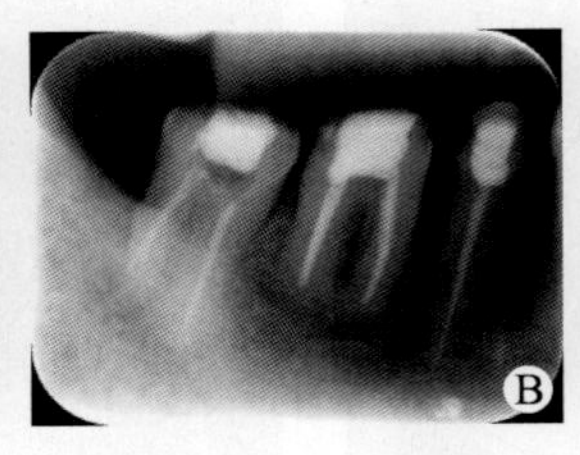
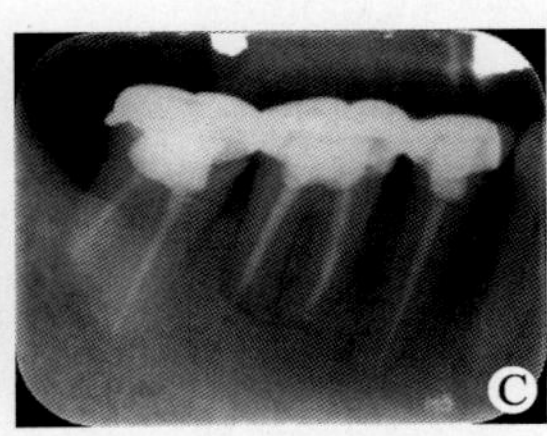

A. 2010年12月30日复查；B. 2011年1月4日复查；C. 2013年11月8日复查。

图3-5　45、46、47根尖复查片

病例分析

一、根管治疗后疾病的诊断和治疗

根管治疗是目前治疗牙髓炎和根尖周炎最有效和最常用的方法。根管治疗后疾病（post-treatment endodontic disease，PTED）是指根管治疗后患牙的根尖周病变未愈合或出现新的病变，其临床表现主要为患牙根管治疗后疼痛持续存在，或者根尖周病经久不愈。其发生率为35%～65%。其病因包括微生物感染、异物反应、根尖周囊肿及相关治疗因素等。临床上需要结合实际情况，采集完整病史，完善各种临床检查和辅助检查。

根管治疗后疾病的诊断需要注意：①定期随访；②确定患牙及根管系统情况；③根尖周组织病损情况，包括分布大小及范围与牙根的关系；④查找病因来源。同时需与牙周疾病、根折根裂、各类囊肿、良性肿瘤甚至恶性肿瘤等鉴别。如非典型的疼痛或者麻木感、根尖有透射影但是牙髓活力正常等，以及根尖片根尖透射影的

笔记

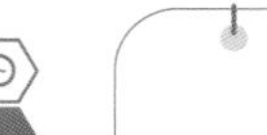

范围、形态特殊等，都提示我们要考虑得更加全面，才能正确地诊断和治疗。另外，如果对症治疗没有成功、及时分析原因，如果以上病例初期针对瘘管的处理没有效果，说明我们的诊断不明确。所以要及时改变思维模式，利用 CBCT 等更加有效的辅助诊断方法完成诊断和治疗。

二、牙源性颌骨骨髓炎的诊治

下颌骨仅有下齿槽动脉供血，且无侧支吻合，下颌骨表面的皮质骨板厚而致密，感染难以穿破而在骨髓腔内扩散，所以下颌骨骨髓炎发病率比较高。临床上下颌骨骨髓炎常分为血源性、轻度（边缘性）、中度（局限性）和重度（弥漫性）颌骨骨髓炎。其中血源性很少见，如果松质骨的破坏小于 2cm 属于轻度，大于 2cm 但是没有累及骨皮质属于中度；若大于 2cm，引起病理性骨折或者严重感染不愈合则属于重度颌骨骨髓炎。

牙源性颌骨骨髓炎多因急性根尖周炎、根尖周脓肿没有得到及时合理的治疗，炎症由颌骨内向周围扩散、破坏，最后累及密质骨和骨膜。

急性症状有局部剧痛、牙松动、长期不愈合的瘘管、牙周袋溢脓，甚至下唇麻木等。影像学特征：病原牙根尖周炎症骨质破坏明显，可见游离的死骨，范围较大时侵犯邻近下颌神经管，出现骨皮质破坏等，严重破坏时见病理性骨折。

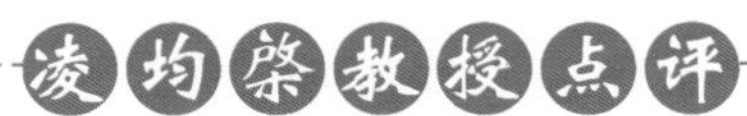

根管治疗后疾病的治疗主要包括：①追踪观察与评估；②根管再治疗；③根尖外科手术；④拔牙。如果没有获得正确的诊断，无法获得满意的治疗效果。

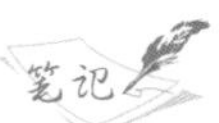

锥形束计算机断层扫描（CBCT）采用面阵探测器和锥形束 X 射线源，围绕检查对象旋转扫描后获得三维容积图像数据，利用重建算法完成多层面重建，从而获得任意方向、任意层面、任意间隔的截面图。相比以往的螺旋 CT，可以获得更高的图像精度，图像伪影少，扫描时间短，方便采集，有效放射剂量低。由于其有效的三维成像，临床上可以帮助医师清晰地判断是否遗漏根管，判断根折、牙根吸收、侧穿、根尖炎症的范围及骨质破坏的程度等，有助于我们临床诊治计划的制定。

（刘建伟）

参考文献

樊明文. 牙体牙髓病学. 北京：人民卫生出版社，2012：343.

004 全口多发性牙颈部吸收

病历摘要

患者为 45 岁男性，因全口牙敏感就诊，在当地医院拍摄全景片诊断为全口牙齿颈部缺损，建议转诊上级医院。接诊后口内检查未见明显颈部缺损或根面龋，未探及明显牙周袋，全口牙列检查见 26 残根，37 残冠，36、45 缺失（图 4 – 1A ~ 图 4 – 1F），拍摄数字

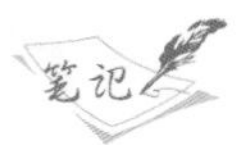

化全景片和X线根尖片见多个牙位、牙颈部吸收影像（图4－2A～图4－2E）。

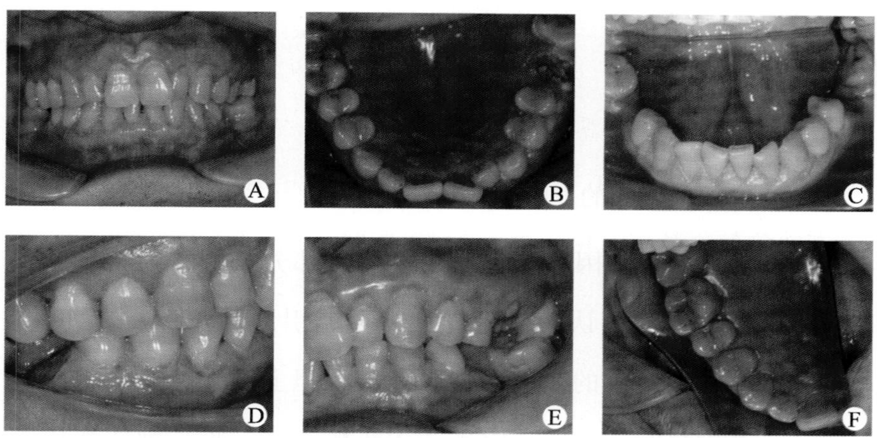

A. 全口咬合情况；B. 上颌牙列；C. 下颌牙列；D～E. 侧方咬合关系；F. 局部患牙殆面。

图4－1 全口多发性牙颈部吸收口内检查

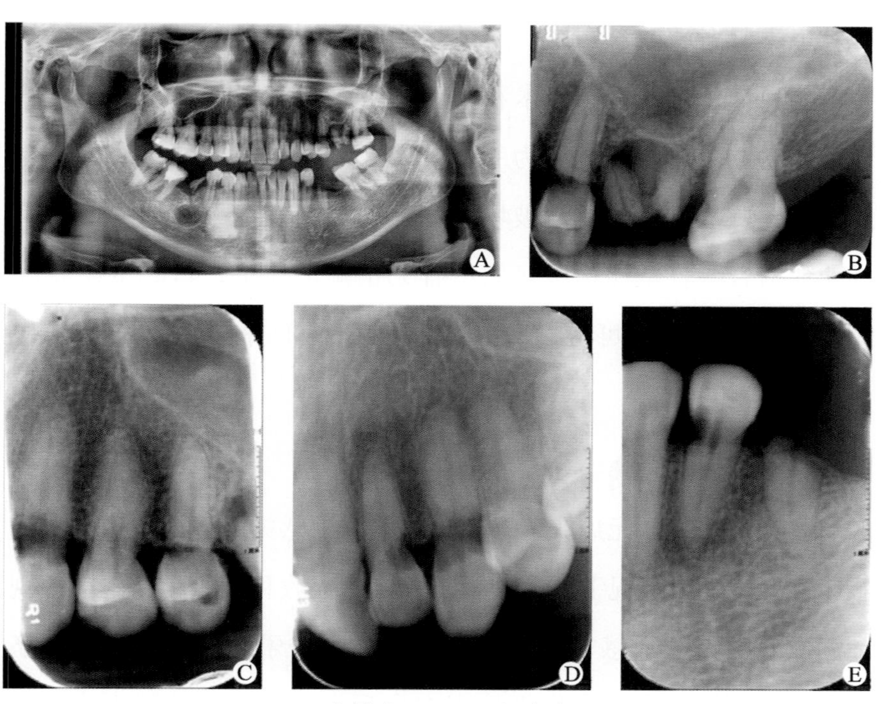

A. 全景片；B～E. 根尖片。

图4－2 全口多发性牙颈部吸收X线片

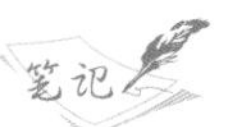

诊断：全口多发性牙颈部吸收。

处理：患者因时间、预后、费用等问题，未做治疗。

病例分析

一、牙颈部吸收的发病原因

牙颈部吸收的病因仍存在较大争议，部分学者认为是单纯炎症反应引起，也有人认为与龈沟中微生物引起的炎症反应相关。一般认为牙颈部吸收的发病与性别无关，但上颌牙的发病率高于下颌牙，其中最为常见的危险因素为正畸治疗、咬合创伤和口腔卫生状况不佳。可能的致病因素主要为物理性和化学性创伤，按相关性从大到小排列如下：正畸治疗、牙外伤、不良咀嚼习惯、口腔卫生状况、咬合创伤、邻牙缺失、病毒感染、漂白术、系统性疾病、牙隐裂、牙周手术和发育异常等。病损初始阶段以局部牙周膜组织和牙骨质破坏为主，进展至牙本质和牙釉质时伴有修复性牙本质形成，即组织破坏和修复相伴随发生，可使局部牙骨质和牙槽骨融合粘连。该病例患者无正畸治疗史，口腔卫生状况尚可，推测其发病可能与牙列缺失、牙列不齐导致的咬合创伤相关。

二、诊断

多数病例通常无症状，合并牙髓或牙周感染时可能出现相应的临床症状。一般情况下牙髓活力正常，当吸收程度较重时，会出现牙髓对温度测试敏感等症状。X 线片是诊断牙颈部吸收的必要条件，多数病例在常规影像学检查中发现，由于吸收从牙根表面开始，当到达牙本质时，吸收会向侧方进展，进而形成一个中空的

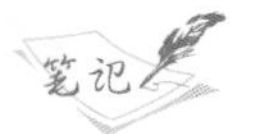

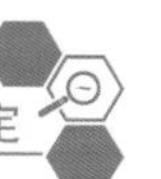

腔，X 线片上吸收部位呈现低密度影像；当吸收达牙本质后易向侧方进展，X 线片将显示低密度影像外围出现管状不透明矿化轮廓；若病变长期存在，则可见空腔表面矿化修复组织沉积的钙化影像。该病例患者 X 线片显示吸收已进展至牙本质深层，因此已出现温度刺激敏感、咬合无力等症状。

X 线根尖片常用来诊断和追踪牙根吸收进展，但由于二维影像的局限性，牙根变短、牙根侧面或颈部浅沟等病例容易发生遗漏，该病例图4 －2B 和图4 －2C 的患牙 X 线片由于二维影像重叠，伪影显示穿通髓腔，而患者并无牙髓炎症状，牙髓活力测试为敏感，此时可拍摄 CBCT 评价吸收的位置、程度和范围等。

三、处理原则

由于病因未明确，目前尚无可靠证据验证牙外吸收的最佳治疗方法。一般认为可根据不同的病因和吸收类型选择适合的治疗方法，如根管治疗、牙周手术治疗、根管和牙周手术联合治疗，或者是拔牙后种植修复等。

若患牙牙髓活力正常，可行相应的牙周治疗，翻瓣刮除牙面病变组织，但不建议做广泛的预防性刮治。刮治时建议使用碱性冲洗液如氢氧化钙水溶液冲洗牙面和创面，干燥牙面后三氧化矿物凝聚体（mineral trioxide aggregate，MTA）类材料保护牙髓组织，最后行永久充填。若患牙牙髓已坏死，则应进行根管治疗。常规橡皮障隔离患牙，H 锉等器械去除肉芽组织，根管预备时用 5. 25% 的 NaOCl 联合超声冲洗，控制感染；预备完成后使用 $Ca(OH)_2$ 或 Vitapex 进行根管内封药，均有利于提高治疗效果；根管充填时建议采用 MTA 类材料，如 Biodentine 和 iRoot BP 等作为修补充填材

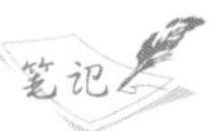

料。MTA 类材料能促进硬组织形成，抑制破骨细胞活动，有利于控制病变发展进程，但需注意其含有重金属及易使牙变色等不足。

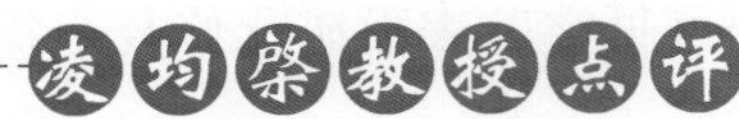

该病例提示咬合创伤可能是导致牙颈部外吸收的重要病因，X 线根尖片和 CBCT 是诊断的重要依据，牙髓活力测试可用于确定治疗方案。及时修复缺失牙，改善咬合关系，平衡全口应力，对于预防特发性牙颈部外吸收的发生具有重要意义。

（安少锋）

参考文献

1. Patel S, Mavridou AM, Lambrechts P, et al. External cervical resorption-part 1: histopathology, distribution and presentation. Int Endod J, 2018, 51 (11): 1205 – 1223.

2. Mavridou AM, Hauben E, Wevers M, et al. Understanding external cervical resorption in vital teeth. J Endod, 2016, 42 (12): 1737 – 1751.

3. Mavridou AM, Bergmans L, Barendregt D, et al. Descriptive analysis of factors associated with external cervical resorption. J Endod. 2017, 43 (10): 1602 – 1610.

4. Consolaro A. External cervical resorption: diagnostic and treatment tips. Dental Press J Orthod, 2016, 21 (5): 19 – 25.

5. Patel S, Foschi F, Condon R, et al. External cervical resorption: part 2-management. Int Endod J, 2018, 51 (11): 1224 – 1238.

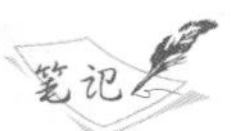

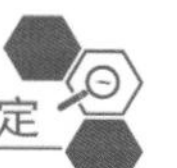

005 21 根管长度测量的准确性

病历摘要

患者为 36 岁女性，主诉左上前牙烤瓷冠修复 9 年，咬合疼痛半年。

患者于 9 年前在外院行上前牙烤瓷冠修复，之后左上前牙常因为“上火”咬合不适，半年前逐渐开始咬合疼痛。无其他不适。修复科就诊拆冠，拍摄 X 线片，21 未做根管治疗，建议来我科行 21 根管治疗后再修复。

否认重大疾病史和过敏史。检查见 11、21、22 修复体已经拆除，仅 21 叩痛明显，松 I °，冷诊无反应，远中探及牙周袋，PD = 3mm；X 线片显示 21 未做根管治疗，根管部分钙化，根周膜略微增宽；22 已行根管治疗（root canal therapy，RCT）并桩修复，根尖无透射影（图 5 – 1A）。

诊断： 21 慢性根尖周炎；慢性牙周炎。

治疗： 21 开髓，DOM 下疏通钙化根管，根尖电位仪测量根管长度 18mm，完成根管治疗，照片显示欠填（图 5 – 1B）。

取出牙胶，重新测量长度依然为 18mm，建议患者 CBCT 了解根尖孔情况，患者拒绝，我们选择了 Vitapex 充填再照片，糊剂超填显示根尖孔位于牙根侧方，距离解剖根尖大于 2mm（图 5 – 2A）。

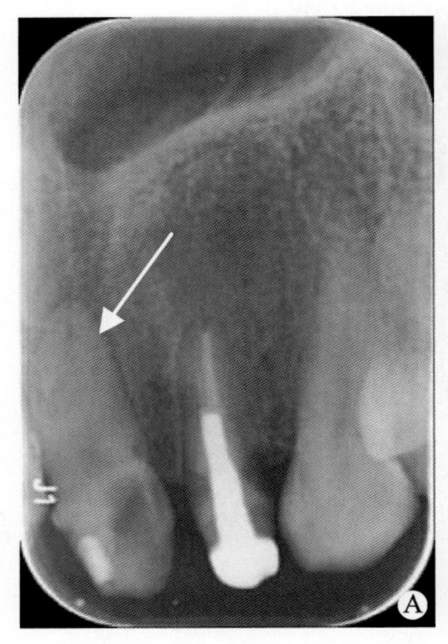

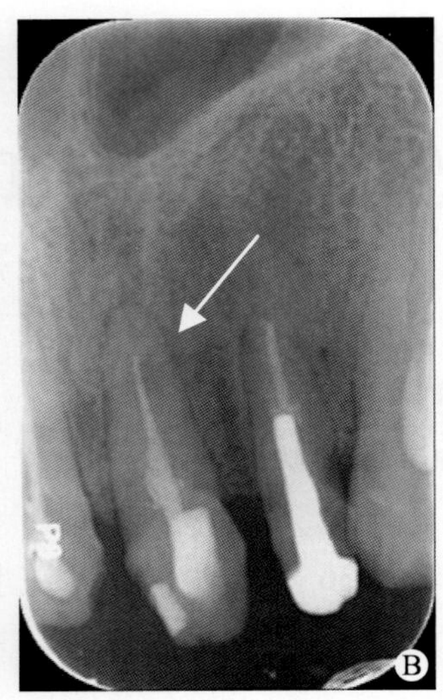

A. 患者术前 X 线片；B. 患者术后 X 线片。

图 5－1　21 X 线片

告知患者患牙的实际情况，患者理解并要求 CBCT 进一步明确，显微镜下去净 Vitapex，CBCT 显示 21 根尖唇侧外吸收，改变了根尖孔位置（图 5－2B）。

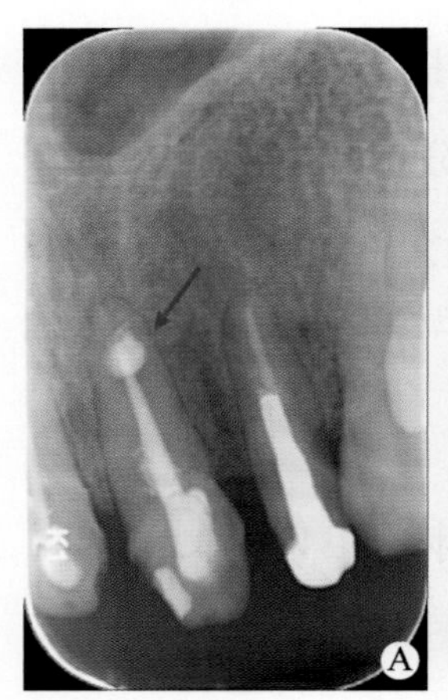

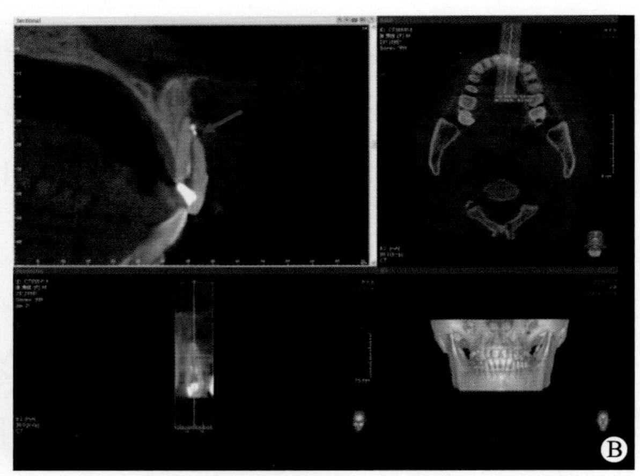

A. 21 术中 X 线片；B. 21 术中 CBCT 截图。

图 5－2　21 术中的 X 线影像

21 重新根管充填，建议修复，并告知患者未来若失败可能需要行根尖手术（图 5－3）。

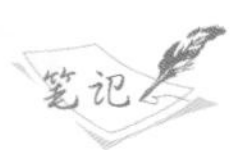

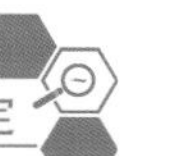

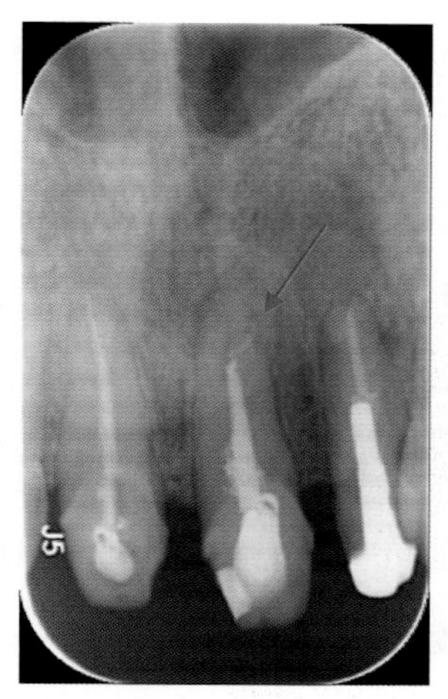

图 5-3 21 根管充填后 X 线片

病例分析

目前临床上确定根管长度的方法主要有手感法、X 线片法、平均长度法、插针照片、电子定位仪等。手感法主要用于对根管长度的初步判断。以往曾经错误地认为根管长度就是 X 线片中照片长度，随着对解剖根尖、解剖根尖孔、生理根尖孔的不断了解（图 5-4），临床医师对于根尖止点的位置却感到越来越多的困惑。

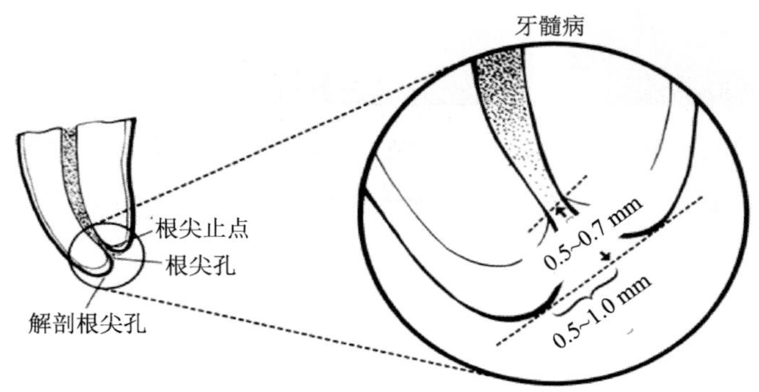

图 5-4 根尖区的解剖示意

根尖止点的位置常规认为是根管、根尖缩窄处（apical constriction，

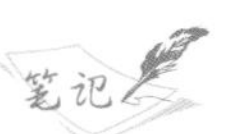

AC)，然而研究认为根尖缩窄区的形态变化复杂（图 5 - 5），根尖缩窄区可分为单一缩窄型、锥型、喇叭口型、平行型及三角洲型。根尖病变、根尖吸收等根管的狭窄区甚至可能根本不存在，因此目前没有很好的临床方法来确定根尖狭窄区。也有学者认为根尖止点的位置为根管内牙本质 - 牙骨质交界处（cemento-dentinal canal junction，CDCJ），但实际上同一根管不同部位根管壁上牙骨质长度也可能存在差异，因而同一根管内根管壁 CDCJ 并非处于同一水平面上，所以在临床上较难确定。

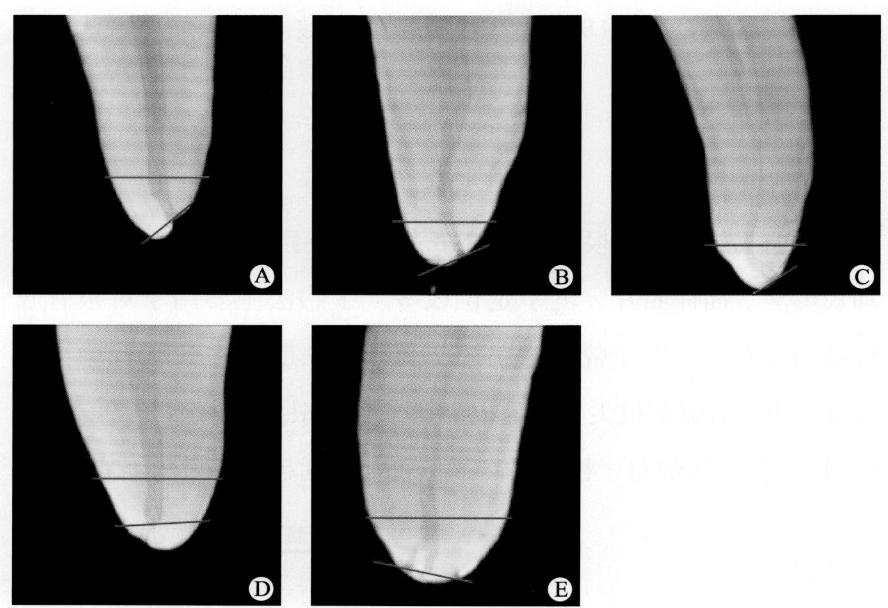

A. 单一缩窄型；B. 锥型；C. 喇叭口型；D. 平行型；E. 三角洲型。

图 5 - 5　各种复杂的根尖区形态

笔者认为根尖止点在牙髓组织与根尖周组织的交界处更容易理解。在临床上仅靠手感很难确定根尖止点。根据 1961 年日本学者 Sunada 提出的牙周膜与口腔黏膜之间的电阻是一个恒定常数 6.5kΩ，而且不受患者年龄、性别、牙位、牙长度和根管形态影响的理论，国外多个厂家成功设计了根尖定位仪。根尖定位仪（electronic apex

笔记

locator，EALs），又叫根管长度测量仪，操作简单、迅速、经济，避免了 X 线的辐射危害。数十年来，根管长度电测法由测定绝对电阻值改良为测定相对电阻值，由阻抗依赖型改良为频率依赖型，目前根管长度电测法准确率可达 94%。但是也有一定的局限性，如不能显示根管的弯曲、钙化，不能显示根管的走向、数量和解剖变异，其准确性受根管内电解质的影响，不适用于安装有心脏起搏器的患者等。临床上使用时要注意避免短路（在未到根尖时提示超出根尖孔）的干扰，包括隐蔽的邻面龋洞贯穿至髓腔、渗出液太多、暂封材料、残留的银汞充填物、侧穿等。此外，还要注意引起断路（一直不提示到了根尖孔）的因素，常见的有传导线老化内部断线、挂钩或者持针夹与传导线接触不良等。只有合理地利用根尖定位仪，才能充分发挥其测量的准确性。如果单纯使用根尖定位仪仍然不能确定工作长度，有疑问可以加拍插有诊断丝的根尖 X 线片或 CBCT 辅助判断。

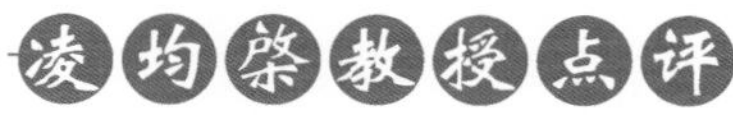

根管长度测量是根管治疗的最基本步骤之一，早期认为根管长度就是根尖片上的长度，插诊断丝照片是最准确的。随着对根尖解剖的不断认识，发现绝大多数根尖孔都在根尖的侧方。2015 年中华口腔医学会牙体牙髓病学专业委员会发表了《根管治疗技术指南》，认为根管治疗恰填是指 X 线片显示根管内充填材料致密，而且距 X 线片的根尖孔 0.5～2.0mm，根尖部无 X 线透射的根管影像。这需要临床医师利用各种工具，不断调整测量习惯，以满足恰填的要求。

（刘建伟）

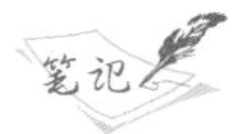

参考文献

1. Ingle JI, Bakland LK. 牙髓病学. 5 版. 西安：世界图书出版公司，2009：503.
2. Meder-Cowherd L, Williamson AE, Johnson WT, et al. Apical morphology of the palatal roots of maxillary molars by using micro-computed tomography. J Endod, 2011, 37 (8): 1162 –1165.
3. Kim YJ, Chandler NP. Determination of working length for teeth with wide or immature apices: a review. Int Endod J, 2013, 46 (6): 483 –491.
4. Ponce EH, Vilar Fernández JA. The cemento-dentino-canal junction, the apical foramen, and the apical constriction: evaluation by optical microscopy. J Endod, 2003, 29 (3): 214 –219.

006 25 根管再治疗后根裂显微探查术

病历摘要

患者为 66 岁男性，主诉左上后牙冠修复 1 年，牙龈脓包反复 6 个月。

患者于 1 年前因左上后牙冠修复 2 年，脱落 3 个月来我院就诊。检查 25 牙冠备牙型，树脂修复体部分脱落，探针探及根管口牙胶暴露，无叩痛、不松动、无探痛，牙龈无红肿，X 线根尖片见根管内高密度充填材料，牙根与根尖周骨质未见低密度影像，25 牙周膜增宽（图 6 –1A）。考虑冠方根管封闭性破坏，拟进行根管再治疗，采用镍钛根管预备与热牙胶充填，术后 X 线根尖片示恰填（图 6 –1B），进一步行全冠修复。

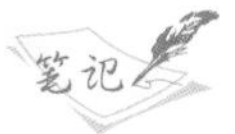

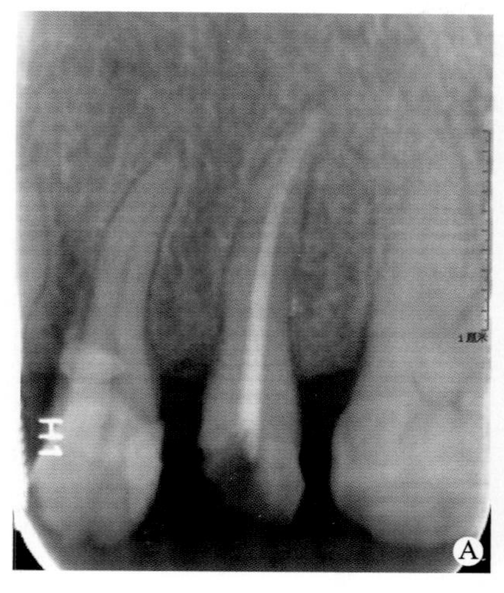
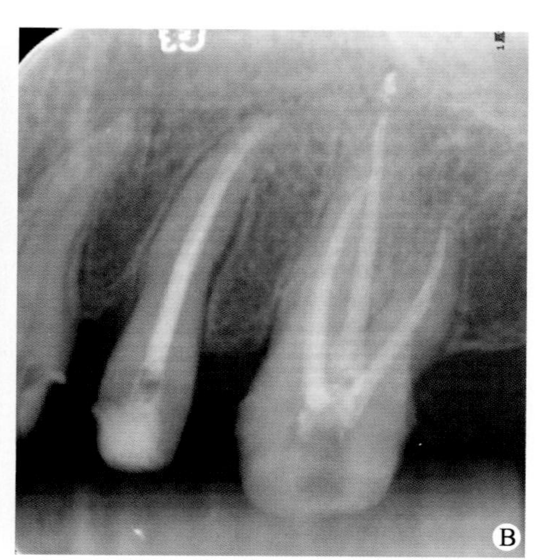

图 6－1　25 根管再治疗术前（A）和术后（B）X 线根尖片

修复后半年自觉左上后牙咬物无力，偶咬物轻度疼痛，曾有牙龈“脓包”，并自行消退。近期再次出现牙龈溢脓，遂来我院就诊。检查 25 冠部修复体完整，叩痛（+）、不松动，颊侧龈根中 1/3 相应黏膜窦道（图 6－2A 黑色箭头），牙周探针于距离窦道 9mm 处探及粗糙骨面（图 6－2B），未探及牙周袋。X 线根尖片检查见 25 牙周膜增宽、模糊，根管形似增宽（图 6－3A），#20 牙胶尖插入窦道，X 线根尖片示踪达 25 根尖区（图 6－3B）。

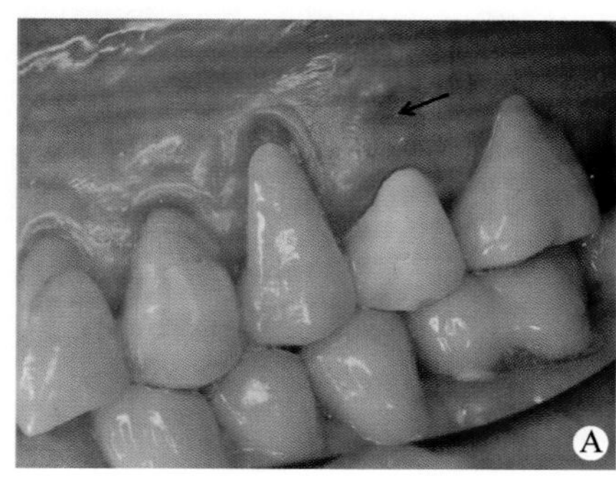
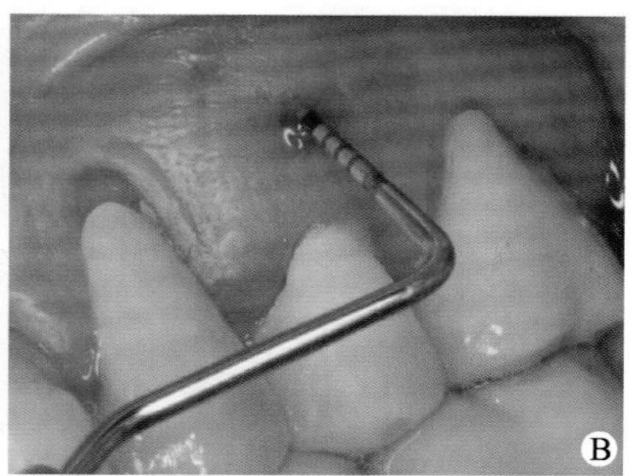

图 6－2　25 根管再治疗 1 年后复查口内照

诊断： 25 牙根纵裂。

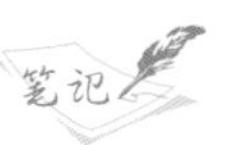

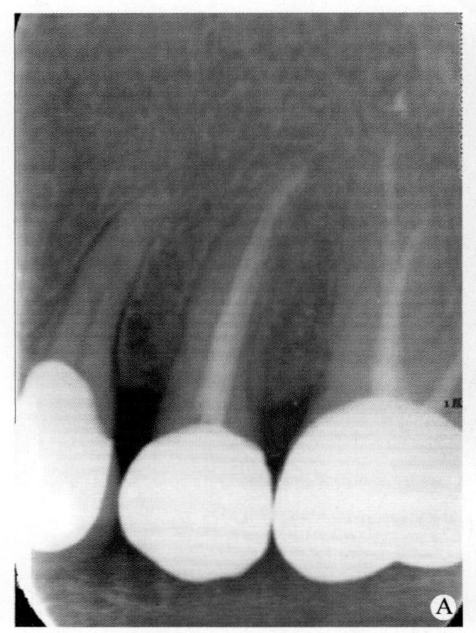

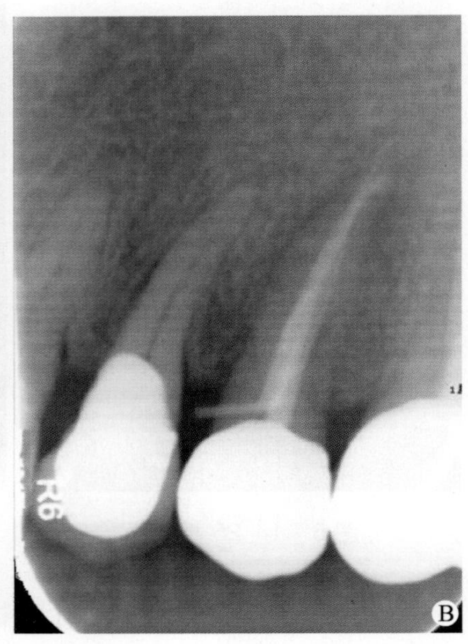

图 6-3　25 根管再治疗 1 年后复查 X 线根尖片（A）和牙胶尖示踪 X 线根尖片（B）

治疗：拟行根管探查术。签署拆冠及根管探查患者知情同意书。橡皮障隔离，拆除修复体冠，DOM 下磨除冠部及根管口树脂充填材料，镜下可见根管纵向裂纹（图 6-4）。通过对患牙的评估结合患者意愿，建议拔除 25，择期修复缺失牙。

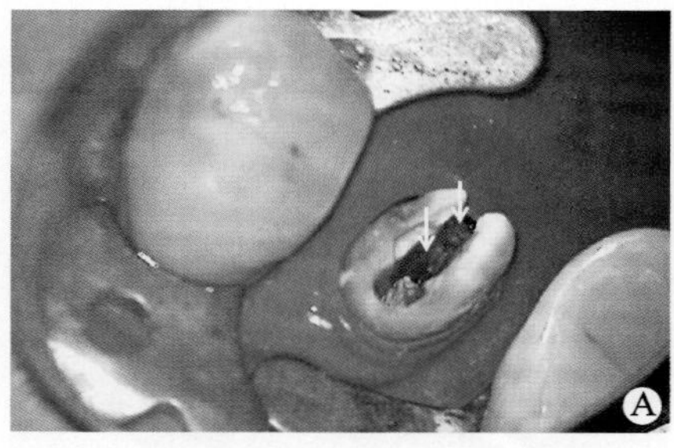

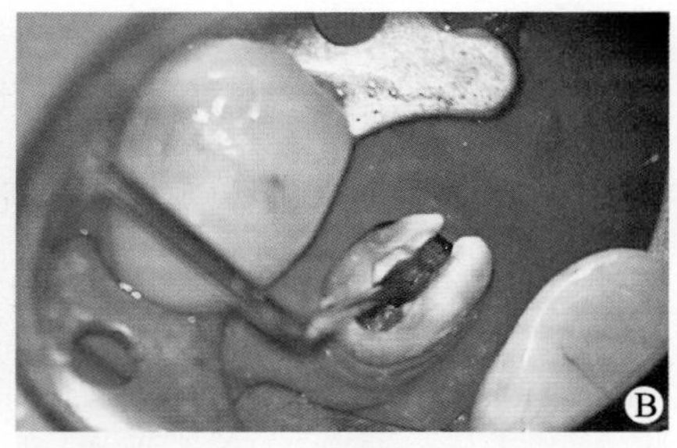

A. 根管颊侧纵向裂纹（白色箭头）；B. 裂纹内牙胶残留（探针所指处）。

图 6-4　25 术中根管裂纹探查

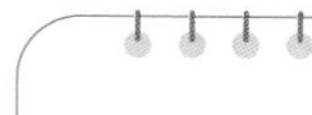

病例分析

一、牙根纵裂病因

牙根纵裂（vertical root fracture，VRF）为牙根表面出现完全或不完全的纵向裂纹。裂纹可来自牙冠部，沿牙长轴向根方延伸，或仅限于牙根部分的裂纹。VRF 的病因包括：①解剖因素。VRF 好发于颊舌径大于近远中径的薄弱牙根，如上下颌前磨牙、上颌磨牙近中颊根、下颌磨牙近中根、下颌切牙。文献报道，在 VRF 中 79% 发生于以上牙根。②根管治疗、再治疗及修复等治疗因素。牙髓根尖周疾病治疗对根管壁的削弱，如根管预备过度、根管充填楔力过大、桩钉修复设计不当等。③咬合创伤。咬合创伤并非 VRF 发生的单一因素，但咬合创伤形成的应力集中易引起上述牙根发生 VRF。④牙槽骨吸收。严重的牙周疾患导致骨支持组织破坏，正常的咬合力可引起咬合创伤。近年来，牙髓治疗后的 VRF 受到关注，该病例为根管再治疗后的上颌前磨牙 VRF。

二、牙根纵裂诊断要点

发生纵裂的牙根提供了细菌等刺激物入侵的途径，使细菌聚集于牙周及根尖周区，引发局部炎症，因此，VRF 患牙易被误诊为根管治疗后疾病及牙周疾病。除通过牙龈组织翻瓣、肉眼直视裂纹外，目前难以明确诊断早期不完全纵裂 VRF。

VRF 诊断思路：①主观症状。患者主观症状反应不一，可有轻微自发钝痛或咀嚼痛、松动及牙龈局部肿胀或溢脓史。②临床检查。常见的阳性体征为围绕裂纹牙根的细窄牙周袋，深可达根尖，区别于牙周疾病浅且宽的牙周袋，也有文献报道仅有 24% 的 VRF 可探及牙

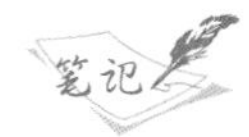

周袋；另一常见体征为靠近龈缘区的窦道（图6－5B），如牙根的颊舌侧同时出现细窄牙周袋和窦道，可高度怀疑VRF。③影像学检查。X线片可显示多种骨吸收模式，也有报道指出VRF的影像学检查可不显示任何病理性骨变化。下颌磨牙VRF常见根分叉区的骨质吸收，伴根侧或根尖周骨质吸收（图6－5A）。局限单一牙根一侧的V型骨破坏可作为VRF的重要诊断依据，低密度影像自牙槽嵴向根尖部方向沿牙根V型缩窄。除此之外，如包绕牙根的牙周韧带整体变宽，患牙"轮廓"更清晰，可作为VFR诊断证据之一。本病例在第一次就诊时，X线根尖片可见25牙周膜增宽，但因患者无症状且无其他体征，未引起诊治医师的注意。CBCT在显示不完全的牙根裂纹方面并无显著优势，不作为VRF影像学诊断的首选。④牙髓治疗史。美国牙髓病学协会（American Association of Endodontists，AAE）2008年指南提出，已行根管治疗的牙齿如存在细窄牙周袋合并近龈缘的窦道，可作为VRF的确诊依据。⑤翻瓣探查。如上述手段仍然无法确诊VRF，可考虑通过牙周翻瓣手术进行牙根探查。VRF引起细菌沿牙根面裂纹垂直侵入，骨吸收具有一定的特征，呈长圆形的"穿孔"或"开窗"状骨缺损，内充满肉芽组织。翻瓣并清除肉芽组织可直视牙根，透过手术显微镜放大或亚甲蓝染色，可辅助发现牙根裂纹。

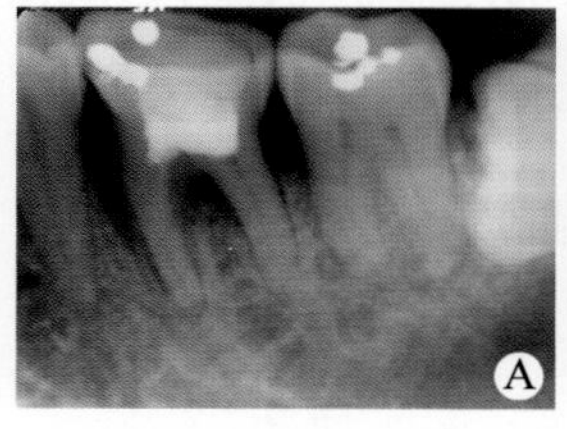

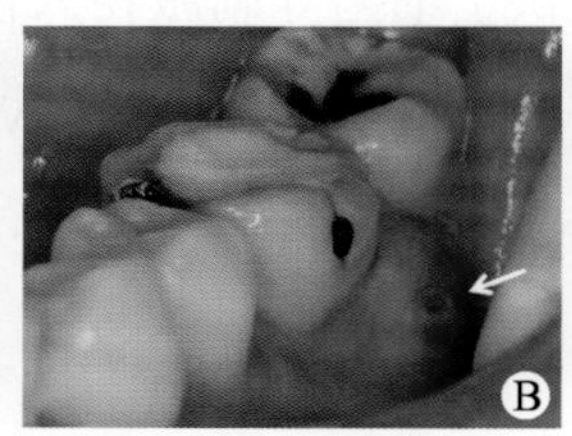

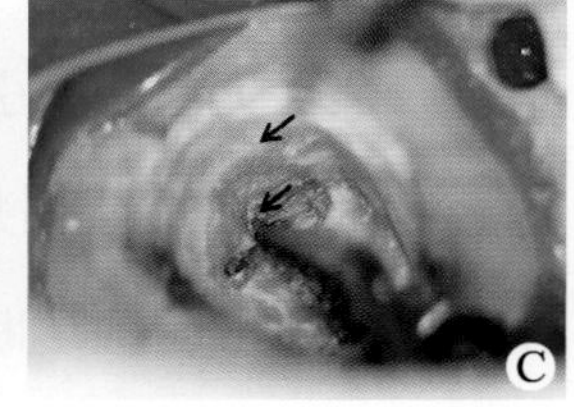

A. 36 X线根尖片示根分叉区骨质吸收，伴根侧骨质吸收；B. 口内检查远中根近龈缘区的窦道（白色箭头）；C. 髓腔探查确诊牙根纵裂（黑色箭头）延伸至髓底远中颊、舌根管口间（探针所指处）。

图6－5　下颌第一磨牙远中牙根纵裂

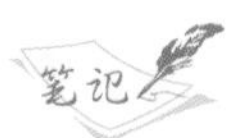

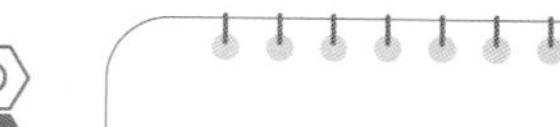

三、牙根纵裂治疗原则

VRF一旦确诊，通常认为单根牙应尽早拔除，防止细菌持续感染与炎症导致牙根周骨质进一步丧失，影响后期种植或义齿修复；也有临床报道采用意向性再植方法，将患牙拔除后，在体外进行裂纹修复粘接，再植入体内，可采用此方法的患牙适应证及远期疗效仍需观察评定。多根牙可考虑实行截根术或牙半切术，但需要对患牙自身条件（牙种类、纵裂范围等），牙周支持组织，咬合因素和患者意愿进行综合考量，并评估预后，如是否可以彻底控制感染、术后是否加重患牙的咬合负重、是否正常行使咬合功能等，如预后不理想，也应考虑拔除。

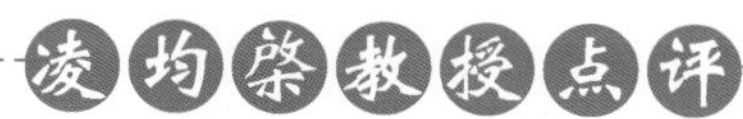

牙根纵裂是拔牙的常见原因，完全纵裂一旦确诊，拔牙后种植/修复是主要的治疗手段，不完全纵裂较难在早期发现并准确诊断。目前没有单一的诊断方法可以确诊牙根纵裂，应善于从病史和临床检查中捕捉“根裂”假设，通过患者主观症状和体征、客观临床检查和影像学检查全面收集论据，证实或推翻“根裂”的假设。

（李晓岚）

参考文献

1. Kahler W. The cracked tooth conundrum：terminology，classification，diagnosis，and management. Am J Dent，2008，21（5）：275－282.

2. Freitas PQ，Rabêlo-Júnior PMS，Alves CMC，et al. The diagnostic challenge of

vertical root fracture in endodontically treated teeth: a case report. Rev Odonto Cienc, 2012, 27 (1): 82 – 86.

3. Talwar S, Utneja S, Nawal RR, et al. Role of cone-beam computed tomography in diagnosis of vertical root fractures: a systematic review and meta-analysis. J Endod, 2016, 42 (1): 12 – 24.

007 17 CBCT 诊断“C”形牙根纵裂

病历摘要

患者为 35 岁女性，主诉右上后牙咬物痛 3 月余。

患者于 3 个月前开始出现咬物痛，无明显自发痛，无温度刺激痛。否认重大疾病史和药物过敏史。检查患者上颌牙列完整，17 未见明显龋坏、隐裂、磨耗，叩诊不适，松动 I 度，近中及颊侧牙周探诊深度约为 8mm，咬诊疼痛，冷诊迟钝。与 1 年前 X 线片（图 7 – 1A）比较，17 根尖低密度影变化明显，牙根近中尖 1/3 牙周膜增宽影与尖周低密度影相连呈“J”形，根中 1/3 与邻近组织影像重叠，根上 1/3 硬骨板消失（图 7 – 1B）。CBCT 显示 17 牙根呈“C”形，牙根呈纵向折裂征象，根尖低密度影，牙槽骨吸收至根尖 1/3（图 7 – 1C ~ 图 7 – 1E）。

诊断：17 牙根纵裂，牙周炎。

治疗：17 建议拔除后种植修复。拔除后可见牙根纵裂（图 7 – 1F、图 7 – 1G）。

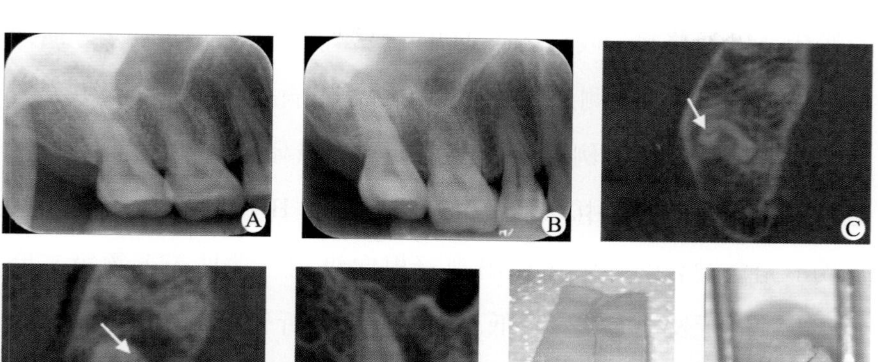

A. 17 1 年前 X 线片；B. 17 当次就诊 X 线片；C ~ D. 17 CBCT 轴位影像，箭头所示为折裂线；E. CBCT 矢状位影像；F、G. 17 拔除后体外照片，显示牙根纵裂。

图 7 –1　17 牙根纵裂

病例分析

一、牙根纵裂的原因

VRF 是指发生在牙根的纵向折裂，常起始于根尖区，延伸至牙根冠方，是最常见的拔牙原因之一。可发生于根管治疗后的死髓牙，亦可发生于活髓牙。活髓牙牙根纵裂多见于 40 岁以上患者的后牙区域，主要原因为患牙承受异常的咬合力，咬合力集中于较薄弱的根尖区，引起微裂，并逐渐向冠部延伸，有学者认为可能与牙周病和牙根发育缺陷有关。就牙根形态而言，牙根纵裂最常发生于颊舌径大于近远中径的椭圆形牙根，如上下颌前磨牙、上颌磨牙近中颊根、下颌磨牙近中根、下颌切牙等。体外试验表明，在椭圆形牙根的凸点处（牙根的颊侧和舌侧），牙本质壁内侧应变集中，易引起牙根纵裂。该病例患者为 35 岁女性，患者不确定是否有咬硬物后发病史，牙体检查未见明显异常，上颌牙列完整，对殆 47 为

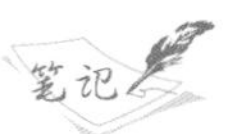

天然牙，46 冠修复，咬合关系未见明显异常。除患牙外余牙牙周检查未见异常，因此推测患牙孤立存在的牙周病损可能为牙根纵裂的结果而非原因。该病例发生于上颌磨牙。患牙牙根横截面为“C”形，为牙齿发育过程中，牙根颊侧和舌侧的 Hertwig 上皮根鞘不融合或不完全融合，导致牙根出现冠根向纵沟，常见于下颌第二磨牙，上颌磨牙发生率相对较低。该病例患牙折裂线从颊侧延伸至近中“C”形根管的峡区，此区根管壁较薄，结构薄弱，因此牙根的形态可能是患牙发生根裂的原因之一。

二、牙根纵裂的诊断

牙根纵裂的诊断对于其预后和治疗至关重要，但由于症状变异程度大，早期通常难以确诊。活髓牙牙根纵裂早期可无症状或有轻微疼痛。随着病变的发展，可能出现咬合时钝痛、松动，亦可发生类似于牙髓炎的疼痛症状。局限的窄而深的牙周袋常提示牙根纵裂的发生，牙龈肿胀及单独或同时发生在颊、舌侧靠近龈缘的窦道也是常见体征。需要注意的是，若牙周袋较深、紧、窄，使用金属材料制作的牙周探针探诊时，易受到牙冠凸起部位的阻挡，探针不能进入牙周袋深部。为此，应使用质地较柔软、具有一定灵活度的探针，以便获得准确的牙周探诊深度。X 线检查是牙根纵裂常用的检查方法，常需拍摄不同角度的根尖 X 线片。对于牙根纵裂发生时间较长的病例，根尖 X 线片影像可呈现牙根折裂片游离、根管腔变粗、根管口变大、牙周韧带增宽、根折片移位及“晕征”(halo radiolucency，图 7－2）等特征性表现。而当牙根不完全纵裂、牙根重叠或扁根时，由于传统的 X 线检查为二维成像，邻近组织、骨密度、牙根形态的变异及 X 线投照角度等都会影响成像及对结果的解读。因此，在纵裂早期折裂片未移位或移位不明显时，根尖 X 线片常难以发现。该病例患牙折裂线的走向为颊舌向再转向近中，折裂线的走向使根尖

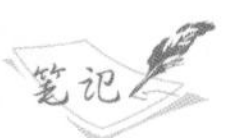

X 线片诊断难度增加。但是患牙牙周探诊的结果，以及牙根近中尖 1/3 牙周膜增宽影与根尖周低密度影相连而呈“J”形影像，提示存在牙根纵裂的可能性。因此我们进一步进行 CBCT 检查。

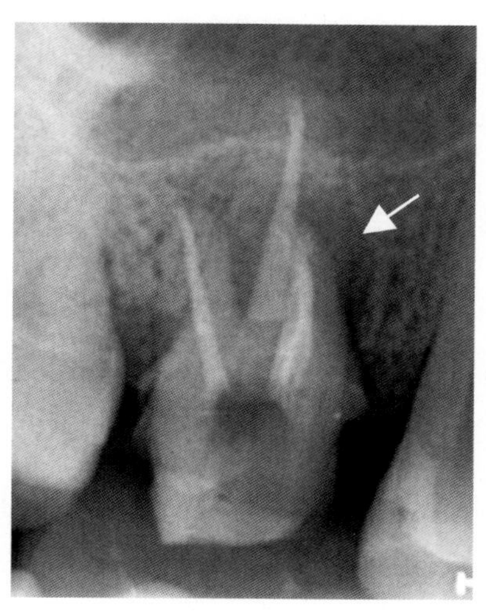

16 近中根牙根纵裂引起牙根周围及根尖牙槽骨吸收，并延伸至冠方，表现为根尖阴影与根周阴影的融合。

图 7-2 牙根纵裂的“晕征”表现

相较于传统根尖 X 线片，CBCT 可提供患牙轴位不同截面的牙齿和周围牙槽骨的详细信息，对根折诊断的灵敏性和准确性更高。美国牙髓病学协会及美国口腔颌面放射学协会联合推出的《CBCT 在牙髓病学中的应用指南 2015 年版》中指出，CBCT 是诊断牙根纵裂的有效工具，体内和体外实验均表明 CBCT 在检测牙根纵裂方面具有更高的敏感性、特异性、准确性和可重复性。然而，牙根纵裂的类型、充填材料和桩引起的伪影，以及 CBCT 的空间分辨率等都对 CBCT 牙根纵裂的准确诊断产生影响。因此对其检测结果的解读应谨慎。有学者认为，由于现有 CBCT 体素（voxel）最小为 0.075mm，因此，在排除根管内牙胶、金属桩干扰等情况下，只有当折裂线的宽度大于 0.15mm 时才能在 CBCT 上有所体现。而在牙根纵裂的早

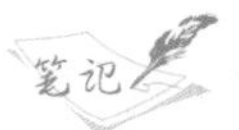

期阶段、折裂线尚不清晰时，轴位图像上可能会表现出沿着可疑折裂线走向的骨破坏，有助于早期牙根纵裂的诊断。该病例中折裂线和牙槽骨丧失在 CBCT 轴位影像中的清晰呈现，成为诊断牙根纵裂的有力依据。

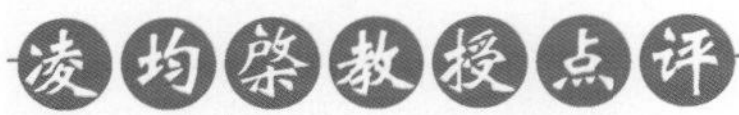

相对于根管治疗后的死髓牙，活髓牙牙根纵裂发生率较低，而且由于症状的不典型性及非特异性，常易误诊。应对患牙进行详细的临床检查，结合必要的影像学手段并准确解读检查结果，以便确诊。牙根纵裂一旦发生，由于预后较差，多采用完全或部分拔除的治疗方法，后期再通过义齿或种植等修复，以恢复功能。针对特殊病例，如患牙为多根牙，其余牙根、牙周及根尖周条件尚可时，亦可尝试根尖手术，需根据具体情况合理选择治疗方案。

（刘红艳）

参考文献

1. Touré B, Faye B, Kane AW, et al. Analysis of reasons for extraction of endodontically treated teeth: a prospective study. J Endod, 2011, 37 (11): 1512 – 1515.

2. 范兵，边专，樊明文. 牙体牙髓临床治疗 I. “C” 形根管的形态、识别和治疗. 中华口腔医学杂志，2006，41（2）：118 – 120.

3. Wang P, He W, Sun H, et al. Detection of vertical root fractures in non-endodontically treated molars using cone-beam computed tomography: a report of four representative cases. Dent traumatol, 2012, 28 (4): 329 – 333.

4. Özer SY. Detection of vertical root fractures by using cone beam computed tomography with variable voxel sizes in an in vitro model. J Endod, 2011, 37 (1): 75 – 79.

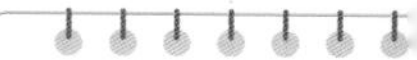

5. Special Committee to Revise the Joint AAE/AAOMR Position Statement on use of CBCT in Endodontics. AAE and AAOMR Joint Position Statement: Use of Cone Beam Computed Tomography in Endodontics 2015 Update. J Endod, 2015, 41: 1393 - 1396.

6. Hargreaves KM, Berman LH. Cohen's Pathways of the Pulp. 11th ed. St Louis: Mosby Inc, 2016.

008 磨牙牙髓炎行牙髓切断术治疗

病历摘要

病例 1

患者为 15 岁男性，主诉左下后牙疼痛 3 天。

左下后牙近 1 个月有食物嵌塞痛、冷热刺激痛，可自行缓解。近 3 天出现自发痛、夜间痛。昨日就诊于外院，建议行根尖诱导成形术，今日就诊于我科，要求进一步检查，尽量保存活髓。否认重大疾病史和过敏史。检查见 37 殆面大面积龋坏，腐质质软，探诊酸痛，叩诊不适，无松动，冷诊激发痛，持续约 20 余秒，牙龈未见异常。36 殆面大面积龋坏，腐质质软，探诊酸痛，无叩痛，无松动，冷诊未见明显异常，冷水进入龋洞中敏感。牙龈未见异常。X 线片示 36、37 冠部低密度影近髓，37 远中根管粗大，根尖孔未闭合（图 8 - 1A）。

诊断：37 慢性牙髓炎急性发作；36 深龋。

治疗计划：37 根据牙髓出血状况和止血能力，首选牙髓切断术，若炎症累及根髓，则行根尖诱导成形术。36 行间接盖髓术。

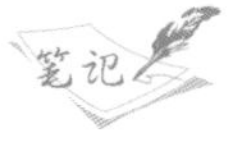

治疗：37 局部麻醉，橡皮障隔离，DOM 下去腐，去腐未尽及髓（图 8 – 1B），开髓，揭全髓顶，去除冠部牙髓（图 8 – 1C），5.25% 的 NaOCl 棉球置于牙髓创面 5 ~ 10 分钟，消毒压迫止血，无菌水冲洗，无菌棉球干燥，iRoot BP Plus 覆盖牙髓断面及周围牙本质 1.5 ~ 2.0mm（图 8 – 1D），置微湿小棉球，玻璃离子水门汀暂封。36 局部麻醉，橡皮障隔离，去腐，备洞，近髓，氢氧化钙间接盖髓，玻璃离子水门汀暂封。1 周后复诊 37 无不适，无叩痛，无松动。橡皮障隔离，去除原暂封物，流动树脂、纳米树脂充填。1 个月后复诊 36 无叩痛，无松动，牙髓活力测试未见异常，橡皮障隔离，去除原暂封物，流动树脂、纳米树脂充填。术后 1 个月、3 个月、6 个月及 12 个月复查，患者无诉不适，检查 37 充填物完好，无叩痛，无松动，电测有活力，读数同对照牙，冷诊无反应。36 充填物完好，无叩痛，无松动，冷诊同对照牙。术后 6 个月及 12 个月复查 X 线片示 37 根尖孔闭合，根尖未见异常，未见牙根吸收、根管钙化等（图 8 – 1E、图 8 – 1F）。

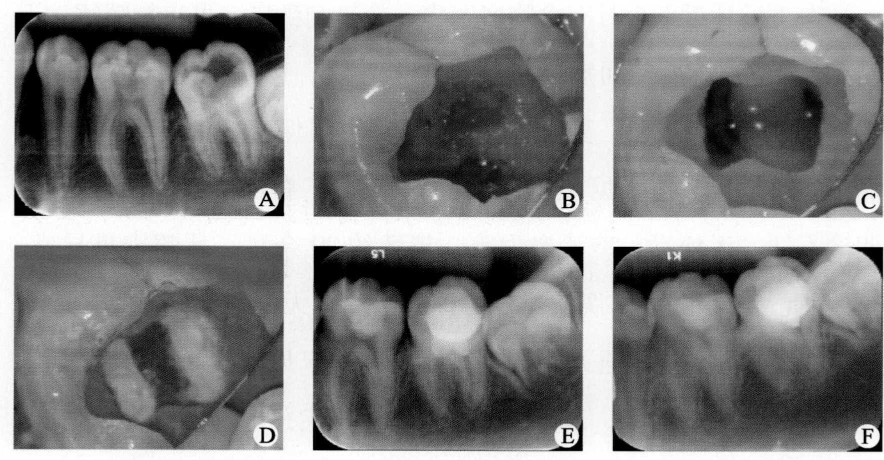

A. 37 术前 X 线片；B. 去腐未尽及髓；C. 去除全部冠髓；D. 放置盖髓剂；E. 术后 6 个月复查 X 线片；F. 术后 12 个月复查 X 线片。

图 8 – 1　37 牙髓切断术

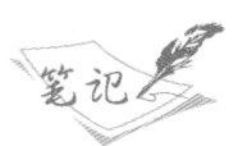

病例 2

患者为 19 岁男性，主诉右上后牙疼痛 1 个月，加重 1 周。

患者于 1 个月前因右上后牙冷热刺激敏感就诊于我院，行间接盖髓术。治疗后无缓解，近 1 周出现冷热刺激痛加重，1 天前出现自发性、阵发性疼痛，口服止痛药可缓解。今日就诊于我科，要求进一步治疗。否认重大疾病史和过敏史。检查见 16 𬌗面暂封物完好（图 8－2B），叩诊不适，无松动，冷诊激发痛，持续 30 秒至 1 分钟，牙龈未见异常。术前 X 线片示 16 冠部龋坏低密度影近髓，根尖未见异常（图 8－2A）。

诊断：16 慢性牙髓炎急性发作。

治疗计划：①根管治疗术，术后冠修复；②牙髓切断术，若炎症累及根髓则行根管治疗术。分别介绍治疗过程、预后及费用等。患者要求尝试牙髓切断术，若行根管治疗术，由于经济原因，要求术后直接充填修复。

治疗：16 局部麻醉，橡皮障隔离，去除原暂封物，DOM 下开髓，揭全髓顶，去除冠部牙髓（图 8－2C），5.25% 的 NaOCl 棉球置于牙髓创面 5～10 分钟，止血，无菌水冲洗，无菌棉球干燥，iRoot BP Plus 覆盖牙髓断面及周围牙本质 1.5～2.0mm（图 8－2D），置微湿小棉球，玻璃离子水门汀暂封（图 8－2E）。2 天后电话随访，疼痛症状消除。1 周后复诊，16 无不适，无叩痛，无松动。去除原暂封物及棉球，DOM 下见 iRoot BP Plus 硬固，流动树脂、纳米树脂充填。3～6 个月后复查，患者无诉不适，检查 16 充填物完好，无叩痛，无松动，电测有活力，读数同对照牙。6 个月后复查 X 线片示 16 未见牙根吸收、钙化，根尖周未见异常（图 8－2F）。

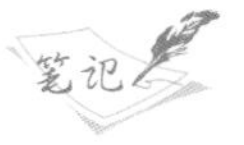

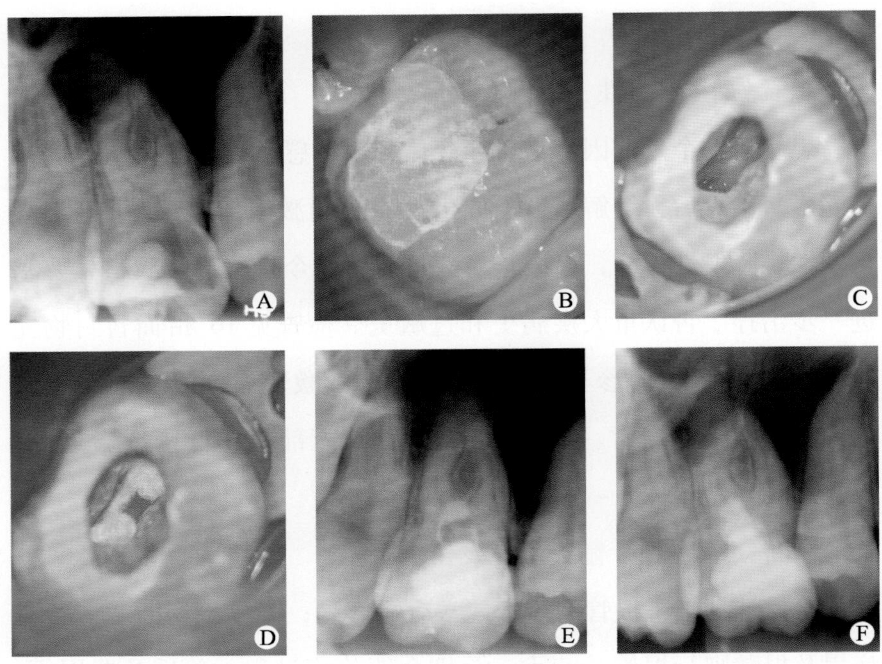

A. 16 术前 X 线片；B. 16 术前口内像；C. 去除全部冠髓；D. 放置盖髓剂；E. 术后即刻 X 线片；F. 术后 6 个月复查 X 线片。

图 8－2 16 牙髓切断术

病例分析

随着 20 世纪 30 年代氢氧化钙的问世，活髓保存治疗一度引起关注，但后续研究结果表明，以氢氧化钙为盖髓剂治疗龋源性露髓病例的效果不甚理想。失败的患牙可出现炎症、坏死，亦可能发生牙髓钙化、牙根吸收等并发症。近年来，牙髓生物学和组织工程学的进展使人们对牙髓组织的防御与修复机制等有了新的认识；微创牙科理念的发展和新型治疗材料的出现，为最大限度实现“保存活髓、保存患牙”的理念提供了可能。国内外关于活髓保存治疗的研究报道层出不穷。2017 年，我国学者发表《牙髓损伤的活髓保存治疗》专家共识，强调最大限度地保存健康牙髓组织，延长患牙保

笔记

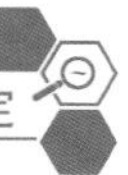

存期，实现保髓治疗效果的最大化。然而由于相关临床研究随访时间尚短，基础研究有待于进一步深入，目前人们对活髓保存治疗，尤其是牙根已发育完成的恒牙龋源性露髓病例适应证的选择等仍存疑问。

一、牙髓切断术的适应证选择

1. 牙根发育完成的恒牙是否可行牙髓切断术

病例 1 为年轻恒牙因龋坏导致的不可复性牙髓炎病例，患者年龄 15 岁，患牙根尖孔未完全闭合，根管粗大，去腐露髓后曾尝试进行部分牙髓切断术，但止血 10 分钟后牙髓断面仍在出血，提示炎症牙髓未完全去除，因此去除全部冠髓。该病例替代方案为根尖诱导成形术，由于根尖诱导成形术即使能够促进牙根继续发育，也不能保存健康的活髓，而且治疗过程复杂、费用较高，因此结合临床检查和患者意愿，首选牙髓切断术。术后 1 年复查，牙髓活力温度测试无反应，牙髓电活力测试为阳性，X 线片显示患牙根尖孔呈闭合，根尖未见异常。

病例 2 为龋源性露髓引起的不可复性牙髓炎病例，患牙牙根发育完成，根管治疗为常用首选方法。向患者介绍病情及方案后，患者要求尝试活髓保存治疗，结合既往文献，该病例以更微创的牙髓切断术治疗患牙。术后 2 天回访，患者疼痛症状消失，术后 3 个月及 6 个月复查患者无诉不适，X 线检查未见异常。

传统观点认为牙髓切断术的主要适应证为牙根未发育完成的年轻恒牙因龋源性、外伤性或机械性因素露髓者，牙髓切断术可作为其牙根发育完成前的过渡疗法，最终仍需行根管治疗；对牙根发育完成的患牙行牙髓切断术一直以来被多数学者持怀疑态度。近年来随着牙髓生物学的进展、微创牙科理念的发展和自 20 世纪 90 年代以来以 MTA 为代表的新型生物活性类盖髓材料的问世，国内外陆

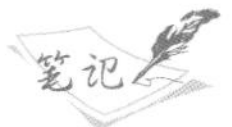

续出现采用 MTA 或 Biodentine 等进行活髓保存的治疗方法，治疗根尖孔发育完成的露髓患牙（年龄跨度从 6 岁到 70 岁）获得成功的报道。有学者应用 MTA 对无症状龋源性露髓恒牙行直接盖髓术，1 年、2 年、3 年成功率分别为 93%、89%、71%；以富钙混合物（calcium enriched mixture，CEM）治疗恒牙不可复性牙髓炎 5 年成功率超过 75%；对伴发不可复性牙髓炎的恒牙行部分牙髓切断术，术后 2 年成功率为 85%；行全部牙髓切断术，术后 1 年临床成功率可达 100%，X 线检查成功率达 98.4%。Aguilar 等人指出，根尖孔开放与闭合的患牙在部分牙髓切断术和全部牙髓切断术中成功率并无统计学差异，因此，牙髓切断术治疗成功的关键很可能在于感染组织的去除与否，而非牙根发育程度。在患牙冠部可修复、牙周状况良好、牙髓为全部活髓、去除炎症组织后 5～10 分钟内可止血的情况下，牙髓切断术的适应证或许可适当放宽。

2. 龋源性露髓者是否可行牙髓切断术

病例 1、病例 2 均为龋源性露髓导致的牙髓炎病例。以往牙髓切断术主要应用于外伤性或机械性露髓的年轻恒牙，而关于龋源性露髓的活髓保存治疗，学者们观点不一。有研究者认为，龋源性露髓者龋坏组织下方牙髓的炎症程度难以判断，为保证治疗效果，均应行根管治疗术。然而现有研究表明，在牙髓暴露早期，炎症局限于牙髓暴露处，未波及全部牙髓；不可复性牙髓炎形成的分泌液可通过露髓或龋坏处流出，仅在损伤直接接触处形成牙髓冠部的局限性坏死，根部牙髓仍可保持健康状态。同时，牙髓炎的临床诊断与组织病理存在不一致性，即当临床表现为不可复性牙髓炎时，组织学上却不一定是炎症损伤已达到无法修复的程度，在去除感染因子和炎症组织后，剩余牙髓可能实现自我修复。鉴于此，学者们提出可复性牙髓炎或部分局限性不可复性牙髓炎，在去除刺激因子和炎

笔记

症组织后，可以实现自我修复，保存活髓。尤其对年轻恒牙而言，其牙髓组织血运丰富，自身防御能力和修复能力强，活髓保存治疗就可以获得良好的治疗效果。值得注意的是，目前关于此类报道的临床研究随访时间尚短，其远期疗效有待于追踪观察，需要更多设计完善的前瞻性临床随机对照研究和严谨的实验室研究进一步提供依据。

二、牙髓状态的评估

牙髓切断术治疗成功的关键在于准确判断牙髓状态。临床上常通过患者主观症状、牙髓活力温度测试、电测试进行评估，但是基于主观感受的测试方法可靠性欠缺，近年来学者们提出应用激光多普勒血流仪（laser Doppler flowmetry，LDF）等检测牙髓的血流、血氧饱和度，以及基于 IL-8、TNF-α 等因子的生物标志物测试法去判断牙髓活力，但是前者的准确性受到患者基础状态、周围组织血流等多种因素的影响，后者目前尚处于探索阶段，临床应用受限。多数学者认为，在治疗中通过观察牙髓的出血程度、持续时间、止血能力等判断牙髓状态更为准确。临床上用于活髓保存治疗的止血剂包括各种浓度的 NaOCl、2% 的氯己定、30% 的过氧化氢、硫酸铁、肾上腺素等，其中，1.5%～6.0% 的 NaOCl 与牙髓组织直接接触，不会对牙髓细胞的募集、分化和硬组织沉积造成不良影响，是目前推荐的安全、有效的止血药物。以 1.5%～6.0% 的 NaOCl 为止血剂，5～10 分钟能够有效止血的牙髓可作为健康牙髓保留，持续出血则说明炎症牙髓组织未去除，应考虑完全去除冠髓直至出血止住，否则需改行牙髓摘除术等。然而对于冠髓全部去除者，其根髓的活力评估尚无有效方法。病例 1、病例 2 中，术后复查时电活力测试为阳性，并不能说明牙髓的真实状态。因此，如何采用有效方法准确评估牙髓状态，是临床亟待解决的问题。牙髓切断术的预后，还需要结合影像学检查等多种手段，进行长期、密切的临床观察。

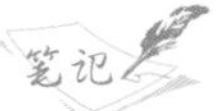

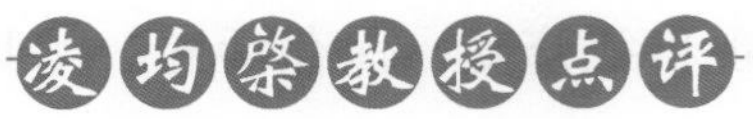

微创牙科理念的发展和新型治疗材料的出现，为最大限度实现“保存活髓、保存患牙”的理念提供了可能。对于符合适应证的病例，牙髓切断术可以作为更微创的治疗方法用于临床，但截至目前，牙根发育完全的恒牙不可复性牙髓炎活髓保存治疗在临床上尚属探索阶段，其适应证的选择应谨慎。牙髓切断术应严格在无菌条件下完成，常规使用橡皮障；对其治疗效果的评估，应随访观察足够的时间，根据相应的标准，对患牙详细检查，包括牙髓活力、临床有无疼痛、软组织肿胀或窦道，以及X线检查是否有修复性牙本质桥形成、年轻恒牙牙根是否发育生长、有无牙根内外吸收、异常钙化、根尖周透射影像等，以判断治疗是否成功，发现异常时需及时行根管治疗术或根尖诱导成形术等。

（刘红艳）

参考文献

1. Hargreaves KM, Berman LH. Cohen's Pathways of the Pulp. 11th ed. St Louis: Mosby Inc, 2016.

2. 周学东，黄定明，刘建国，等. 牙髓损伤的活髓保存治疗. 华西口腔医学杂志，2017，35（4）：339－347.

3. 黄定明，陆倩，廖茜，等. 活髓保存治疗之惑及解决之道. 华西口腔医学杂志，2017，35（3）：227－231.

4. 黄定明，傅裕杰，谭学莲. 牙髓活力状态的临床判断之惑及解决之道. 牙体牙髓牙周病学杂志，2017，27（8）：431－436，458.

5. Taha NA, Khazali MA. Partial pulpotomy in mature permanent teeth with clinical

笔记

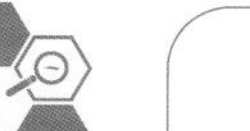

signs indicative of irreversible pulpitis: a randomized clinical trial. J Endod, 2017, 43 (9): 1417 - 1421.

6. Aguilar P, Linsuwanont P. Vital pulp therapy in vital permanent teeth with cariously exposed pulp: a systematic review. J Endod, 2011, 37 (5): 581 - 587.

7. Taha NA, Abdelkhader SZ. Outcome of full pulpotomy using Biodentine in adult patients with symptoms indicative of irreversible pulpitis. Int Endod J, 2018, 51 (8): 819 - 828.

8. Björndal L, Mjör IA. Pulp-dentin biology in restorative dentistry. Part 4: Dental caries—characteristics of lesions and pulpal reactions. Quintessence Int, 2001, 32 (9): 717 - 736.

9. çalēşkan MK, Güneri P. Prognostic factors in direct pulp capping with mineral trioxide aggregate or calcium hydroxide: 2-to 6-year follow-up. Clin Oral Investig, 2017, 21 (1): 1 - 11.

10. Asgary S, Eghbal MJ, Fazlyab M, et al. Five-year results of vital pulp therapy in permanent molars with irreversible pulpitis: a non-inferiority multicenter randomized clinical trial. Clin Oral Investig, 2015, 19 (2): 335 - 341.

牙体硬组织的微创美学修复

009 上前牙釉质矿化不全和正畸后釉质脱矿渗透树脂修复

病历摘要

病例 1

患者为35岁女性，主诉上前牙颜色异常数十年，无不适，现来我院就诊咨询。检查见21唇面切1/3釉质白垩色斑块（图9－1），探诊质硬、光滑。

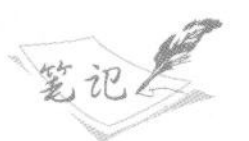

诊断： 21釉质矿化不全、牙面白垩斑病损。

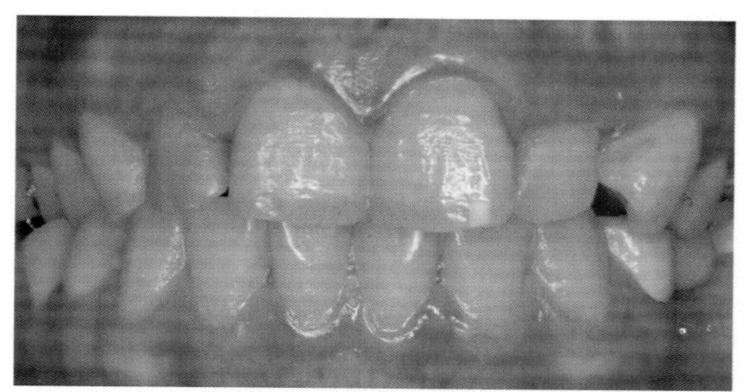

图 9－1　21 术前口内照

治疗：超声清洁抛光 21 及邻牙，冲洗干净，橡皮障隔离，隔离 22，将足量的酸蚀剂 Icon-Etch 涂布于白垩病损处，利用 Icon-Etch 配套注射头的圆形磨盘，对 21 病损牙面进行酸蚀微研磨 2～6 分钟，酸蚀范围应至病损外 2mm（图 9－2A）。冲洗彻底去除酸蚀剂，吹干。将干燥剂 Icon-Dry 涂布于病损区，等待 30 秒至 1 分钟，自然干燥（图 9－2B）。

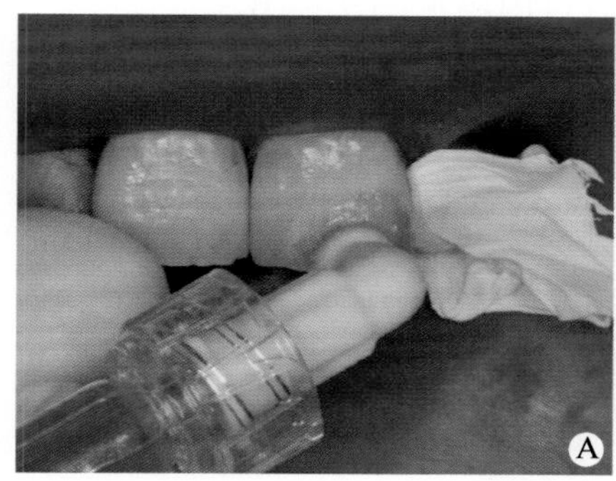

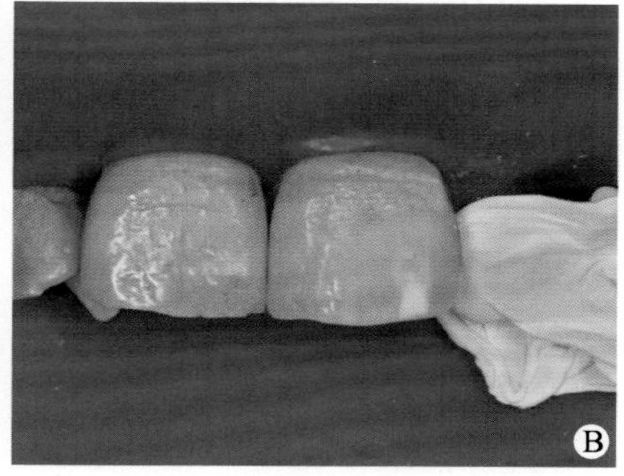

图 9－2　21 术中涂布 Icon-Etch 酸蚀剂（A）和涂布 Icon-Dry 干燥剂（B）

关闭牙椅照明灯，将渗透树脂 Icon-Infiltrant 涂布于已被酸蚀干燥的病损表面，等待 3 分钟，用干燥粘接棒去除表面多余材料，牙线去除可能的邻面材料，光固化 40 秒。重复涂布渗透树脂 Icon-Infiltrant，等待 1 分钟，光照 40 秒。重启牙椅照明灯，去除橡皮障，打磨、抛光，拍摄即刻术后片（图 9－3）。

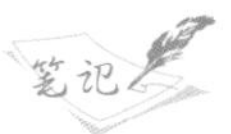

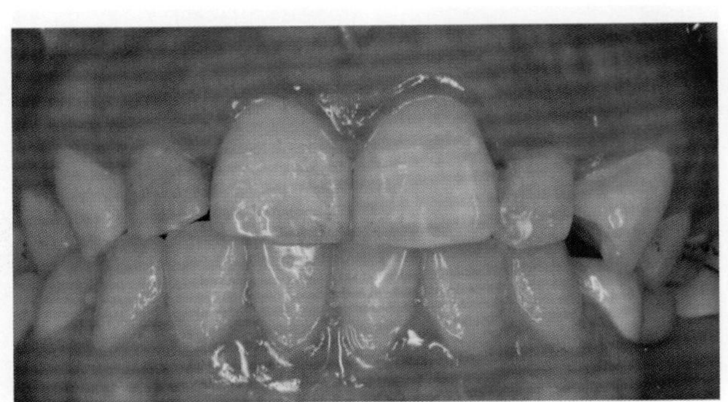

图9-3 21 术后口内照

病例2

患者为18岁女性，主诉上前牙颜色异常十余年。患者从小自觉上前牙颜色异常，无不适，现来我院就诊咨询。检查见11、21唇面中1/3釉质白垩色斑块，探诊质硬、光滑（图9-4A）。

诊断： 11、21釉质矿化不全、牙面白垩斑病损。

治疗： 操作步骤同前病例。术后口内照见图9-4B。

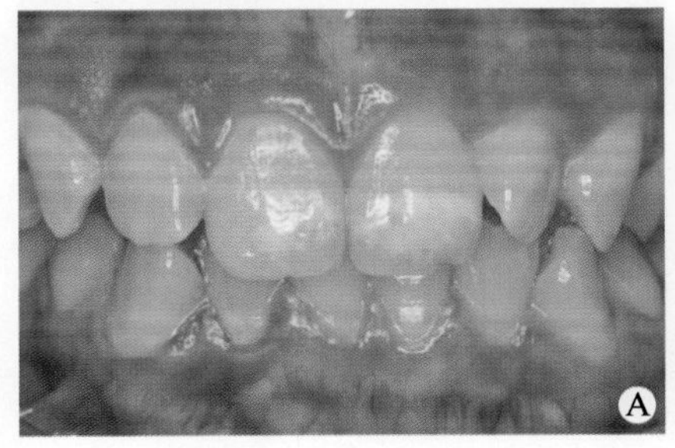

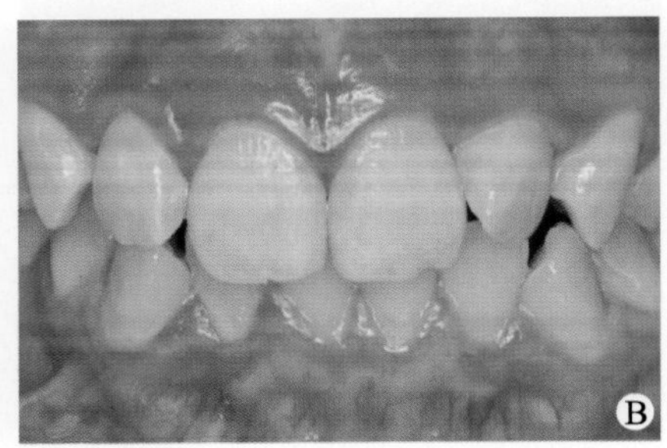

图9-4 11、21 术前（A）和术后（B）口内照

病例3

患者为14岁男性，主诉正畸治疗后牙面颜色异常两周。检查见11、12和13唇面中1/3原托槽粘接部位白垩色斑块，黄色色素沉着，探诊质地比正常釉质稍软，黄斑处表面呈点状凹陷（图9-5）。

诊断： 11、12、13釉质脱矿、牙面白垩斑病损。

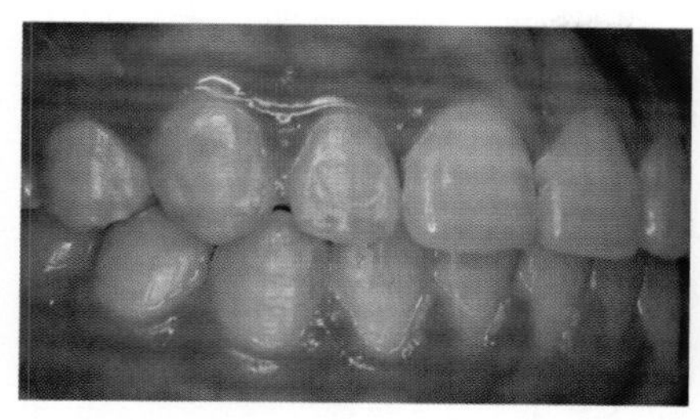
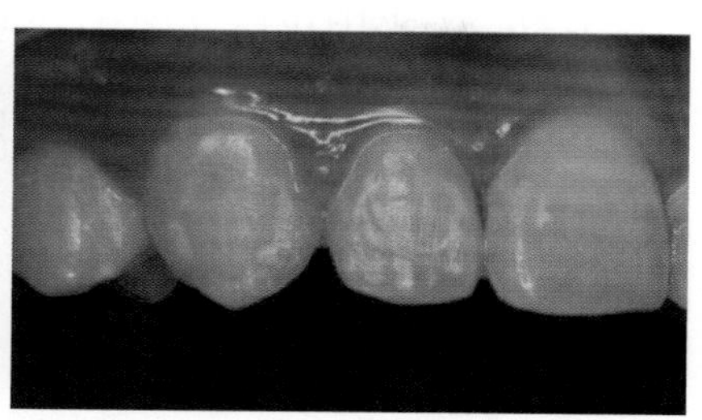

图 9－5　11－13 术前口内照

治疗： 超声清洁牙面，去除色素，抛光碟平整唇面釉质表面，其余操作步骤同前病例。术后口内照见图 9－6。

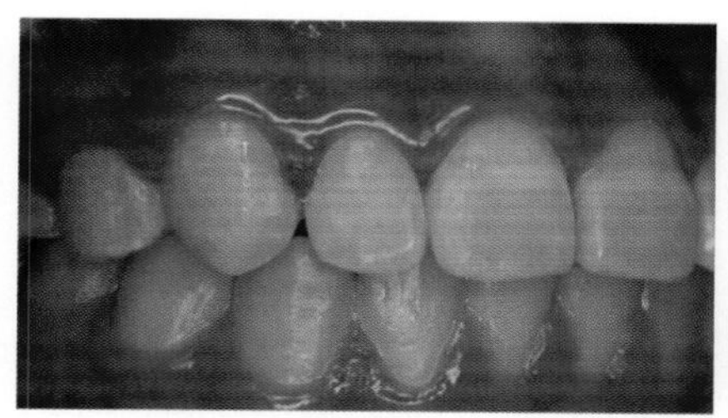
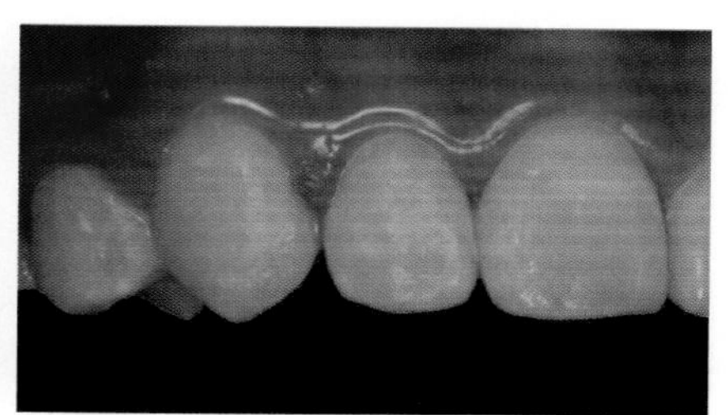

图 9－6　11－13 术后口内照

病例 4

患者为 14 岁女性，主诉正畸治疗拆除托槽后发现牙面颜色异常 1 天。检查见 11－14、21－24、33、34、36、43、44、46 唇面中 1/3 原托槽粘接部位白垩色斑块，黄色色素沉着，探诊质地比正常釉质稍软（图 9－7A）。

诊断： 11－14、21－24、33、34、36、43、44、46 釉质脱矿；牙面白垩斑病损。

治疗计划： 建议上下釉质脱矿牙行渗透树脂修复，患者选择先行 11－14、21－24 渗透树脂修复。

治疗： 超声清洁抛光 11－14、21－24，冲洗干净，橡皮障隔离，牙线结扎隔离龈缘（图 9－7B），操作步骤同前，渗透树脂

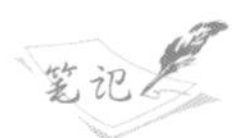

Icon-Infiltrant 光固化后（图9－8A），拆除橡皮障，抛光。术后口内照见图9－8B，1个月后复查口内照与术前口内照对比见图9－9。

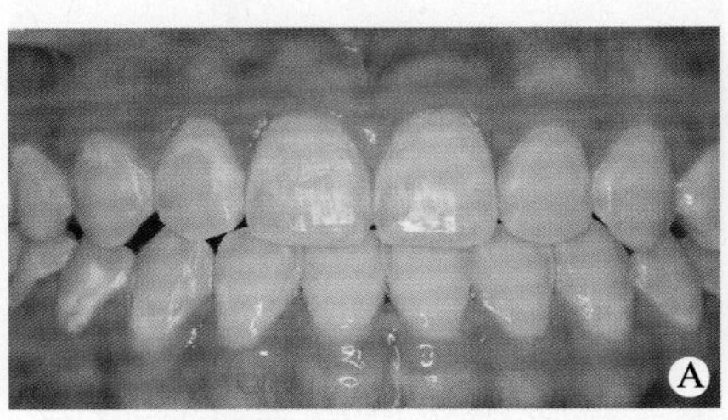
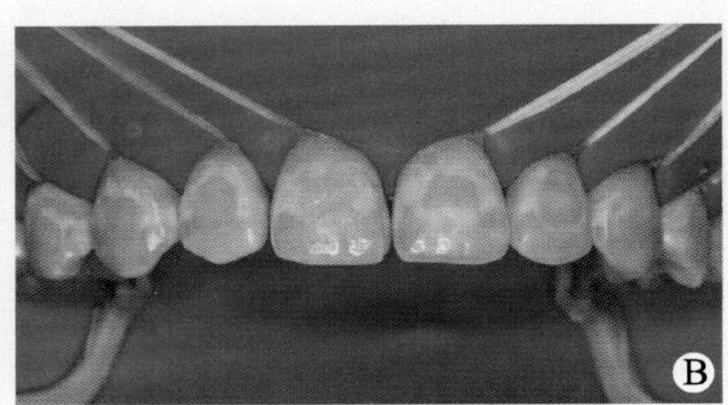

A. 拆除正畸托槽并打磨抛光牙面后；B. 橡皮障隔离上牙16－26。

图9－7　11－14、21－24 术前口内照

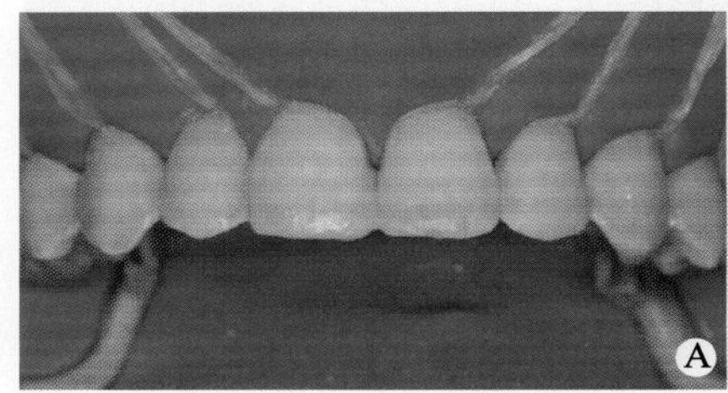
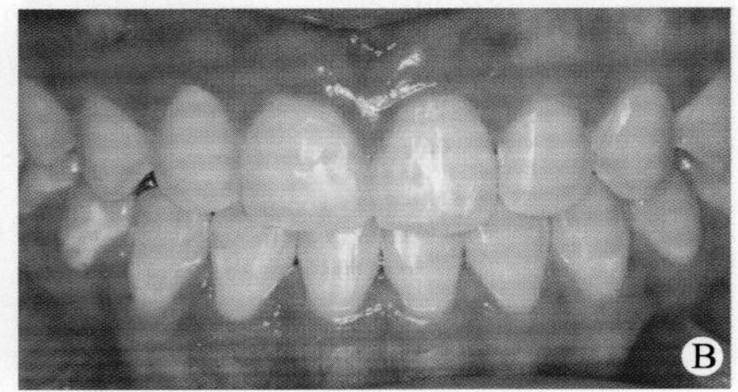

图9－8　11－14、21－24 术中渗透树脂 Icon-Infiltrant 修复即刻（A）和术后（B）口内照

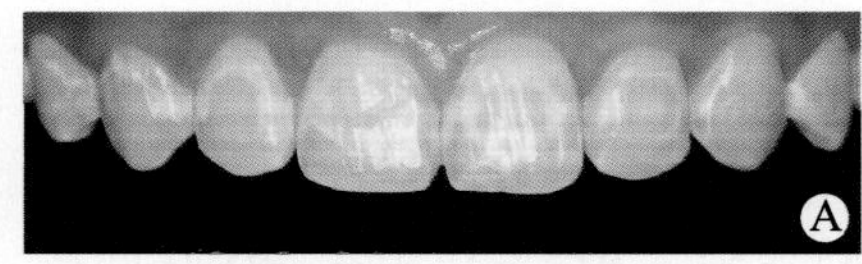
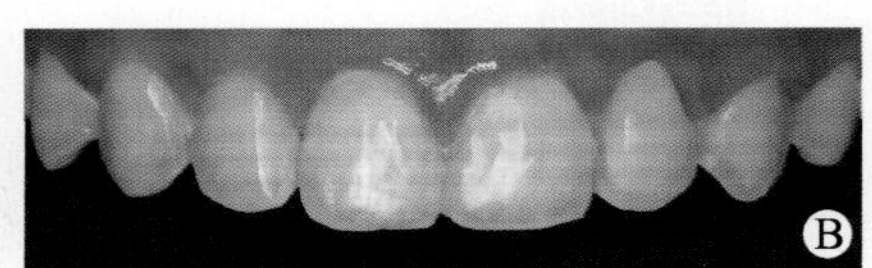

图9－9　11－14、21－24 术前（A）和术后1个月复查（B）口内照

病例分析

一、牙面白垩斑病损的病因与治疗

牙面的白垩斑病损（white spot lesion，WSL）为牙齿釉质表面脱矿引起的色泽和硬度异常，呈白垩斑状、雾状的不透明病损，伴或不伴有釉质硬度的改变。WSL 病因包括先天性牙釉质发育不良

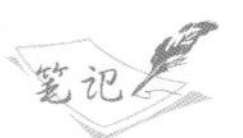

（钙化不全）、乳牙外伤或严重根尖周疾病导致的牙釉质发育不良（钙化不全），以及病理性牙釉质脱矿。其中病理性牙釉质脱矿常见于龋病早期（脱矿期）、酸蚀症等。文献报道，在正畸过程中 WSL 发生率高达 46%～73%。WSL 由于釉质脱矿，釉柱间隙增宽，水与空气进入牙釉质，导致折射率发生改变，形成了白垩外观。WSL 牙面为龋病好发部位，局部应用氟化物是传统治疗方法，通过高浓度的氟促进表面再矿化，从而隔绝釉质内层脱矿。近年来，渗透树脂治疗 WSL 取得良好的防龋与美学效果，逐步在临床推广应用。

二、渗透树脂治疗原理与适应证

渗透树脂（infiltration resin）主要成分为含甲基丙烯酸酯的树脂基质，具有高渗透性，通过毛细管作用，渗透至釉质深部脱矿区，光固化后，能在脱矿区内形成树脂－羟基磷灰石复合体，从而充填封闭脱矿釉质，阻止细菌及酸性产物进入，抑制龋病的发展。渗透树脂具有与釉质接近的光折射率，从而使修复后的脱矿区与正常釉质颜色接近。

未形成实质缺损的釉质 WSL 为渗透树脂治疗的适应证。WSL 发生部位的釉质层厚度，以及通过酸蚀是否能顺利打开釉柱间隙，是决定渗透树脂治疗效果的主要因素。概括地说，唇面切 1/3 与中 1/3 效果优于颈 1/3，病损形成时间短的 WSL 效果优于病损存在时间长的 WSL，单纯白垩色的 WSL 效果优于合并黄色或褐色着色的 WSL。

三、临床操作步骤与技术要点

渗透树脂 Infiltration resin Icon（DMG，德国）治疗包括 3 个步骤：酸蚀、干燥和树脂渗透。临床技术要点包括：①术前的抛光与清洁。单纯白垩斑块可进行常规超声清洁去除菌斑，合并色素沉着

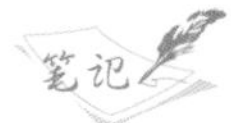

（常伴浅凹面）可考虑采用微创车针抛光去除色素并平滑表面，或釉质微研磨技术去除着色层。②良好的隔湿。这是治疗成功的首要条件。橡皮障隔离加局部封闭（牙线结扎、光固化牙龈封闭剂封闭、前庭沟内棉卷隔离）可提供牙面包括牙颈部干燥环境，防止龈沟液的渗出。Icon-Etch 内含 15% 的盐酸凝胶，酸蚀性较强，因而隔离牙龈与邻牙不可缺少。③彻底的干燥。Icon-Dry 为 99% 的酒精，通过酒精的挥发，可带走釉柱腔隙的绝大部分水分，用无水无油气枪彻底吹干表面。④有效的树脂渗透与固化。Icon-Infiltrant 流体树脂不含颗粒填料，高度光敏感，需避开照明光源操作；有高聚合收缩性，在进行第一次光固化后，需再次涂布树脂进行二次树脂渗透与光固化。光固化强度需采用450nm 的光源，光源功率至少为 $800mW/cm^2$，使用时尽量将光源接近、垂直照射被治疗的牙面。

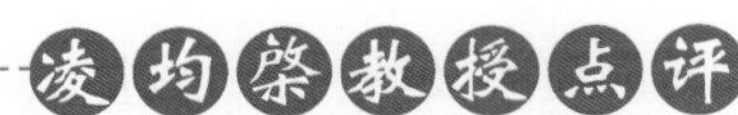

牙釉质脱矿和正畸固定矫治器引起的牙面白垩斑病损发生于龋齿的早期阶段。传统的保守治疗方法包括氟化物和再矿化治疗，非保守方法主要有预防性备洞充填治疗。渗透树脂充填是一种新的微创充填治疗技术，研究证明其在阻止龋病发展方面优于氟化物治疗。渗透树脂治疗不仅可以“填补”脱矿表面釉质的多孔间隙，阻止细菌和酸性代谢产物的侵入，并且能够增强表面机械强度，恢复正常的釉质色泽，与传统的非侵入性预防和侵入性治疗相比，具有微创、无痛、符合审美的优点。

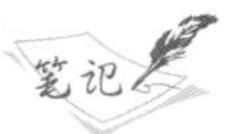

（李晓岚）

参考文献

1. E ckstein A, Helms HJ, Knösel M. Camouflage effects following resin infiltration of postorthodontic white-spot lesions in vivo: One-year follow-up. Angle Orthod, 2015, 85 (3): 374 – 380.

2. Cazzolla AP, De Franco AR, Lacaita M, et al. Efficacy of 4-year treatment of icon infiltration resin on postorthodontic white spot lesions. BMJ Case REP, 2018.

010 上切牙酸蚀症渗透树脂修复

病历摘要

患者为 16 岁女性，主诉牙体逐渐变色 3 年余。

患者于 3 年前发现前牙逐渐变色，无光泽，无诉其他不适，今于我科就诊。诉常喝碳酸饮料，否认重大疾病史和过敏史。检查见 12 – 22 唇侧颈 1/3 牙釉质脱矿伴色素沉着，12 近中邻面龋（图 10 – 1A、图 10 – 1B），无探痛，无叩痛，不松动，牙龈少许充血，冷诊无明显不适。13、23、43 唇侧颈 1/3 少许脱矿伴色素沉着。

诊断： 12 – 22 酸蚀症；外源性色素沉着；12 近中邻面中龋。

治疗计划： 结合患者和家属意愿及患牙情况，拟行 12 – 22 渗透树脂修复，12 近中邻面龋树脂微创充填。

治疗： 橡皮障隔离（图 10 – 2A），打磨抛光，12 近中邻面微创去腐（边缘保留少许白垩色改变牙釉质）。11、12 涂布 15% 的盐酸凝胶 2 分钟（12 近中邻面洞仅涂布釉质层），唇面龋配套注射头摩擦脱矿斑块 3 分钟（图 10 – 2B），见斑块基本消失，冲洗 30 秒

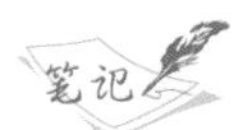

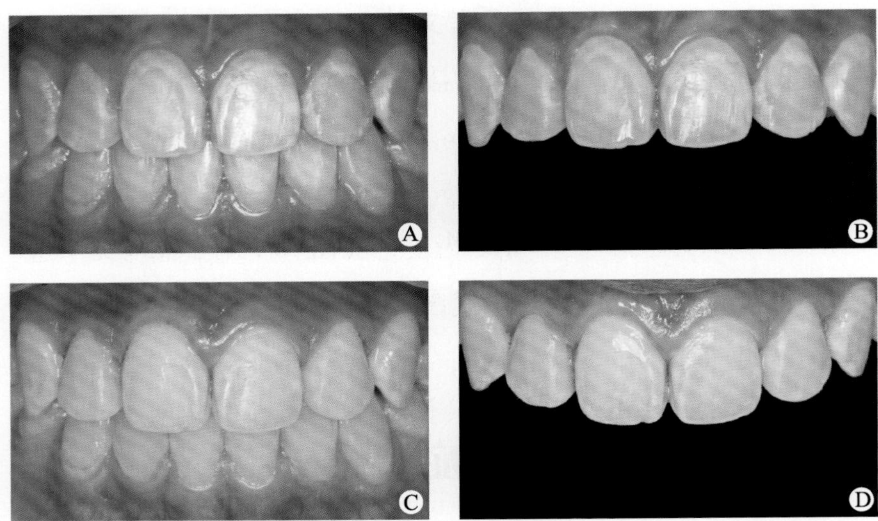

A、B. 术前口内照；C、D. 术后口内照。

图 10－1　12－22 渗透树脂修复前后对比口内照

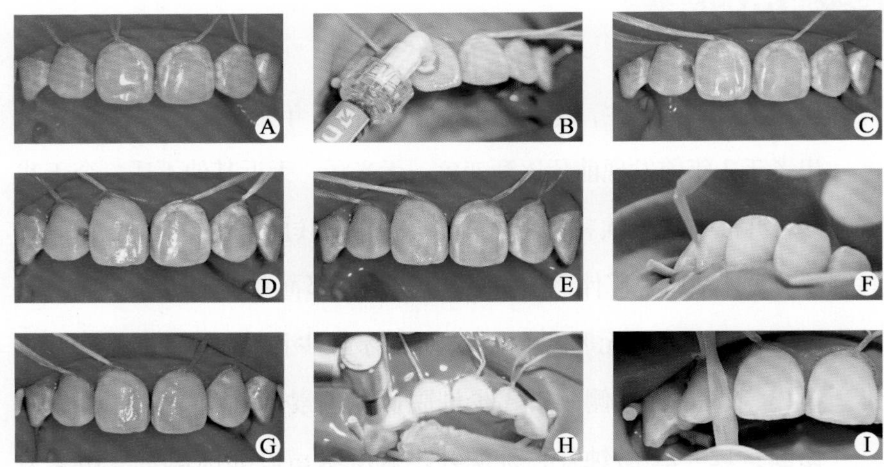

A. 橡皮障隔离；B. 11－12 盐酸酸蚀，摩擦至斑块消失；C. 冲洗；D. 11－12 渗透树脂修复；E. 21－22 微研磨后；F. 21－22 涂布渗透树脂；G. 12－22 渗透树脂修复，12 近中树脂修复后；H. 唇面抛光；I. 邻面抛光。

图 10－2　12－22 渗透树脂修复过程口内照

（图 10－2C），99% 的无水乙醇干燥 30 秒，避光，涂布渗透树脂，等待 3 分钟，去除多余渗透树脂，光照 40 秒，重复涂布渗透树脂，等待 1 分钟，去除多余树脂，光照 40 秒（图 10－2D）。12 近中邻

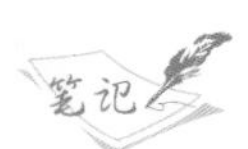

面洞缘釉质白垩色斑块消失，Z350 A3 树脂直接修复。相同方法完成21、22 渗透树脂修复（图 10－2E～图 10－2G）。唇面和邻面精细抛光（图 10－2H、图 10－2I）。术后即刻（图 10－1C、图 10－1D）显示 12～22 边缘白垩色脱矿区消失，色泽自然，近中邻面龋洞边缘封闭良好，未见边缘白线。半年后复查（图 10－3），患者无不适，渗透树脂及 12 近中邻面树脂修复区未见老化变色和继发龋形成。

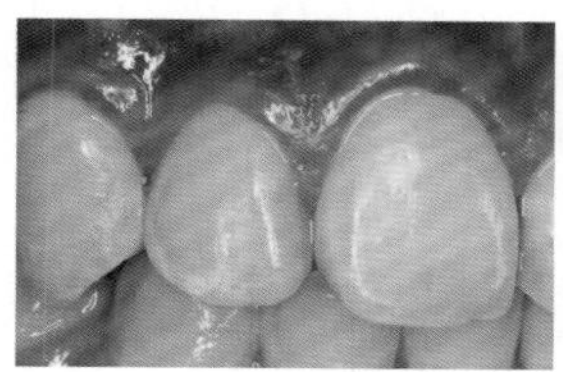
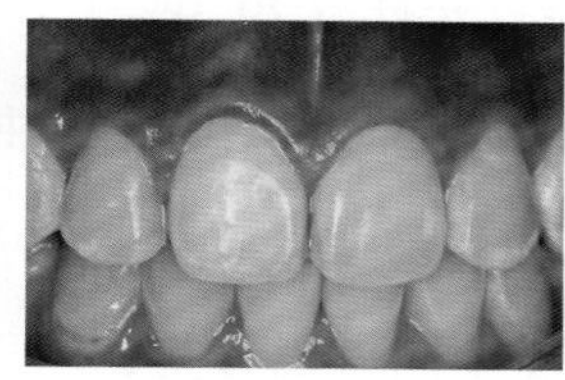
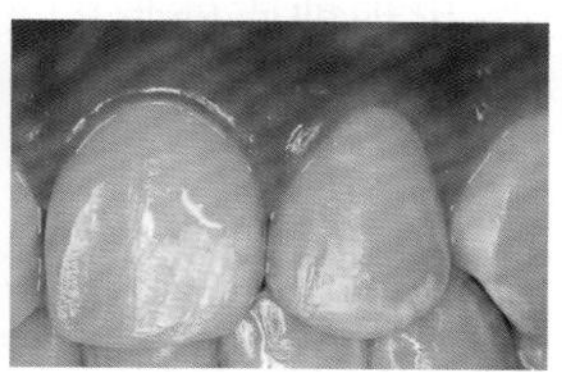

图 10－3　12－22 渗透树脂修复半年复查口内照

病例分析

一、酸蚀症的病因和分级

酸蚀症（erosion）指牙受酸侵蚀，硬组织发生进行性丧失的一种疾病。传统的酸蚀症主要指长期与酸雾或酸酐接触的工作人员的一种职业病，现已明显减少。部分存在反酸的胃病患者亦是酸蚀症好发人群。近年来，随着饮食结构的改变，酸蚀症患病率逐渐增高。国外调查了16661 名儿童，其中5682 名患有酸蚀症，患病率为 34.1%。Meta 分析发现碳酸饮料、酸性小吃糖果和天然酸性果汁可促使酸蚀症的发生，而牛奶和酸奶等可以降低酸蚀症发病率，运动饮料则对酸蚀症无影响。其中以碳酸饮料研究结果的一致性最高，因为其不但具有低 pH，同时含有大量糖类成分，都是容易引起牙脱矿的重要因素。而酸性小吃和天然酸性果汁的研究结果因使用频次、进食后处理方式的不同而存在一定差异，减少摄入量和饮用频

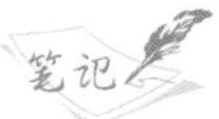

次可减少酸蚀症的产生。剧烈的体育运动导致脱水和唾液流率下降，不建议饮用酸性饮料。牛奶和酸奶中的蛋白具有保护唾液获得性膜的作用，从而降低牙脱矿风险。2010 年，Wang 等人对广州地区 11～12 岁青少年的调查研究发现，27.3% 青少年至少单颗牙单面出现酸蚀症，最易发生的患牙是中切牙（上颌中切牙发生率分别为 16.3% 和 15.9%，下颌中切牙分别为 17.4% 和 14.8%）。其中 54.6% 出现釉质外形的丧失，女性（29.9%）多于男性（25.7%），1 周喝 1 次以上碳酸饮料的孩子更易出现酸蚀症，并且还受社会经济、文化程度等影响。

酸蚀症根据脱矿程度不同可以分为：0 度，正常牙釉质；1 度，牙釉质表面白垩色斑块，但无釉质外形丧失；2 度，仅有牙釉质外形丧失；3 度，釉质丧失致牙本质暴露（可见釉牙本质界）；4 度，釉质和牙本质丧失；5 度，牙体硬组织丧失致牙髓暴露。1 度酸蚀症可以使用涂氟等再矿化方法或渗透树脂修复，阻止脱矿的进程，存在牙体硬组织丧失的需行直接树脂修复或间接修复。喝酸性饮料后应立即漱口，至少 1 小时后再刷牙，尽量选用含氟牙膏，促进脱矿牙齿再矿化。

二、渗透树脂修复的临床应用

渗透树脂修复（resin infiltration）指使用强酸蚀剂（如盐酸）去除脱矿牙体硬组织中过度矿化的表层，使用低黏度、流动性强的树脂，从外环境渗透到脱矿牙体内部扩大的晶体间隙和微孔中，树脂固化后封闭这些间隙和微孔，从而隔绝酸和细菌等对牙体硬组织的破坏，阻断龋病进展。

渗透树脂修复效果受技术敏感性、患者龋易感性和龋损深度的影响。因此，适应证的选择、规范化的操作流程和长期随访都至关重要。其中龋损深度对预后有重要的影响，临床上可以使用

笔记

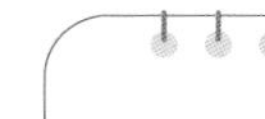

DIAGNOdent 检测牙体硬组织脱矿程度。数值显示 10～25 时，表示为牙釉质龋；数值为 25～35 时表示脱矿累及牙本质浅层；数值大于 35 时表示脱矿累及牙本质深层。渗透树脂折射率（1.48）与牙釉质（1.65）接近，同时还具有变色龙效应，可以适应不同深度的白垩色改变，能完全遮盖轻微的白垩色斑块，部分遮盖中等或严重的白垩色斑块。

脱矿累及牙釉质浅层，建议酸蚀 1 次，涂渗透树脂 1 次；脱矿累及牙釉质深层和牙本质浅层，建议酸蚀 1 次，涂渗透树脂 2 次；由于偶尔会观察到牙釉质剥脱现象，不建议酸蚀 2 次。如果没有龋洞的脱矿累及牙本质中深层，渗透树脂仅能修复部分病损，临床上仍可观察到白垩色改变。

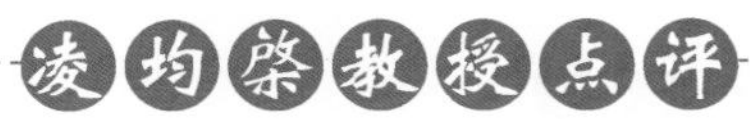

随着青少年碳酸饮料摄入的增加，酸蚀症患病率逐渐上升。通常临床医师和患者对龋病会选择及时治疗，而对酸蚀症警惕性不高，未能早期干预和预防。在检查治疗的同时应注意口腔卫生宣教，使患者了解正确的预防措施和有效的菌斑控制方法。无釉质缺损的酸蚀症尽量采用渗透树脂修复或再矿化治疗等非创伤性手段，以便尽可能保存健康的牙体组织。术前对脱矿程度的准确评估，亦是选择合理治疗方案的重要手段。

（刘昭慧）

参考文献

1. Salas MM，Nascimento GG，Vargas-Ferreira F，et al. Diet influenced tooth erosion

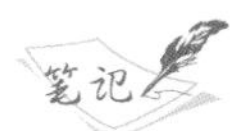

prevalence in children and adolescents: results of a meta-analysis and meta-regression. J Dent, 2015; 43 (8): 865 – 875.

2. Wang P, Lin HC, Chen JH, et al. The prevalence of dental erosion and associated risk factors in 12-13-year-old school children in Southern China. BMC Public Health, 2010, 10 (1): 478.
3. Abbas BA, Marzouk ES, Zaher AR. Treatment of various degrees of white spot lesions using resin infiltration-in vitro study. Prog Orthod, 2018, 19 (1): 27.
4. Yoo HK, Kim SH, Kim SI, et al. Seven-year follow-up of resin infiltration treatment on noncavitated proximal caries. Oper Den, 2019, 44 (1): 8 – 12.

011 上颌中切牙正中间隙微创贴面美学修复

病历摘要

患者为 36 岁男性。主诉上前牙因幼时外伤致牙体缺损多年，现因上前牙牙体缺损过大并出现过大正中缝，影响美观，前来修复。

患者幼年时不慎外伤导致上前牙牙冠部分折断，后渐出现上中切牙正中缝，多年未曾修复，无咬合不适。现因美观需求前来我科就诊。否认重大疾病史和过敏史。检查见 11、21 牙冠切端由远中至近中向颈方斜形缺损，11、21 间出现约 1.5mm 正中缝（图 11 – 1A）。11、21 未缺损部分与下颌对颌中切牙覆盖覆殆关系正常，缺损部位与对颌形成接近对刃殆关系（图 11 – 1B）。11、21 及邻牙和对

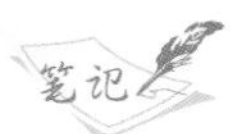

颌牙均无叩痛，无松动，牙髓活力测试正常，牙体发育正常，牙冠颜色正常。

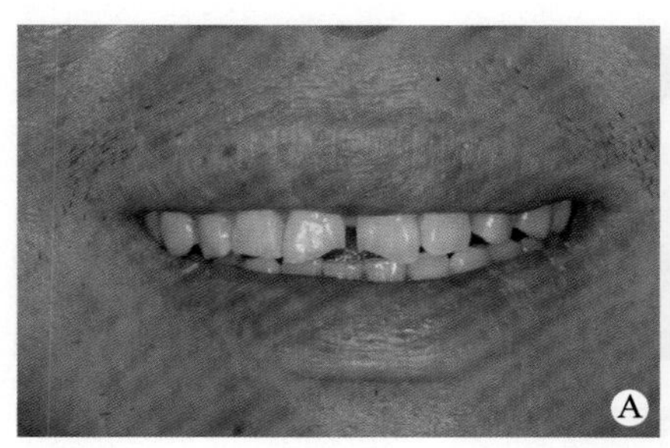
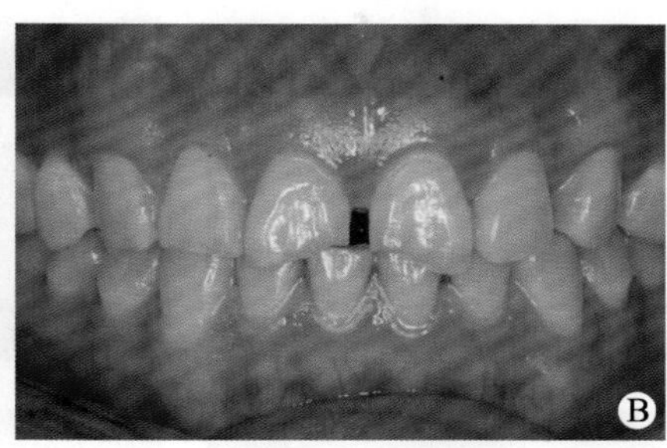

A. 微笑照；B. 正面咬合照。

图 11－1　术前病例资料

诊断：11、21 牙体缺损。

治疗：结合患者意愿和患牙情况，拟对 11、21 进行微创贴面修复。常规取研究模，制作诊断蜡型，根据诊断蜡型进行口内 Mock-up，医患交流得到明确的修复信息后，记录 Mock-up 信息，通过照相与取模方式留存（图 11－2A～图 11－2D）。在此基础上，根据修复体的制作要求及患牙条件，进行针对性牙体预备。本例采用微创修复（图 11－2E），牙体预备为微创牙体预备，备牙量极少，在正中缝处牙体边缘基本无牙体预备（因牙体本身向内扭转，需做增量约 1mm），由近中缝向远中牙体渐移行，止点位于唇面远中靠近边缘嵴处，基本无牙体预备。同时调整对颌牙咬合。常规硅橡胶制取印模，超硬石膏灌模。本病例采用长石瓷制作微创全瓷修复体（图 11－2F、图 11－2G），最薄处 0.2～0.3mm，经口内试戴合适，以光固化树脂水门汀进行粘接，仔细抛光边缘，评估咬合接触，检查边缘和邻接关系。最终修复体外观见图 11－2H、图 11－2I。患者两年后复诊，有少许色素沉着，无其他不适，常规进行打磨抛光处理（图 11－2J、图 11－2K）。

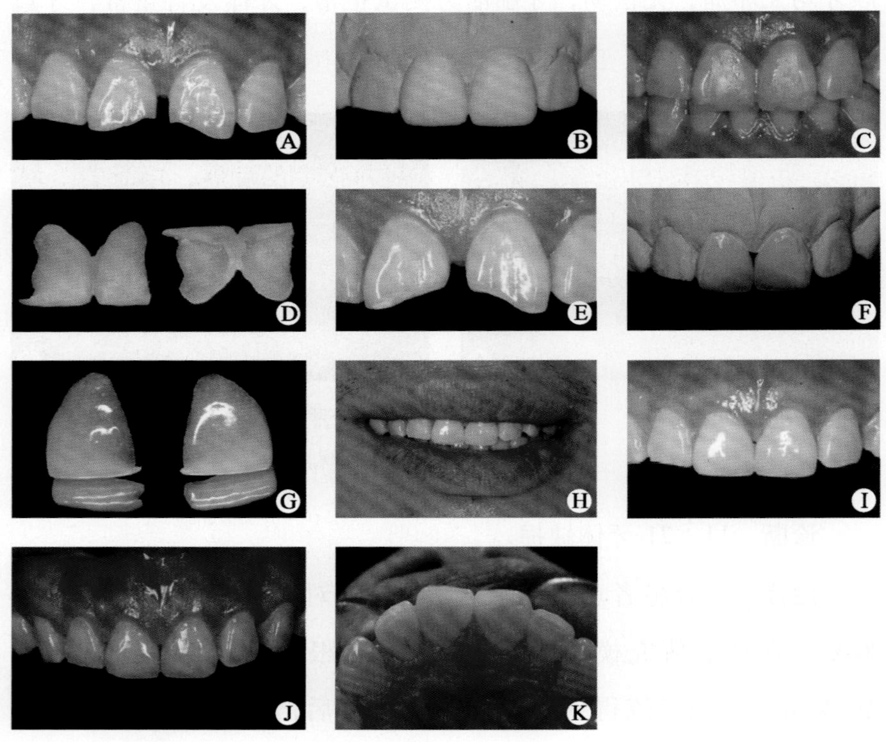

A. 正面照；B. 诊断蜡型；C、D. 口内 Mock-up；E. 微创牙体预备后；F、G. 超薄微创全瓷修复体；H、I. 修复体戴入后口内照；J、K. 术后 2 年照。

图 11－2 术中及术后

病例分析

一、微创修复的选择

随着口腔材料学和现代粘接技术的发展，人们追求美并希望保护天然牙免受伤害，要求尽量减少牙体预备，微创美学修复应运而生。微创修复的核心理念就是减少正常牙体组织的磨除，最大限度地保存健康牙体组织。得益于现代树脂粘接技术的发展，大部分临床常见修复材料和修复体目前都能获得理想的粘接效果，传统修复

笔记

所要求的固位型已慢慢不再强调，尤其是高度依赖粘接的全瓷修复体，传统固位型的制备已不再严格，同时树脂粘接剂良好的边缘封闭性使预防性扩展的观念也在发生改变，只需去除龋坏组织，尽可能多地保留健康牙体组织。随着全瓷材料强度的发展，更薄的全瓷材料可以获得相同的材料强度，从而减少了所需预备的牙体组织。这些都使微创美学修复由可能变为现实。在牙体缺损修复中，相对于传统的全冠修复，前牙贴面、部分贴面、后牙嵌体、高嵌体、𬌗面贴面（occlusal veneer，OV）等技术均属于微创修复方式。由于保留了更多的牙体组织，特别是保留了更多的牙釉质，有利于修复体获得更好的粘接强度和耐久性。同时由于减少了牙本质暴露而引发的牙本质敏感等牙髓刺激症状，减少了微渗漏和继发龋的产生，有利于保存牙髓活力。活髓的保存有利于保证剩余牙体组织的抗折强度，减少基牙折裂的发生，也有利于增加修复体的粘接强度，提高微创修复的长期成功率。同时由于避免了死髓牙变色对玻璃陶瓷修复体颜色的影响，保证了微创修复的美观。

二、微创修复材料的选择

微创美学修复的材料应从美观性、材料强度和粘接效果几方面考虑。玻璃陶瓷材料中含有玻璃相，在经过氢氟酸处理后其表面形成大量微小间隙，能与树脂粘接水门汀伸出的树脂突形成良好的机械嵌合，而含有双功能基团的硅烷偶联剂，可在玻璃陶瓷和粘接树脂间形成化学结合，从而得到理想的粘接强度。玻璃陶瓷本身具有透明程度高的美学特点，因此含有玻璃相的玻璃类陶瓷是微创美学修复最为常用的全瓷材料，其中尤以二硅酸锂铸造陶瓷（E. max）和长石瓷为常用。与锂基玻璃陶瓷相比，长石瓷含有更多的玻璃相，其强度虽然较低，但却具有更高的透明度、更低的亮度和更好

的切端半透明效果。对本身颜色正常的基牙，使用高半透明性的全瓷制作部分覆盖的修复体或超薄贴面时，容易获得较好的“隐形”效果，通过半透明的修复体透出其覆盖的基牙颜色，和基牙周围的剩余牙体组织颜色接近，使修复体和基牙间没有明显的界限。本例患者基牙健康，色泽正常，牙釉质良好，因此考虑选用透明度更好的长石质瓷，制作部分覆盖超薄贴面，希望利用该材料的高透明性获得良好的美学效果。部分贴面修复体不完全覆盖患者基牙唇面，容易产生修复体边缘线，对患牙修复的美学效果会造成一定影响，在粘接时应尽量选用高透明度的粘接树脂，并在粘接后对修复体边缘及多余树脂进行高度打磨抛光，可实现修复体与基牙的完美结合和过渡，保证了美学修复效果。

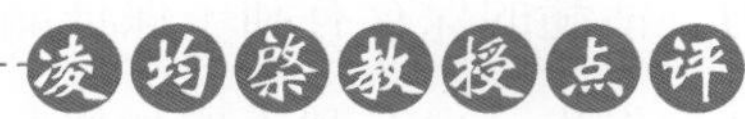

与传统治疗相比，微创治疗因其创伤小、疼痛轻、恢复快的特点越来越受到医师和患者的推崇。得益于材料学与粘接技术的发展，口腔修复学领域的微创修复也从设想转变为可行且高效的临床实践。微创修复在提升患者诊间满意度与修复体长期疗效方面远优于传统方式。在口腔修复临床实际中，医师应正确评估患牙的情况，首选微创修复方式，减少牙体组织创伤，并根据基牙情况选择不同修复材料，以获得与患者个性特征相符的美学效果。

（张新春）

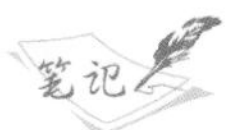

012 双上侧切牙过小牙椅旁 CAD/CAM 美学修复结合正畸治疗

病历摘要

患者为 17 岁女性，主诉双侧上前牙间隙过大不美观，要求修复。

患者本人和家长自觉双侧上前牙间隙过大不美观，要求关闭间隙。否认重大疾病史和过敏史。检查见 12 和 22 牙发育畸形，腭侧窝呈轻度内陷，12 和 22 与邻牙存在较大间隙，13 与 12、12 与 11、21 与 22 及 22 与 23 的间隙分别为 2mm、3mm、2mm 和 2mm，12 和 22 牙髓活力测试显示正常，12 腭侧窝见龋损，无冷热刺激痛，冠周牙龈正常；11 牙无叩痛，全瓷桩冠修复体，11 牙颈缘线低于 21 牙（图 12－1）。

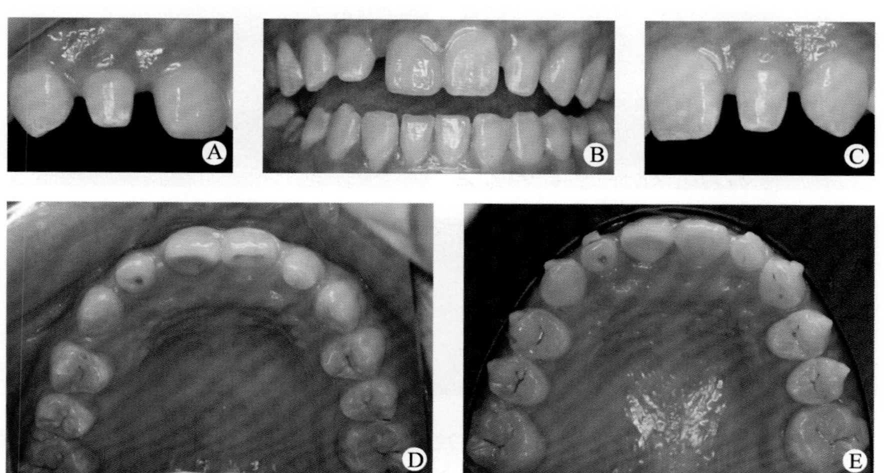

A～D. 正畸前；E. 正畸后。

图 12－1　患牙修复状况

诊断：双上侧切牙过小牙。

治疗：12 和 22 牙与左右两侧邻牙间隙较宽，直接冠部修复无法有效关闭间隙，正畸治疗 20 个月后转入牙体牙髓病科，12 和 22 牙与左右两侧邻牙间隙分别缩小至 1mm，可进行常规冠部修复（图 12－2B）。12 和 22 牙贴面预备（图 12－2A、图 12－2C），排龈，CAD/CAM 光学取模，CEREC 软件设计（图 12－2D），比色，选择 E. max A2 LT 瓷块，研磨、修复体上釉、个性化染色、结晶（图 12－2E），上橡皮障（图 12－2F），试戴（图 12－2G），使用 Variolink N 双固化树脂水门汀套装进行 12 和 22 牙贴面粘接，12 牙腭面窝的龋损去腐备洞，涂

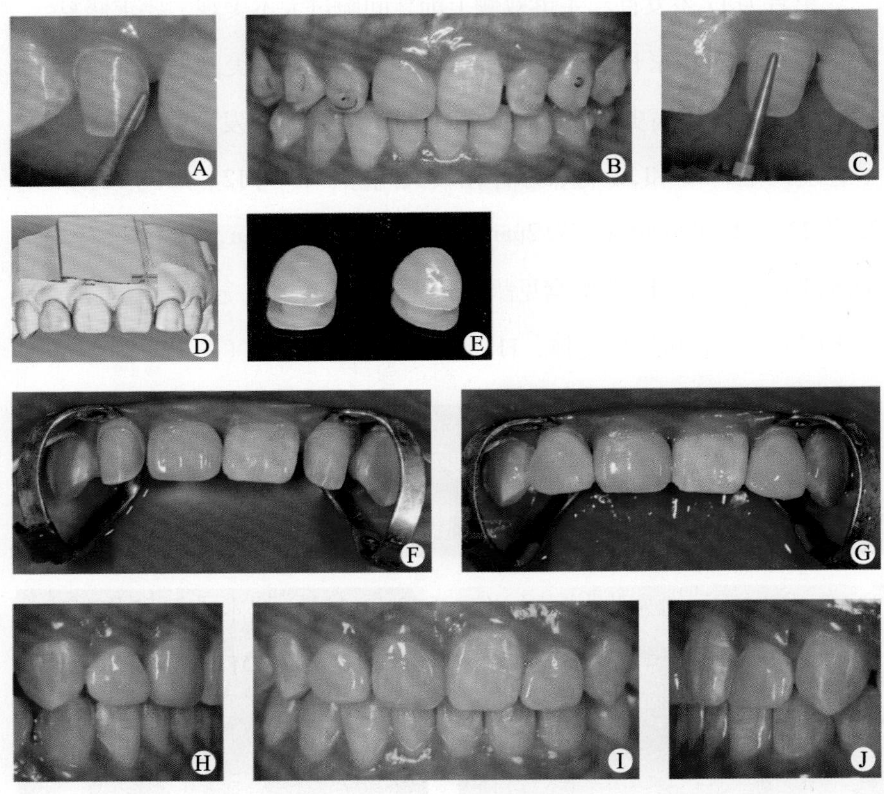

A. 12 贴面预备；B. 正畸后；C. 22 贴面预备；D. 椅旁 CAD/CAM 取模设计；E. 制作的贴面修复体；F. 上橡皮障；G. 贴面试戴和粘接；H～J. 修复完成 3 个月后口内照。

图 12－2 患牙修复前后对比

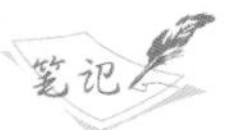

粘接剂，纳米树脂充填，抛光。3 个月后复诊，12 和 22 牙与左右两侧邻牙邻接关系正常，冠周牙龈无红肿（图 12－2H～图 12－2J）。

病例分析

口腔美学中最重要的为前牙美观，主要受前牙颜色、比例、排列、大小、形态、牙龈颜色、形态、位置等因素影响。上颌侧切牙的过小牙属于形态和大小异常，影响美观，通常可采用冠部修复恢复牙体形态，但对于本身牙体发育畸形，伴有明显间隙过大者，仅冠部修复不能解决美观问题，首先需要通过正畸治疗缩小间隙，获得侧切牙冠部修复的正常空间，然后通过微创贴面修复，恢复过小牙形态并关闭间隙。

全瓷贴面修复过小牙具有以下优点：①贴面磨牙量相对于全冠大大减少；②全瓷贴面技术对牙髓损伤较小，预备时牙敏感程度小，降低术后牙髓炎症和牙髓坏死并发症发生率；③良好的透明性和遮光性具有与天然牙体组织相同的光学特质；④与牙龈相接触区仅仅在唇侧，对牙龈刺激小；⑤全瓷贴面对牙齿邻接关系和咬合关系破坏小；⑥全瓷贴面具有正常舌侧健康牙体组织和形态，保留舌侧牙体与舌或对颌牙的最协调状态。

本例过小牙的微创贴面修复采用椅旁 CAD/CAM 修复完成，计算机辅助设计/计算机辅助制作（CAD/CAM）技术在口腔临床中应用广泛，椅旁数字化修复设备作为牙科 CAD/CAM 加工系统中的一种，可在椅旁完成修复体的设计与加工，一次就诊，减少了临时修复体的制作，给患者带来舒适和快捷的治疗体验。

该病例中 11 牙为桩核全冠修复体，术前 X 线片显示根管内铸造桩影像，根尖无明显阴影，11 牙体颜色和邻牙存在一定的不协调，但如果拆除 11 牙桩核冠会造成难以修复的风险，患者及其家

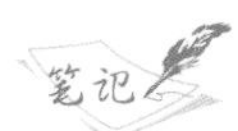

长本身也没有意愿重新修复11，所以保留11原有的修复体。

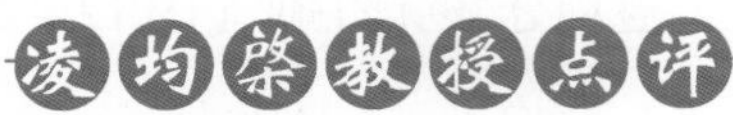

牙发育畸形的美学修复需要从牙体、修复、正畸、牙周等多学科方面进行分析，该病例不仅是简单的上颌侧切牙发育畸形，还存在间隙过大、11牙全冠修复体色差、11和21牙颈缘线不等高等问题，解决多学科方面的问题某种程度上需要看患者自己的意愿和患牙本身条件。本例通过正畸方法和贴面修复解决了牙间隙过大问题，恢复牙正常形态，已解决患者自己的诉求，患者在11牙修复体色差问题及21牙颈缘线不一致问题上并无要求，而且拆除11牙桩核冠修复体存在患牙拔除的风险。美学修复需要综合考量，通过适当的治疗已明显改善之前的状况，获得令患者满意的效果，可尽量减少后续的风险治疗。

（童忠春）

013 上前牙牙体缺损美学树脂修复

病历摘要

病例1

患者为26岁男性，主诉上前牙外伤后牙体缺损数年，无不适，今于我科就诊。

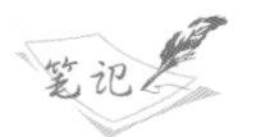

否认重大疾病史和过敏史。检查见11、12切端牙体缺损至牙本质浅层，无叩痛，无松动，无探痛，牙龈正常，未探及牙周袋（图13－1A）。图13－1B为术后即刻口内照。

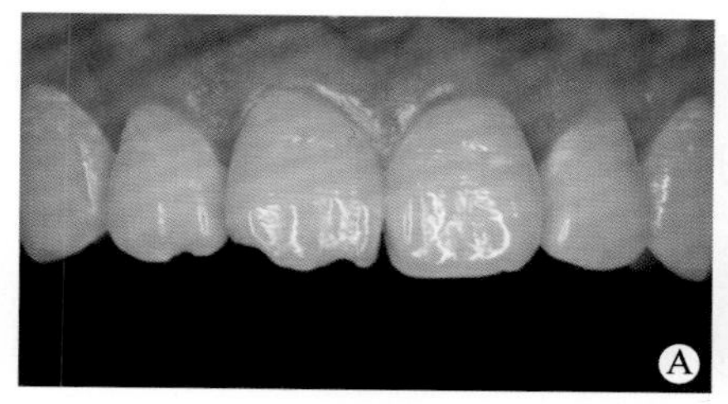

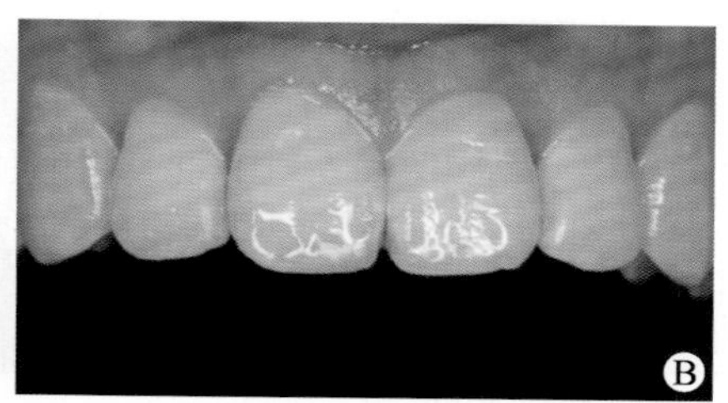

图13－1 术前（A）和术后（B）口内照

诊断：11、12冠折（牙体缺损）。

治疗：结合患者意愿和患牙情况，拟行11、12间接导板美学树脂修复术。制取藻酸盐研究模型，制备诊断蜡型（图13－2A），制取舌侧硅橡胶导板，为舌侧釉质树脂面塑形提供依据。自然光下Vita比色为A3，橡皮障隔湿，预备波浪状釉质斜面，使釉质－树脂界面过渡更加自然，增加粘接面积，降低充填体脱落的风险。37%的磷酸酸蚀（图13－2B），涂布粘接剂（图13－2C），试导板

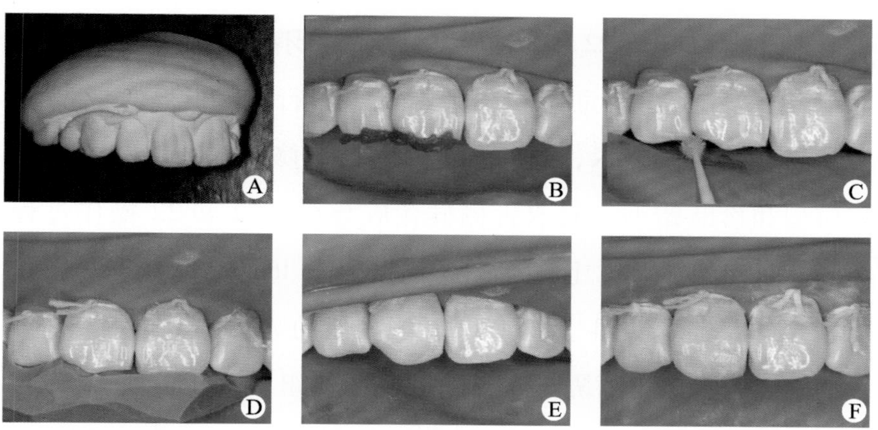

A. 诊断蜡型；B. 酸蚀；C. 粘接；D. 试导板；E. 堆塑牙本质树脂核；F. 堆塑切端及唇侧釉质面。

图13－2 间接导板树脂修复术过程

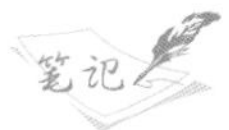

（图 13－2D），用 Ceram X One 双色系瓷纳美牙本质树脂（D3）堆塑牙本质树脂核，划分生长叶（图 13－2E），釉质树脂（E2）堆塑切端及唇侧釉质面形态（图 13－2F），修形、调𬌗、抛光。

病例 2

患者为 40 岁女性，主诉上前牙缺损，无不适，今于我科就诊。

否认重大疾病史和过敏史。检查见 12、22 切端牙体缺损至牙本质深层，13、23 唇侧小面积釉质缺损，无探痛，无叩痛，无松动，牙龈正常，未探及牙周袋（图 13－3A）。图 13－3B 为术后即刻口内照。

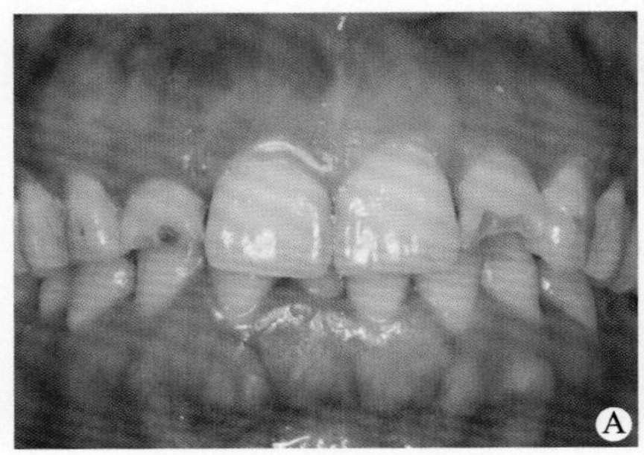
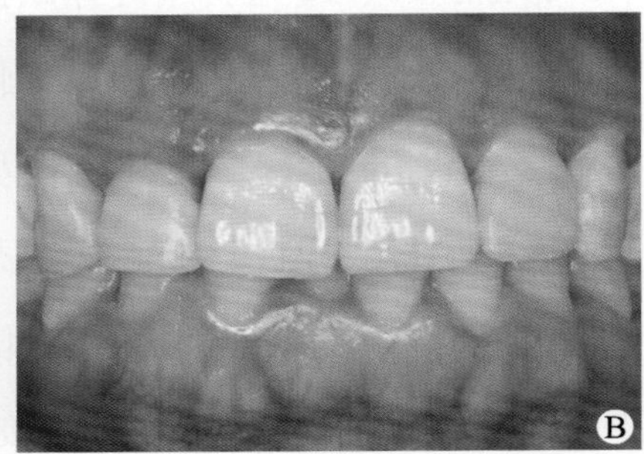

图 13－3　术前（A）与术后（B）口内照

诊断：12、13、22、23 釉质发育不全（牙体缺损）。

治疗：结合患者意愿和患牙情况，拟行 12 和 22 间接导板美学树脂分层修复术，13 和 23 树脂粘接修复。制取藻酸盐研究模型和诊断蜡型，制取舌侧硅橡胶导板。12 和 22 操作过程相同。自然光下 Vita 比色为 A2，依据 Style Italiano 双层充填技术配色方案，选择 Filtek™ Z350XT 纳米树脂的 A2 牙本质树脂和 A3 牙釉质树脂。橡皮障隔湿，去除染色牙体组织，预备釉质斜面，37% 磷酸酸蚀（图 13－4A），涂布粘接剂（图 13－4B），依据舌侧导板堆塑釉质树脂（A3E），制备腭侧釉质面（图 13－4C），堆塑牙本质树脂核（A2D），划分生长叶（图 13－4D），生长叶

笔记

间放置半透明釉质树脂（CT effect），增加切缘的半透明性（图13－4E），完成唇侧釉质堆塑（A3E）（图13－4F），修形抛光（图13－5A～图13－5F）。13和23去除染色牙体组织后单色树脂充填修复。

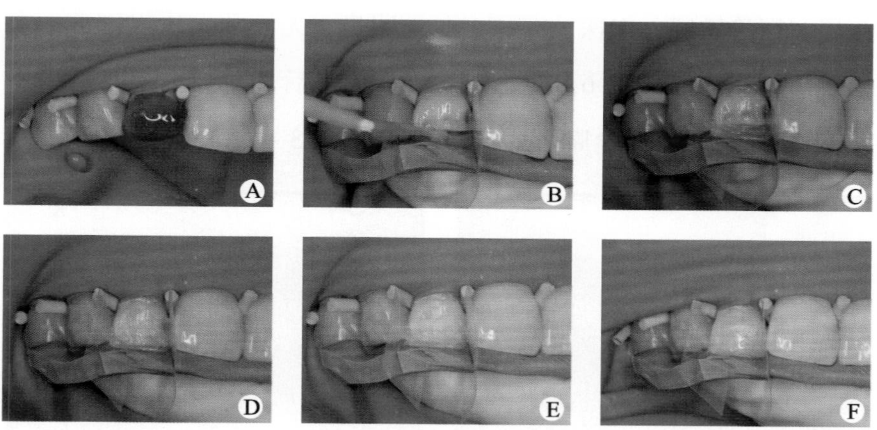

A. 磷酸酸蚀；B. 粘接；C. 制备腭侧釉质面；D. 堆塑牙本质核；E. 放置透明树脂；F. 唇侧釉质树脂塑形。

图13－4　12树脂分层修复过程

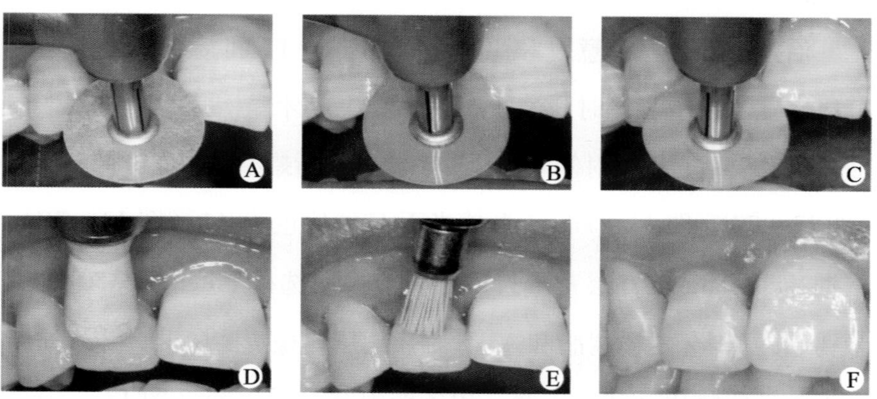

A～C. 从粗到细覆盖氧化铝颗粒的抛光片修形抛光；D. 覆盖金刚砂颗粒的橡胶抛光杯抛光；E. 覆盖碳化硅颗粒的抛光刷抛光；F. 抛光后口内照。

图13－5　12修形抛光过程

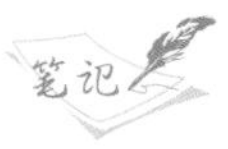

病例3

患者为25岁女性，主诉上前牙外伤后牙体缺损数天，无明显不适，今于我科就诊。

否认重大疾病史和过敏史。检查见11切端牙体缺损至牙本质深层，探诊敏感，未探及穿髓点，无叩痛，无松动，牙龈正常，未探及牙周袋（图13-6A），图13-6B为术后即刻口内照。X线片示11缺损近髓，根尖周未见明显异常（图13-8A）。

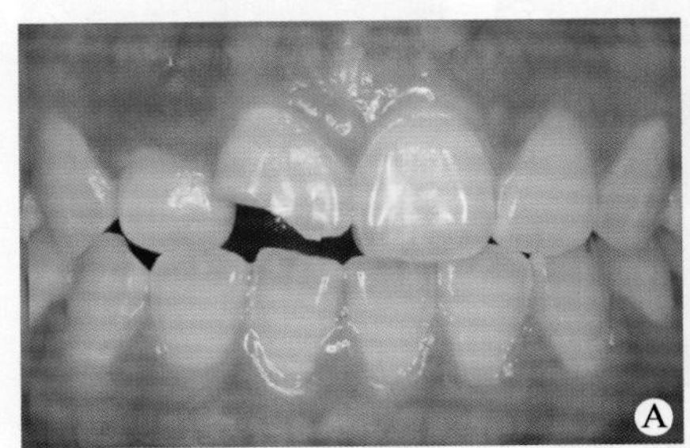

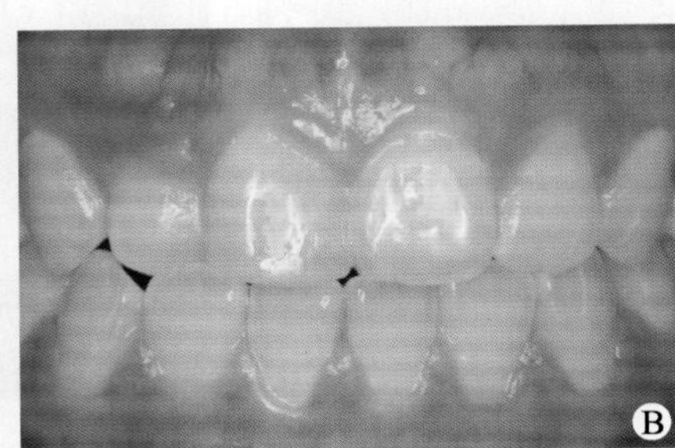

图13-6 术前（A）与术后即刻（B）口内照

诊断： 11冠折（釉质-牙本质折断）。

治疗： 结合患者意愿和患牙情况，拟行11间接导板美学树脂分层修复术，视复诊时牙髓状态进一步决定牙髓治疗方案。制取藻酸盐研究模型，根据对侧同名牙形态制备诊断蜡型，制作硅橡胶导板（图13-7A～图13-7B），自然光下Vita比色为A1（图13-7C），依据Style Italiano双层充填技术配色方案，选择Filtek™ Z350XT纳米树脂的A1牙本质树脂和A3牙釉质树脂。橡皮障隔湿，牙本质断面近髓处氢氧化钙间接盖髓，预备波浪状釉质斜面（图13-7D），37%的磷酸酸蚀（图13-7E），涂布粘接剂（图13-7F），放置舌侧硅橡胶导板（图13-7G），釉质树脂（A3E）制备腭侧釉质面（图13-7H），堆塑牙本质核（A1D）（图13-7I），堆塑唇侧釉质面（A3E，图13-7J），检查咬合并调𬌗（图13-7K），抛光（图

13－7L），术后口内照见图 13－6B。术后 1 个月复诊，11 电测无反应，口腔手术镜下开髓确认牙髓已无活力，行显微根管治疗术，术后 X 线片示恰填（图 13－8B）。术后 3 个月复诊 X 线片示根管治疗完善，根尖周未见明显异常（图 13－8C）。图 13－9 为术前及术后即刻照，术后复查（9 个月、18 个月、24 个月）微笑照，复查无临床症状，美观和功能恢复良好，患者自觉满意。

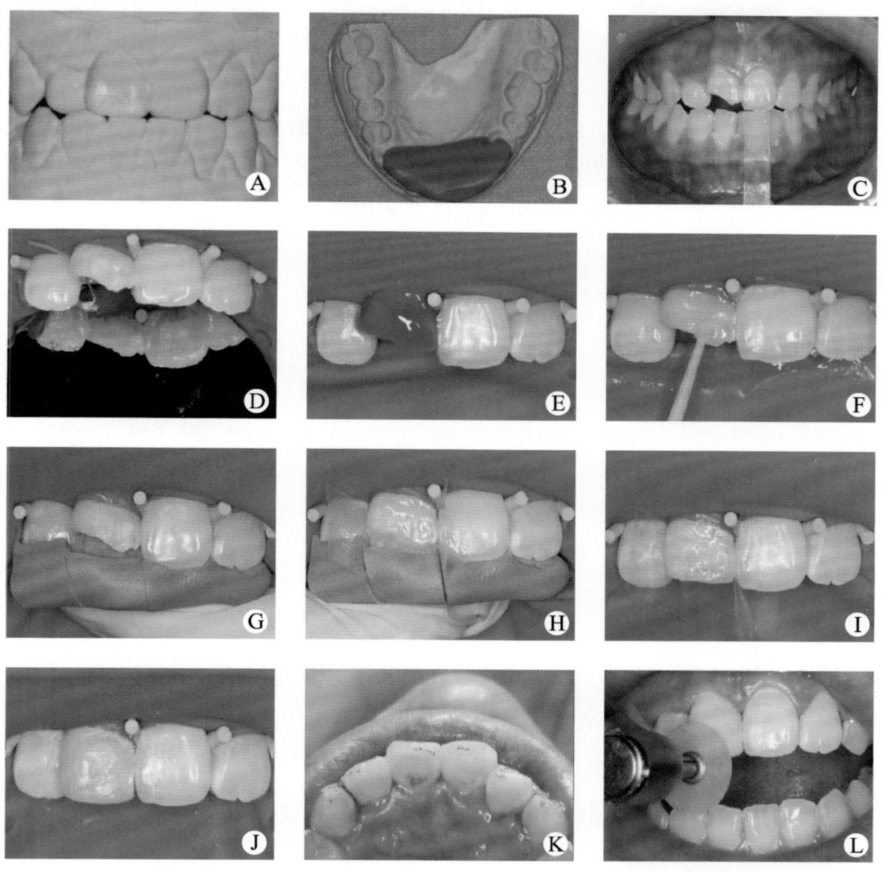

A. 制备诊断蜡型；B. 硅橡胶导板；C. 比色；D. 橡皮障隔湿及牙体预备；E. 酸蚀；F. 粘接；G. 放置导板；H. 制备腭侧釉质面；I. 堆塑牙本质核；J. 堆塑唇侧釉质面；K. 调𬌗；L. 抛光。

图 13－7　树脂充填及调𬌗抛光过程

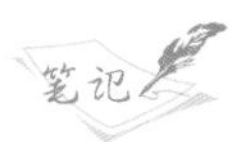

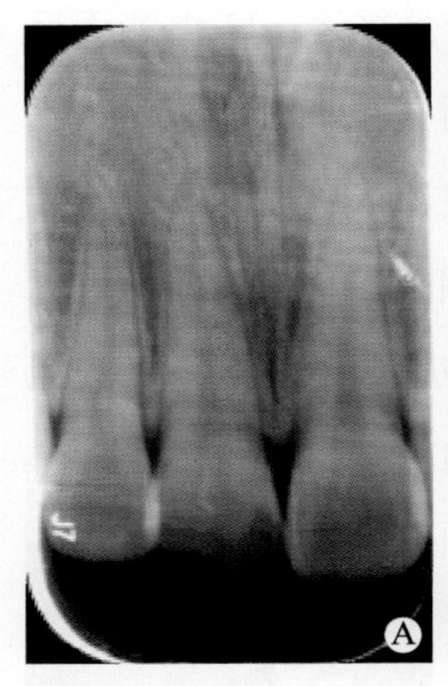
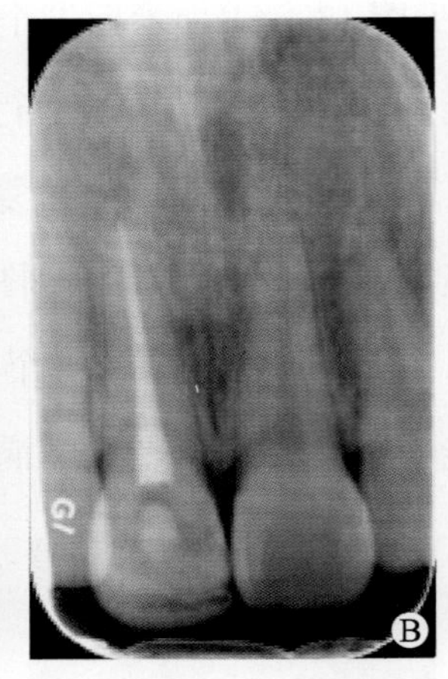
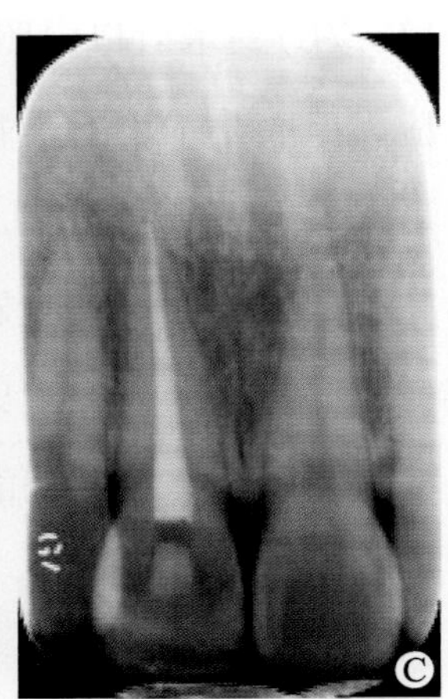

A. 术前X线片；B. 1个月后行根管治疗术后即刻X线片；C. 3个月后复查X线片。

图13－8　11根管治疗X线片

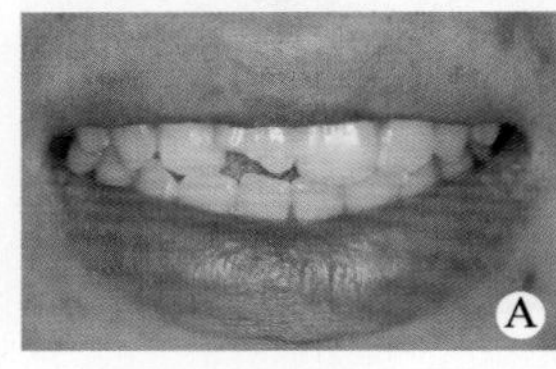
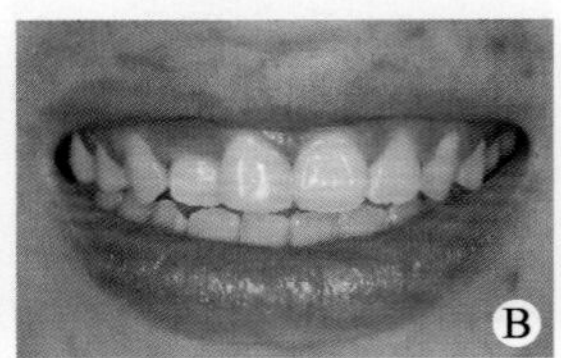
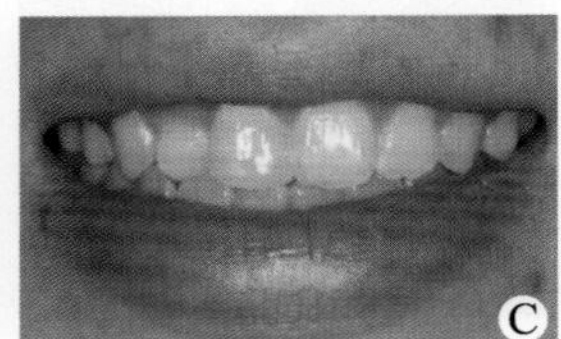
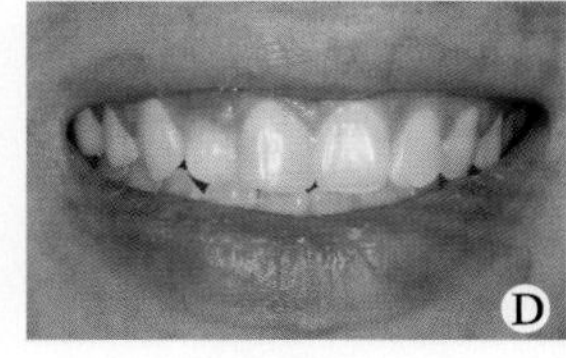
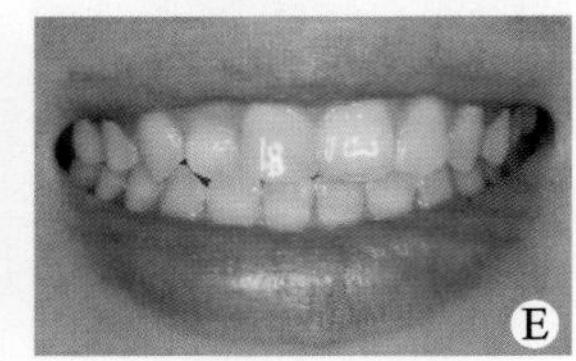

A. 术前；B. 术后即刻；C. 术后9个月复诊；D. 术后18个月复诊；E. 术后24个月复诊。

图13－9　微笑照

病例分析

复合树脂直接修复用于前牙缺损治疗的主要优点有：①微创，在尽可能少的牙体预备和牙髓刺激情况下，恢复患牙的美观和功能；②疗程短，能在一次就诊中完成修复，减少患者就诊的次数；

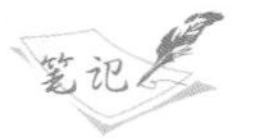

③费用较低，亦能达到良好的美学效果；④可逆性修复，必要时可去除原修复体，恢复到治疗前状态；⑤可修补性，修复体如果出现小的缺陷，可进行修补；⑥直接修复失败后还可以用间接修复的方法。美学树脂分层修复要求综合考虑牙本质层、釉牙本质界和牙釉质层结构、颜色和光学效应的特点，了解牙齿的颜色、厚度、不透明性、排列、增龄性、尺寸、形状、排列方向和异常情况，通过仿生分层修复达到模仿天然牙美学特征的效果。

牙外伤常造成牙本质小管暴露，细菌更易侵入牙髓，所以在紧急处理牙外伤时应给予相关的防护措施封闭牙本质小管。在近髓的部位需保护牙髓，通常在接近牙髓的牙本质表面覆盖恢复牙髓组织的制剂，即间接盖髓术，从而促进受伤牙髓恢复。许多临床研究表明，无论是直接盖髓还是间接盖髓均能取得较好的疗效，盖髓术是值得肯定的保存活髓的方法，常用的盖髓剂有氢氧化钙、MTA 等。研究表明，氢氧化钙和 MTA 盖髓都能在露髓处形成硬组织，但尚无研究证明 MTA 的硬组织形成率高于氢氧化钙。有学者研究报道，牙冠折未半脱位的病例牙髓存活率为 95.12%，而牙髓坏死率为 4.88%，牙冠折伴半脱位情况的病例牙髓坏死率为 41.18%。因此接诊牙外伤患者时应选择更加保守、微创的方法，操作过程中避免对牙髓造成二次损伤，促进受伤牙髓修复。复合树脂修复在尽可能少的牙体预备及牙髓刺激情况下，恢复患牙的美观及功能。应注意术后需密切观察患牙情况，若出现牙体变色、疼痛等症状则提示牙髓坏死或炎症可能，应立即行根管治疗，无需拆除修复体。病例 3 患者就诊时外伤牙牙髓未暴露，无诉不适，故而选择复合树脂修复，并在牙本质断面近髓处间接盖髓。1 个月后复诊牙髓活力丧失，故行根管治疗。

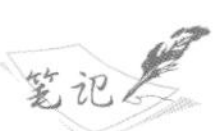

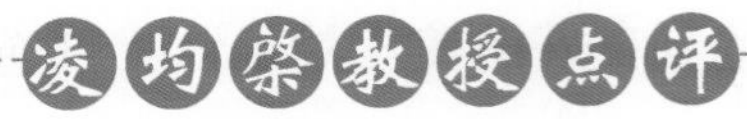

前牙在口腔内的位置决定了它在美学方面的重要性，龋病、外伤、发育异常等使前牙的美观性受到破坏，恢复前牙的美观是许多患者就诊时的迫切需求。Dietschi 首次提出依据牙体解剖层次分层修复（layering techniques）的理念，分层修复使修复体呈现丰富而渐变的颜色效果，实现从颈部到切端的逐步饱和，达到天然牙的仿生。前牙美学修复不仅可以修复缺损的牙体组织，还能恢复患牙美观，重塑患者的自信笑容。

（麦　穗）

参考文献

1. Dietschi D. Layering concepts in anterior composite restorations. J Adhes Dent, 2001, 3 (1): 71 – 80.

2. Fransson H, Wolf E, Petersson K. Formation of a hard tissue barrier after experimental pulp capping or partial pulpotomy in humans: an updated systematic review. Int Endod J, 2016, 49 (6): 533 – 542.

014 上前牙根管治疗后美学树脂修复

病历摘要

患者为42 岁女性，主诉上前牙变色、充填体脱落数月，今于我科就诊。

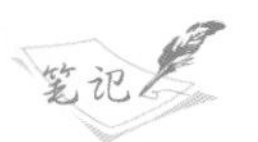

否认重大疾病史和过敏史。检查见 11 近中切角处牙体缺损至牙本质深层，探及腐质，叩诊不适，22 牙冠变色，远中充填体周围见继发龋。23 近中变色，探及腐质，无叩痛，无松动。牙龈退缩，未探及明显牙周袋（图 14－1A～图 14－1C）。11 电活力测试无反应，23 冷诊敏感，热诊持续性疼痛。X 线片示 11 缺损近髓，根尖周小面积低密度影（图 14－2A）；22 根管治疗完善，根尖周未见明显异常（图 14－2A）；23 根尖周膜影增宽（图 14－2B）。

诊断：11 慢性根尖周炎；22 继发龋、不良充填体；23 慢性牙髓炎。

治疗：结合患者意愿和患牙情况，拟行 11、23 根管治疗术后美学树脂粘接修复，22 去除原充填物和龋损后行美学树脂粘接修复。11 和 23 行显微根管治疗，术后即刻 X 线片示恰填（图 14－2C）。自然光下 11 Vita 比色为 A1（图 14－3A），使用 3M 提供的比色盘，选择 Filtek™ Z350XT 纳米树脂的牙釉质树脂 A1E 和牙本质树脂 A2D。11、22 和 23 树脂堆塑恢复外形，形成口内 Mock-up（图 14－3B），口内制作舌侧硅橡胶阴模导板（图 14－3C）。橡皮障隔离，去除 11、22 和 23 制作 Mock-up 树脂（图 14－3D、图 14－3E）。22 和 23 选用 Filtek™ Z350XT 纳米树脂（A2B）行单色树脂充填。11 预备唇侧斜面（图 14－3F）。磷酸酸蚀（图 14－4A），粘接（图 14－4B），堆塑舌侧釉质面（图 14－4C），放置牙本质树脂 A2D，近切端雕刻出牙本质生长叶形态（图 14－4D），切端生长叶之间放置半透明树脂（图 14－4E），唇侧放置牙釉质树脂 A1E，初步恢复外形（图 14－4F），检查咬合并调𬌗（图 14－5A），系列抛光（图 14－5B～5E）。修复后记录即刻微笑照见图 14－6A，术后 3 个月复诊口内照和 6 个月复诊微笑照见图 14－6B、图 14－6C。

笔记

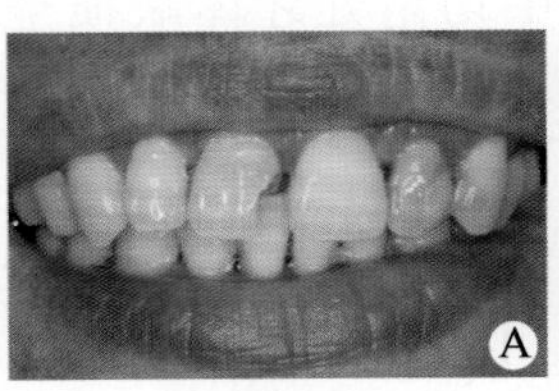
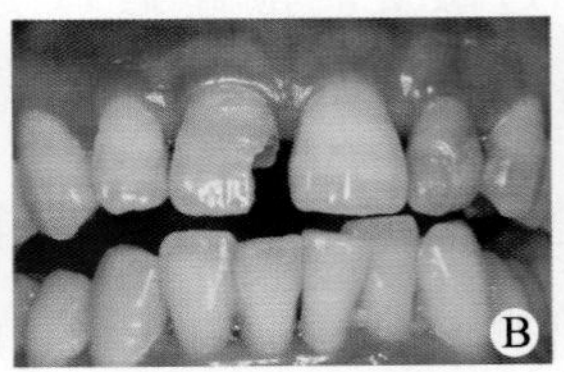
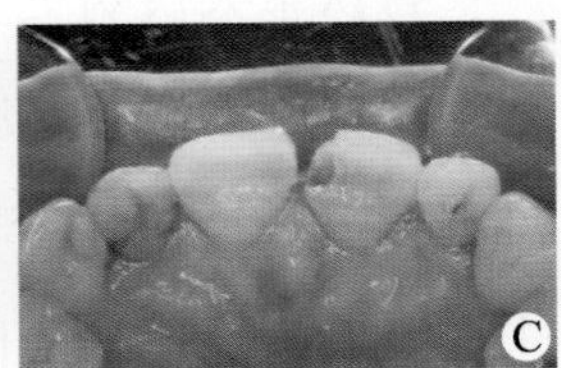

A. 术前微笑照；B. 术前唇侧照；C. 术前舌侧照。

图 14－1　术前口内照

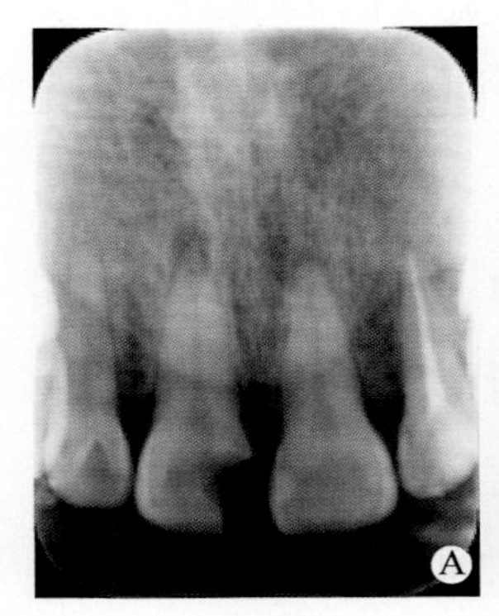
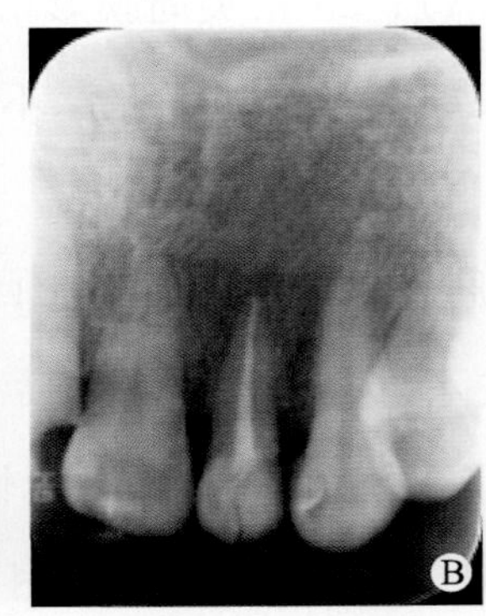
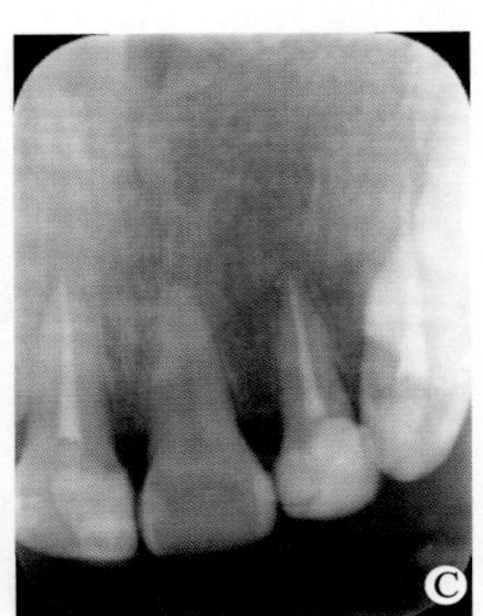

A. 11 术前 X 线片；B. 23 术前 X 线片；C. 11 和 23 术后 X 线片。

图 14－2　11、23 根管治疗术前术后 X 线片

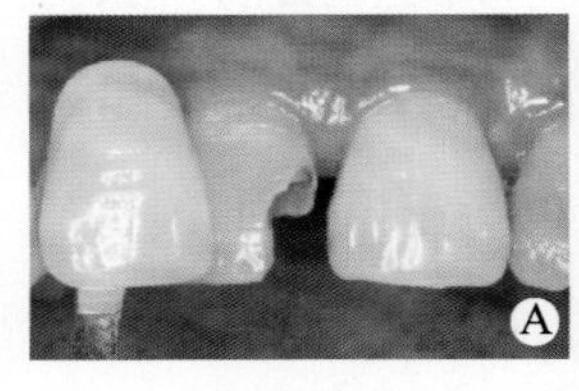
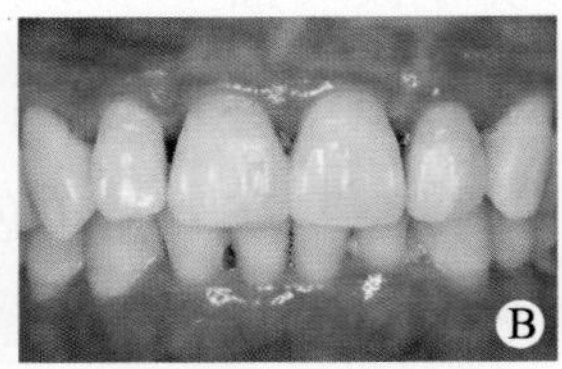
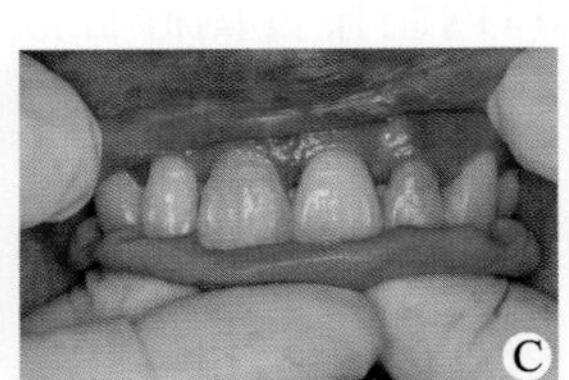
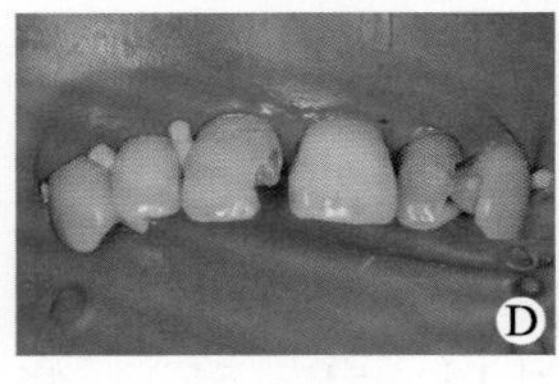
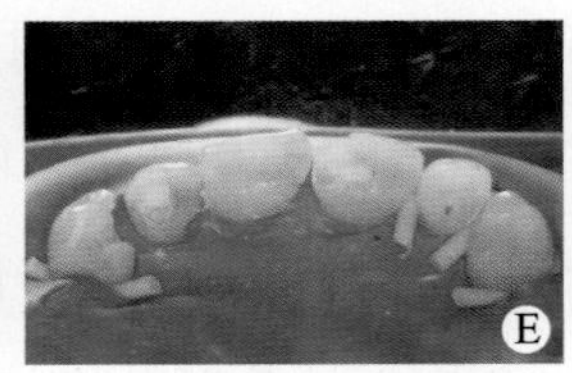
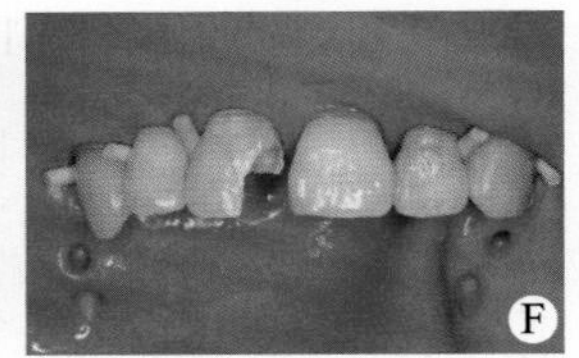

A. 11 比色；B. 11、22 和 23 口内 Mock-up；C. 做口内直接硅橡胶导板；D、E. 橡皮障隔离，去除 11、22 和 23 制备 Mock-up 的树脂；F. 22 和 23 单色树脂充填，11 预备釉质斜面。

图 14－3　树脂充填前准备及直接导板的制作

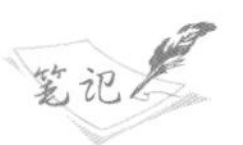

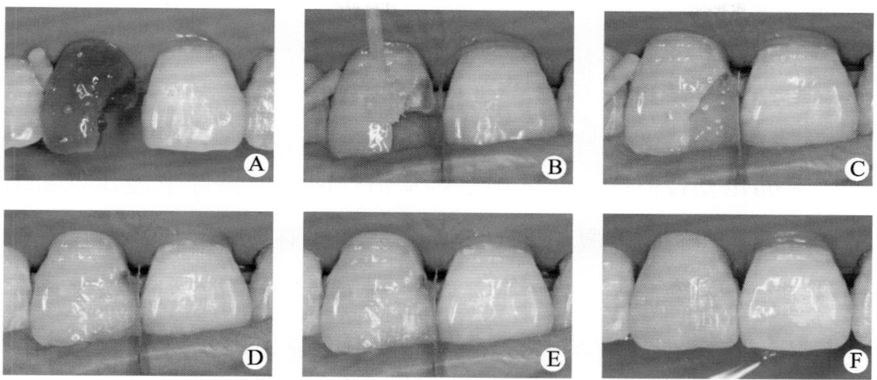

A. 酸蚀；B. 粘接；C. 堆塑舌侧釉质面；D. 形成牙本质核；E. 切端放置透明树脂；F. 堆塑唇侧釉质面。

图 14－4　11 树脂分层充填修复过程

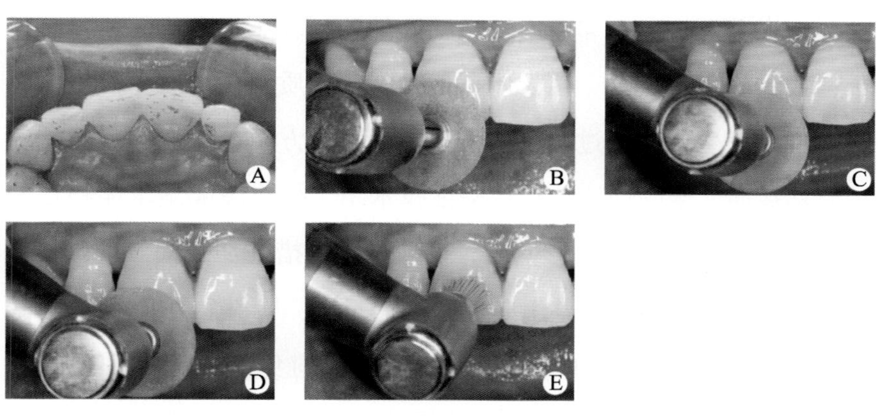

A. 检查咬合并调𬌗；B～D. 抛光片序列抛光；E. 抛光刷抛光。

图 14－5　11 序列调𬌗、抛光过程

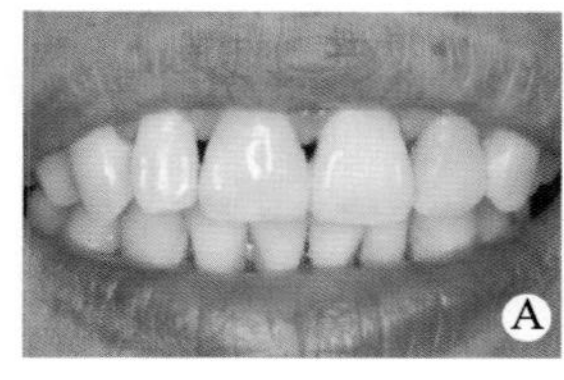
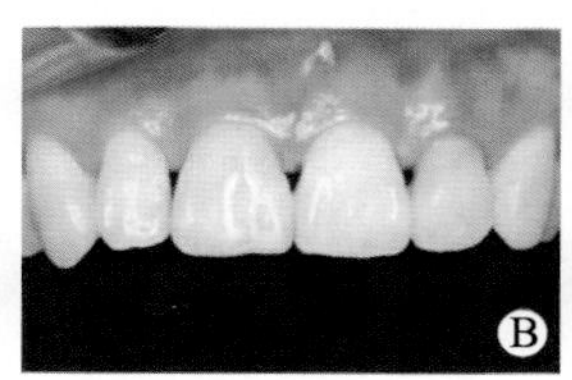
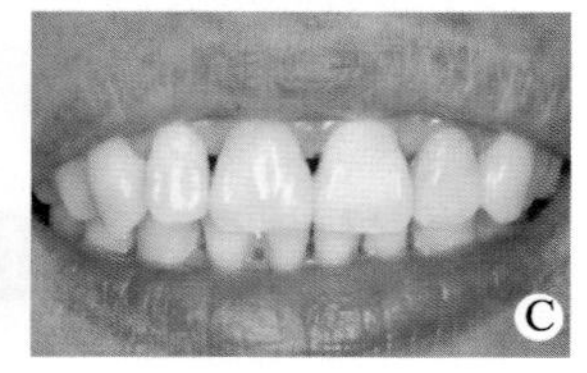

A. 术后即刻微笑照；B. 术后 3 个月复诊口内照；C. 术后 6 个月复诊微笑照。

图 14－6　修复后照片

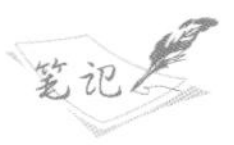

病例分析

光固化复合树脂行前牙美学修复治疗时，应做好下述几方面细节处理，从而有效修复患牙的美观和功能，避免修复体脱落、边缘继发龋、着色等问题：①美观方面：慎重选择修复材料颜色，使修复后牙体同原牙色泽一致。在着色腐质去除干净后、橡皮障隔湿前，自然光源下比色。比色时间控制在 5 秒内，要求患者去除唇膏、浓妆，保持肤色自然，避免视觉疲劳影响色泽辨识能力，提高患牙的美观度。若缝隙关闭时牙间隙显得过宽，可借助错觉原理，向牙中线方向将近中邻面边缘嵴稍微偏移；轻压龈乳头，使牙冠延长；或实施冠延长术。在牙体预备时制备釉质斜面可减少修复体边缘着色的发生，使其过渡更加自然。②固位方面：保证一定面积的釉质粘接面，全酸蚀或选择性酸蚀技术结合橡皮障隔湿术能够在一定程度上提高粘接效果。同时，可通过以下措施加强固位：调整咬合，消除殆创伤；分层并斜向进行树脂充填，从各个角度光照固化，确保固化完全；注意形成良好的饮食习惯，避免使用前牙啃咬硬物。③自洁方面：重视唇面、舌腭侧边缘嵴、接触点和外展隙的恢复，确保牙自洁作用良好；充分排龈保证隔湿效果，避免形成悬突，以免对牙龈和龈乳头造成压迫；有效抛光能够提高修复体颜色稳定性，减少细菌黏附及菌斑聚集；嘱咐患者认真刷牙，坚持使用牙线。

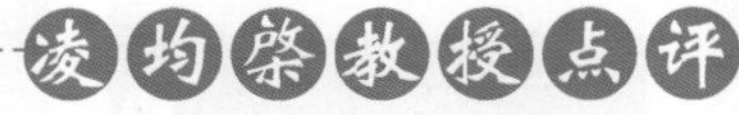

微创美学修复是一个复杂的、涉及多学科的治疗，其意义不仅在于健康牙体组织的保存，更在于维护整个口颌骨健康与口颌的整体美观。前牙进行根管治疗后修复方法的选择，

笔记

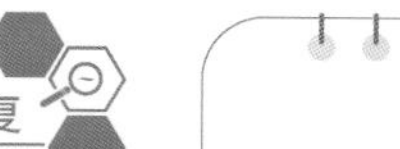

根据患牙的条件、患者的具体情况和要求等进行综合考虑，并不推荐所有行根管治疗的前牙均进行冠修复。复合树脂前牙美学修复技术具备创伤小、牙体组织保留完善等微创优点，同时因其与牙本质颜色接近，而具备了良好的美学修复效果，满足了患者的美观诉求。

（麦　穗）

参考文献

1. Heintze SD, Rousson V, Hickel R. Clinical effectiveness of direct anterior restorations—a meta-analysis. Dent Mater, 2015, 31 (5): 481 –495.

2. Chour RG, Moda A, Arora A, et al. Comparative evaluation of effect of different polishing systems on surface roughness of composite resin: an in vitro study. J Int Soc Prev Community Dent, 2016, 6 (Suppl 2): S166 – S170.

015 前牙外伤死髓牙变色和牙体缺损的微创美学修复

病历摘要

患者为 25 岁女性，主诉右上前牙外伤后 1 个月，牙体缺损伴牙体变色，要求修复。

患者约 4 周前因上前牙外伤，牙体缺损伴牙痛，于我院行右

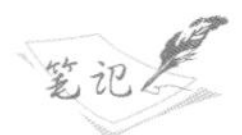

上前牙根管治疗，治疗后以树脂进行暂时修复。根管治疗后，牙体渐渐出现变色，逐渐加重，影响美观，无其他不适，前来我科就诊，要求进行美学修复。否认重大疾病史和过敏史。检查见11、12牙体有缺损，表面树脂覆盖，牙体变色明显。11、12已行根管治疗，封物存，无叩痛，无松动，牙龈正常。11－21切缘连线不平齐，11切缘偏短。13－23牙龈曲线不协调，11－21龈缘不齐，11偏低少许。X线片：11、12已行根管治疗，根尖无阴影（图15－1A～图15－1D）。

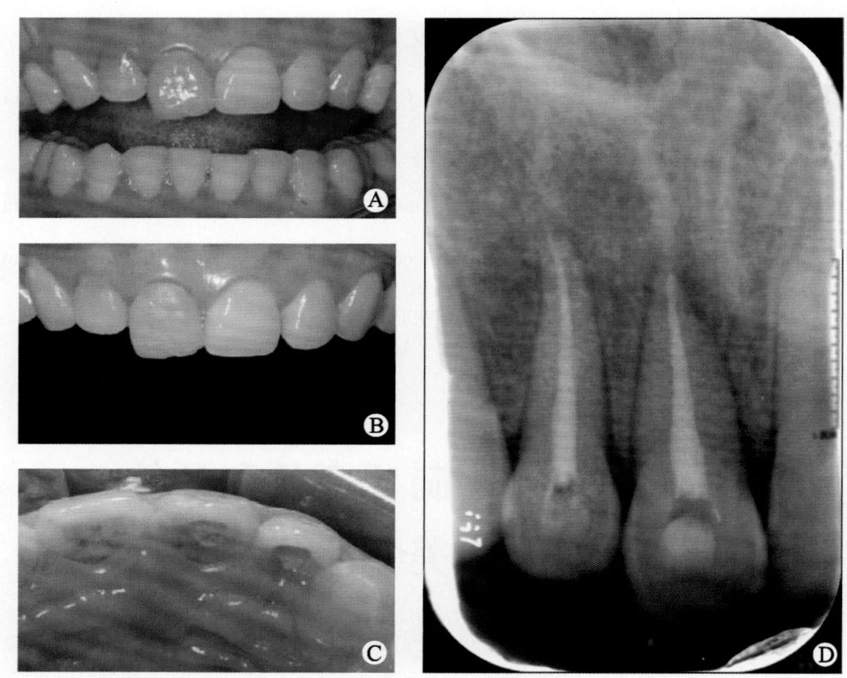

A～C术前照，外伤后行根管治疗后出现变色，表面有树脂充填物；D. 为根管治疗后X线片。

图15－1　11、12术前相关病例资料

诊断：11、12牙体缺损、变色牙。

治疗：外伤和根管治疗后的牙经常会有牙体变色。结合患者意愿和患牙情况，立足微创修复，拟先对11、12进行髓腔内漂白，改善或消除变色因素，再进行牙体缺损微创修复，尽量避免做冠。

首先按照髓腔内漂白的要求进行牙体预备，垫底封闭根管口，患牙髓腔内置入内漂白剂，每周复诊 1 次。图 15 – 2A ~ 图 15 – 2C 示漂白效果理想，术后两周即可见到变色牙脱色明显，4 周后患牙与健康邻牙色差已基本消失。此时进行前牙美学分析，可见 11 切缘与颈部牙龈均较 21 为低，12 较 22 为低，右侧 11 – 13 龈缘整体较左侧为低。11 牙长轴方向过大。与患者沟通，取模做诊断蜡型，并在口内进行 Mock-up（图 15 – 2D ~ 图 15 – 2F），患者不愿意进行牙冠延长术，也希望尽量少制备牙体，并且只修复 11、12。经协商，接受患者要求，调整设计，同时分次修整 Mock-up 外形，使之与邻牙、对称同名牙相协调（图 15 – 2F）。经过修整后的 Mock-up 可以为备牙量提供参考，并作为最终修复体的模板指引。按照微创修复的原则进行牙体预备（图 15 – 2G），常规硅橡胶制取印模，超硬石膏灌模，选用 E. max 制作部分超薄贴面，口内试戴合适，选用光固化粘接树脂进行贴面粘接，仔细打磨抛光，咬合检查及边缘和邻接关系检查，最终修复体外观见图 15 – 2H ~ 图 15 – 2J。戴牙后 6 个月、1 年、2 年效果见图 15 – 3。

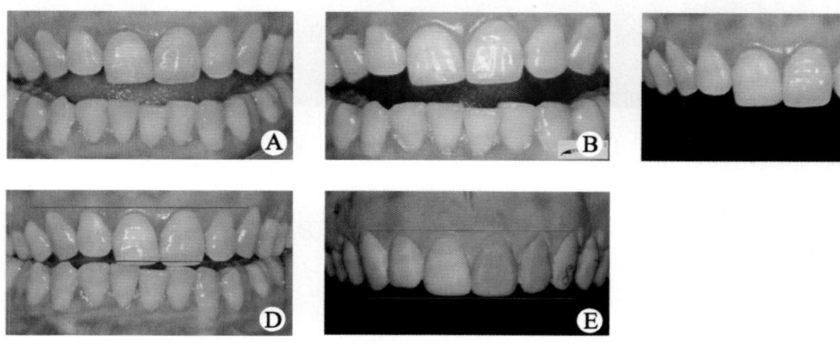

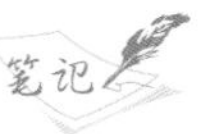

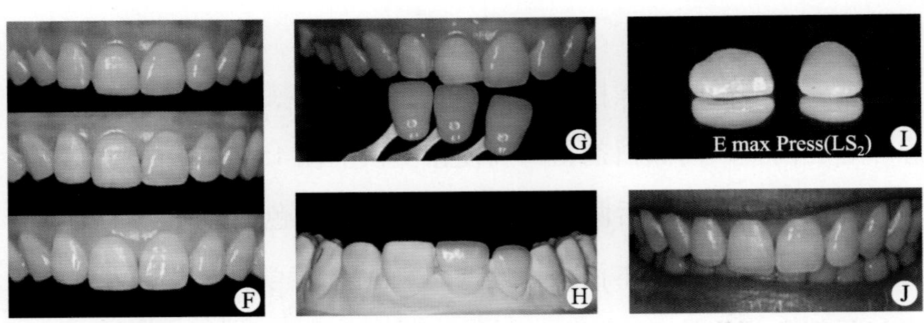

A～C. 根管内漂白 2～4 周；D～E. 前牙美学分析及诊断蜡型；F. 口内 Mock-up 及分次修整；G. 微创牙体预备；H～I. 全瓷修复体；J. 修复体口内戴入。

图 15－2　11、12 术中及术后即刻

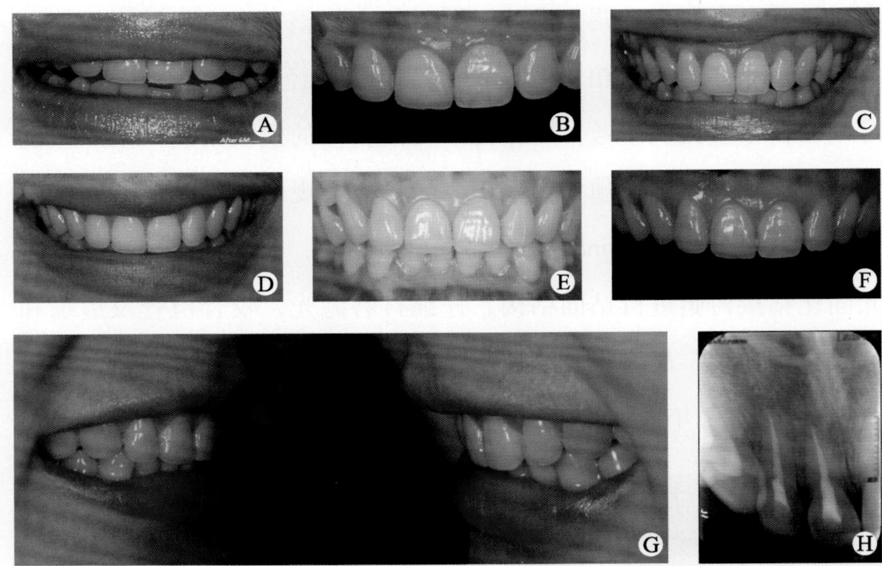

A～C. 术后 6 个月；D～E. 术后 1 年；F～G. 术后 2 年；H. 术后 2 年 X 线片。

图 15－3　11、12 术后 6 个月、1 年及 2 年复诊

笔记

病例分析

一、变色牙的治疗策略

常见的牙变色（着色）主要原因有釉质发育不全、氟牙症、四环素牙和牙髓坏死引起的牙变色。前牙区变色影响美观，因此是许多人迫切要求解决的问题。常见变色牙处理措施包括牙齿漂白、树脂直接修复、瓷修复体间接修复等几种方式，其中漂白术因术式保守简单，效果明确，目前已经广泛用于变色死髓牙的第一阶段治疗。

牙齿漂白可以分为外漂白、内漂白两种方法。外漂白法适用于轻中度无缺损的氟牙症和轻中度四环素牙。内漂白法适用于牙髓坏死后牙变色及重度四环素牙。该病例是牙外伤－根管治疗后的变色，是内漂白的适应证，因此采用内漂白法。

内漂白法适用于牙髓坏死后牙变色和重度四环素牙，可以解决80%左右的死髓牙变色。内漂白法的重点是根管口的严密封闭，并保证封闭材料的厚度达到2mm，以防止出现因漂白剂泄漏导致的牙根吸收。漂白剂放入后，一般每周要复检一次，待疗效明确后或颜色达到理想时，最好再等待2周以便保证颜色稳定、氧气消散和粘接力恢复。如若颜色不满意，中间可以重复疗程3～5次。

二、微创修复治疗策略的选择

在完成内漂白以后，对患者前牙进行美学分析，发现患者左右两侧牙齿不对称，从切缘到颈缘均有患侧偏短偏低的问题。经沟通，患者不愿意接受牙冠延长术，因此只好舍弃这部分美学因素。如何协调外形以达到最佳视觉效果将是一个考验。首先从诊断蜡型

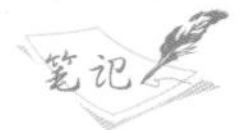

转到口内 Mock-up，在参考患者对称同名牙和邻牙的基础上，结合医师、患者的主观判断，经过多次调整和观察，确定了最终的 Mock-up 形态、位置和大小等指标，并通过拍照、数字化扫描、传统模型等手段将此信息完整记录下来，准确传递给技师。患牙外伤后伴随切端牙体缺损和部分唇面缺损，但余留牙体量充足，临床考虑采用 E. max 微创贴面修复。二硅酸锂瓷贴面的厚度为 0. 3 ~ 0. 5mm，通透性良好，强度较高，可达到 450MPa，粘接后强度会更高，具有相对高的耐磨性，其颜色稳定性和半透明性非常好，同时在氢氟酸溶解大量玻璃相后产生的微间隙，以及硅烷偶联剂的偶联作用，均使二硅酸锂陶瓷在颜色、强度、可粘接性等方面是非常适合的材料。因此该病例我们选用 E. max 制作微创瓷贴面，并获得了良好的美学效果和可预期的长期修复效果。

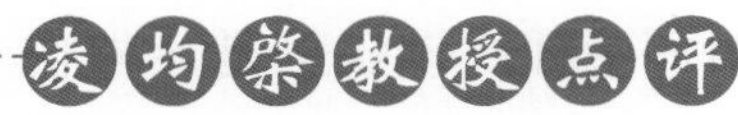

牙变色是影响牙美观的常见原因。针对牙变色的美学治疗方案有多种选择，各有特点，医师需要根据患者的具体条件和美学分析结果实施相应的治疗。在与美学相关的修复治疗中，首先遵循患者本人的主观期望，在此基础上进行美学和咬合及功能分析，并充分评估牙变色的原因、余留牙体量、修复适应证与修复材料的选择，以达到长期修复效果的稳定，在综合考量的基础上，选择并协调合适的美学治疗方案。

（张新春）

016 11 冠折美学树脂分层修复

病历摘要

患者为 28 岁男性，主诉右上前牙折断 2 小时。

患者于 2 小时前打篮球跌倒，导致右上前牙折断，伴有冷刺激敏感，余无不适，现于我科就诊。否认系统性疾病史和过敏史。检查见 11 切端 1/3 冠折缺损至牙本质中层（图 16 – 1A），未探及穿髓点，无叩痛，不松动，牙龈未见撕裂及红肿，未探及牙周袋，冷测一过性敏感。

诊断： 11 冠折。

治疗计划： 11 美学树脂分层修复，定期复查牙髓活力。

治疗过程： 术前拍照，比色 A3（图 16 – 1B）。取藻酸盐印膜灌石膏模型制作研究蜡型，制作硅橡胶导板。12 – 22 橡皮障隔离（图 16 – 1C）。预备 11 釉质斜面（图 16 – 1D），酸蚀牙釉质 30 秒（图 16 – 1E）、牙本质 15 秒（图 16 – 1F），Single bond universal Ⅱ涂布粘接（图 16 – 1G），光固化 10 秒（图 16 – 1H）。薄膜隔离邻牙 12 和 21，硅橡胶导板就位（图 16 – 2A），定位舌侧边缘线（图 16 – 2B、图 16 – 2C）。硅橡胶导板舌侧树脂釉质色 Z350 A3E 就位（图 16 – 2D、图 16 – 2E），邻面釉质树脂 Z350 A3E 色成形（图 16 – 2F、图 16 – 2G）。牙本质色 Z350 A4D 堆塑牙本质层及发育沟（图 16 – 2H）。釉质色 Z350 A3E 堆塑邻面边缘嵴（图 16 – 3A），透明树脂色 Z350 WE 堆塑切端

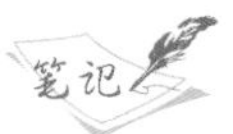

（图 16－3B），釉质色 Z350 A3E 完成外层釉质成形（图 16－3C）。去除橡皮障，调整舌侧咬殆高点，Soflex 系列抛光（图 16－3D～图 16－3F）。术前、术后对照见图 16－4A、图 16－4B。

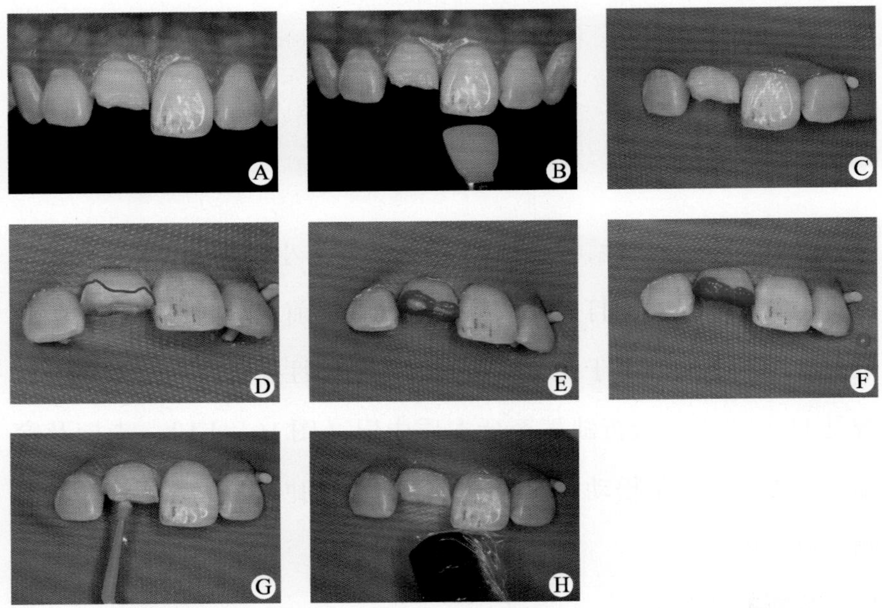

A. 11 冠折口内照；B. 比色 A3；C. 12－22 橡皮障隔离；D. 预备 11 釉质斜面；E. 酸蚀牙釉质 30 秒；F. 酸蚀牙本质 15 秒；G. 涂布粘接剂；H. 光固化 10 秒。

图 16－1　11 冠折术前及术中

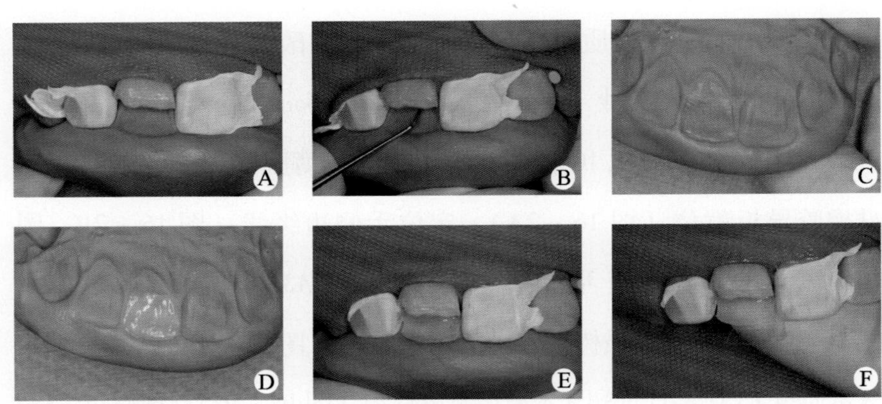

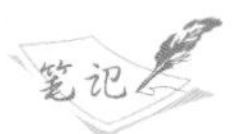

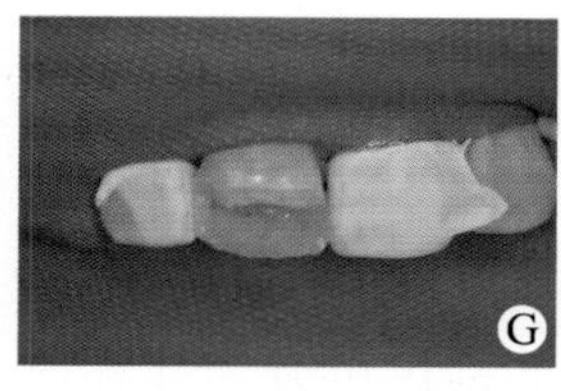

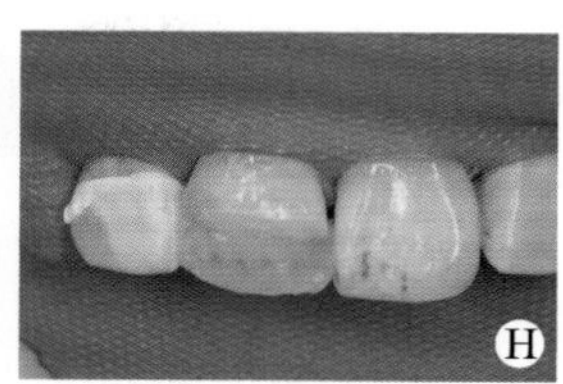

A. 硅橡胶导板就位；B. 定位舌侧边缘线；C. 硅橡胶导板边缘线；D. 硅橡胶导板舌侧树脂釉质色 Z350 A3E 就位；E. 硅橡胶导板复位；F. 舌侧釉质树脂 Z350 A3E 色成形；G. 邻面釉质树脂 Z350 A3E 色成形；H. 牙本质色 Z350 A4D 堆塑牙本质层及发育沟。

图 16－2　11 术中治疗

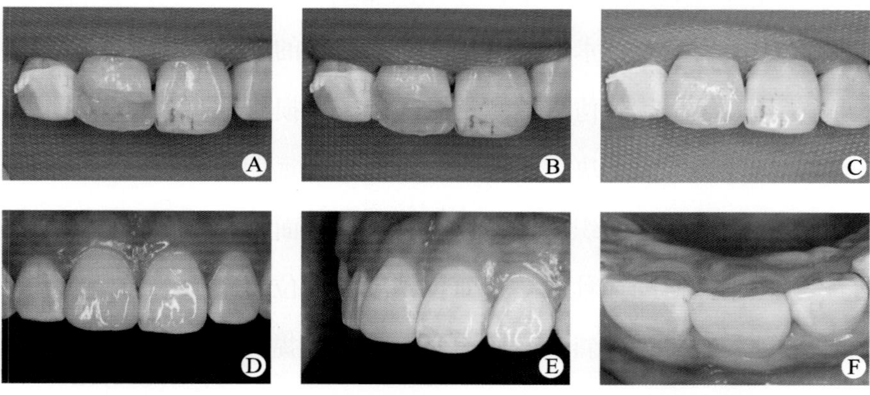

A. 釉质色 Z350 A3E 堆塑邻面边缘嵴；B. 透明树脂色 Z350 WE 堆塑切端；C. 釉质色 Z350 A3E 完成外层釉质成形；D. Soflex 系列抛光；E. 侧面照；F. 切端照。

图 16－3　11 术中及术后

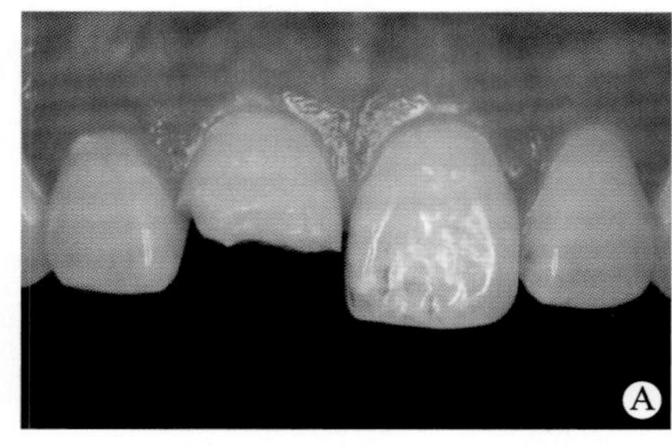

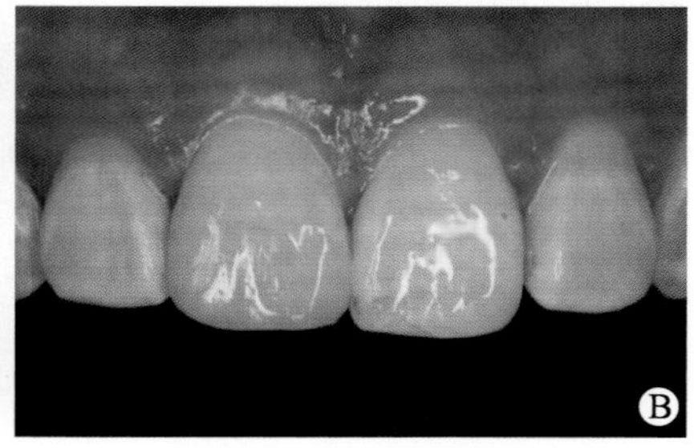

A. 术前照；B. 术后照。

图 16－4　11 术前及术后对比

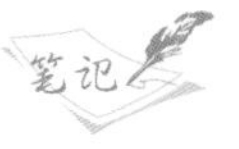

病例分析

前牙切端冠折是临床常见疾病，根据冠折的部位可分为牙釉质折裂、部分冠折、完全冠折及冠折伴牙脱位。该病例属于部分冠折，即冠折部分局限于牙釉质和牙本质，不累及牙髓，采用美学树脂分层充填技术可最大限度保存天然健康牙体组织，避免切削过多牙体，并有助于定期复查牙髓活力状况。

美学分层充填技术可模拟牙体组织结构的牙釉质、牙本质和切端透明色效果，达到仿真充填效果。切端缺损修复时应首先考虑固位力，固位力的大小决定了复合树脂修复的远期疗效。评估固位力的原则是剩余牙体组织所能提供的有效粘接面积不低于牙体缺损的面积，尤其保留的牙釉质粘接面积越多，固位力越大。选择性酸蚀或全酸蚀、制备釉质斜面及使用橡皮障都是提高边缘密闭性、减少充填体边缘着色的有效手段。

硅橡胶导板技术的应用不仅使临床堆塑过程变得简单易行，并且殆面形态更为准确精细，尤其在同时修复多颗前牙时可辅助定位腭侧牙体形态位置。为了不影响最终形态颜色，应注意舌侧背板牙釉质树脂的厚度不应超过0.2mm。分层修复过程中应根据比色结果选择相应的树脂材料，在不同区域选用不同颜色及透明或遮色的树脂尽量模拟天然牙的情况，恢复切端的半透明性及切缘发育结节等，从而获得更佳的美学效果。

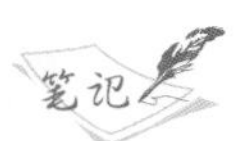

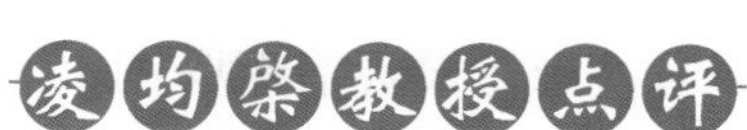

凌均棨教授点评

前牙冠折是临床常见疾病，在制定冠折治疗方案时应遵循微创牙体修复理念，尽量保存天然牙的健康牙体组织，同时兼顾患牙的美学特点及功能恢复。美学树脂分层充填技术和舌侧硅橡胶导板是前牙树脂修复治疗中的经典技术，通过不同颜色和透明度的树脂模拟牙釉质和牙本质的形态及切端透明的立体效果。同时由于外伤牙的牙髓情况多变，树脂充填技术还有利于定期复查，密切关注牙髓活力，是值得推广的临床技术。

（黄湘雅）

017 21 外伤冠折即刻种植

病历摘要

患者为 42 岁女性，主诉上前牙外伤数日，牙有松动伴触痛，前来就诊。

患者数日前上前牙不慎受外伤撞击，自觉牙出现松动伴有触痛，无明显出血、自发痛等，无其他不适。否认颅脑神经症状，否认重大疾病史和过敏史。检查见 21 冠折，冠部基本脱位，余留残根唇侧齐龈，腭侧龈下 4 ~ 5mm，牙龈有出血，可探及腭侧骨面。脱落牙冠部完整，可见牙髓组织暴露。X 线片：21 冠折，根尖区无

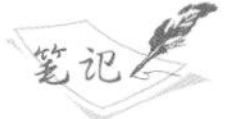

阴影，根尖周组织正常，未行根管治疗（图 17 –1）。

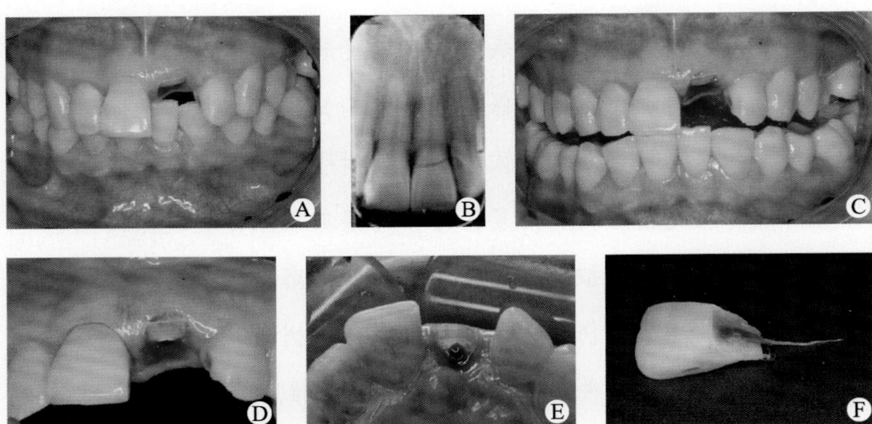

A ~ C. 21 冠折正面照及 X 线片；D ~ E. 冠折局部照；F. 折断牙冠部分（注意新鲜牙髓）。

图 17 –1　21 术前

诊断：21 牙外伤，冠折。

治疗：因患牙腭侧缺损至龈下较多，生物学宽度已破坏，结合患者意愿和患牙情况，拟拔除患牙 21，并考虑即拔、即种。CBCT 结果显示骨质、骨量条件可。予局麻下行 21 微创拔牙，牙根完整取出。拔牙区牙槽窝探查骨壁完整，不翻瓣下以牙槽窝腭侧壁中下 1/3 段定点，沿腭侧壁备洞，术中观察种植体三维位置，植入 Ankylos A14 植体，扭力 25Ncm。种植体与唇颊侧骨壁间隙约 2mm，植入 Bio-Oss 人工骨粉。上愈合基台封闭拔牙创区，X 线片显示种植体位置良好（图 17 –2）。

术后利用脱落牙冠制作粘接性临时义齿，术后 1 周，临时义齿使用良好，种植区牙龈生长良好，义齿与牙龈密贴（图 17 –3A、图 17 –3B）。

术后 9 个月利用个性化暂时修复体牙龈塑形，用流动树脂调整修复体颈部外形，对软组织进行塑形（图 17 –3C ~ 图 17 –3G）。

笔记

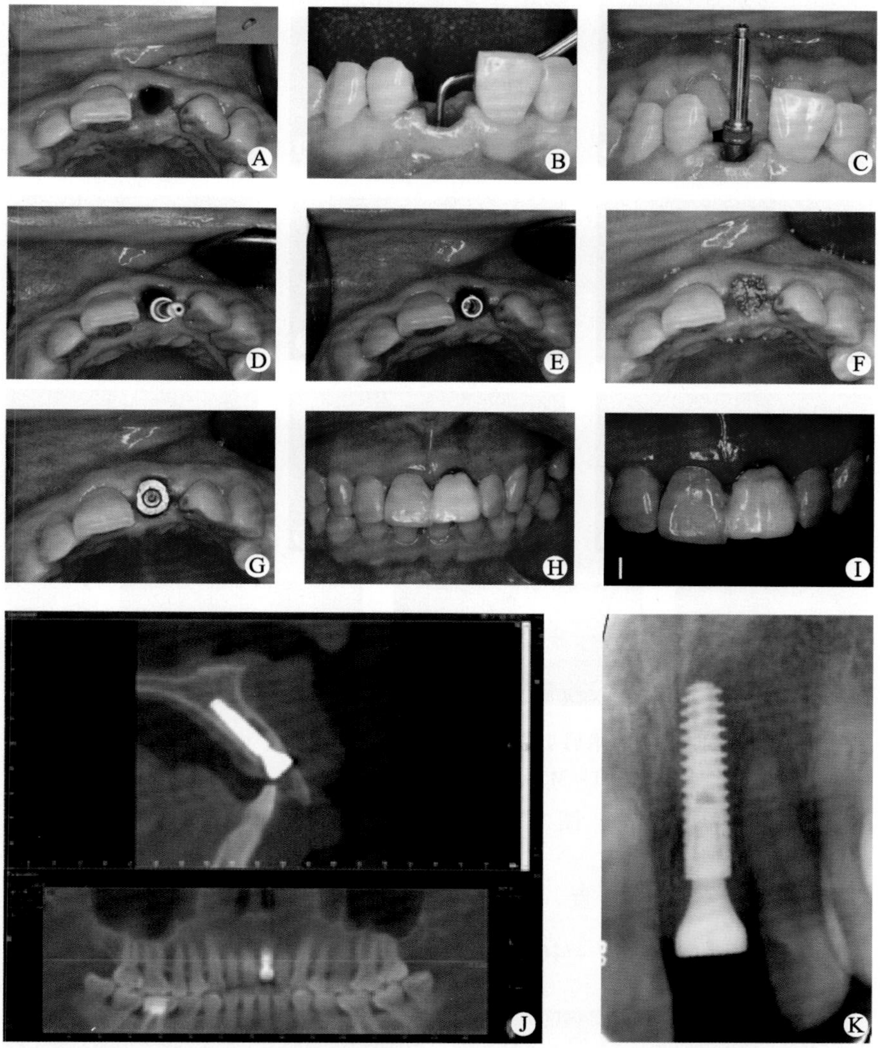

A、B. 微创拔除21，骨壁完整；C～G. 植入种植体，同期GBR；H、I. 临时修复体；J、K. 术后X线片示植体三维位置良好。

图17－2　21术中

2个月后检查，牙龈健康，龈缘形态满意，位置稳定，开始正式修复。利用个性化穿龈转移体制取印模，将牙龈成形信息转移至模型上，制作氧化锆全瓷基台及全瓷冠（图17－3H～图17－3M）。基台及冠就位顺利，颜色形态满意（图17－4A、图17－4B）。

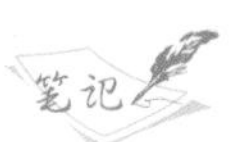

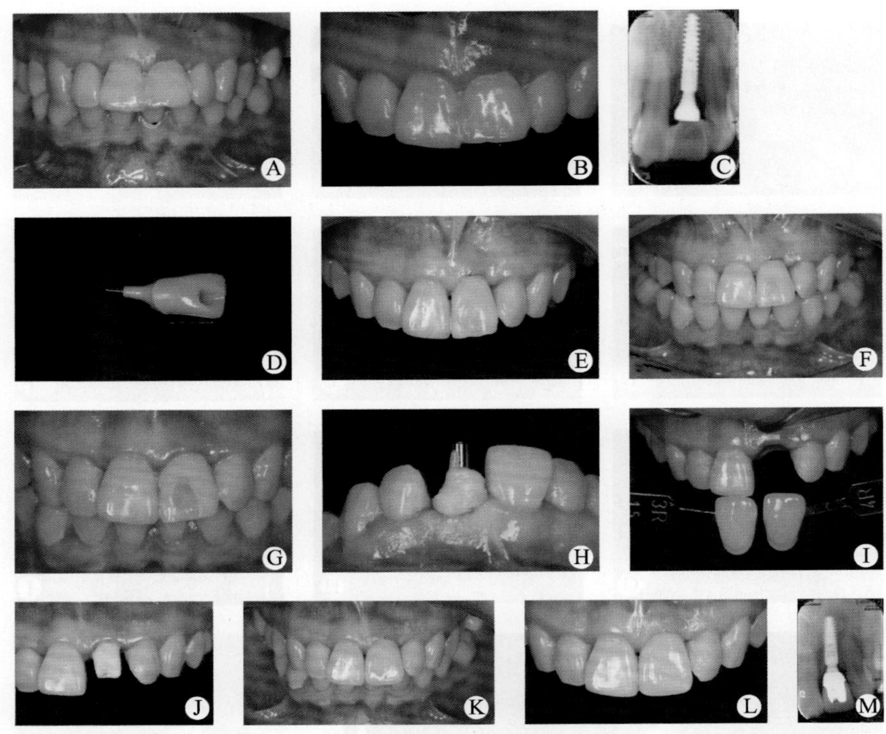

A、B. 临时修复体术后 1 周；C ~ G. 术后 9 个月个性化临时修复；H. 术后 11 个月个性化取模；I ~ M. 个性化全瓷基台及全瓷冠戴牙。

图 17 －3　21 种植后修复

戴牙后 2 个月复查，修复体及牙龈外观满意，龈乳头充盈良好，咬合正常（图 17 －4C ~ 图 17 －4E）。

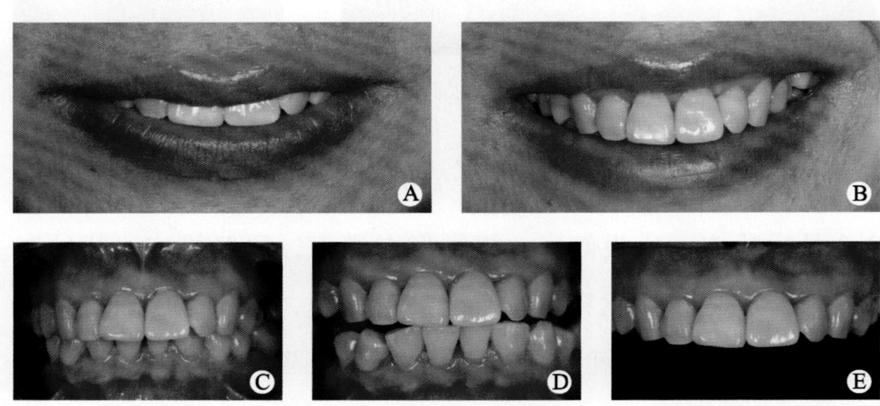

A、B. 戴牙后微笑照；C ~ E. 戴牙 2 个月后复诊。

图 17 －4　21 戴牙后

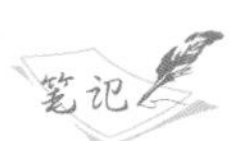

病例分析

上颌中切牙对口腔面部美观有重要作用，当需要种植修复时，如何微创、快捷、美观地修复缺失上颌中切牙，并且更好地保存缺牙区软硬组织，是种植修复时需要重点考虑的内容。上颌前牙区即刻种植、即刻修复的优点在于治疗周期短，即刻恢复缺失牙，并最大程度地保留现存骨组织和牙龈组织，降低骨吸收水平。近年来研究表明，上前牙不翻瓣微创拔牙、即刻种植、种植间隙内填入成骨材料、即刻临时修复可以减少软硬组织吸收，促进愈合。该患者唇侧骨板完整，可用骨量理想，因此适合进行不翻瓣微创拔牙和即刻种植。不翻瓣即刻种植可不损伤牙龈软组织，最大限度地保存原有龈缘的形态，并能维持唇侧牙槽窝骨壁的血供，减少骨吸收，从而维持软硬组织的稳定。同时，在种植间隙内放置骨替代材料，能够最大限度地减少唇侧牙槽骨的吸收，这对于获得稳定的软硬组织支撑和良好的临床美学效果是非常重要的。

即刻临时修复有利于维持牙龈原有形态，其生理性刺激可以促进骨组织改建，加速骨结合完成。该病例同时利用临时修复体对牙龈组织进行引导和塑形，有利于保存患者牙龈乳头相关丰满度，提高患者的主观满意度，最大限度地获得理想的美学效果。

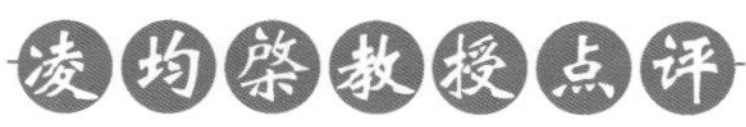

大量研究表明，在严格选择适应证的前提下，即刻种植的成功率与延期种植相近。前牙即刻种植一般需要根方至少3 ~5mm 以上骨量方可获得种植体植入的初期稳定性。当患牙处于根尖周病的急性炎症期、牙周病或周围软组织蜂窝织

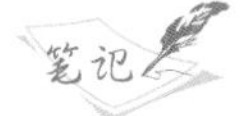

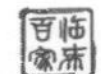

炎等具有感染风险的情况下，禁用即刻种植。除了初期稳定性不足的风险以外，上颌前牙区即刻种植还存在唇侧牙龈缘退缩的美学风险。这种情况多见于唇颊侧骨壁明显缺损、薄牙龈或高唇线伴唇侧骨壁明显缺损，以及连续多牙位点缺损的患者，此类患者选择治疗方案时应评估其美学期望，谨慎采取即刻种植技术，灵活运用引导骨组织再生技术、骨增量及游离龈移植技术改善美学效果。即刻种植的早期修复需有良好的种植体初期稳定性，且修复体此时不能承受咬合压力。从提高长期美学修复效果考虑，可在成骨稳定后行永久修复。

（张新春）

018 11、12 冠折树脂直接修复

病历摘要

患者为 25 岁男性，因右上前牙摔断 1 天就诊。

患者于 1 天前因骑车不慎摔倒折断右上前牙，无明显自发痛、咬合痛，吸冷风时稍有敏感，既往体健。术前检查右侧上前牙区黏膜未见明显红肿，11 牙冠切端近中向远中斜折，远中至冠中部（图 18－1A）；12 牙冠切端横向折断约至冠中部，远中见疑似隐裂纹。无叩痛，无松动，冷诊一过性敏感，牙周探诊深度约 3mm，

BOP(－)。术前 X 线根尖片未见明显牙根折断影像。

诊断：11、12 冠折。

治疗：告知可暂行树脂修复观察，需定期复查牙髓活力后考虑全冠或贴面修复等。11、12 拍照，比色，阿替卡因局麻下上橡皮障，清理牙冠，预备釉质斜面（图 18－1B），稍干燥牙面，37% 的磷酸酸蚀釉质 15 秒，清水冲洗，略干燥，涂布 SE Bond 处理剂 20 秒，吹薄后涂布粘接剂，光固化 10 秒，Z350 树脂分层充填、固化，拆除橡皮障，调整形态和咬合，序列抛光（图 18－1C）。嘱 3 个月、6 个月、12 个月复查牙髓活力。不适随诊。

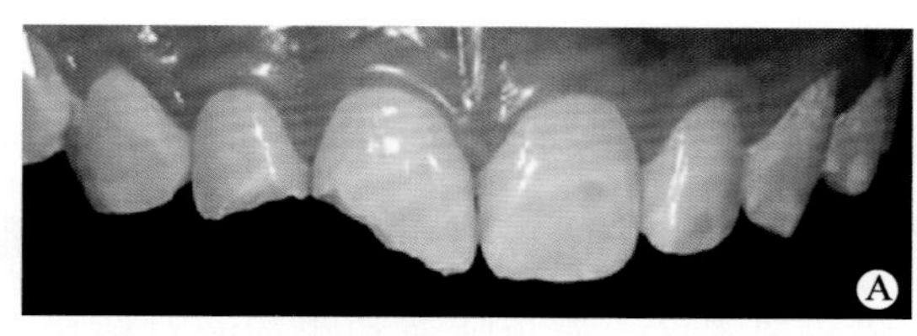

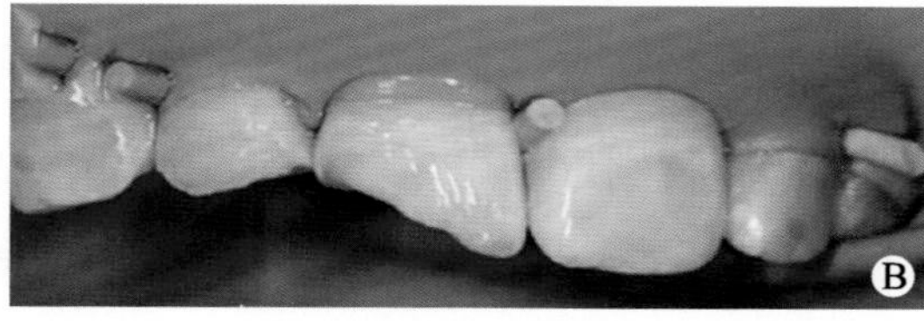

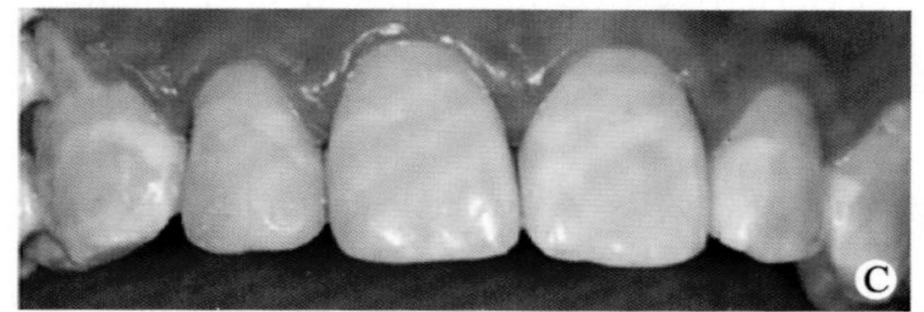

A. 11、12 冠折术前片；B. 术中片；C. 术后片。

图 18－1　11、12 冠折的树脂直接修复

病例分析

牙折分为冠折、根折和冠根联合折。按损伤位置与牙髓的关系，牙折又分为露髓和未露髓两大类。牙折未露髓时，治疗目的主

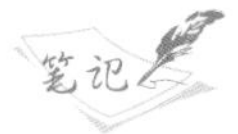

要是保护牙髓、维护功能和美观，治疗前要特别注意对牙髓活力进行检测判断。牙体缺损小、牙本质未暴露且患者无特殊症状的病例，可仅将锐缘打磨抛光。牙本质已暴露，牙体缺损不影响美观，并有轻度敏感者，可行脱敏治疗。而对于牙体缺损较大、牙本质暴露较多、影响美观且较敏感而未出现不可复性牙髓炎症状者，可尽快进行树脂或玻璃离子修复。一些近髓的病例还需要进行间接盖髓，以免牙髓持续受到外界刺激。如果对上述已经出现牙髓敏感症状的患牙不进行治疗，或者术中未能应用有效的技术保护牙髓、充填修复体密合度不佳等，患牙极有可能在未来发生急性疼痛或者慢性坏死，最终仍需根管治疗。因此在临床操作时需注意从局部麻醉、预备范围、橡皮障使用、盖髓剂使用及合理酸蚀粘接技术等多方面进行考量。

冠折患者若预备过程中酸痛感明显，建议使用局部麻醉减轻不适。采用橡皮障隔离术区，避免唾液和龈沟液对粘接系统的负面影响。如果折断面没有龋坏，应尽量微创预备，可仅对牙釉质进行少量预备。缺损距离髓腔特别近的患牙，可首先使用氢氧化钙等进行间接盖髓。为了保证粘接效果，避免术后敏感，推荐使用选择性酸蚀技术，即在釉质使用磷酸酸蚀，结合两步法自酸蚀系统，既能增加粘接强度，又能尽量减少术后敏感。

选择性酸蚀技术综合了全酸蚀技术和自酸蚀技术的优点。全酸蚀技术使用磷酸同时酸蚀牙釉质和牙本质，去除牙体预备产生的玷污层后进行粘接，技术操作敏感性较高，容易引起牙本质脱矿过多、胶原纤维塌陷等，降低粘接强度，增加术后敏感。自酸蚀技术在此基础上发展，采用较温和的酸蚀剂，对玷污层进行改性，与粘接树脂共同形成混合层，完成粘接。通常认为牙本质敏感受牙本质小管内液体流动的影响。影响液体流动的因素包括牙本质干燥程度、窝洞预备时产生的热量、化学和细菌刺激、充填物变形移位

笔记

等。牙本质粘接剂可以将树脂材料和牙体结构连接，封闭开放的牙本质小管，封闭良好的牙本质小管可以有效阻挡外来细菌和可疑刺激的侵入。因此，自酸蚀技术术后敏感程度较低，然而牙釉质粘接能力不如磷酸。该病例为切端缺损的Ⅳ类洞，对粘接性能和美观要求都比较高，且患者已经出现了牙齿敏感的症状，因此采用选择性酸蚀技术，尽可能达到最佳治疗效果。为了使充填物密合，应进行少量多次充填，窝洞边缘处可先用流动性较好的树脂封闭，再使用膏体树脂堆塑。术后调殆、序列抛光。

值得注意的是，即使牙折患者就诊时牙髓尚有活力，仍要特别提醒患者定期复查，在治疗后 1 个月、3 个月、6 个月甚至 1 年重新测试牙髓活力，如出现牙髓坏死或慢性炎症表现，甚至急性疼痛发作，仍需要进行完善的根管治疗。

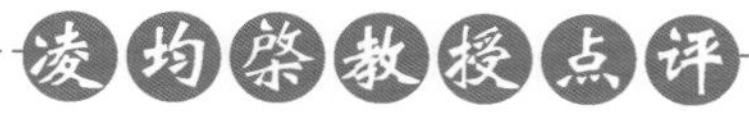

上颌前牙常发生意外折断，医师应根据患牙受伤时间，通过活力测试和影像学检查，合理判断牙髓活力并制订治疗计划。在牙髓状态尚不稳定时，可尽量选择微创方式，如树脂充填，达到保护牙髓、改善美观之目的。需要提醒患者保护患牙，按时复诊，观察牙髓活力是否发生改变。如果出现牙冠变色、急性炎症、牙髓坏死等情况，需要及时进行根管治疗。

（杜　宇）

参考文献

Frankenberger R, Lohbauer U, Roggendorf MJ, et al. Selective enamel etching reconsidered: better than etch-and-rinse and self-etch? J Adhes Dent, 2008, 10 (5): 339 - 344.

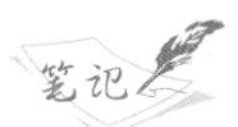

019 37 远中龈下缺损活髓牙嵌体修复

病历摘要

患者为22岁女性，主诉左下后牙冷热刺激痛2个月。

患者于1年前发现左下后牙有龋洞，曾在外地诊所补牙，近2个月间经常性进冷热食物疼痛不适，1个月前已拔除左下智齿（图19－1C），病程中无自发痛，无夜间痛，无咬合痛。否认重大疾病史和过敏史。检查见37远中𬌗面龋损，龋损达龈下2mm，未探及穿髓点，𬌗面见有补料，部分脱落，37冷刺激一过性疼痛，刺激去除后疼痛消失；38拔牙创愈合良好（图19－1A、图19－1B）。

诊断：37继发深龋。

治疗：37局麻下去除𬌗面补料，去腐，近髓部位保留部分硬化牙本质，备洞，近髓处使用第八代自酸蚀粘接剂＋流体树脂进行即刻牙本质封闭（图19－1D、图19－1E），远中龈下区止血棉球压迫止血2分钟，椅旁CAD/CAM扫描，CEREC软件设计嵌体（图19－1F），选择E. max瓷材料研磨，磨除连接杆，试戴（图19－1G）上釉、个性化染色、结晶（图19－1H），嵌体粘接之前远中龈下区再次用止血小棉球压迫止血，棉球隔湿，双固化树脂水门汀套装嵌体粘接，嵌体就位后，光照1秒，探针刮除挤出来的树脂水门汀，涂阻氧剂，每个牙面光照20秒以上（图19－1I、图19－1J）。半年后复诊，37远中牙龈无红肿，牙髓活力测试正常（图19－1K～图19－1M）。

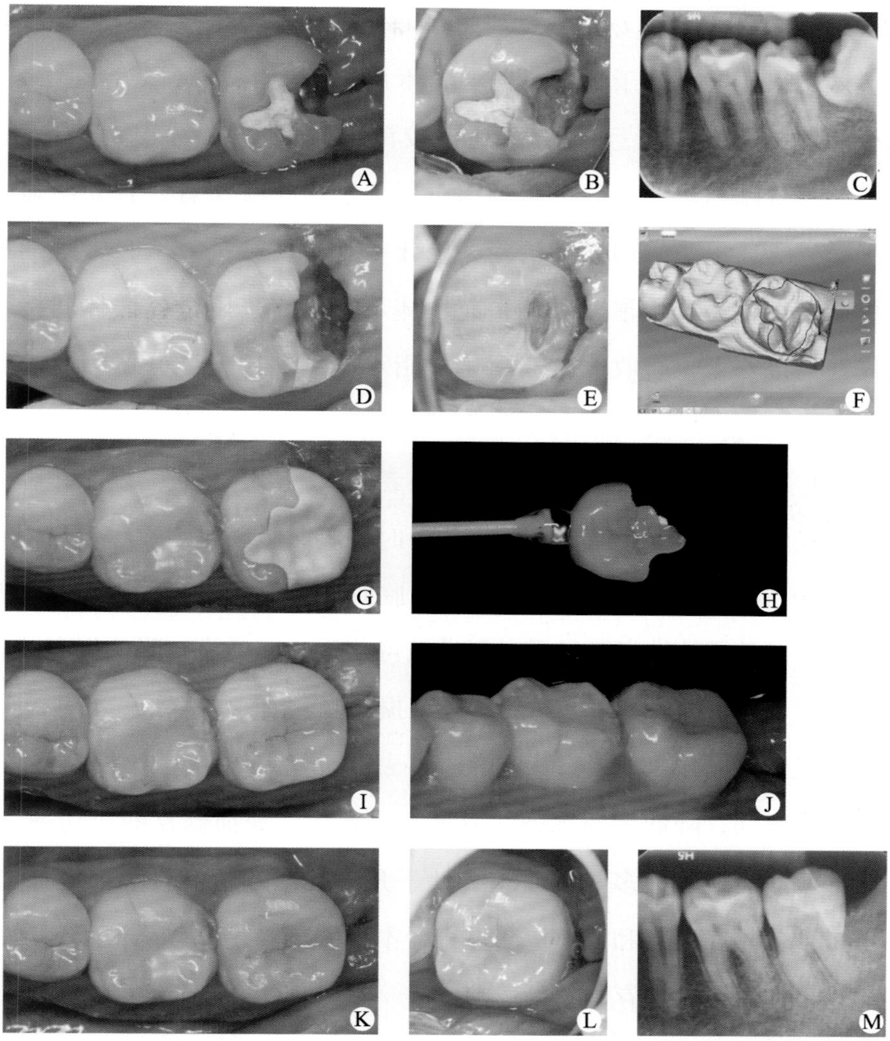

A、B. 37 修复前；C. 拔 38 前 X 线片；D、E. 去腐和牙体预备；F. 扫描和软件设计；G. 嵌体试戴；H. 上釉、染色和结晶；I、J. 修复完成后即刻；K～M. 半年后复诊。

图 19－1　37 牙体缺损嵌体修复

病例分析

下颌智齿阻生是口腔常见病，常引起下颌第二磨牙远中邻面缺损，这种缺损常位于龈下区，牙体修复较困难。下颌第二磨牙

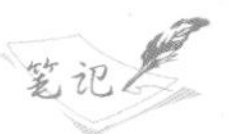

远中邻面缺损常不易发现，通常出现症状时才会引起患者重视，但这时患牙多数处于牙髓炎阶段，不可避免地需要根管治疗。该病例下颌第二磨牙远中殆面龋损较深，但未穿髓，患牙无自发痛，尽管龋损较深并位于龈下区，但考虑为年轻患者，且无明显牙髓感染，尽量采用保髓治疗；患牙本身牙体缺损较大，常规的树脂充填术易产生聚合收缩，充填体不牢固，采用全瓷嵌体间接修复可以降低聚合收缩，双固化树脂水门汀粘接保证嵌体修复的稳固。

传统的硅橡胶取模制作嵌体需患者二次就诊，并且需要制作临时修复体，该病例嵌体修复牙体预备时，遵循微创原则，尽量保留健康牙体组织，但存在固位型不足，临时嵌体可能因粘接不足易脱落，近髓的牙体缺损区暴露时间过长可能致牙髓感染，降低保存牙髓的成功率。椅旁 CAD/CAM 牙体缺损修复具有很多优点，可一次性完成修复，减少患者就诊次数，省去临时修复体制作，减少近髓区暴露时间，降低牙髓感染的概率，提高牙体缺损修复的成功率。牙体预备完成，很多牙本质小管处于开放状态，易引起术区敏感，取模前使用粘接剂和流体树脂进行牙本质即刻封闭可以降低术区敏感性，提高牙髓保存修复的成功率。

龈下区牙体缺损的修复可采用切龈、冠延长或龈壁提升等处理，但均有一定利弊。对于该病例的下颌第二磨牙远中缺损，冠延长操作难度大，要去骨，创伤大，还可能引发形成冠根比例不协调等并发症。若采用龈壁提升会形成多个界面，修复体和树脂之间、树脂和龈壁之间两个界面，增加微渗漏的风险，并且树脂假壁对牙龈刺激比全瓷材料修复体大。该病例牙体缺损采用嵌体直接覆盖牙面，优点为：①只存在一个修复体和牙面的粘接界面，降低微渗漏发生风险；②全瓷嵌体对牙龈刺激小；③37 远中牙龈组织未覆盖

笔记

龈壁区，可直接粘接，不需切龈，创伤相对小。缺点：粘接时上橡皮障困难，不易获得隔湿环境。为克服龈下区嵌体粘接的不利条件，采取措施：①粘接前先通过止血棉球压迫止血，同时起到推开远中牙龈组织作用，有效减少龈下区的渗出；②使用操作流程比较简化的双固化树脂水门汀，缩短操作时间；③粘接过程中保证吸唾管始终位于口内，降低水雾的影响；④医师和助手应熟练掌握操作流程，提前做好粘接前所有的准备工作，减少粘接过程中出现的停滞。

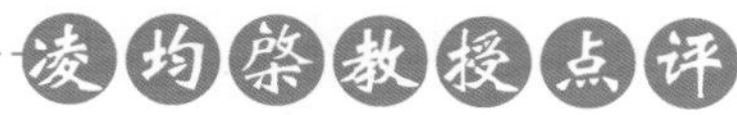

下颌第二磨牙经常受到下颌第三磨牙阻生的影响，致远中邻面龋损区位于龈下，该病例牙体缺损较大，位于龈下区较深，修复过程中没有切龈并保髓治疗。椅旁 CAD/CAM 即刻嵌体修复在这种活髓保存的治疗中具有一定优势，即刻修复减少近髓创面暴露在口腔有菌环境中的时间，降低牙髓感染的概率。

（童忠春）

参考文献

1. Alves de Carvalho IF, Santos Marques TM, Araújo FM, et al. Clinical performance of CAD/CAM tooth-supported ceramic restorations: a systematic review. Int J Periodontics Restorative Dent, 2018, 38 (4): e68 – e78.

2. Hu J, Zhu Q. Effect of immediate dentin sealing on preventive treatment for postcementation hypersensitivity. Int J Prosthodont, 2010, 23 (1): 49 – 52.

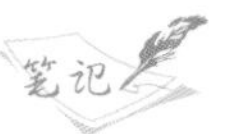

020 36 深龋声波大块树脂充填

病历摘要

患者为22岁女性，主诉左下后牙发现烂牙半年余。

患者于半年前发现左下后牙烂牙，无明显自发痛，前来我科就诊。否认重大疾病史和过敏史。检查见36 殆面窝沟龋坏，透黑，探针可探入，无叩痛，不松动，牙龈无明显异常（图20－1A）。X线片：36牙冠中央见低密度影，牙槽骨未见明显吸收，根尖区未见明显低密度影（图20－1F）。

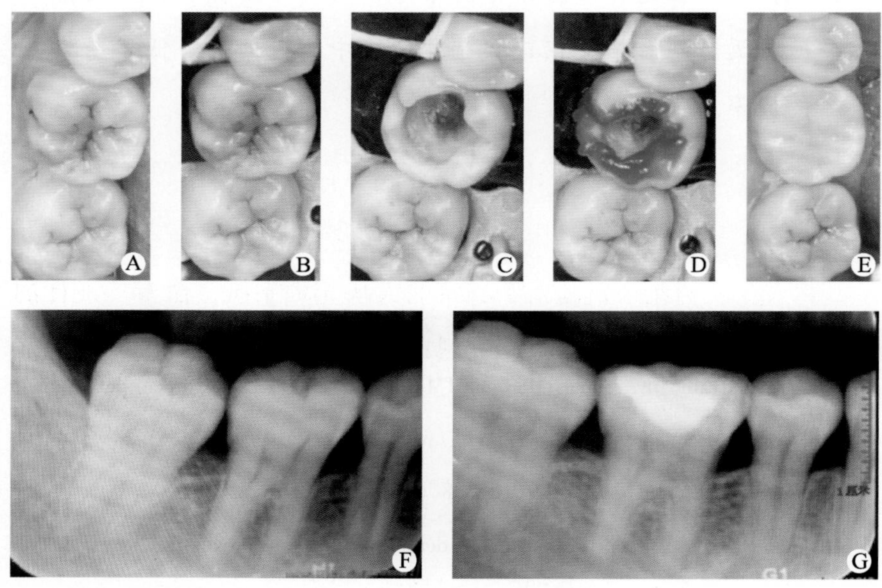

A. 治疗前口内照片；B. 橡皮障隔离；C. 去腐；D. 釉质酸蚀；E. 声波大块树脂充填；F. 治疗前X线片；G. 治疗后X线片。

图20－1　36治疗情况

诊断：36 深龋。

治疗方案：36 充填治疗。

治疗：36 局部麻醉下橡皮障隔离、去腐备洞、酸蚀、粘接、声波大块树脂充填、调合、抛光（图 20－1B～图 20－1E）。术后 X 线片显示充填良好（图 20－1G）。

病例分析

一、深龋的治疗

龋病发展到牙本质深层，牙髓很容易被外界因素，包括物理、温度、化学和龋坏牙本质的细菌及其代谢产物所激惹。深龋治疗的原则是正确判断牙髓状况，及时停止龋病的发展，促进牙髓防御性反应，保护牙髓。

该病例患者无明显自发痛、激发痛，属于慢性龋，软龋能去净，牙髓状况正常，故采取直接树脂充填。由于深龋造成牙体组织破坏大，患牙所处位置需要承担较大的咬合力，因此要调𬌗降低其咬合力，适当调磨脆弱的牙尖和嵴。

二、声波大块树脂充填

声波大块树脂系统是一个独特的大块充填系统，由专门设计的手机和子弹装的新型大块树脂材料所组成。声波大块树脂将高比例填料配方的专利树脂和特殊的改性剂相结合，使树脂具有对声波能量做出反应的能力。

这种方法具有以下优点。①大块充填：一次固化的最大深度可达 5mm，光照 20 秒就可以固化 5mm 的深度。②高效：独特的子弹头设计，能让医师方便快速地进行无气泡操作。③良好的流动性：大块树脂在声波的激活下黏度变低，可充分流动至窝洞的各个位

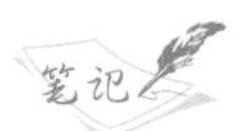

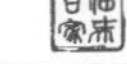

置，声波停止后，树脂又会快速恢复到原有的可堆塑状态。④操作手感：软硬适中，不粘器械的操作手感，能让医师快速而高效地恢复修复体边缘和咬合面解剖形态。⑤高强度：高比例填料的树脂配方，能确保后牙所需的卓越强度和优异机械性能。

有文献报道，声波大块树脂的充填方法在恒磨牙龋损微创修复中临床应用效果显著，其具有高强度、美观、防微渗漏、操作便捷等优势，使其在临床上越来越得到重视。

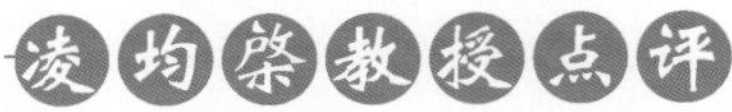

深龋是一种常见的疾病，牙髓易被物理、温度、化学和龋坏牙本质的细菌及其代谢产物所激惹。治疗原则是正确判断牙髓状况，及时停止龋病的发展，保护牙髓。超声大块树脂系统是一个独特的大块充填系统，具有高强度、美观、防微渗漏、操作便捷等优势，在临床上越来越得到重视。

（蒋宏伟）

021 氟斑牙多层树脂直接粘接修复

病历摘要

患者为26岁女性，主诉上前牙变色十余年，充填材料脱落与着色数年。口内检查全口牙釉质表面有白垩色至浅黄色、黄色斑

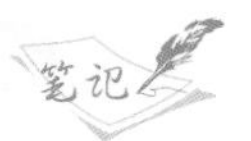

块，未有明显实质缺损，探诊牙体表面光滑、质硬。22 唇面中 1/3 树脂充填材料脱落，23、24 唇中 1/3 与尖（切）1/3 树脂充填体老化，崩缺，边缘着色（图 21 –1）。患者长期生活在高氟地区，数年前自觉牙齿颜色不佳，于当地口腔医疗机构对左侧上牙进行充填治疗，不久修复体部分脱落并着色。

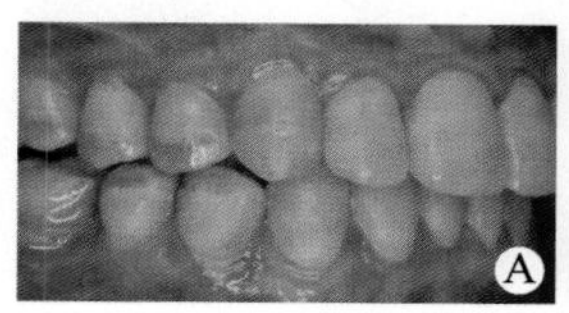

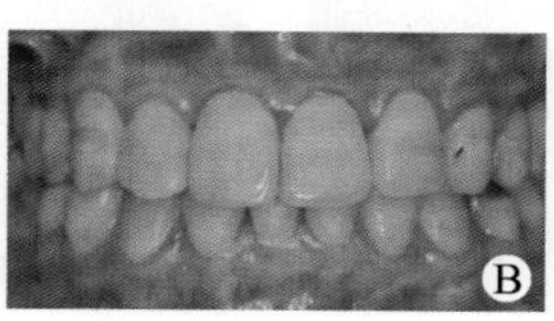

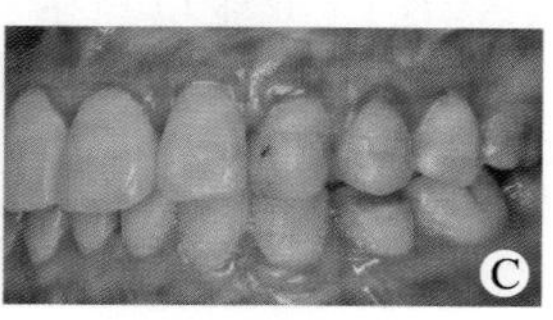

A. 右侧方咬合照；B. 正面咬合照；C. 左侧方咬合照。

图 21 –1　术前口内照

诊断：全口氟斑牙（轻至中度）；22、23、24 不良充填体。

治疗：患者要求改善 13、14 着色牙，并对已充填的 22、23 和 24 重新修复。评估氟斑牙程度，结合患者意愿，拟采用树脂贴面直接充填 13 和 14，同时对不良充填体牙 22、23 和 24 重新进行充填。

比色与树脂选择：①VITAPAN 16 色经典比色板进行比色，拍照记录（图 21 –2A、图 21 –2C），同时转换为黑白照片进行明度比色（图 21 –2B、图 21 –2D）。②局麻下对上牙列 16 至 25 区橡皮障隔离（图 21 –3A、图 21 –2B），13 磨除唇面中 1/3 着色釉质层 1.0 ~1.5mm，14 磨除唇面尖 1/3 着色釉质层 1.5 ~2.0mm，23、24 去除充填体，13、14、22、23、24 备牙后橡皮轮抛光牙面，可见备牙后表面硬组织以牙釉质层为主，唇中 1/3 与颈 1/3 交界表面备牙至牙本质层（图 21 –3C、图 21 –3D）。③制作树脂球，色号按位置标记（图 21 –4），置于备牙面比色，拍照记录（图 21 –4A、图 21 –4C），同时转换为黑白照片进行明度比色（图 21 –4B、图 21 –4D），EA2、EA3 为牙釉质树脂材料 A2、A3 色，DA2、DA3 为牙本质树脂材料 A2、A3 色。该病例通过比色板肉眼比色与黑白照片比色，

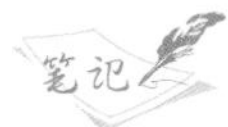

初步选择 A3 色，再通过树脂球比色，选择双层树脂充填，其中牙本质选择 DA3，牙釉质选择 EA2 和 EA3。

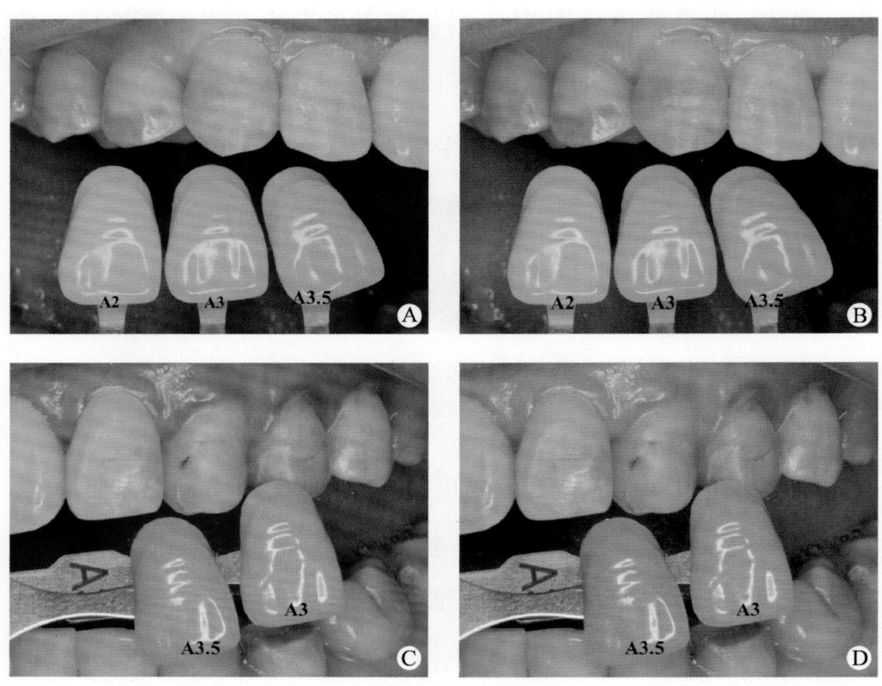

A. 13、14 比色板比色；B. 13、14 比色板比色（黑白）；C. 22、23、24 比色板比色；D. 22、23、24 比色板比色（黑白）。

图 21－2 术中比色板比色

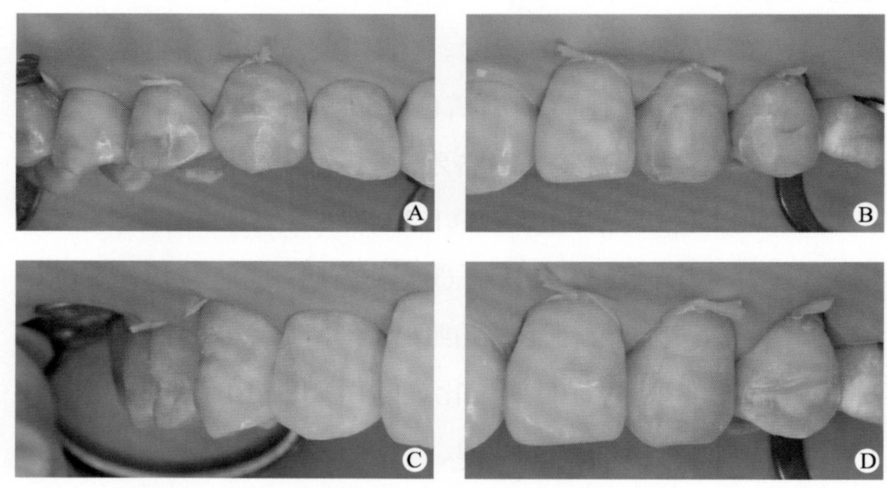

图 21－3 术中橡皮障隔离（A、B）和备牙抛光（C、D）

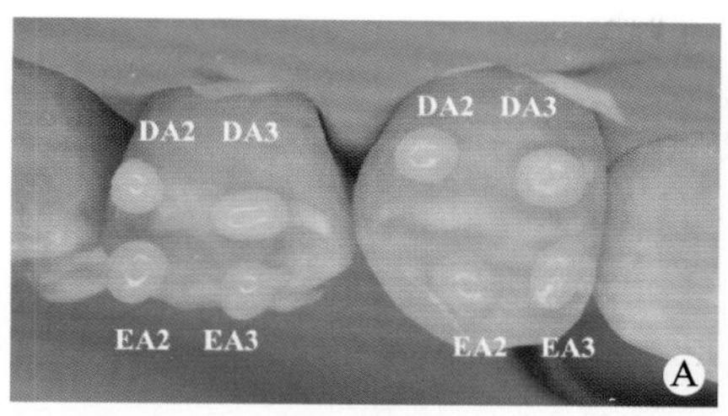

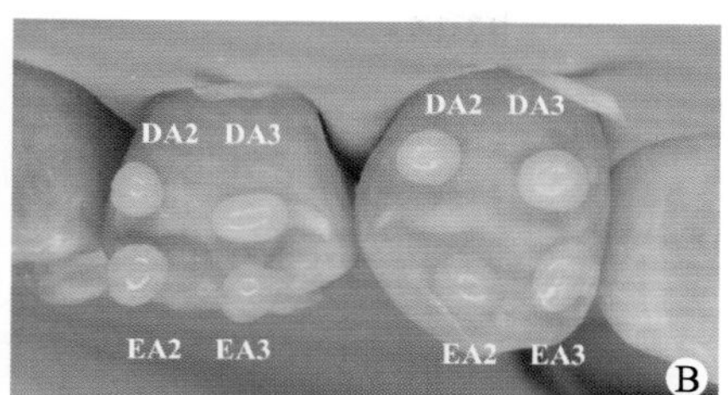

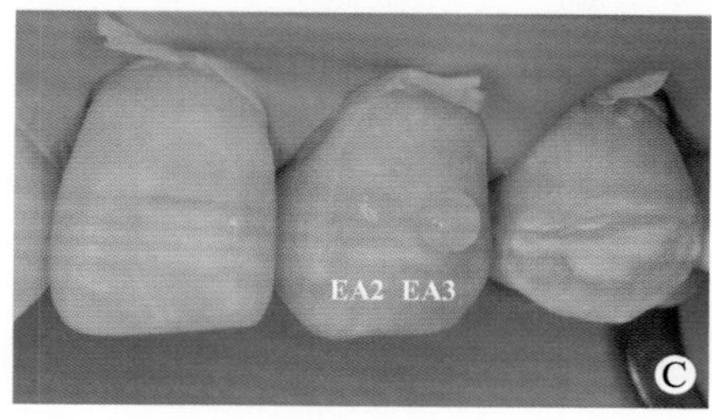

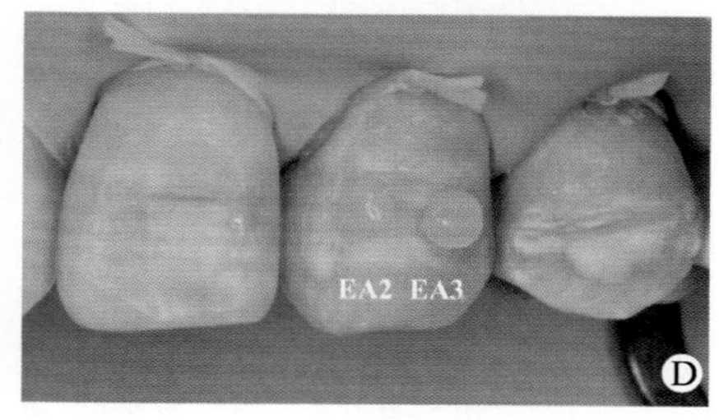

A. 13、14 树脂球比色；B. 13、14 树脂球比色（黑白）；C. 22、23、24 树脂球比色；D. 22、23、24 树脂球比色（黑白）。

图 21 -4 术中树脂球比色

酸蚀、粘接与充填：①35% 的磷酸涂布牙表面，范围超备洞边界 1.5mm，静置 20 秒（图 21 -5A），气水枪持续冲洗 30 秒，彻底吹干釉质表面至白垩色；②涂布粘接剂 10 秒（图 21 -5B），无水气枪轻吹至薄层，光固化 10 秒；③牙本质 DA3 进行唇中 1/3 充填，牙釉质 EA3 充填唇面中 1/3，EA2 充填唇面尖 1/3，分层固化，每次 20 秒，充填完毕（图 21 -5C），涂布阻氧剂（图 21 -5D），光固化 40 秒，去除阻氧剂。

修型与抛光：移除橡皮障，抛光车针进行修型（图21 -6A），粗砂抛光碟进行细修型（图21 -6B），橡皮轮抛光（图21 -6C），细砂抛光碟抛光（图21 -6D），旋风轮黄色、白色依次抛光（图21 -6E），最后，邻面抛光条去邻面残留树脂与粘接剂（图21 -6F），术后口内照见图 21 -7，术前与术后口内照对比见图 21 -8。

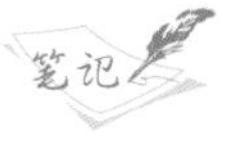

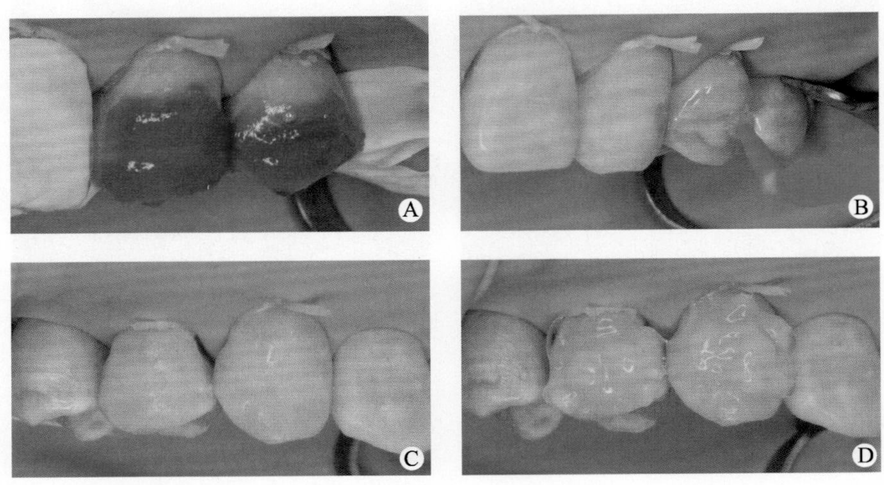

A. 磷酸酸蚀（13、14 为例）；B. 涂布粘接剂（22、23、24 为例）；C. 复合树脂充填（13、14 为例）；D. 涂布阻氧剂（22、23、24 为例）。

图 21 -5　术中树脂充填

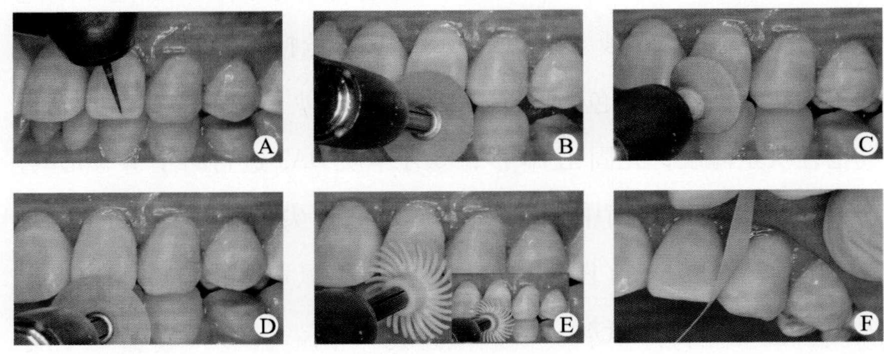

图 21 -6　术中树脂修型（A、B）和抛光（C ~ F）

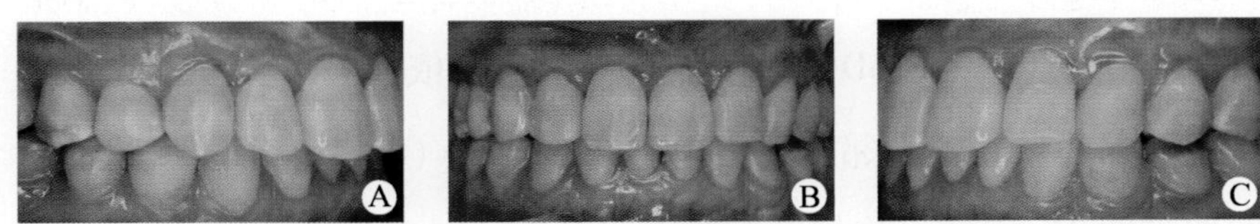

A. 右侧方咬合照；B. 正面咬合照；C. 左侧方咬合照。

图 21 -7　术后口内照

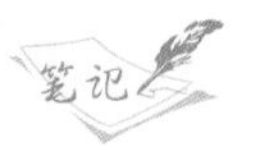

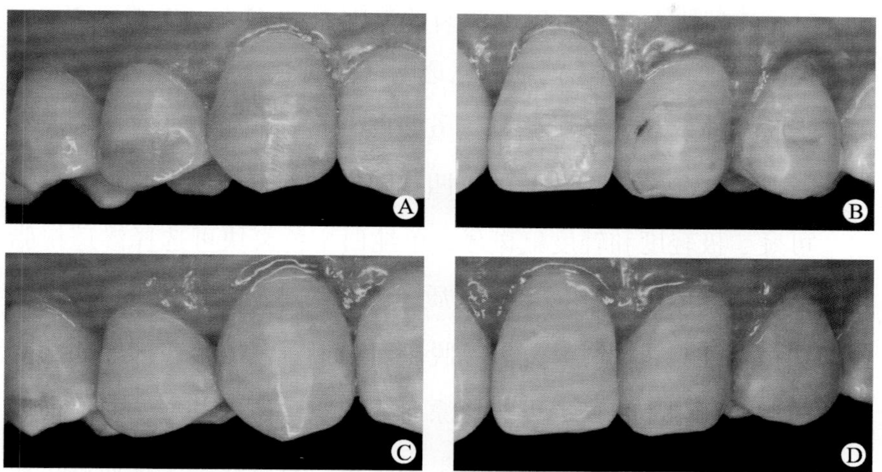

图21－8　术前（A、B）和术后（C、D）口内照

病例分析

一、氟斑牙的病因、分型和治疗方案

氟斑牙（dental fluorosis）是在牙釉质形成期间摄入过量的氟化物产生的釉质表层矿化不足与多孔性的牙体硬组织疾病。发病机制为过量的氟化物干扰了釉质成熟的矿化过程，尤其是蛋白质水解受阻，导致牙釉蛋白滞留，釉质结构改变、孔隙增多，在临床上表现为牙面不透明的白垩色斑块，孔隙易吸收外源性色素，导致牙釉质变色，病损区呈现黄色、褐色斑条；或有线状、点状或窝沟状缺损，缺损处常有较深的着色，咀嚼磨损或咬合创伤可导致表面釉质脱落，形成实质性缺损。目前，氟斑牙常用WHO推荐的Dean分类法。Dean分类根据牙齿表面光泽度及染色和缺损程度分为1～6级，记为0～4分。①正常（0分）：釉质的色形质正常。②可疑（0.5分）：极个别牙釉质表面有浅白色斑块，有时呈云雾状。③极轻度（1分）：牙釉质不规则白色不透明区，不超过牙面的25%。④轻度

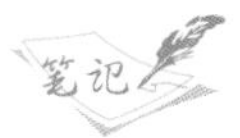

(2分)：牙釉质不规则白色不透明区范围大于25%，不超过50%。⑤中度（3分）：牙面不规则白色透明区与黄色、黄褐色着色斑块，可有点状缺损及后牙牙尖磨耗。⑥重度（4分）：牙釉质表面全部缺损，典型“分散或融合”的坑凹状缺损，可有染色。

可疑、极轻度和轻度氟斑牙：单纯白垩色斑块可选择渗透树脂治疗。通过流体树脂渗透多孔釉质表层，改变表层对光的折射率，以消除白垩外观，同时修复表层脱矿。对于着色的氟斑牙，如病变的釉质脱矿局限于表层，可选择漂白或釉质微研磨的方法，但前者仅暂时去除外源性色素，长期效果不稳定，后者仅限于釉质浅层研磨，研磨过度易引起牙本质敏感症。中、重度氟斑牙，如釉质缺损面积不超过50%，可选择瓷贴面或树脂贴面美学修复；如超过牙体表面50%釉质损失，剩余的牙釉质可能不足以提供有效的树脂或瓷贴面粘接界面，这种情况下需考虑全冠修复方案。

二、氟斑牙多层美学修复树脂修复方案

该病例采用多层树脂直接充填。在选择树脂材料时，应充分了解树脂的特性，并对缺损牙体进行评估，选择正确的树脂材料进行充填。技术要点包括：①氟斑牙的病损局限在牙釉质与釉牙本质界，因此该病例以釉质树脂充填为主，牙本质树脂少量充填釉牙本质界层。②通过比色选择不同色系的树脂。采用比色板及树脂球比色，首先比色板对比，初步选择A3色，拍照并将比色图片转换为黑白，通过黑白照片确定牙体的明度，同样为A3色。由于牙本质层决定牙体颜色，牙釉质层决定牙体明度。在牙体预备完成后，将牙釉质树脂球EA2、EA3，牙本质树脂球DA2、DA3置于缺损处，拍照并将比色图片转换为黑白，通过黑白照片再次进行明度比色。③比色首先应注意在自然背景下，不在人工单色（口内黑色背景板、橡皮障等）背景下比色。如果是备牙后的局部树脂球比色，可

笔记

以在橡皮障隔离后进行。④氟斑牙表层的釉质为氟化羟基磷灰石，耐酸性强，该病例在去除不良修复体与备牙磨除表层后，酸蚀面在正常釉质与釉牙本质界。研究表明，如对中、重度的氟斑牙表层进行粘接，应增大酸蚀时间，或者去除釉质表层，以暴露相对正常的釉质组织。⑤树脂的抛光遵循由粗到细的原则，良好的抛光是修复体美观的重要组成部分，也是保持修复体长期稳定性的必要步骤。

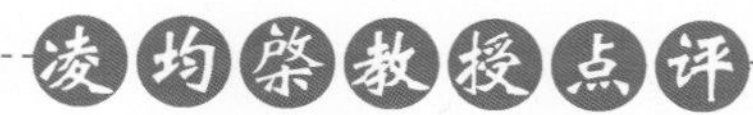

氟斑牙的诊治过程中，应充分掌握受累牙体组织的范围与结构改变特征，根据患者的要求，氟斑牙病变程度、部位、着色深浅和余牙情况等进行综合考量，在尽量保存牙体、微创或无创的前提下，选择个体化的治疗方法。

随着微创美学树脂修复理念与技术的成熟，树脂材料和粘接系统的发展，直接树脂修复治疗氟斑牙也可获得良好的美学效果与长期稳定性。由于不同特性多种美学树脂材料的出现，在制定充填方案时，应对缺损牙体组织的范围、部位和比色结果进行分析，并且根据树脂材料特性对充填效果做预见性判断，从而选择正确的树脂材料，在有限的空间内对牙体组织各层进行再构，恢复良好的功能与美学，并获得长远的治疗效果。

（李晓岚）

参考文献

Akpata ES. Therapeutic management of dental fluorosis: a critical review of literature. S J Oral Sci, 2014, 1 (1): 3 - 13.

牙根发育不全的显微牙髓治疗与牙髓血运重建

022 上前牙陈旧性牙外伤致牙根炎症性吸收显微根尖手术治疗

病历摘要

病例 1

患者为 38 岁女性，因“左上前牙牙龈反复起脓疱半年余，于当地诊所行‘根管治疗术’（具体不详），多次换药未见好转”就诊于我科。

上前牙十余年前外伤史，否认全身系统性疾病与药物过敏史等。检查：21 唇侧黏膜牙龈近根尖处窦道口，探及少量溢脓，牙体变色，可疑叩痛，无松动，根尖区扪诊不适，未探及明显牙周袋，电测无反应。22 牙体变色，冠部切 2/3 牙体缺损，白色暂封物，可疑叩痛，无松动，根尖区扪诊不适，电测无反应。11 与 23 电测活力无异常。X 线片：21 根尖孔敞开，根管壁薄；22 冠部牙体缺损累及髓腔；21、22 根尖周低密度影，边界模糊（图 22 - 1A）。

初步诊断：21 陈旧性牙外伤，牙根吸收，慢性根尖周炎；22 牙体缺损，慢性根尖周炎。

治疗计划：结合患者意愿和患牙情况，拟行 21 根管治疗术 + 树脂直接粘接修复术，必要时行显微根尖手术或拔牙；22 根管治疗术 + 桩核冠修复。

初次就诊（2003 年 3 月 27 日）：14 - 24 橡皮障隔离，DOM 下 21 腭面开髓、清理，H 锉探根管近远中壁粗糙，唇腭侧壁尖段缺如，少量渗出，1% 的 NaOCl 与生理盐水交替冲洗，Caviton 封 Apexcal 糊剂。去 22 原暂封物，开髓、车针 Endo Z 修整开髓口，拔髓不成形，初尖锉（IAF）#20，工作长度（WL）= 17.5mm，机动镍钛 ProTaper 预备至 F4，Caviton 封 Apexcal 糊剂。

第二次就诊：患者诉左上前牙牙龈脓疱缩小。

检查：21 唇侧黏膜窦道口缩小；21、22 暂封存，无叩痛。

处理：14 - 24 橡皮障隔离，22 去暂封物，1% 的 NaOCl 与生理盐水交替冲洗，试尖，AH Plus 根管封闭剂 + 牙胶冷侧压充填。X 线片：22 根充恰填（图 22 - 1B）。21 去暂封物，1% 的 NaOCl 与生理盐水被动超声荡洗，IAF > 60 号，工作长度 = 13mm（唇腭侧）-

16mm（近远中），ProTaper 预备至 F5，Caviton 封 Apexcal 糊剂。再次与患者沟通，建议 21 拔除或者 21 行显微根尖手术。告知患者不同方案疗程、次数、预后、风险及费用等，患者知情，选择 21 行显微根尖手术。

第三次就诊：患者诉无不适。

检查：21 唇侧黏膜窦道口缩小；21、22 暂封存，叩无不适，未探及深牙周袋，术前血象检查无异常。

处理：常规消毒、局麻、铺巾，DOM 下 13 – 25 做内斜切口，翻全厚黏骨膜瓣，见 21 根尖唇侧骨质破坏，高速手机修整骨缺损边缘，充分暴露根尖。刮除根尖周及髓腔大量炎性肉芽组织，见牙根唇侧根尖段吸收 2 ~ 3mm，腭侧根尖吸收 3 ~ 4mm，近远中壁尚存；高速手机切除根尖约 3mm；1% 的亚甲蓝染料涂布根尖断面 10 ~ 15 秒，冲洗后观察，未见明显裂纹。超声工作尖行根尖倒预备，大量生理盐水清理术区，干燥根管后微型充填器给予 MTA 严密倒充填。唇侧创面放置生物膜，复位瓣，术区间断缝合。术后 X 线片：21 根尖倒充填密实（图 22 – 1C）。术后诊断：21 牙根炎症性吸收。嘱 1 周后拆线。

第四次就诊：患者诉无不适。

检查：21 暂封存，叩无不适；21 唇侧黏膜窦道口闭合，手术创口无异常。

处理：14 – 24 橡皮障隔离，21 去暂封物，DOM 下 1% NaOCl 与生理盐水交替冲洗，热压胶注射充填上段（图 22 – 1D）；37% 磷酸选择性酸蚀牙釉质，Single Bond Universal 自酸蚀粘接剂反复涂抹 20 秒，轻吹 5 秒，光照 10 秒，复合树脂粘接修复，调𬌗，抛光。13 – 25 消毒拆线。嘱定期复查并转修复科择期行 22 桩

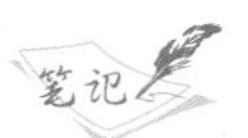

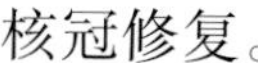

核冠修复。

术后复查：于术后1个月、1年、2年、15年复查，患者自觉无不适，21唇侧窦道口闭合，根尖区低密度影范围缩小（图22－2）。

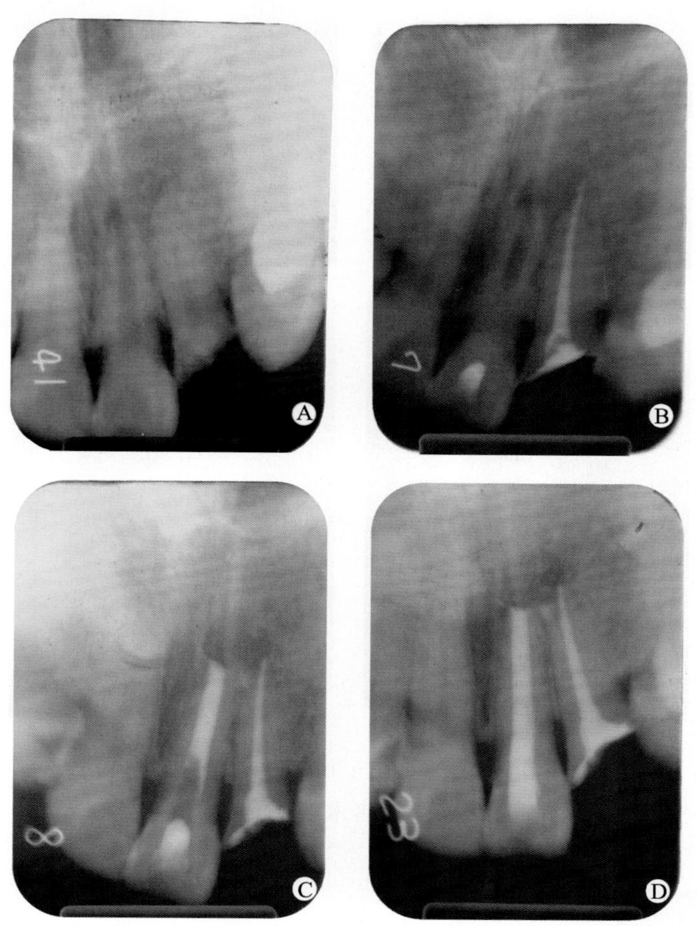

A. 术前；B. 22根充后，21牙根吸收（根管内吸收和根尖外吸收）；C. 21显微根尖手术MTA倒充填后；D. 21根管上段热牙胶注射充填后。

图22－1　患者术前（A）、术中（B、C）和术后（D）根尖片

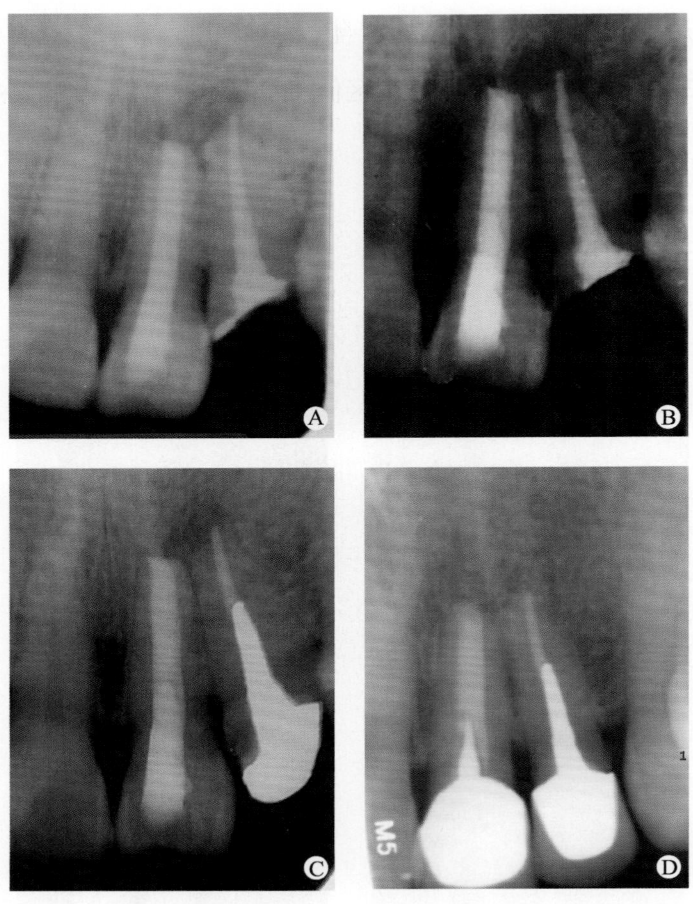

A. 术后1个月；B. 术后1年；C. 术后2年；D. 术后15年。

图22-2 患者术后复查根尖片

病例2

患者为38岁男性，因“左上前牙牙龈反复起脓疱数年，加重3日”就诊于我科。

上前牙于15年前有外伤史，否认全身系统性疾病及药物过敏史等。检查：22唇侧黏膜根尖区红肿，局限波动感，探及根尖、溢脓，牙冠变色，叩不适，无松动，未探及明显牙周袋，电测

笔记

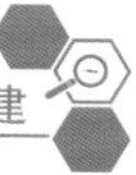

无反应，21 与 23 电测活力无异常。X 线片：22 根管粗大，根管壁薄，根尖孔敞开，呈喇叭口状，根尖周低密度影，边界模糊（图 22－3）。

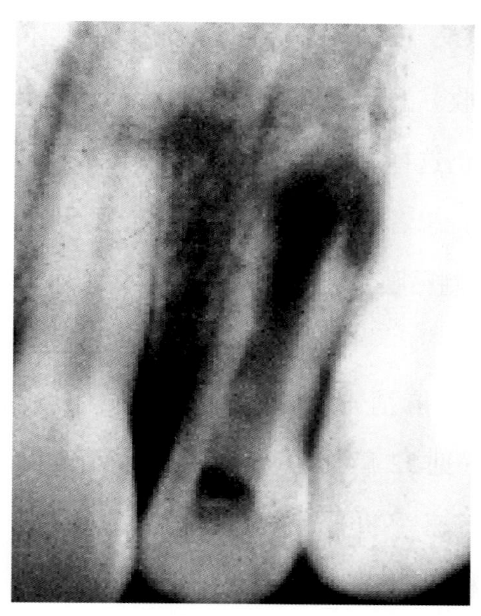

图 22－3　术前根尖片

初步诊断：22 陈旧性牙外伤，牙根吸收，慢性根尖周炎。

治疗计划：建议方案一：22 拔除。方案二：22 显微根管治疗，必要时行显微根尖手术。告知患者不同方案疗程、次数、预后、风险及费用等，患者知情，选择方案二。

初次就诊（2003 年 3 月 21 日）：22 局麻下切开排脓，腭面开髓，大量脓液溢出，2% 葡萄糖酸氯己定与生理盐水交替冲洗，探查根管粗短，初尖锉（IAF）大于#60，OC 棉球开放。嘱 1～2 天后复诊。

第二次就诊：患者诉左上前牙牙龈红肿明显减轻。

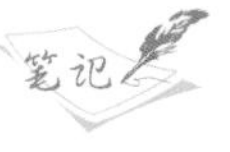

检查：22 开放棉球位于唇侧窦道口，叩不适。

处理：22 橡皮障隔离，去暂封物，DOM 下 1% 的 NaOCl 与生理盐水超声荡洗，测根管工作长度为 13mm，根管粗短（牙冠 7mm，牙根 6mm），从开髓口可见根尖肉芽组织（图 22－4A），机动镍钛 ProTaper 预备至 F5，Caviton 封 Apexcal 糊剂。因牙根吸收（根管内吸收与根尖外吸收）且冠根比例失调，建议患者拔牙，患者知情，坚持保留患牙，仍选择方案二。

第三次就诊：患者诉无不适。

检查：22 唇侧黏膜窦道口同前，暂封存，叩无不适，术前血常规检查无异常。

处理：常规局麻消毒铺巾，12－24 做内斜切口，翻全厚黏骨膜瓣，DOM 下见 22 唇侧根尖骨壁穿孔（图 22－4B），腭侧尚有薄层骨质，高速手机修整骨缺损边缘，充分暴露根尖（图 22－4C）。刮除根尖周及髓腔大量炎性肉芽组织，见根尖呈不规则吸收，根尖外吸收、根管内吸收、根管下段壁薄、冠根比例失调，根尖周骨质吸收范围约 18mm×15mm×11mm；切除根尖不规则吸收区约 2mm，1% 亚甲蓝染料涂布根尖 10～15 秒，冲洗后观察未见明显裂纹。超声工作尖行根尖倒预备，大量生理盐水清理术区，干燥根管后微型充填器给予 MTA 严密倒充填 5mm。复位瓣，术区间断缝合。术后 X 线片：22 根尖倒充填密实（图 22－4D）。术后诊断：22 牙根炎症性吸收，根尖肉芽肿。嘱 1 周后复诊拆线。

第四次就诊：患者诉无不适。

检查：22 唇侧黏膜窦道口闭合，暂封存，叩无不适，无松动，手术创口无异常。

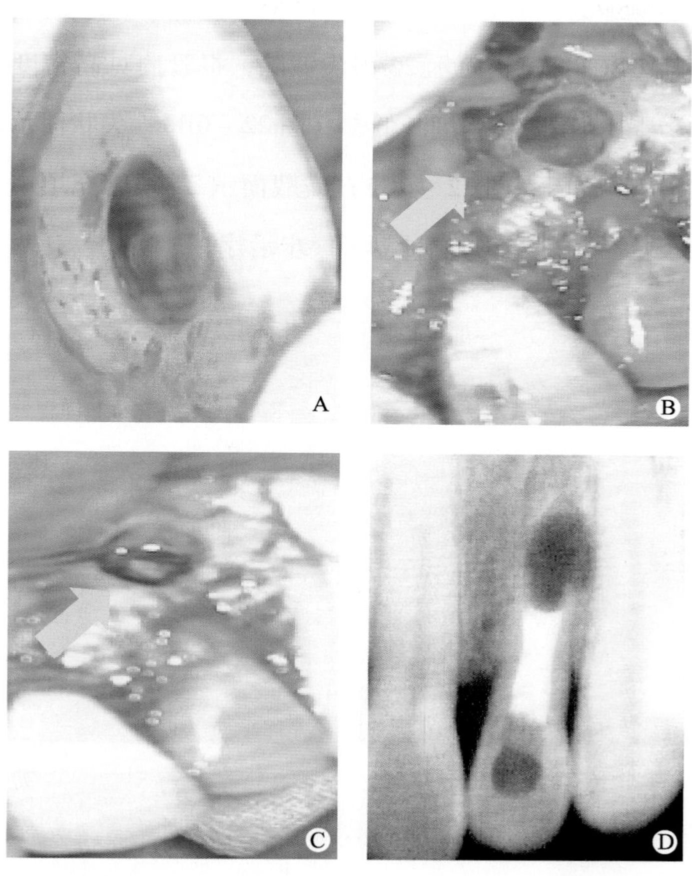

A. 开髓孔见根尖肉芽；B. 唇侧骨壁穿孔；C. 暴露根尖区域；D. 显微根尖手术 MTA 倒充填术后根尖片。

图 22－4　显微根尖手术相关病例资料

处理：22 橡皮障隔离，去暂封物，DOM 下 0.2% 的氯己定冲洗，37% 的磷酸选择性酸蚀牙釉质，Single Bond Universal 自酸蚀粘接剂反复涂抹 20 秒，轻吹 5 秒，光照 10 秒，复合树脂粘接修复，调𬌗，抛光。12－24 消毒拆线。

术后复查：于术后 6 个月（图 22－5A）、10 年（图 22－5B）、12 年（图 22－5C）、13 年（图 22－5D）复查，患者无自觉不适，22 唇侧窦道口闭合，根尖区低密度影缩小。术后第 15 年复查，患

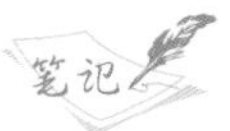

者诉22唇侧龈起脓疱数日。X线片示22根尖区低密度影变大（图22-6A）。CBCT：冠状面示22根尖截除，根管内见高密度填充物影，根尖周小范围骨质密度减低影（图22-6B）；矢状面示局部唇侧骨皮质吸收破坏（图22-6C）；横截面示22根管充填密实，未见明显间隙（图22-6D）。计划下一步治疗。

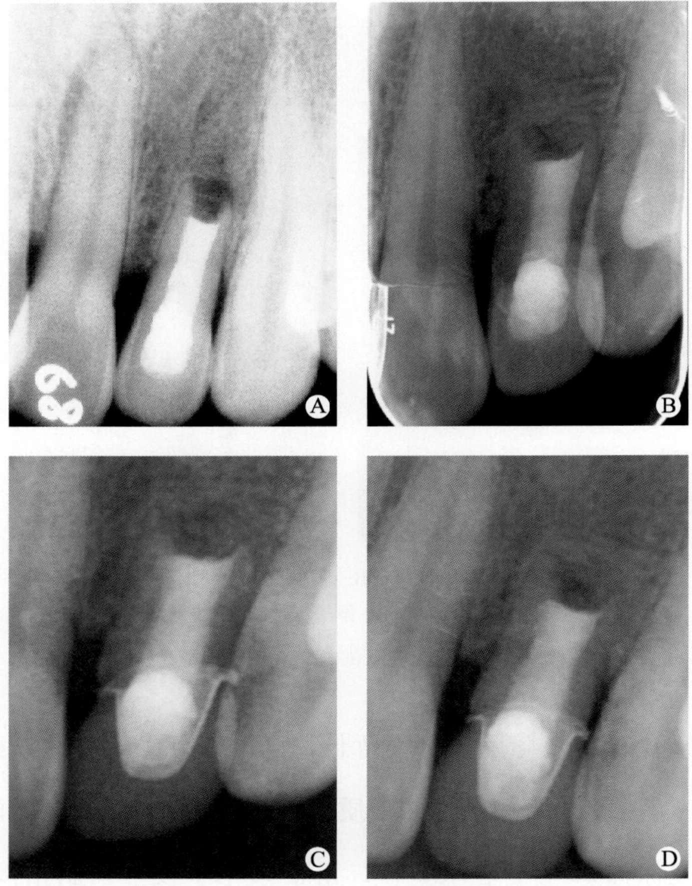

A. 术后6个月；B. 术后10年；C. 术后12年；D. 术后13年。

图22-5 患者术后复查根尖片

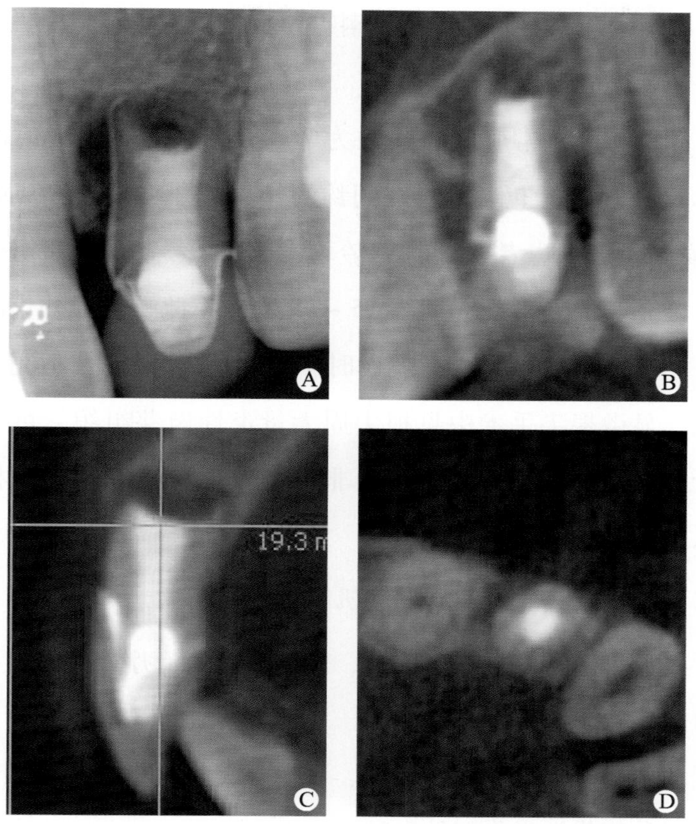

A. 术后 15 年随访根尖片；B. 22 CBCT 冠状面示根尖近中骨质密度低影；C. 22 CBCT 矢状面示唇侧骨皮质吸收破坏；D. 22 CBCT 轴位示根充密实，未见明显间隙。

图 22-6　患者术后第 15 年随访影像学检查

病例分析

一、牙外伤常见并发症

牙外伤包括牙周膜损伤、牙体硬组织损伤、牙脱位和牙折等，可单独发生或同时出现，常指牙急性损伤。陈旧性牙外伤指牙外伤后患者不就诊、就诊不及时、就诊时不规范治疗或治疗中断，引发一系列临床并发症，如牙髓坏死、牙齿变色、根管闭塞、牙根粘

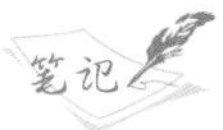

连、牙根吸收、根折、根尖孔呈喇叭口状、根尖脓肿、根尖周囊肿及牙松动等。

上颌中切牙正常萌出时间约为7岁，牙根发育完成时间约为13岁；上颌侧切牙正常萌出时间约为9岁，牙根发育完成时间约为15岁。两病例患者就诊时年龄均为38岁，上前牙外伤病史十余年，推算其前牙外伤时间为15~18岁，因此，患牙外伤时牙根已发育完全，根尖孔闭合；就诊时X线片显示根尖孔不完整、破坏吸收，显微根尖手术中见根尖周大量炎性肉芽组织，可明确为外伤所致炎症性根尖外吸收，而非外伤致根尖发育受阻、根尖孔呈喇叭口状。

二、牙根吸收的病因和发病机制

牙根吸收是指由于细菌感染、外伤、正畸治疗、牙周疾病、心理压力等致持续性破骨细胞活跃，牙根牙本质和（或）牙骨质丧失的过程，包括牙根内炎症性吸收、牙根外炎症性吸收、牙颈部外吸收及牙根外替代性吸收四种类型。

牙根内炎症性吸收，即牙内吸收，是指正常的牙髓组织肉芽变性，引起髓腔内部牙体硬组织吸收，并逐渐向周围牙本质层进展的牙体病变，也被称为髓腔内吸收。与牙髓肉芽变性相关的因素众多，如创伤、龋坏、牙周感染、活髓牙修复过程产生过多的热量、活髓切断术、正畸治疗、牙隐裂等，统称为非特发性吸收。此外，一部分原因不明的牙内吸收则称为特发性吸收。有学者指出，牙内吸收的发展需满足两个条件：吸收部位冠方有完全或部分坏死的牙髓，使微生物和抗原能够不断的进入根管内；根方有活力的牙髓为吸收部位提供血供、营养和破牙本质细胞的来源，这两个条件缺一不可。这也是牙内吸收比牙外吸收更为少见的原因之一。目前认为牙内吸收的发生机制与破牙本质细胞介导的前期牙本质破坏相关。

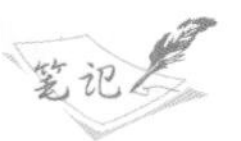

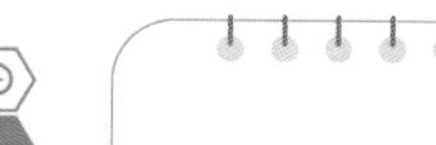

在生理状况下，牙髓腔内牙本质表面覆盖着前期牙本质和成牙本质细胞层，这两层结构形成一道屏障，防止牙本质的吸收。前期牙本质和成牙本质细胞层屏障一旦破坏，将导致其下矿化牙本质暴露，使牙本质层容易受到破牙本质细胞的吸收。

牙根外吸收是指破骨细胞活动发生在牙根表面，且伴随着局部炎症反应，可持续到牙根被完全吸收，去除刺激可停止。它有两种形式，无菌性和感染性。无菌性牙根外吸收是指健康的牙非常接近未萌出牙或囊肿、肿瘤等非侵入性病理颌骨肿物时，在根表面上发生的吸收现象。感染性牙根外吸收是指当牙髓坏死且牙根外表面发生感染，细菌及其内毒素刺激破骨细胞而发生的吸收现象。牙根外吸收的机制目前尚未明确。有学者认为残余赫特维希上皮根鞘（Hertwig epithelial root sheath，HERS）包围着牙根，具有一定保护作用。HERS 细胞通过产生特定的基质蛋白，包括骨桥蛋白、成釉蛋白和骨形态发生蛋白（bone morphogenetic factors，BMPs），在吸收后的牙骨质修复中起重要作用。另一个假设认为牙骨质及前牙本质中缺少一些内在因素，如釉原蛋白或骨保护素（osteoprotegerin，OPG），它们为吸收细胞的抑制剂。

三、牙根吸收的治疗

牙根吸收一旦确诊，需要对患牙的预后做出判断。当牙根吸收不可修复时，只能拔除患牙；而对于有保留价值的患牙，根管治疗为首选方案，应彻底去除根管内感染物质和导致吸收的组织，防止牙体硬组织的进一步破坏。

对牙根吸收的患牙进行根管预备时，应尽量保守，以最大程度地保留牙体组织，防止对薄弱的根管壁造成进一步的损伤。由于机械预备往往不能完全到达吸收所造成的缺损部位，因此，根管预备时使用 NaOCl 和超声设备就显得尤为重要。此外，根管内封药应该

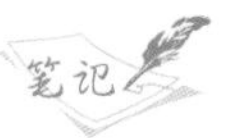

具有良好的抗菌作用，以提高器械所不能到达部位的消毒。对于根管的充填，应选择具有良好流动性的充填材料封闭吸收所造成的缺损。其中，热塑性牙胶充填技术最为常用。对于牙根吸收已经发展至牙根外表面，使根尖孔粗大、根管与牙周相连通，并可能出现邻近牙周组织病变的病例，需要在根管治疗的同时结合显微根尖手术修补穿孔等病损。MTA 具有良好的生物相容性和诱导成骨性，对根尖周组织的刺激小，并且和其他材料相比，其封闭性也更好，故常用来做根尖屏障。

四、病例 2 术后第 15 年回访根尖低密度影扩大的原因

病例 2 显微根尖手术治疗后第 15 年出现根尖低密度影扩大，原因有以下几点。

1. 该病例患者就诊时为 38 岁男性，诊断为 22 陈旧性牙外伤、慢性根尖周炎、牙根炎症性吸收，术中探查发现唇侧骨板穿通，腭侧尚有薄层骨质，根管内吸收、根尖外吸收、冠根比例失调、根尖周低密度影范围较大，行 22 显微根尖手术及冠修复后，术后定期随访均提示根尖区低密度影缩小。2016 年患者检查出糖尿病及高血压等全身基础性疾病；至今复查，患者已 53 岁，机体抵抗能力较前下降，为根尖低密度影扩大的可能原因之一。

2. 该患者因"左上前牙牙龈反复起脓疱数年，加重 3 日"就诊，就诊时上前牙已存在 13 年外伤史，病程冗长；显微根尖手术探查发现 22 唇侧骨壁穿孔、根管粗短、根尖区根管壁吸收至菲薄，慢性炎症程度重、范围大（约 18mm × 15mm × 11mm）。患牙病程越久、根尖周炎症程度越重，则术后愈合速度越慢。根尖手术的动物模型提示，应用引导组织再生术（guided tissue regeneration，GTR），不论是否配合骨粉的植入，均能促进骨缺损处更多新骨和牙骨质的形成；临床病例的回顾性研究显示，引导组织再生技术有助于根尖

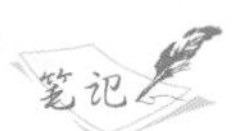

手术术后骨的再生，并建议 GTR 技术的应用时机为：①根尖大范围骨缺损，向冠方发展的根尖周骨缺损直径 > 10mm；②根尖贯通性骨缺损，腭侧皮质骨与颊侧皮质骨同时破坏，形成贯通性病变；③根尖 - 边缘骨缺损，根尖周病损伴骨开裂。其中，①与③均为本病例应用 GTR 的适应证。然而，15 年前，术中刮除根尖周肉芽组织后未行 GTR，存在一定不足，为根尖低密度影扩大的可能原因之二。

3. 该病例选择 MTA 作为根尖生物屏障，进行根管的密实充填。MTA 生物相容性高、抗菌性能强，但暂未见临床相关文献表明其根尖封闭的有效性、长期耐久性及临床疗效的有效时间。该病例 15 年后复诊重新出现根尖炎症，是否也提示与 MTA 根尖封闭的耐久性相关呢？

4. 尽管根尖手术术中未发现根面裂纹，但根尖区根管壁吸收菲薄，经长达 15 年负重后，不排除在长期行使功能时出现根部裂纹，为根尖低密度影扩大的可能原因之四。

简而言之，该病例使用树脂核封闭根管口与髓腔、全瓷冠修复，冠方封闭良好，同时未存在牙周问题，因此，我们应更多地从根尖封闭的有效性角度思考根尖低密度影扩大的可能原因。

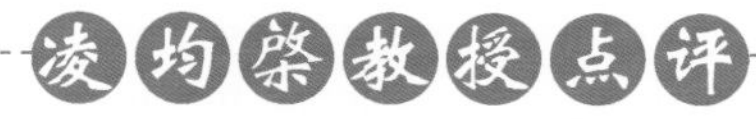

两例患者均为陈旧性牙外伤，就诊时均已发生牙根内/外吸收。治疗难点为牙根内吸收致根管壁菲薄，根尖外吸收致牙根长度变短，彻底控制炎症发展、中断或逆转吸收现象难度大，符合拔牙适应证。此外，相比病例 1，病例 2 病程长、牙根吸收更为严重，15 年随访时患者具有全身系统性疾病（糖尿病、高血压），预示着病例 2 长期预后较差。显微根尖

笔记

手术、显微根管治疗术、显微根尖屏障术、显微超声荡洗技术等新技术的出现与发展为治疗此类疑难病例带来了希望。而病例患牙保留条件差，彻底清除炎症组织后，患牙出现骨重建并继续行使功能至少15年，具有一定临床指导意义，值得思考。

（高　燕）

参考文献

1. Lin S, Pilosof N, Karawani M, et al. Occurrence and timing of complications following traumatic dental injuries: a retrospective study in a dental trauma department. J Clin Exp Dent, 2016, 8 (4): e429 - e436.
2. Darcey J, Qualtrough A. Root resorption: simplifying diagnosis and improving outcomes. Prim Dent J, 2016; 5 (2): 36 - 45.
3. Fernandes M, de Ataide I, Wagle R. Tooth resorption part I-pathogenesis and case series of internal resorption. J Conserv Dent, 2013, 16 (1): 4 - 8.
4. Thomas P, Krishna Pillai R, Pushparajan Ramakrishnan B, et al. An insight into internal resorption. ISRN Dent, 2014 (1): 759326.
5. Patel S, Ricucci D, Durak C, et al. Internal root resorption: a review. J Endod, 2010, 36 (7): 1107 - 1121.
6. Mohammadi Z, C Cehreli Z, Shalavi S, et al. Management of root resorption using chemical agents: a review. Iran Endod J, 2016, 11 (1): 1 - 7.
7. Petel R, Fuks A. Pink spot-literature review and case report. J Clin Pediatr Dent, 2016; 40 (5): 353 - 355.
8. Mohan RP, Verma S, Singh U, et al. Internal resorption. BMJ Case Rep, 2013, pii: bcr-2013-008665.
9. Ulusoy ÖI, Yëlmazoğlu MZ, Görgül G. Effect of several thermoplastic canal filling

笔记

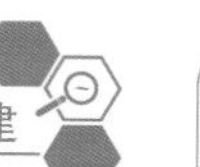

techniques on surface temperature rise on roots with simulated internal resorption cavities: an infrared thermographic analysis. Int Endod J, 2015, 48 (2): 171 - 176.

10. Yadav P, Rao Y, Jain A, et al. Treatment of internal resorption with mineral trioxide aggregates: a case report. J Clin Diagn Res, 2013, 7 (10): 2400 - 2401.

11. Artzi Z, Wasersprung N, Weinreb M, et al. Effect of guided tissue regeneration on newly formed bone and cementum in periapical tissue healing after endodontic surgery: an in vivo study in the cat. J Endod, 2012, 38 (2): 163 - 169.

12. Tsesis I, Rosen E, Tamse A, et al. Effect of guided tissue regeneration on the outcome of surgical endodontic treatment: a systematic review and meta-analysis. J Endod, 2011, 37 (8): 1039 - 1045.

023 35 牙根发育不全根尖手术形成 MTA 屏障

病历摘要

患者为 15 岁男性，主诉左下后牙区长“脓疱”1 年余。

患者就诊前约 1 年出现左下后牙咬物不适，伴反复出现脓疱。否认重大疾病史和过敏史。检查见 35 牙冠完整，殆面见畸形中央尖，已磨平，无探痛，无松动，叩(+)，颊侧龈近前庭沟底处可见一窦道口，温度测试无反应；36 殆面大面积深龋，髓室顶已破坏，无明显探痛，无松动，叩诊不适，温度测试无反应，电活力测试无反应。X 线片：35 根管粗大，根尖孔未闭合，根尖周较大面积透射影，牙根较长，36 深龋及髓，牙周膜稍增宽（图 23 - 1A）。

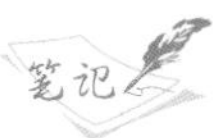
笔记

诊断：35 慢性根尖周炎，畸形中央尖，牙根发育不全；36 牙髓坏死。

治疗：结合患者及其家属意愿和患牙情况，35 计划采用 MTA 封闭根尖孔，形成根尖屏障后完成根管充填，36 根管治疗。橡皮障隔湿，35、36 常规开髓、清理根管，2.5% 的 NaOCl 冲洗消毒，封氢氧化钙 2 周。复诊时窦道基本消失，2.5% 的 NaOCl 消毒根管，生理盐水冲洗根管，吸干，36 完成根管充填。35 测量工作长度并拍试尖片，确认长度为 23.5mm（图 23－1B），将适量 MTA 粉末与无菌蒸馏水按 3∶1 的比例调匀，在 DOM 下尝试用 MTA 专用输送器将 MTA 置于根尖，因牙根较长，视野有限，MTA 未能形成合适的根尖屏障，拍 X 线片显示 MTA 超出根尖孔，未按预期形成根尖屏障（图 23－1C），拟择期行根尖手术，患者及其家属知情同意。

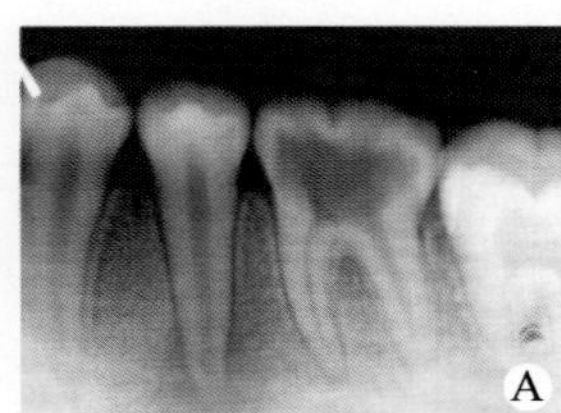

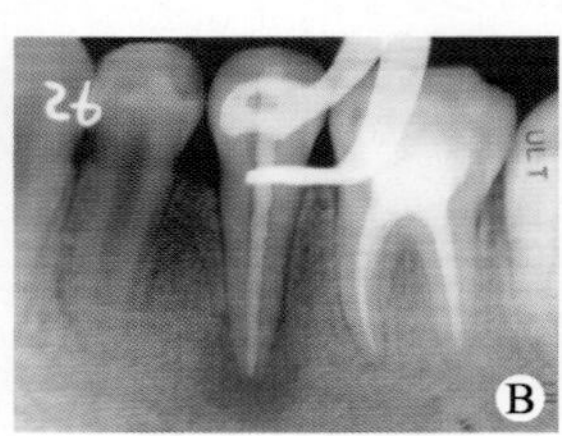

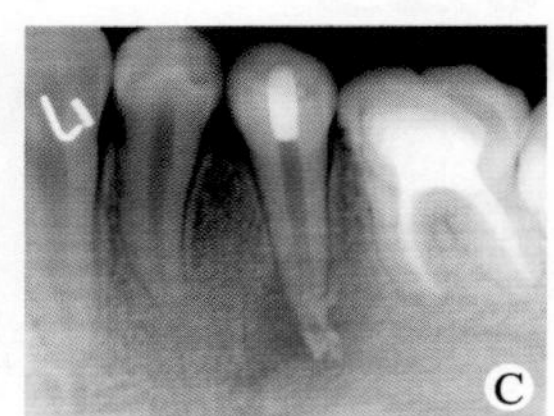

A. 术前根尖片；B. 确定 35 根管工作长度；C. MTA 超出根尖孔。

图 23－1　35 慢性根尖周炎手术前治疗过程

1 周后复诊，口腔常规消毒，局部浸润麻醉后 35 唇侧龈沟内做沟内切口，于相邻牙近远中轴角处做垂直切口，形成梯形瓣，切开黏骨膜，翻瓣、暴露患牙根尖，见根尖区部分骨组织已破坏（图 23－2A），沿骨破坏区探查并暴露患牙根尖，采用金刚砂钻针在连续喷水下垂直牙根长轴切除根尖端 2～3mm 段，彻底刮除牙根周围肉芽组织（图 23－2B），超声倒预备工作尖预备根尖窝洞，生理盐水冲洗，含肾上腺素小棉球压迫止血，将 MTA 置于根尖段，操作中为保证窝洞充填严密，使用器械在根尖处形成临时屏障，垂

笔记

直加压器从冠方压紧 MTA，形成约 4mm 的根尖屏障（图 23 –2C）。清洁创面，生理盐水和庆大霉素溶液冲洗创面，轻轻搔刮骨壁，使血液充满骨腔，龈瓣复位，缝合黏骨膜瓣。

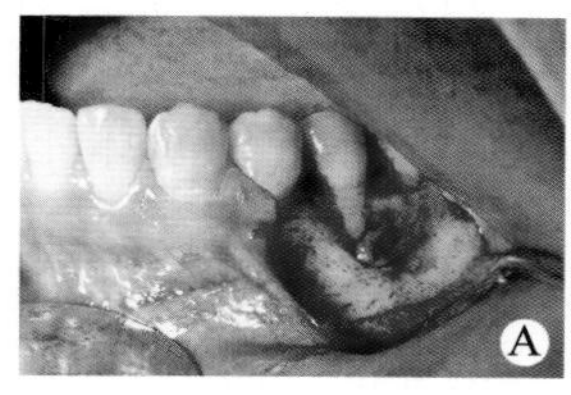
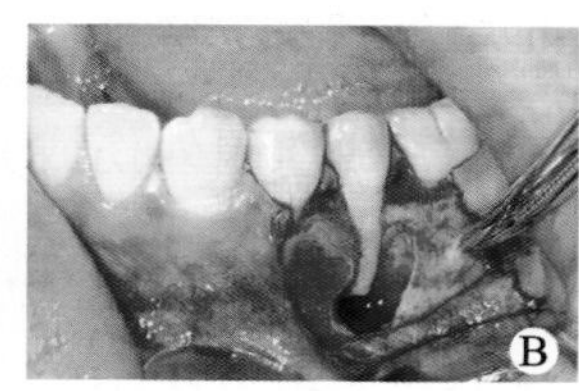
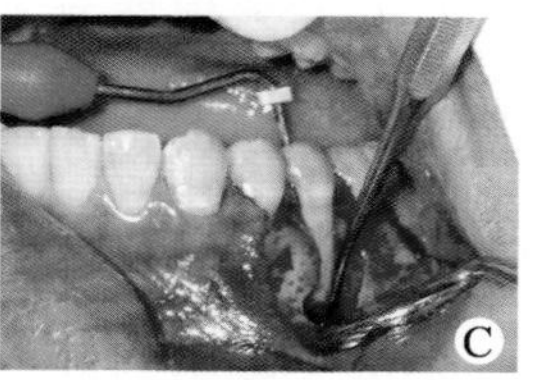

A. 手术翻瓣后；B. 根尖刮除术后；C. 形成 MTA 根尖屏障。

图 23 –2　35 根尖手术治疗过程

根尖手术后拍 X 线片示 MTA 根尖屏障已形成，长度约 4mm（图 23 –3A）。1 周后复诊，创口愈合情况良好，拆线。去除冠部暂封物，显微镜下探查，MTA 已硬固，注射式热牙胶充填根管中上段，X 线片显示根充完善（图 23 –3B），树脂充填开髓口。1 年后复查，患者无不适症状，牙周组织正常，根尖区骨质低密度影明显缩小（图 23 –3C）。图 23 –3D 为 2 年后复查 X 线根尖片，8 年后复查，根尖 X 线片及 CBCT 均显示 35 根尖周组织愈合良好（图 23 –3E、图 23 –3F）。

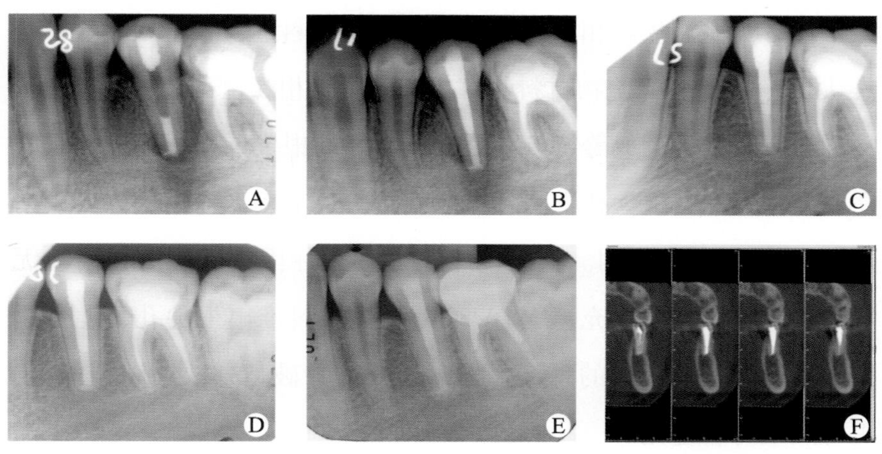

A. 根尖手术后根尖片；B. 完成治疗后根尖片；C. 1 年后复查根尖片；D. 2 年后复查根尖片；E. 8 年后复查根尖片；F. 8 年后复查 CBCT 片。

图 23 –3　术后及复查片

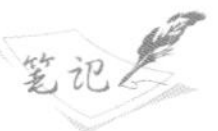

病例分析

一、牙根发育不全的年轻恒牙治疗方案

年轻恒牙在牙根发育未完成前因外伤或其他原因导致牙髓坏死时，若未及时治疗，则根尖孔不能正常闭合，根管下段管壁平行或根尖部呈喇叭口状。常规根管充填方法治疗此类患牙时，无法将根尖孔封闭严密，且不易将充填材料限制在根管内，充填物往往超出根尖孔，造成治疗失败。以往对这类患牙多采用传统的根尖诱导成形术，以氢氧化钙等药物诱导根部牙髓和（或）根尖周组织形成硬组织，使牙根继续发育并形成根尖屏障，然后再行根管充填。该方法对根尖周病变时间较长、病变范围较大的患牙疗效较差，且存在就诊次数多、治疗周期长等缺点，患者常因时间、经济、美观等方面的考虑难以坚持完成治疗，即使完成治疗，仍可能出现牙根抗折力不足等缺陷。

当根尖孔开放时，没有根尖止点，牙胶充填很难压实并形成根尖封闭，可采用生物相容性好的根管封闭材料进行根尖封闭，形成根尖屏障。MTA 等生物材料具有优良的组织相容性、边缘封闭性及诱导根尖硬组织形成等特点，可制备良好的根尖屏障，有助于根管严密充填，提高根尖孔未闭合患牙的治疗成功率。该病例患牙即采用 MTA 进行根尖封闭。根尖孔未闭合的患牙因根管粗大、下段无明显的根尖缩窄，在充填 MTA 时可能将材料推出根尖孔，尤其是根尖周病变范围较大的患牙，根尖周牙槽骨破坏，缺乏阻挡能力，更易发生材料超充。

根尖诱导成形术简单易行，多数情况下可形成根尖钙化桥，但在使根管长度增加和根管壁增厚方面效果欠佳。MTA 根尖屏障术

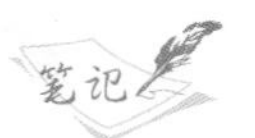

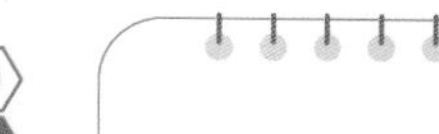

快速有效，但亦无法改变牙根长度和厚度。近年来，牙髓血运重建术的提出和临床应用为牙根发育不全的患牙提供了新选择，牙髓血运重建术是一种促使牙髓坏死、根尖孔宽大的年轻恒牙根尖继续发育和组织再生的治疗方法，它通过对根管进行彻底有效的消毒，刺激根尖周组织出血并充盈根管，形成血凝块，将其作为根尖周牙源性干细胞爬行进入根管腔的支架，促使细胞增生、分化，形成相应的组织，促进年轻恒牙根管壁增厚，牙根继续发育，根尖孔闭合。

二、根尖倒充填材料的选择和应用

根尖倒充填材料的选择是根管外科手术成功与否的重要因素。有研究表明，导致根尖倒充填术失败的主要原因是刺激物经根尖孔进入根尖周组织，根尖倒充填材料能否严密封闭根尖孔是决定手术能否成功的关键。在临床广泛应用的倒充填材料包括银汞合金、玻璃离子水门汀、加强型氧化锌水门汀、复合树脂、MTA、Bio-Oss生物骨等。MTA 的主要成分是钙和磷，和牙齿的成分类似，可促进根尖周硬组织形成，与牙本质相连续，具有良好持久的封闭性能，又因其含有 5% 疏水硫酸钙，在固化时有一定的膨胀性，增加了MTA 的边缘封闭性能。研究表明，MTA 用于根尖倒充填术，根尖封闭效果好，细胞毒性小，且能促进细胞成骨分化。本例患牙采用 MTA 作为根尖倒充填材料，经 8 年观察、回访，可见根尖周组织愈合情况良好。临床上 MTA 存在操作困难、硬固时间长、牙体易着色等缺点，该病例患牙在显微镜下以非手术方式放置 MTA 时材料超出根尖孔，未能形成根尖屏障而不得不改变治疗方案，通过根尖手术形成 MTA 根尖屏障。近年来，新型生物陶瓷材料iRoot BP 及 iRoot BP Plus 等陆续出现，主要成分包括氧化锆、磷酸钙、硅酸钙、氢氧化钙等，基本理化性质与 MTA 类似，为预混

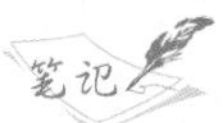

合膏状即用型产品，使用时无须调拌，易于操作且固化快，已有报道显示其用于根尖孔未闭合患牙形成根尖屏障，取得了良好的疗效。

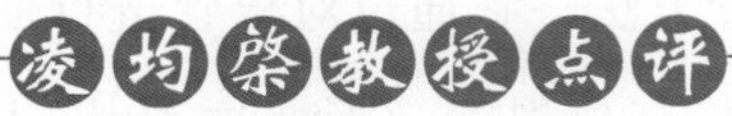

年轻恒牙根尖孔未闭合的原因常为外伤、感染等，根尖段根管壁呈平行或喇叭口状，常规根管充填方法不能有效封闭患牙根尖部。此类患牙的治疗方案主要包括根尖诱导成形术、根尖屏障术，以及牙髓血运重建术。MTA 根尖屏障术疗效确切且疗程短，操作时需借助 DOM，在良好的视野下形成 3 ~4mm 的 MTA 根尖屏障，必要时可采用根尖手术形成根尖屏障。

（徐　琼）

参考文献

1. Brito-Júnior M, Pereira RD, Verissimo C, et al. Fracture resistance and stress distribution of simulated immature teeth after apexification with mineral trioxide aggregate. Int Endod J, 2014, 47 (10): 958 – 966.

2. Bidar M, Disfani R, Gharagozloo S, et al. Medication with calcium hydroxide improved marginal adaptation of mineral trioxide aggregate apical barrier. J Endod, 2010, 36 (10): 1679 – 1682.

3. 凌均棨，曾倩，林家成. 牙髓血运重建术治疗年轻恒牙根尖周病的研究进展. 中华口腔医学研究杂志（电子版），2014，(5)：353 – 356.

4. Lin J, Zeng Q, Wei X, et al. Regenerative endodontics versus apexification in immature permanent teeth with apical periodontitis: a prospective randomized controlled study. J Endod, 2017, 43 (11): 1821 – 1827.

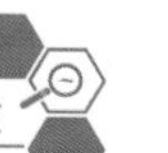

5. Antunes HS, Gominho LF, Andrade-Junior CV, et al. Sealing ability of two root-end filling materials in a bacterial nutrient leakage model. Int Endod J, 2016, 49: 960 – 965.

6. Escobar-García DM, Aguirre-López E, Méndez-González V, et al. Cytotoxicity and initial biocompatibility of endodontic biomaterials (MTA and Biodentine™) used as root-end filling materials. Biomed Res Int, 2016: 7926961.

7. Gandhi B, Halebathi-Gowdra R. Comparative evaluation of the apical sealing ability of a ceramic based sealer and MTA as root-end filling materials-An in-vitro study. J Clin Exp Dent, 2017, 9 (7): e901 – e905.

8. Zhou W, Zheng Q, Tan X, et al. Comparison of mineral trioxide aggregate and iroot bp plus root repair material as root-end filling materials in endodontic microsurgery: a prospective randomized controlled study. J Endod, 2017, 43 (1): 1 – 6.

024. 35 慢性根尖周炎的根尖屏障术治疗

病历摘要

患者为 30 岁女性，主诉因 35 牙根敞开外院转诊。

患者曾于外院行 35 根管治疗未完成，转诊至我院就诊。检查见 35 开髓洞型（图 24 – 1A），颊侧颈部缺损，牙龈无异常（图 24 – 1B），无叩痛，松 Ⅰ°～Ⅱ°。X 线片示 35 牙根短，根管粗大，根尖孔敞开呈喇叭状，根尖周大面积透射影（图 24 – 1C）。

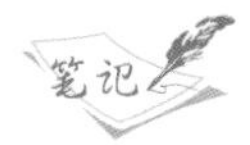

诊断： 35 慢性根尖周炎。

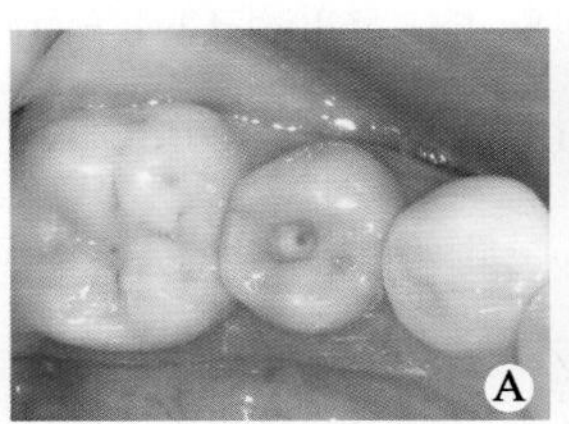
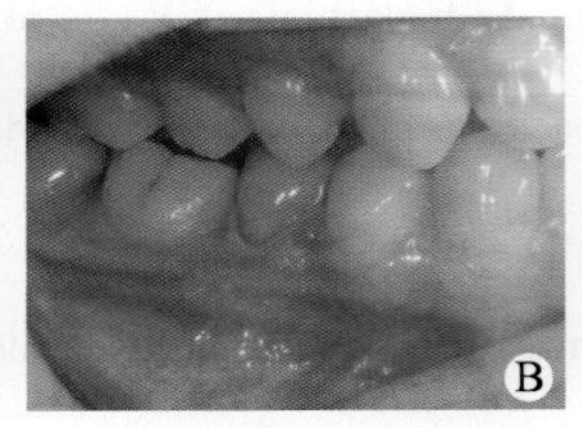
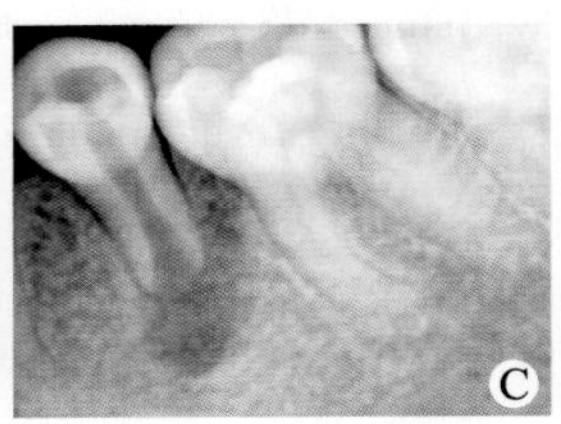

A. 35 𬌗面开髓洞型；B. 35 颊侧颈部缺损；C. 术前 X 线片示 35 根管粗大，根尖孔敞开，根尖周大面积透射影。

图 24-1　术前临床检查与影像学检查

治疗计划： 35 根管粗大、根尖孔敞开、根尖周骨质破坏，常规根管治疗可能致根尖区充填不密合或超填，且难以控制并消除炎症，建议予生物陶瓷材料制备根尖屏障后完成根管充填和牙体修复。

治疗： 35 橡皮障隔离，DOM 下修整开髓洞型，测工作长度为 14mm，镍钛机动器械预备根管至#50/04，3% NaOCl 根管冲洗，镜下见根尖周红色软组织（图 24-2A），根管内渗出较多，纸尖基本干燥根管后封 Apexcal 糊剂，置干棉球后玻璃离子暂封。1 个月后复诊，35 橡皮障隔离，DOM 下去暂封，1.5% NaOCl 根管冲洗，纸尖吸干，镜下见根管深处少许渗液，根管中下段导入 iRoot BP Plus，制备根尖屏障（图 24-2B）。X 线片示根尖屏障材料恰填（图 24-2C），玻璃离子暂封。

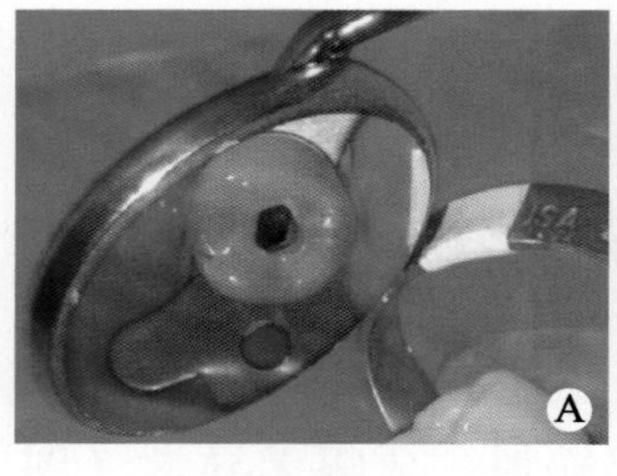
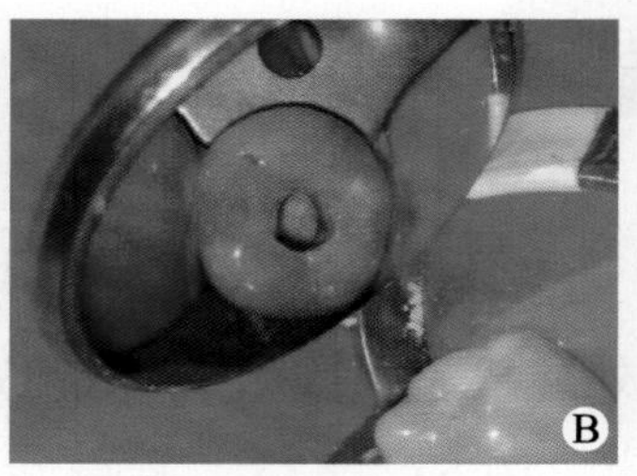
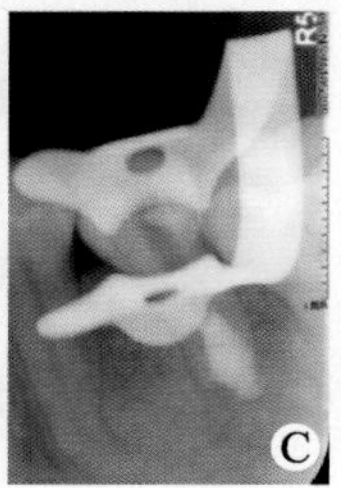

A. 观察根尖周软组织；B. 导入根尖屏障材料；C. 制备屏障后即刻 X 线片。

图 24-2　DOM 下制备根尖屏障及影像学检查

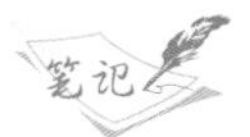

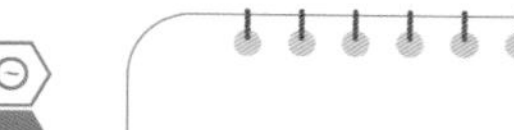

2 个月后复诊，35 橡皮障隔离，DOM 下去暂封，探查 iRoot BP Plus 屏障已硬固（图 24－3A），涂布粘接剂，根管上段给予 SDR 充填，声波树脂冠部充填，调𬌗，抛光。治疗后即刻 X 线片示根管及冠部充填完善（图 24－3B、图 24－3C）。术后半年及 1 年复诊，患牙无不适，X 线片示 35 根管充填及冠部树脂充填密合，根尖周透射影消失（图 24－4A、图 24－4B）。

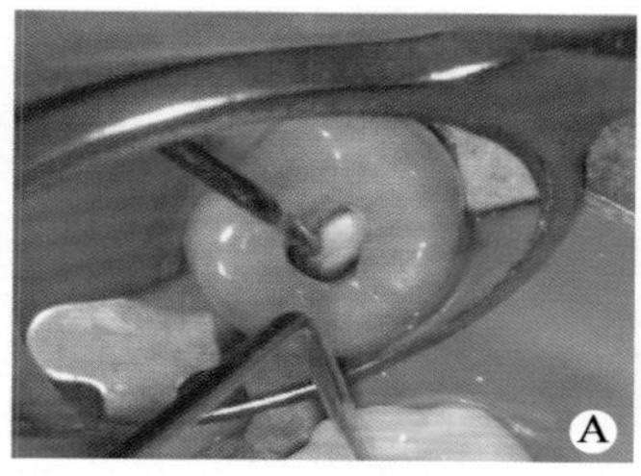
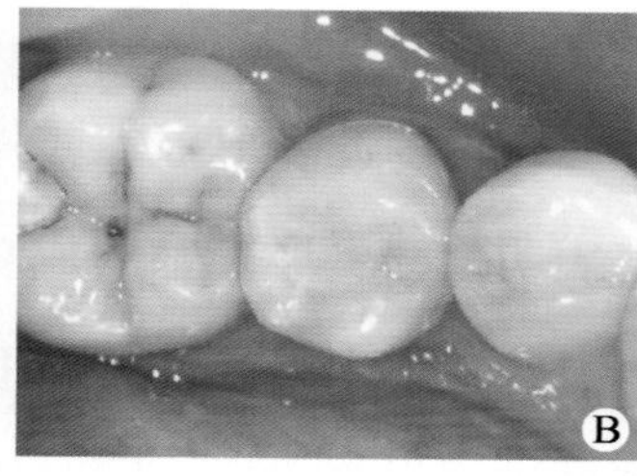
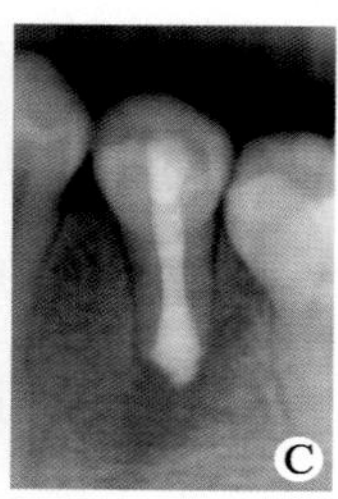

A. 检查屏障材料硬固情况；B. 完成树脂充填；C. 树脂充填后即刻 X 线片。

图 24－3　树脂充填及影像学检查

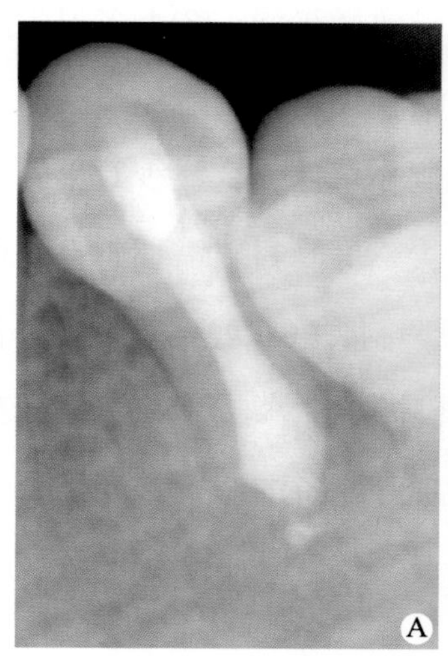
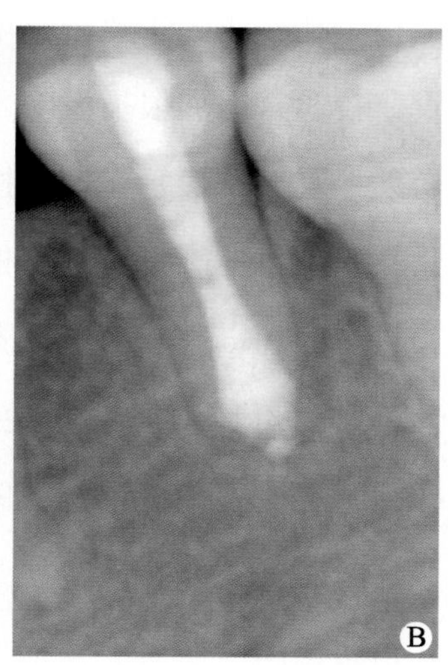

A. 半年后复查；B. 1 年后复查。

图 24－4　术后复查

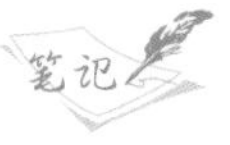

病例分析

一、根尖敞开的治疗考量

龋病、外伤等因素可引起年轻恒牙牙髓炎症或坏死，根尖区硬组织形成停滞，从而导致根尖敞开。对于年轻恒牙可行根尖诱导成形术或牙髓再生，而该病例患者 30 岁，患牙长期罹患根尖周炎，根尖周骨质破坏严重，因此采取根尖屏障术后给予根管充填与冠部树脂充填。研究表明，根尖屏障术的成功率达 79% ~ 96% ，术中应注意 3 个治疗难点：①由于患牙根尖与根管直径较宽，需选用大小与锥度合适的器械进行根管成形，同时使用恰当的消毒药物充分冲洗，超声和激光荡洗等冲洗系统可有效提高根管清理效果，以严格控制感染；②患牙缺乏天然的根尖屏障，行常规根管充填容易导致材料超出根尖孔，或无法致密充填导致微渗漏；③大多根尖敞开的患牙根管壁较薄，增加根折风险，根管预备时应避免预备压力过大和过度切削根管壁，根管充填时控制充填压力，减少对根管壁的应力作用，并避免将屏障材料推出根尖。屏障材料需拥有良好的操作性，除 MTA 外，iRoot BP Plus 无须调制、性状稳定等特性降低了技术敏感性，成为可选的新型根尖屏障材料，结合 DOM，可获得清晰的操作视野，更准确地定位根尖屏障制备的位置。

二、根管充填的材料选择

制备根尖屏障后需对余留根管进行三维的严密充填，牙胶及根管封闭剂、树脂、纤维桩等是常用的材料，牙根较短的患牙可使用 MTA 类材料充填整个根管。体外研究显示，单根管牙行根尖屏障术后，对余留根管采用纤维桩或树脂充填的样本折裂强度高于牙胶充

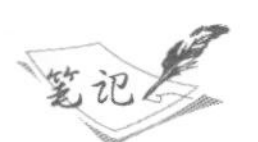

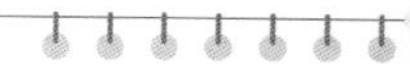

填的患牙，提示根尖屏障术后使用纤维桩或树脂充填根管可增强患牙抗折能力。此外，有研究显示，使用树脂充填根管时，一步法自酸蚀粘接系统与 MTA 类材料之间的粘接力高于其他粘接系统，提示选择适当的粘接系统有助于改善树脂材料与根尖屏障材料界面的密合性。该病例中使用 iRoot BP Plus 充填根管中下段，SDR 树脂粘接充填根管上段、冠部予以声波树脂严密充填，以期与牙体组织形成一体化封闭，分散应力，延长患牙的存留期，确切疗效仍需长期的追踪观察。

（韦　曦）

参考文献

1. Mohammadi Z. Strategies to manage permanent non-vital teeth with open apices: a clinical update. Int Dent J, 2011, 61 (1): 25 – 30.

2. Hargreaves KM, Berman LH. Cohen's Pathways of the Pulp. 11th ed. Philadelphia: Mosby-Elsevier, 2015: 769 – 773.

3. Linsuwanont P, Kulvitit S, Santiwong B. Reinforcement of simulated immature permanent teeth after mineral trioxide aggregate apexification. J Endod, 2018, 44 (1): 163 – 167.

4. Schmoldt SJ, Kirkpatrick TC, Rutledge RE, et al. Reinforcement of simulated immature roots restored with composite resin, mineral trioxide aggregate, gutta-percha, or a fiber post after thermocycling. J Endod, 2011, 37 (10): 1390 – 1393.

5. çiçek E, Yëlmaz N, Koçak MM, et al. Effect of mineral trioxide aggregate apical plug thickness on fracture resistance of immature teeth. J Endod, 2017, 43 (10): 1697 – 1700.

6. Shin JH, Jang JH, Park SH, et al. Effect of mineral trioxide aggregate surface treatments on morphology and bond strength to composite resin. J Endod, 2014, 40 (8): 1210 – 1216.

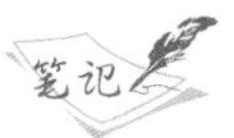

025 35 牙根发育不全的牙髓再生治疗

病历摘要

患者为43岁女性，因左下后牙咬合不适数年就诊。

患者左下后牙数年前咬合不适，两周前加重，其他医师检查发现左下后牙牙根发育不全转诊，无伴冷热刺激痛和自发疼痛。否认重大疾病史和过敏史。检查见35畸形中央尖磨损，牙体未见明显龋坏和隐裂，轻微变色，叩(+)，松Ⅰ°，牙龈正常，电测无反应。34畸形中央尖磨损，牙体未见明显龋坏和隐裂，叩(+)，无明显松动，牙龈正常，电测无反应。X线片：35牙根重度发育不全，长度仅为常规长度的1/3，根尖敞开，根管壁薄，冠根比例失调，根尖透射影，34牙根发育尚可，根尖基本闭合，根管宽度较粗，根尖透射影（图25-1A）。

诊断：35牙根发育不全，慢性根尖周炎；34慢性根尖周炎。

治疗计划：35建议拔除或尝试牙髓再生治疗保留，34根管治疗，患者保留35意愿强烈，拟行35牙髓再生治疗，34患者选择在初诊医师处就诊。

治疗：35上橡皮障，开髓，2.6%的NaOCl及17%的EDTA交替超声荡洗，DOM下见粗大根尖孔，白色坏死假膜覆盖（图25-1F），清理根尖坏死组织，NaOCl溶液浸泡根管2分钟，20ml 2.6%的NaOCl及20ml 17%的EDTA超声荡洗根管。根管内封入由环丙沙

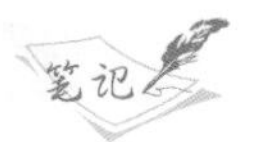

星、甲硝唑和头孢克洛组成的三联抗生素糊剂（triple antibiotic paste，TAP），玻璃离子暂封 3 周。复诊无明显症状、体征，3% 甲哌卡因（不含肾上腺素）局麻，DOM 下 20ml 17% EDTA 超声荡洗，彻底去除根管内封药，观察到清洁无杂质的根尖孔（图 25 – 1G）。#15 扩大针刺穿根尖周组织（图 25 – 1H），引导出血至根管内，达釉牙骨质界下 1 ~2mm（图 25 – 1I），放置小块胶原膜（图 25 – 1J），等待 15 分钟后观察血凝块形成。依次放置 3mm 厚 MTA（图 25 – 1K）、微湿棉球和暂封材料。拍摄 X 线片显示 MTA 严密封闭根管口（图 25 – 1B）。1 周后复诊，探查 MTA 固化，复合树脂充填。术后 3 个月复查无明显症状、体征，X 线片显示 34 已完成根管治疗，恰填（图 25 – 1C）。术后 8 个月、16 个月复查无明显症状、体征，34 透射影消失，35 牙根无明显变化（图 25 – 1D、图 25 – 1E）。

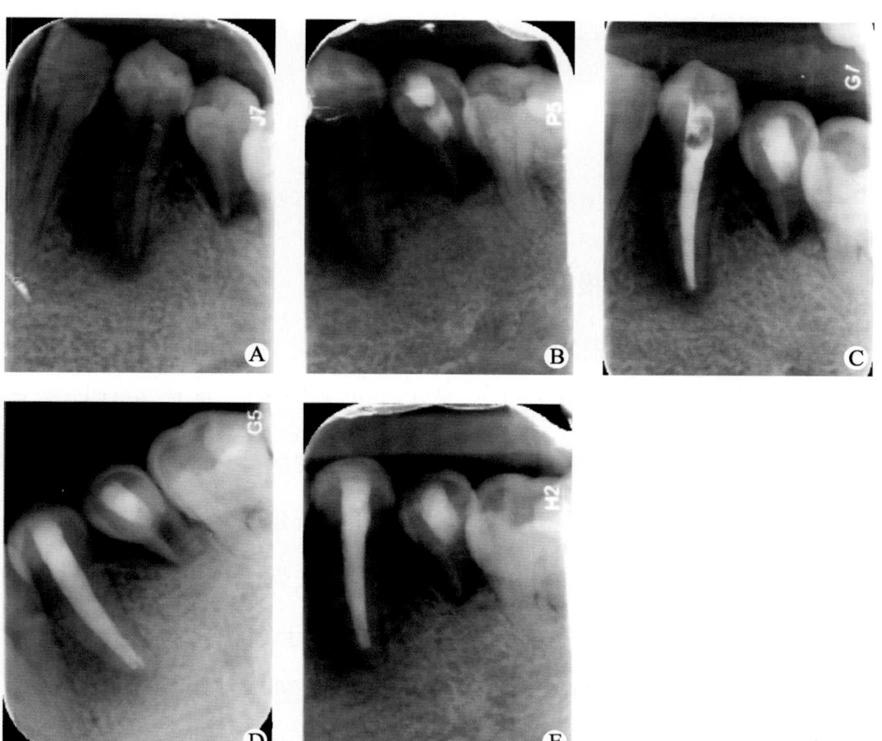

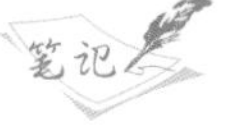

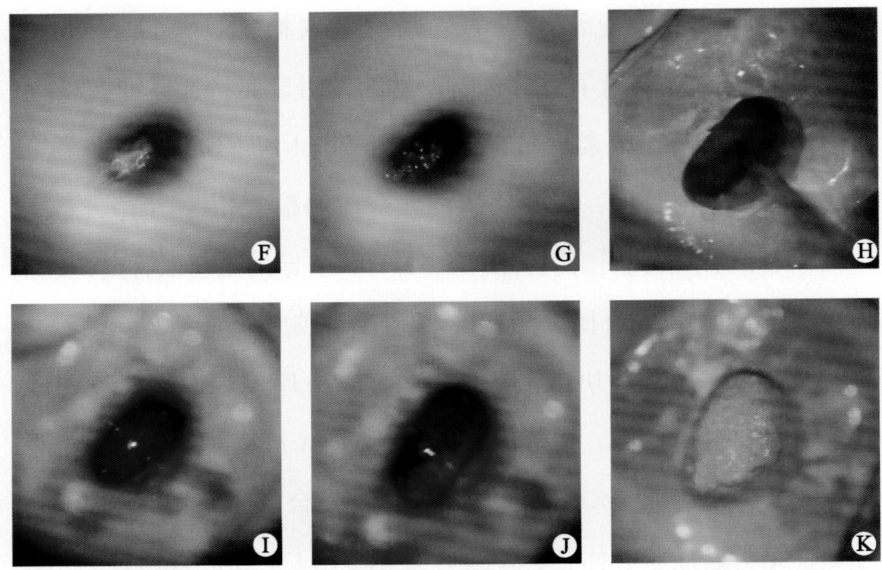

A. 34～35 术前 X 线片；B. 35 牙髓再生术后 X 线片；C. 35 牙髓再生及 34 根管治疗术后 3 个月复查 X 线片；D. 34～35 术后 8 个月复查 X 线片；E. 34～35 术后 16 个月复查 X 线片；F. 35 根尖区坏死假膜覆盖；G. 35 清理干净的粗大根尖孔；H. #15 扩大针刺穿 35 根尖周组织；I. 引导 35 根尖出血至釉牙骨质界下 1～2mm；J. 35 放置胶原膜；K. 35 放置 3mm 厚 MTA。

图 25－1　34～35 治疗前后 X 线片及 35 治疗过程中显微镜下照片

病例分析

一、引起恒牙牙根发育不全的病因

恒牙从萌出至牙根发育完成需要 3～5 年，年轻恒牙牙根未完全形成，根管壁薄，根尖孔粗大。若由于发育畸形、外伤和龋坏等病因，年轻恒牙出现牙髓根尖周病变，破坏根尖区牙乳头，影响牙根发育，从而导致牙根停止发育，根尖孔敞开。若延缓治疗，错过促进牙根发育的最佳治疗年龄，往往因为冠根比例失调、牙周病变和根尖周炎症等引起患者早期失牙。亦有部分患牙由于细菌感染轻微、牙周健康和咬合功能平衡等因素，患牙病程进展缓慢，以至于病程超过 10 年，患牙仅有轻微症状而保存。然而，该病例患牙牙根长度仅为

笔记

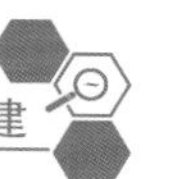

正常的1/3，是发育停止或伴发内外吸收尚缺乏临床追踪数据观察。

发育畸形是引起年轻恒牙根尖周病最常见的病因之一，由于外观无明显改变，一些慢性根尖周病往往被忽视而错过检查治疗的最佳时机，迁延不愈，至成年后才检查出病变，容易引起牙髓根尖周病的发育畸形主要包括下颌前磨牙畸形中央尖、上颌侧切牙畸形舌面窝。畸形中央尖又称东方人或蒙古人前磨牙，是前磨牙中央窝或者颊侧三角嵴上突起圆锥形牙尖，多见于前磨牙特别是第二前磨牙，口内同名牙常对称发生。部分前磨牙髓角深入中央尖中，中央尖因为折断或者磨损导致牙髓的暴露和感染，最终引起了根尖周病发生。畸形中央尖的折断多发生在牙萌出期，过高的畸形中央尖往往因为咀嚼硬物而折断，特别是对颌牙已经萌出的情况。有些中央尖可在拔除滞留乳牙的时候发生折断，甚至有乳牙还未脱落中央尖就已经折断，进而引起根尖周病变。该病例患牙牙根较短，考虑可能在萌出早期畸形中央尖就发生折断，并继发感染，牙根停止发育或后期继发内外吸收。

二、年龄对牙髓再生治疗的影响

牙根发育不全伴发根尖周炎的治疗一直是临床的难点，其原因在于：①年轻恒牙根尖孔敞开，常规根管治疗不能封闭根尖，冠方细菌持续渗漏至根尖区，导致治疗失败；②根管壁薄弱，易并发根折，导致患牙不能保留；③牙根变短，冠根比例不协调，继发牙周创伤，导致牙齿松动脱落。治疗关键是控制炎症、封闭根尖和促使牙根生长。目前可选择的治疗方案有根尖诱导成形、根尖屏障和牙髓再生治疗（部分文献称此类治疗为牙髓血运重建，目前美国牙髓病学学会主要用“牙髓再生”描述此类治疗）。

接受牙髓再生治疗的患者主要为儿童。儿童干细胞再生的潜能大，机体有更强的愈合能力。多数情况下，尽管儿童年轻恒牙表现为牙髓坏死或根尖周炎的症状和体征，宽大的髓腔中仍然有部分生

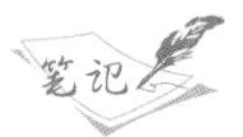

活的牙髓组织，这为牙髓再生治疗提供了有力的生物学基础。9～10岁儿童初次治疗后1个月，X线片开始出现根尖周的修复影像，最早需3个月可见根尖周损伤完全愈合。治疗后2个月影像学上即可见牙根继续发育，牙根发育完全至少在治疗后10个月。

随着年龄的增长，机体的组织愈合能力和干细胞再生能力逐渐降低，这意味着牙根发育的成功性下降。但目前尚缺乏系统的临床研究证明年龄和牙根发育的绝对相关性。本课题组对成年患者采用牙髓再生治疗进行研究后发现，其愈合过程较青少年缓慢，但多数能控制根尖炎症，牙本质壁增厚和根尖钙化屏障形成缓慢。该例患者43岁，尽管牙根发育中止于根中1/3和冠1/3交界处，经牙髓再生治疗后，无明显症状，可维持正常功能。Wang等人病例报道，对1例39岁患者双侧下颌前磨牙经牙髓再生治疗后随访发现，8个月复查X线片显示根尖无明显变化，30个月后无症状，锥形束CT显示根尖透射影消失。这些病例均表明，患者年龄对患牙牙根的继续发育存在较大影响，而对炎症控制影响较小。

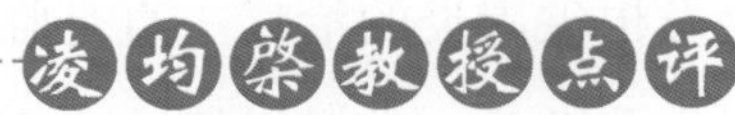

成人牙根发育不全患牙预后受多种因素影响，特别是重度发育不全患牙。患者对病情和预后的理解非常重要，治疗前需要做好充分的医患沟通。同时，机体自身的愈合能力和疾病发展的不确定性也给患牙的治疗和保留带来重大挑战。牙根条件较差的患牙，经过合适的治疗和维护可以保持牙列完整，行使正常的功能，延缓拔除和修复的进程。

（刘昭慧）

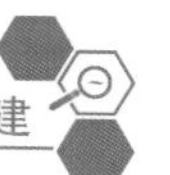

参考文献

1. Wang Y, Zhu X, Zhang C. Pulp revascularization on permanent teeth with open apices in a middle-aged patient. J Endod, 2015, 41 (9): 1571－1575.

2. 凌均棨. 年轻恒牙根尖周病凌均棨 2016 观点. 北京：科学技术文献出版社，2017.

3. 凌均棨. 显微牙髓治疗学. 北京：人民卫生出版社，2014.

026 11 根尖周炎伴牙根发育不全的牙髓再生治疗

病历摘要

患者为 24 岁女性，主诉右上前牙外伤约 10 年，牙体缺损，未行治疗。1 年前再次外伤，无新鲜折断面，后逐渐感觉隐痛，伴咬合不适，院外就诊后转诊我科。否认重大疾病史和过敏史。检查见 11 远中切角少许缺损，牙冠轻微变色，叩(+)，无明显松动，牙龈正常，未探及牙周袋。X 线片显示 11 根尖孔敞开，根尖表面不连续，可疑外吸收，根尖透射影，未行根管治疗（图 26－1A)。

诊断： 11 慢性根尖周炎；牙根发育不全；可疑外吸收。

治疗计划： 结合患者意愿和患牙情况，拟行 11 牙髓再生治疗后直接树脂修复。

治疗： 11 上橡皮障，开髓，2.6% 的 NaOCl 浸泡冲洗 2 分钟，根尖定位仪测量工作长度为 21mm，初尖锉#60，镍钛及手动器械标

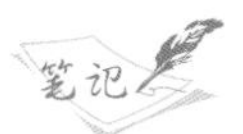

准法预备至#80，20ml 2.6%的NaOCl及20ml 17%的EDTA超声荡洗。根管内封入由环丙沙星、甲硝唑和头孢克洛组成的三联抗生素糊剂，玻璃离子暂封3周。复诊无明显症状、体征，3%甲哌卡因（不含肾上腺素）局麻，DOM下20ml 17% EDTA超声冲洗彻底去除根管内封药，观察根管内清洁无杂质，#15扩大针刺穿根尖周组织，引导出血至釉牙骨质界下1～2mm，放置小块胶原膜，等待15分钟后观察血凝块形成。依次放置3mm厚MTA、微湿棉球和暂封材料。拍摄X线片显示MTA严密封闭根管口（图26－1B）。1周后复诊，探查MTA固化，纳米树脂充填修复11形态。术后5个月复查无明显症状、体征，X线片显示11根尖透射影消失，根尖孔缩小（图26－1C）。术后8个月复查根尖外形圆钝，未见外吸收影像，可见连续根尖周膜形成（图26－1D）。术后30个月复查未诉不适，牙冠变色稍加深，电测无反应，根尖周骨质正常，根尖孔缩小（较正常根尖孔稍大），根尖外形正常，根周膜连续（图26－1E）。

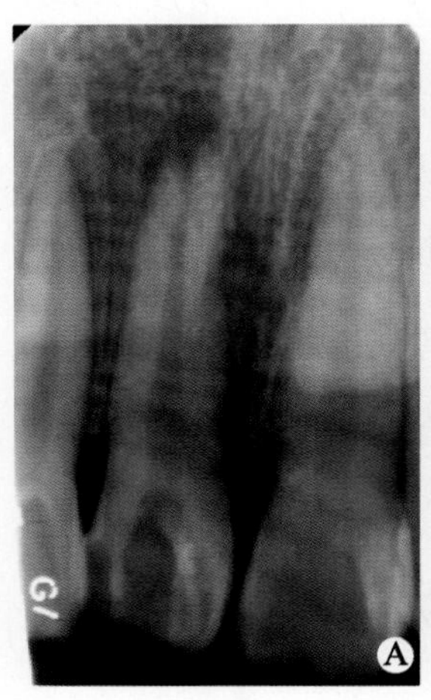

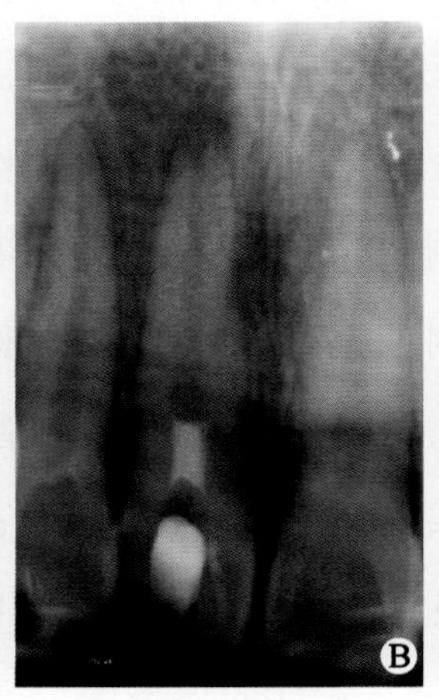

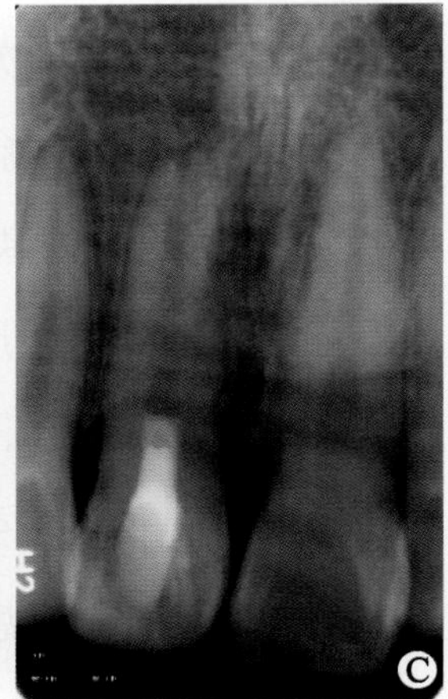

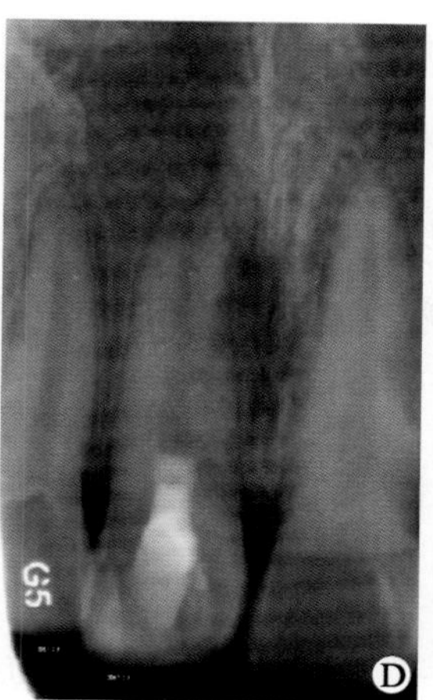
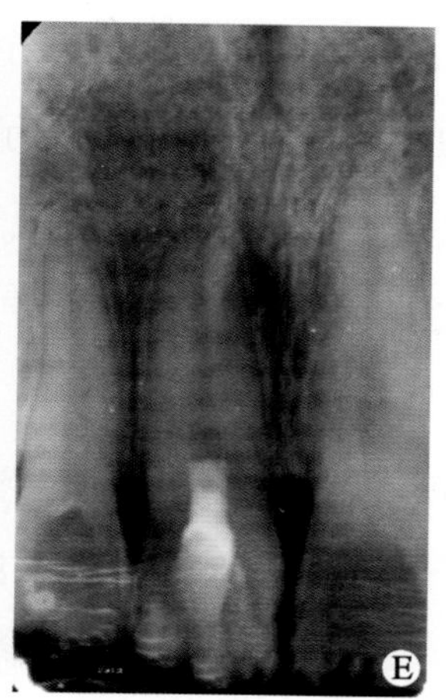

A. 11 术前 X 线片；B. 11 术后即刻 X 线片；C. 11 术后 5 个月 X 线片；D. 11 术后 8 个月 X 线片；E. 11 术后 30 个月 X 线片。

图 26－1　11 牙髓再生治疗前后及复查 X 线片

病例分析

一、根尖孔大小对牙髓再生治疗的影响

根尖孔的开放有利于微小血管和再生牙髓组织的长入，有利于感染微生物和牙髓炎症细胞分泌细胞因子和组织降解酶的运输。研究发现，牙再植、移植或牙髓再生治疗后，只有根尖孔开放的患牙才出现髓腔内牙髓样组织再生。影像学显示根尖开口超过 1.1mm 的患牙即刻再植牙髓再生的机会较高，有学者认为对根尖孔已完全闭合的坏死牙，利用适当的器械将其根尖孔扩大 1～2mm，可利于根尖血流进入根管，从而促使牙髓再生的发生。

对于这一结果尚存争议。有研究表明，根尖孔的大小似乎不是影响牙髓再生成功率的主要因素。研究者将 15 颗发育完全的比格犬单根牙，经根尖切除术后再植，形成的根尖孔范围为 0.24～1.09mm。观察 90 天后，10 例根尖孔较小（0.24～0.53mm）的患

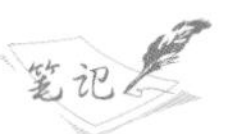

牙活髓组织至少占髓腔的1/3。最成功的几个病例显示活髓组织占据整个髓腔，根尖孔为0.32～0.65mm。提示根尖发育程度对新生组织的长入不是一个决定性因素，根尖孔低于1mm并未限制新生组织的长入，甚至根尖孔为0.32mm的患牙亦有良好的新生组织长入。

病例报道显示，对7颗牙根发育完全的慢性根尖周炎患牙（患者年龄8～21岁）行牙髓再生治疗后，观察8～26个月，其中2例根尖透射影消失，5例透射影减小，无临床症状，冷热测和电活力测试无反应。该病例患牙在牙根发育不全的病例中，根尖孔相对较小，而且患者年龄较大，仍然显示根尖透射影消失，根尖孔基本闭合。

二、伴发内外吸收患牙的牙髓再生治疗

自从2001年Iwaya报道第一例牙髓再生治疗成功起，逐渐有病例和病例系列报道牙髓再生治疗不同的患牙结果，其适应证亦逐渐放宽。除了上述针对牙根发育不全或牙根发育完全患牙的治疗报道，亦有关于再治疗、外吸收和牙内陷病例的报道。

外吸收的患牙根尖被破坏，并有明显的根尖骨质破坏区，根尖乳头细胞活力较低，预后往往欠佳，根尖发育潜能弱，以往常常推荐进行根尖屏障技术治疗。2015年，在*JOE*上报道3例伴发外吸收的病例进行牙髓再生治疗，观察15～30个月后，所有患牙均无症状，松动度减轻，保持正常功能和生理动度。该病例患牙术前根尖显示波浪状，疑有根尖外吸收，经牙髓再生治疗后，术后8个月根尖外形圆钝连续，有正常根尖周膜形成。

亦有病例报道伴发内吸收的患牙，经牙髓再生治疗后内吸收停止，根管内弥散性钙化物沉积。Ⅱ型牙内陷患牙或牙中牙伴发根尖发育不全者，在DOM下切除内陷部分，进行牙髓再生治疗，可有

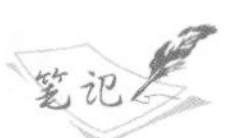

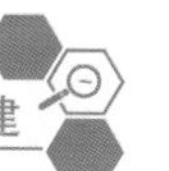

效促进根尖炎症消除，根尖孔闭合，根管壁增厚。

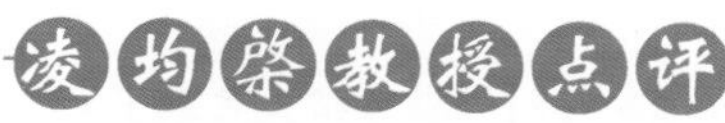

目前针对成人牙根发育不全患牙有三种治疗方式，即根尖诱导、根尖即刻屏障和牙髓再生治疗。成人牙髓再生治疗预后与儿童存在较大差异，多数表现为炎症控制、根尖部分闭合，牙根长度未见明显变化。因此，治疗方案的选择需结合患牙病情、患者意愿、就诊时间和冠部修复等多方面综合制定。

（刘昭慧）

参考文献

1. Laureys WG, Cuvelier CA, Dermaut LR, et al. The critical apical diameter to obtain regeneration of the pulp tissue after tooth transplantation, replantation, or regenerative endodontic treatment. J Endod, 2013, 39 (6): 759 – 763.

2. Priya MH, Tambakad PB, Naidu J. Pulp and periodontal regeneration of an avulsed permanent mature incisor using platelet-rich plasma after delayed replantation: a 12-month clinical case study. J Endod, 2016, 42 (1): 66 – 71.

3. Santiago CN, Pinto SS, Sassone LM, et al. Revascularization technique for the treatment of external inflammatory root resorption: a report of 3 cases. J Endod, 2015, 41 (9): 1560 – 1564.

4. Yang J, Zhao Y, Qin M, et al. Pulp revascularization of immature dens invaginatus with periapical periodontitis. J Endod, 2013, 39 (2): 288 – 292.

笔记

027　21 外伤引起年轻恒牙根尖周病的血运重建术治疗

病历摘要

患者为 8 岁男性，主诉左上前牙外伤 2 个月，长疱 1 月余。

患儿左上前牙 2 个月前外伤，当时于外院行上前牙充填修复处理，1 个月后出现脓疱，伴牙体咬物不适，今于我科就诊。否认重大疾病史和过敏史。检查见 21 牙体斜行缺损至冠中处，牙体变色，无叩痛，松 I°，21 根尖对应唇侧黏膜肿胀，可探及窦道。X 线片：21 根尖区透射影，牙根未闭合；11 未见异常，根尖未闭合（图 27－1A）。术前 CBCT 显示 21 根尖区透射影，根尖孔近远中径与颊舌径均未闭合（图 27－1B、图 27－1C）。

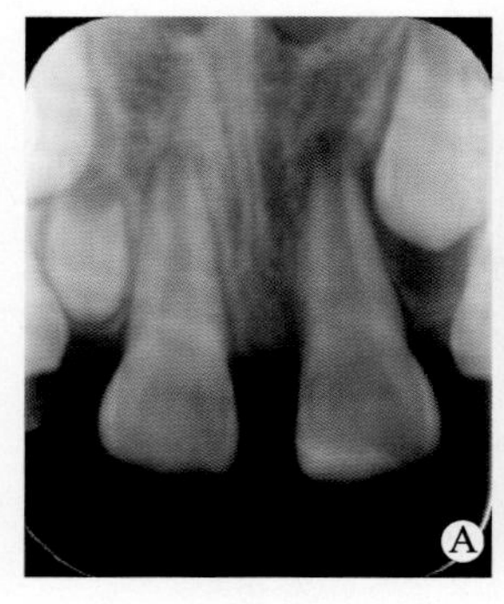

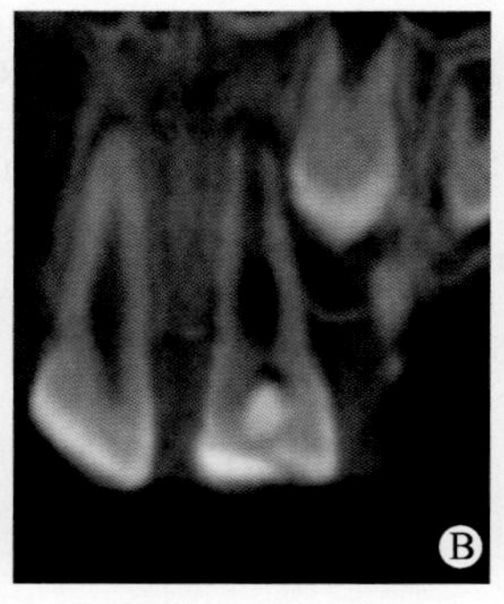

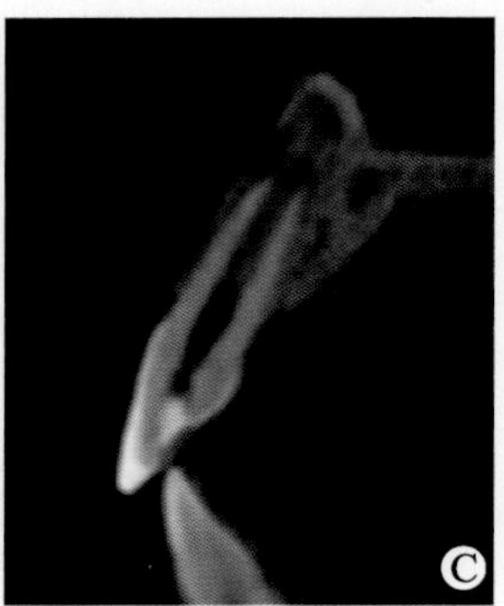

A. 术前根尖片；B. 术前 CBCT 冠状位截图；C. 术前 CBCT 矢状位截图。

图 27－1　患儿术前 X 线片与 CBCT

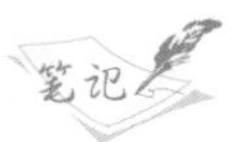

诊断：21 慢性根尖周炎。

治疗：结合患儿与家长意愿和患牙情况，拟尝试尽量保留21。考虑21根尖孔较大，确定行血运重建术。

首次就诊，消毒局麻，橡皮障隔湿患牙，常规开髓暴露髓腔，DOM下清理髓腔，清除坏死牙髓，3% NaOCl 20ml、17% EDTA 20ml缓慢冲洗5分钟，吸潮纸尖干燥根管，导入三联抗生素糊剂（甲硝唑、环丙沙星、克林霉素之比为1∶1∶1），玻璃离子暂封。

3周后复诊，可见暂封物完整，颊侧窦道消失，无叩痛，松动度恢复正常。常规消毒局麻，橡皮障隔湿患牙，去除玻璃离子封物。3% NaOCl 20ml、17% EDTA 20ml溶液缓慢冲洗5分钟，吸潮纸尖干燥根管，DOM下采用15号K锉刺破根尖外，诱导根尖组织出血，观察血液面至釉牙骨质界下约3mm，静待15分钟血凝块形成（图27－2A）。剪取面积大小为2mm×2mm的胶原膜，用垂直加压器置于血凝块上（图27－2B）。将MTA置于血凝块与生物膜上方，厚度约3mm，止于釉牙骨质界下方约4mm处（图27－2C），玻璃离子暂封，拍摄术后X线片了解治疗效果（图27－2D）。

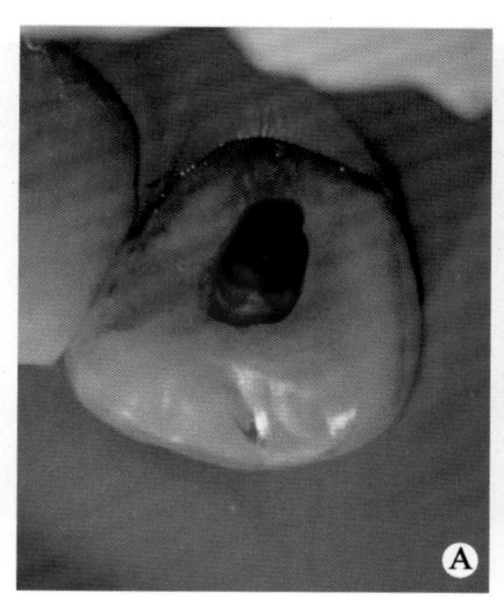

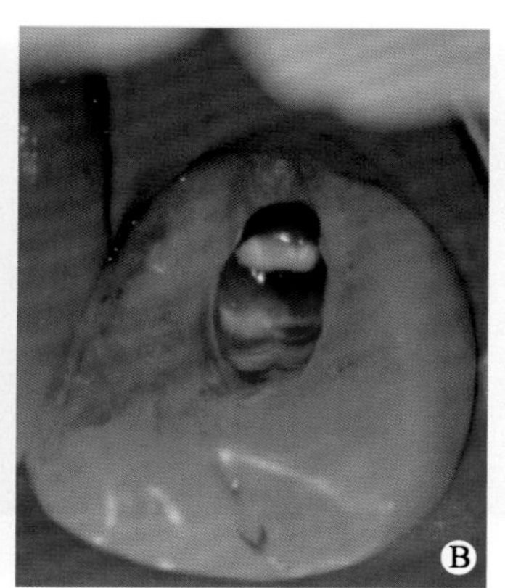

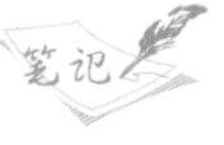

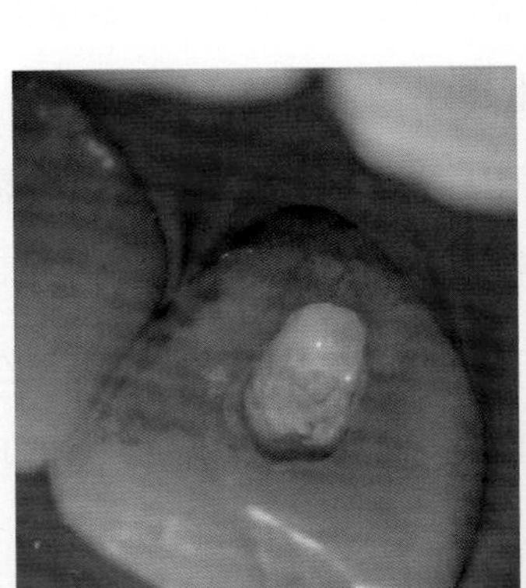
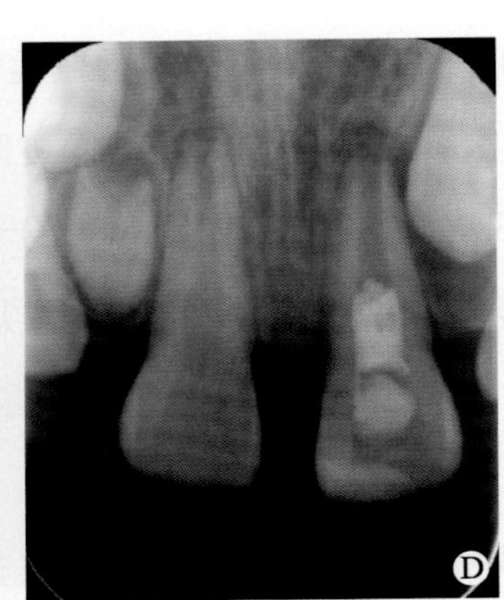

A. 血凝块产生；B. 加入生物膜；C. 加入 MTA；D. 术后根尖片。

图 27 -2　患儿术中口内照

1 周后第二次复诊，见暂封物完整，颊侧牙龈未见红肿，无叩痛，松动度正常。去除玻璃离子封物，水门汀垫底，3M Z350 修复牙体外形，调殆抛光。

术后定期复查： 术后 3 个月、6 个月、12 个月、18 个月、24 个月复查，患儿无自觉不适，牙龈未见红肿，无叩痛，松动度正常，根尖区低密度影消失，牙根继续发育延长，根管壁增厚，根管内钙化影像见图 27 -3。

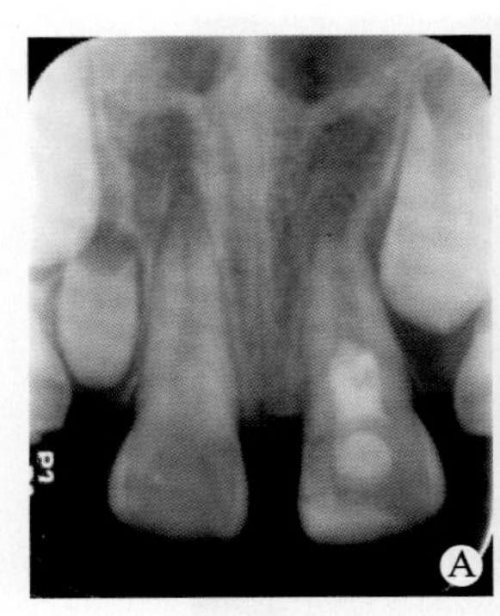
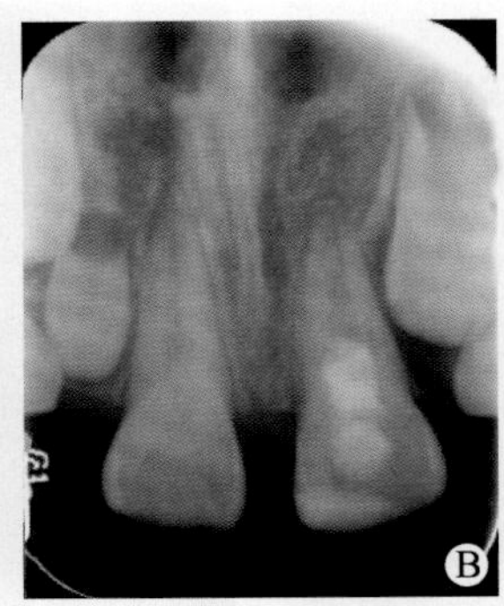
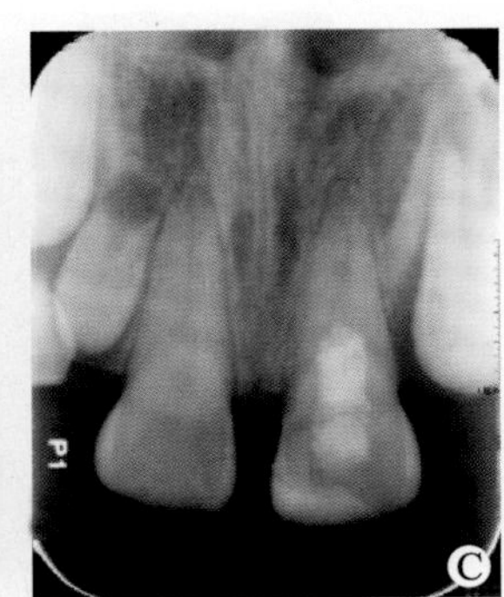

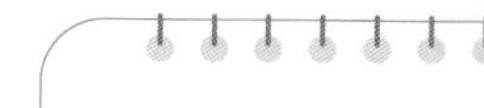

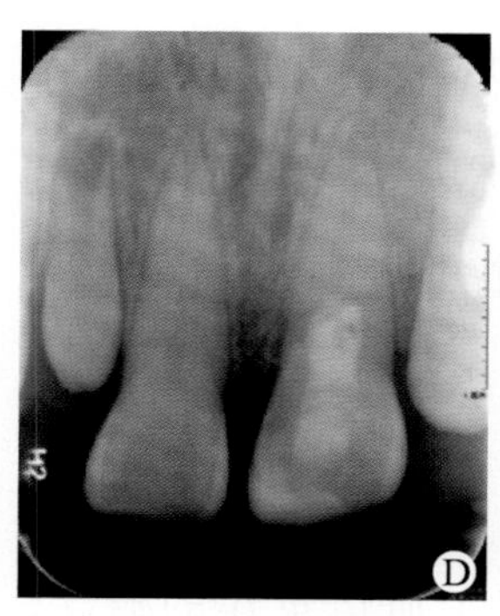
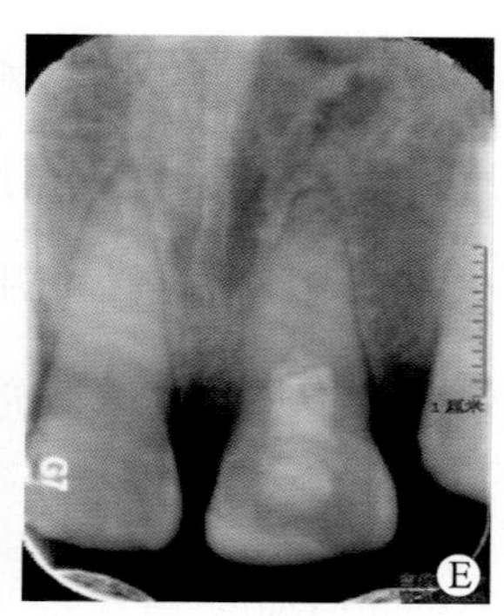

A. 术后 3 个月根尖片示根尖阴影减小；B. 术后 6 个月根尖片示根尖阴影进一步减小，根尖孔缩小；C. 术后 12 个月根尖片示阴影消失，根尖孔闭合；D. 术后 18 个月根尖片示根管壁增厚，根管钙化；E. 术后 24 个月根尖片示根管进一步钙化。

图 27－3　患儿术后复查 X 线片

病例分析

一、年轻恒牙根尖周病治疗方案的选择

年轻恒牙根尖周病的治疗是一个难点，常规根管治疗预后不佳，粗大的根尖孔常导致根尖无法完全封闭。其治疗的关键在于根尖炎症的消除和根尖的严密封闭。根尖诱导成形术采用氢氧化钙保存根尖部残留牙髓，促使根尖周硬组织沉积，牙根继续发育，是治疗年轻恒牙根尖周病的最经典方法。Vitapex 是根尖诱导最常用药物，其主要成分包括氢氧化钙、碘仿和聚甲基硅氧烷油等。除氢氧化钙外，碘仿不仅具有消毒、防腐及杀菌作用，更使糊剂具有 X 线片显影能力，添加了聚甲基硅氧烷油后，操作性能得到明显改善，可通过注射的方式操作，极大方便了治疗操作，并大大降低了根管欠充的概率。根尖诱导成形术的不足在于疗程长，需多次复诊并更

换药物，只有少数牙能形成正常的牙根形态，长期封入氢氧化钙后，牙齿抗折性能降低，易引发根折，牙根无法继续发育，冠根比差，根管壁薄弱，对未来的冠修复不利。对于根尖未闭合但已经丧失牙髓再生能力的患牙，利用 MTA 等材料封闭根尖区的根尖屏障术是另一种选择。与根尖诱导成形术相比，根尖屏障术减少了复诊次数，而远期疗效两者区别不大。

20 世纪 60 年代，Nygaard-Ostby 最早提出了血运重建的概念，设想将根尖区外的干细胞导入根管内，当时的研究没有成功。2001 年，Iwaya 提出血运重建的治疗方案，采用化学冲洗及抗生素糊剂对根管进行彻底消毒，严密封闭冠部，进而观察到患牙根管壁增厚，根尖闭合，牙髓电活力测试阳性。此后血运重建的疗程进行不断改良，其基本流程主要包括了三联抗生素糊剂抗感染，不进行机械预备，刺激血凝块形成，冠部严密封闭。目前血运重建术的应用范围主要为龋病、外伤、发育畸形引起的年轻恒牙根尖周病患牙。

二、血运重建的组织来源

研究表明，血运重建术后根管内充满纤维结缔组织，类似于牙周膜、牙骨质样或骨样的硬组织，根尖封闭由不含牙本质的牙骨质沉积而成，根管牙本质壁上有些牙骨质样组织形成，同时有少量炎症细胞存在于新生组织中。由于血运重建后根管内形成的组织类似牙周样组织，推测血凝块的作用是引入了根尖区外的牙周干细胞。凌均棨教授研究团队发现有外伤脱位复位固定病史的患牙血运重建术预后不佳，可以从一个侧面印证这一点。目前美国牙体牙髓病协会同样不建议对外伤脱位牙齿进行血运重建治疗。

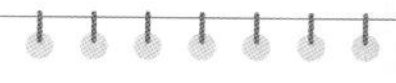

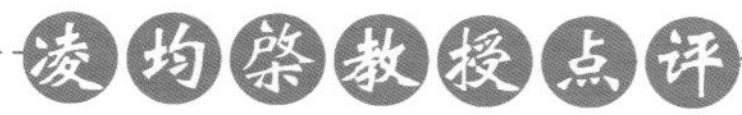

根尖诱导成形术与血运重建术是年轻恒牙根尖周病最常见的治疗方法。与根尖诱导成形术相比，血运重建术可促进牙根继续发育延长，根管壁增厚，根尖孔闭合，但其操作相对复杂且适应证要求更为严格。由于治疗后根管无须重新打开进行根管治疗，血运重建术前期对根管消毒的要求更为严格，整个治疗过程应尽量避免机械预备对根尖牙囊组织的破坏。

（林家成）

参考文献

1. Becerra P, Ricucci D, Loghin S, et al. Histologic study of a human immature permanent premolar with chronic apical abscess after revascularization/revitalization. J Endod, 2014, 40 (1): 133 - 139.

2. Meschi N, Hilkens P, Lambrichts I, et al. Regenerative endodontic procedure of an infected immature permanent human tooth: an immunohistological study. Clin Oral Investig, 2016, 20 (4): 807 - 814.

3. Lin JC, Zeng Q, Wei X, et al. Regenerative endodontics versus apexification in immature permanent teeth with apical periodontitis: a prospective randomized controlled study. J Endod, 2017, 43 (11): 1821 - 1827.

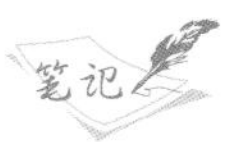

028 35 畸形中央尖引起年轻恒牙根尖周病的血运重建术治疗

病历摘要

患者为11岁男性，主诉左下后牙咬物疼痛3天，加重伴肿胀1天。

患儿左下后牙3天前出现咬物疼痛，渐加重，昨日起出现牙龈肿胀，现求诊。否认重大疾病史和过敏史。检查见35 𬌗面畸形中央尖痕迹，中央尖已折断，叩痛（++），松Ⅰ°~Ⅱ°，35根尖对应唇侧黏膜肿胀，未及明显波动感。X线片：35根尖区透射影，牙根未完全闭合，呈喇叭口状；根尖孔约5.5mm，根尖区透射影（图28-1A）。术前CBCT显示根尖外透射影，根尖未闭合（图28-1B、图28-1C）。

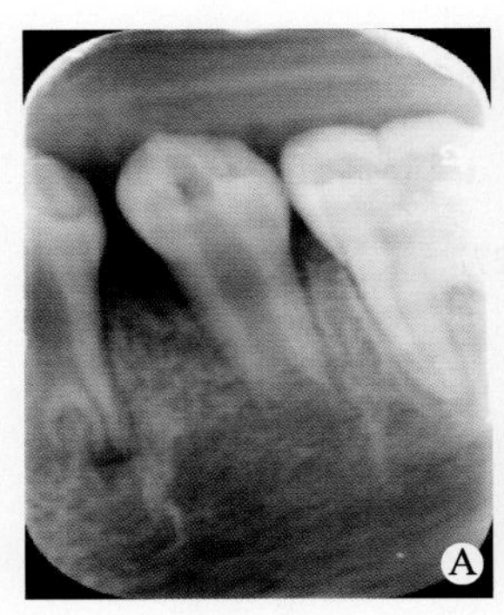

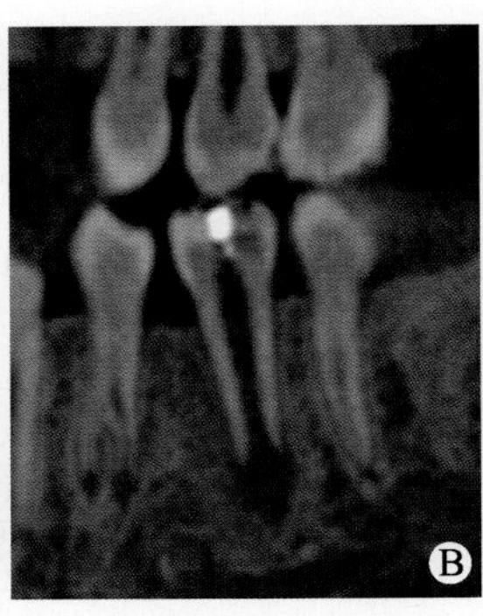

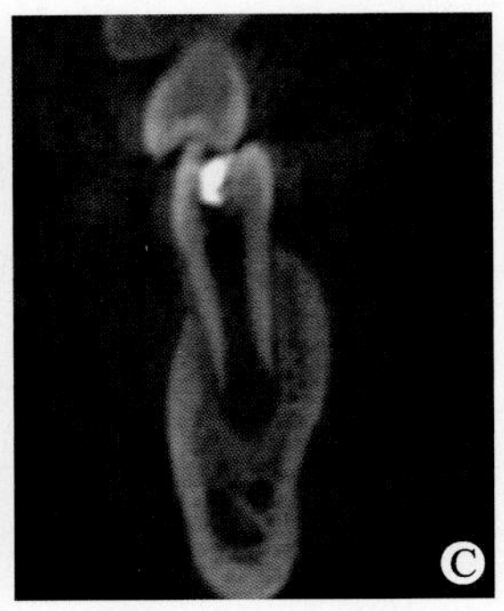

A. 术前根尖片；B. 术前CBCT冠状位截图；C. 术前CBCT矢状位截图。

图28-1 患儿术前X线片与CBCT资料

笔记

诊断：35 慢性根尖周炎。

治疗：结合患儿与家长意愿和患牙情况，考虑35 根尖开口大，呈喇叭口样，拟行血运重建术。

首次就诊，消毒局麻，常规开髓暴露髓腔和根管，见少许黄色脓液流出，继而为血性分泌物。DOM 下清理根管，去除部分感染牙髓，保留中下段牙髓组织，3% 的 NaOCl 20ml、17% 的 EDTA 20ml 缓慢冲洗 5 分钟，降低咬合，置 OC 棉球开放。

3 日后首次复诊，可见颊侧肿胀略消退，叩痛（+），松 I°。消毒、局麻，橡皮障隔湿患牙，3% NaOCl 20ml、17% EDTA 20ml 缓慢冲洗 5 分钟，吸潮纸尖干燥根管，导入三联抗生素糊剂（甲硝唑、环丙沙星、克林霉素之比为 1：1：1），玻璃离子暂封。

3 周后复诊，可见暂封物完整，颊侧窦道消失，无叩痛，松动度恢复正常。常规消毒、局麻，橡皮障隔湿患牙，去除玻璃离子封物。3% NaOCl 20ml、17% EDTA 溶液 20ml 缓慢冲洗 5 分钟，吸潮纸尖干燥根管，DOM 下采用 15 号 K 锉刺破根尖外，诱导根尖组织出血（图 28－2A），观察血液面至釉牙骨质界下约 3mm，静待 15 分钟血凝块形成（图28－2B）。剪取面积大小为2mm×2mm 的胶原膜，用垂直加压器置于血凝块上。将调拌均匀的 BP-Plus 置于血凝块与生物膜上方，厚度 2～3mm，止于釉牙骨质界下方约 1mm 处，上方置小湿棉球，玻璃离子暂封（图 28－2C）。拍摄 X 线片确定治疗效果和 BP-Plus 位置（图 28－2D）。

1 周后第二次复诊，可见暂封物完整，颊侧牙龈未见红肿，无叩痛，松动度正常。去除玻璃离子封物，水门汀垫底，3M Z350 充填，调𬌗抛光。

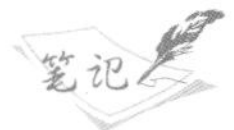

术后定期复查：术后 3 个月、6 个月、12 个月、18 个月、24 个月复查，患儿自觉无不适，牙龈未见红肿，无叩痛，松动度正常，根尖区低密度影消失，牙根发育延长，根尖孔闭合（图 28 –3）。

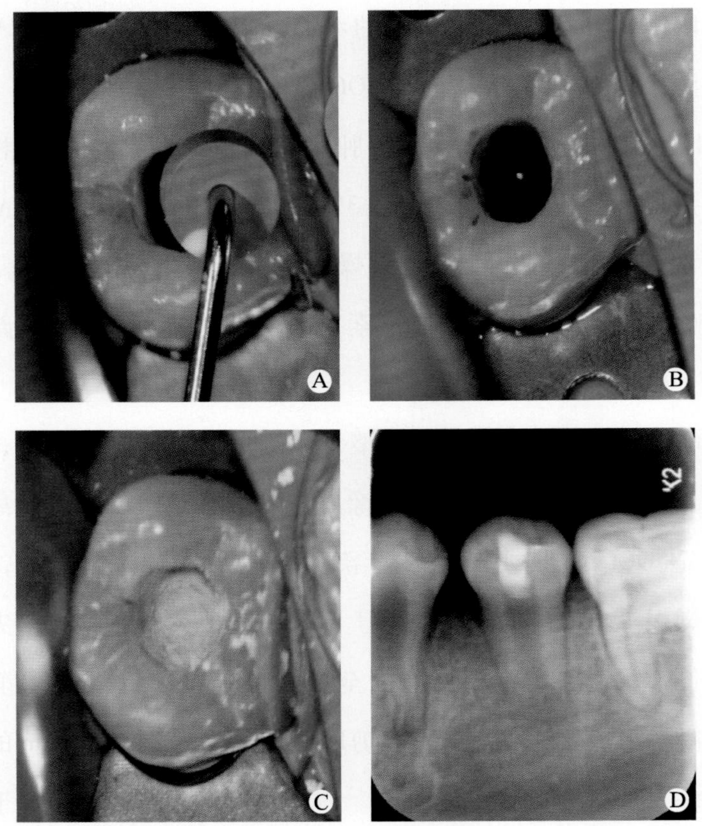

A. 15 号 K 锉诱导根尖出血；B. 血凝块形成；C. 加入 BP-Plus；D. 术后根尖片。

图 28 –2　患儿术中口内照

笔记

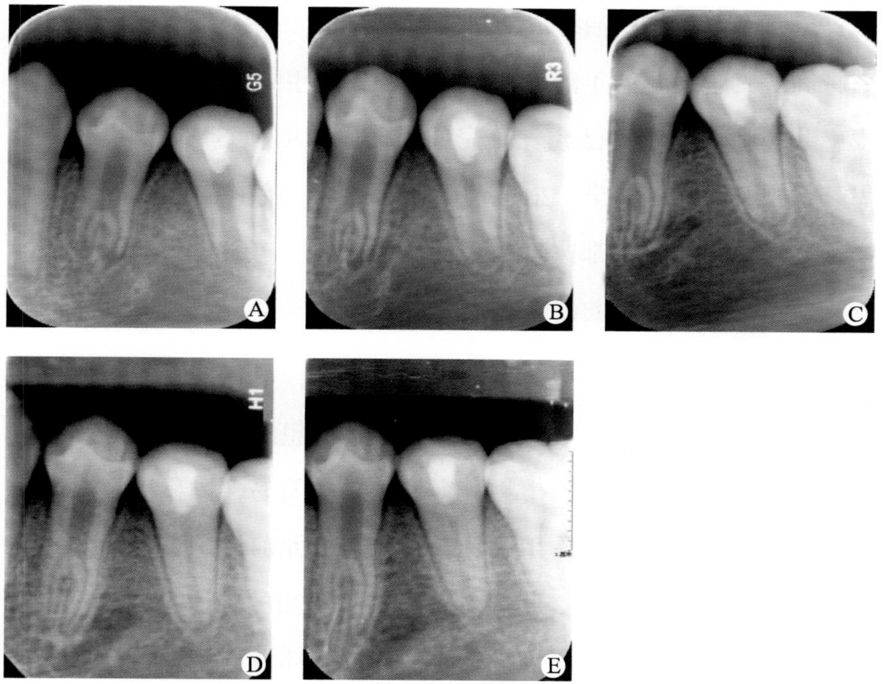

A. 术后3个月根尖片示根尖阴影减小；B. 术后6个月根尖片示根尖阴影进一步减小，根尖孔缩小；C. 术后12个月根尖片示阴影消失，根管壁增厚；D. 术后18个月根尖片示牙根发育延长；E. 术后24个月根尖片示根尖孔近闭合。

图28－3　患儿术后复查X线片

病例分析

一、影响血运重建术预后的因素

目前研究表明，影响血运重建术疗效的因素包括病因、患牙年龄、患牙初始状态（牙根长度、根尖孔大小和根尖透射影大小）与病程长短。常见病因包括龋病、外伤、发育畸形等，其中龋病和发育畸形病因相对单纯，血运重建预后较好。年轻恒牙外伤分类很多，包括嵌入、脱出、侧方脱位等不同类型的牙脱位，部分患牙只是单纯硬组织或牙周支持组织损伤，因此预后差别较大。一般而

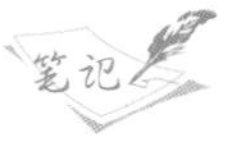

言，患儿年纪越小，治疗成功机会越高；患牙根尖孔越大，成功概率越高。其中患儿的年龄确切地说是患牙的年龄。举例而言，12 周岁患儿的中切牙根尖已经发育完成了，而前磨牙这时候刚刚萌出。另外，根尖区长期感染，根尖骨质血管破坏，有再生能力的组织同样被破坏，往往预后都比较差。

二、冠部封闭材料特性比较

在血运重建治疗中，当血凝块形成之后，根管上段需要被盖髓材料严密封闭，以防止根管的二次感染。理想的盖髓材料应具备优越的封闭能力，有良好的生物兼容性，操作简易，体积稳定，不溶解且不会与牙髓组织液作用并具有阻射性。此前血运重建治疗中最常见的盖髓材料是 MTA，也有其他材料被应用的报道。

MTA 具有良好的生物表面活性特质，在体液环境下可生成类磷灰石结构，具有促进组织钙化的作用，可完整封闭牙髓与外部环境的交通，防止细菌的微渗漏，促进组织愈合且不受潮湿环境的影响，并具有杀菌能力、高度的生物相容性，无细胞毒性。从牙髓再生角度，MTA 能刺激牙髓干细胞增生，诱导牙髓中类牙本质干细胞分化，MTA 盖髓后形成的牙本质桥完整且下方的牙髓组织无炎症反应。MTA 的缺点在于操作性能不佳，且血运重建术后牙齿变色多被认为由 MTA 引起。

Biodentine 具有与 MTA 结构相似的生物活性材料。与 MTA 相比，它含有的碳酸钙及氯化钙成分可减少硬化时间，改善了 MTA 操作难及硬化时间长的缺点，且血运重建术后牙体不易变色。体外研究结果指示，Biodentine 尽管可以促进人牙髓干细胞成骨分化，同时也具有浓度依赖性的毒性，因此其在血运重建中的应用尚需进一步排除潜在的有害生物效应。

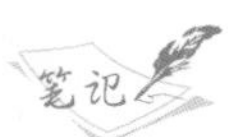

BP-Plus 同样为硅酸钙类合成物，主要成分包括硅酸钙、氧化锆、磷酸钙和氢氧化钙等，具有优良的物理性能、较强的封闭性能和良好

的生物相容性，具有强大的抗菌能力，能有效杀灭顽固性根尖周病最常见致病菌粪肠球菌。BP-Plus 为膏状的根管修复材料，无须调拌可直接使用，操作性能良好且不易被龈沟液、血液等冲散。BP-Plus 应用于血运重建术初步结果显示效果良好，且未见术后牙体变色报道。

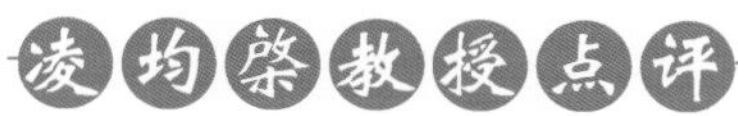

年轻恒牙根尖周病发生时常伴有急性肿胀疼痛，但牙髓组织却仍可部分为活髓。在多根管的年轻恒牙中该现象更为常见，常可见部分根管牙髓化脓坏死，而其他牙髓却是活髓的情况。年轻恒牙血运重建术通过三联抗生素消除与控制炎症，保留根管内残存牙髓，有利于牙根继续发育延长。同时，多数研究也证明哪怕根管内还有少部分炎症存在，牙根仍然可以继续发育。因此，在血运重建术中，不可使用牙髓失活剂，且治疗中应尽量避免机械预备。

（林家成）

参考文献

1. Martinez-Cortes MT, Rosales C, Uribe-Querol E. Cytotoxicity assessment of 3 endodontic sealing cements used in periapical surgery. Rev Odontol Mex, 2017, 21 (1): e40 - e48.

2. Topçuoğlu G, Topçuoğlu HS. Regenerative Endodontic Therapy in a single visit using platelet-rich plasma and biodentine in necrotic and asymptomatic immature molar teeth: a report of 3 cases. J Endod, 2016, 42 (9): 1344 - 1346.

3. Lin JC, Zeng Q, Wei X, et al. Regenerative endodontics versus apexification in immature permanent teeth with apical periodontitis: a prospective randomized controlled study. J Endod, 2017, 43 (11): 1821 - 1827.

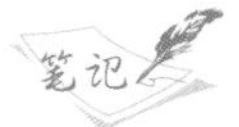

029 45 根尖周炎伴根尖发育异常行血运重建术治疗

病历摘要

患者为 11 岁男性，主诉右下后牙牙龈脓疱 3 个月。

患儿右下后牙萌出半年后即有咬合不适，3 个月前出现脓疱但未予处理，未诉其他不适，今于我科就诊。否认重大疾病史和过敏史。检查见 45 殆面畸形中央尖痕迹，中央尖已折断，无叩痛，不松动，45 根尖对应唇侧黏膜可见窦道，探针可探入。X 线片：45 根尖区透射影，牙根未完全闭合；距根尖 3～4mm 处可见白色高密度影（图 29－1A）。术前 CBCT 显示根尖区透射影，根尖未闭合，根尖区外 3mm 处高密度影，与原有根尖区域分离，约 1mm×2mm 大小（图 29－1B、图 29－1C）。

诊断：45 慢性根尖周炎。

治疗：结合患儿与家长意愿和患牙情况，拟尝试尽量保留 45。考虑 45 根尖开口大，呈喇叭口样，拟行血运重建术，并告知可能的治疗风险。

首次就诊，消毒、局麻，橡皮障隔湿患牙，常规开髓暴露髓腔和根管，DOM 下观察牙髓坏死范围，去除感染牙髓，3% 的 NaOCl 20ml、17% 的 EDTA 20ml 缓慢冲洗 5 分钟，吸潮纸尖干燥根管，导入三联抗生素糊剂（甲硝唑、环丙沙星、克林霉素之比为 1∶1∶1），玻璃离子暂封（图 29－2A）。

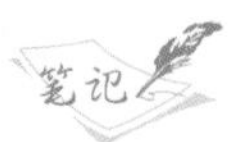

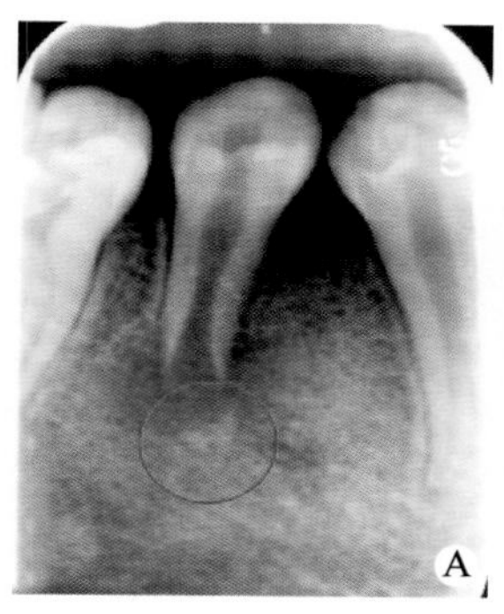
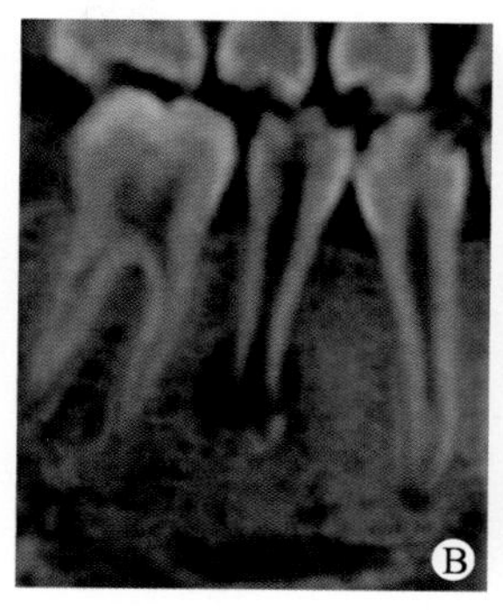
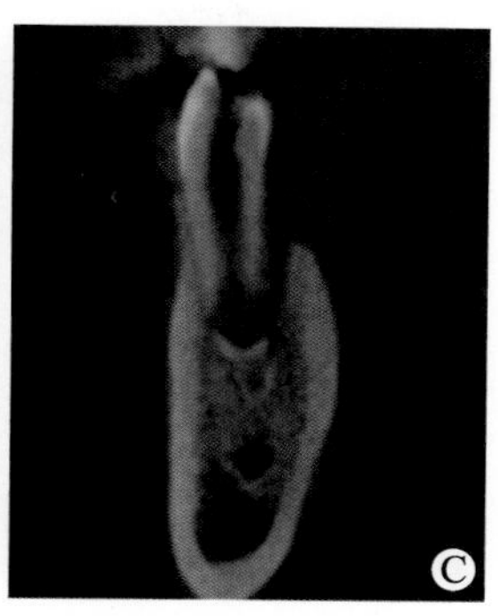

A. 术前根尖片示根尖区游离高密度影；B. 术前 CBCT 冠状位；C. 术前 CBCT 矢状位。

图 29－1 患儿术前 X 线片与 CBCT

3 周后复诊，可见暂封物完整，颊侧窦道消失，无叩痛，松动度正常。常规消毒、局麻，橡皮障隔湿患牙，去除玻璃离子封物。3% 的 NaOCl 20ml、17% 的 EDTA 溶液 20ml 缓慢冲洗 5 分钟，吸潮纸尖干燥根管，DOM 下采用 15 号 K 锉刺破根尖外，诱导根尖组织出血，观察血液面至釉牙骨质界下约 3mm，静待 15 分钟血凝块形成（图 29－2B）。剪取面积大小为 2mm × 2mm 的胶原膜，用垂直加压器置于血凝块上（图 29－2C）。将调拌均匀的 MTA 置于血凝块上方，厚度 2～3mm，止于釉牙骨质界下方约 4mm 处（图 29－2D），上方置小湿棉球，玻璃离子暂封，拍摄 X 线片确定治疗效果和 MTA 到达位置（图 29－2E）。

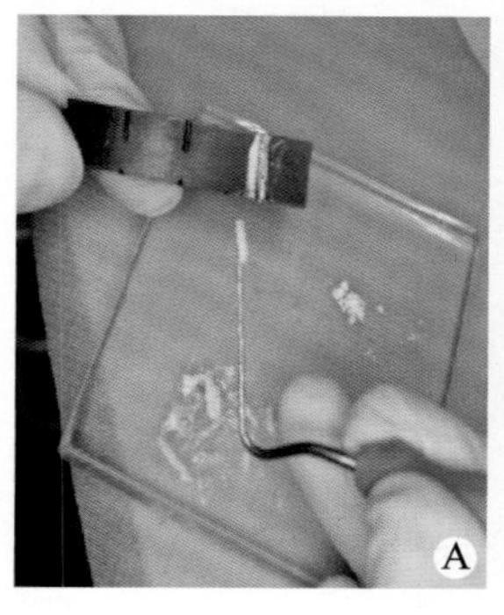
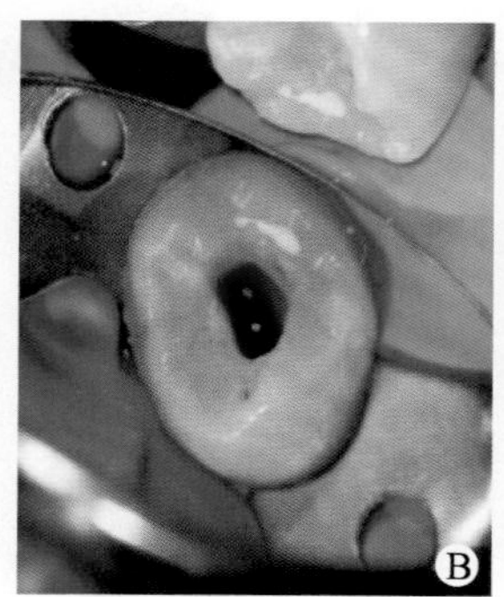
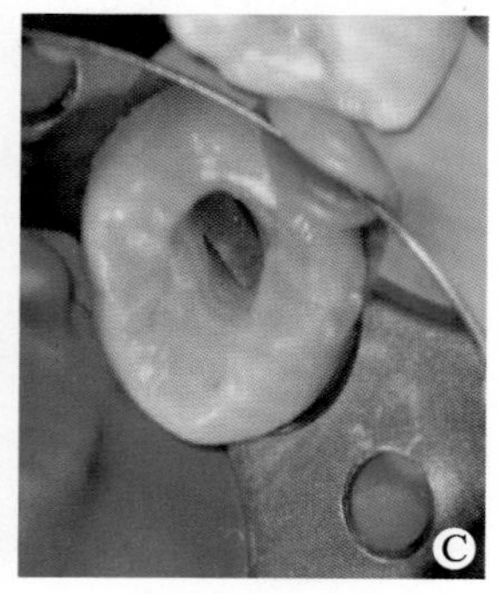

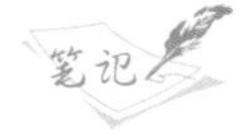

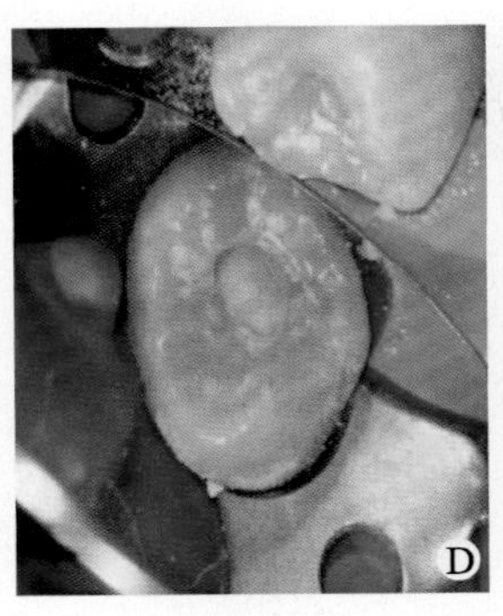
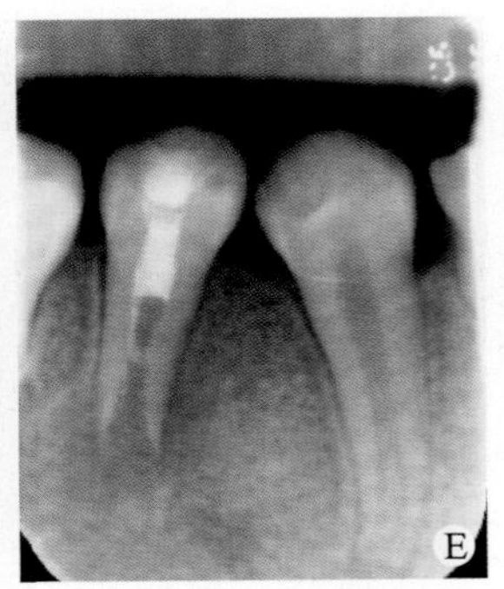

A. 调拌输送 MTA；B. 血凝块形成；C. 加入胶原膜；D. 加入 MTA；E. 术后根尖片。

图 29－2　患儿术中照片

1 周后第二次复诊，可见暂封物完整，颊侧牙龈未见红肿，无叩痛，松动度正常。去除玻璃离子封物，水门汀垫底，3M Z350 充填，调殆抛光。

术后定期复查：术后 6 个月、12 个月复查，患儿自觉无不适，牙龈未见红肿，无叩痛，松动度正常，根尖区低密度影消失（图 29－3A、图 29－3B）。术后 12 个月复查 CBCT 可见根尖区透射影缩小，末端白色高密度影进一步发育成牙尖状，大小约 2mm×3mm，远中端可见游离端根尖与根尖牙周膜部分相连（图 29－3C、图 29－3D）。

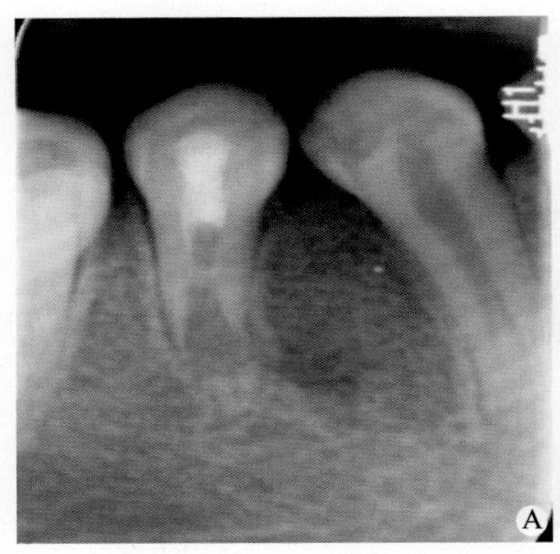
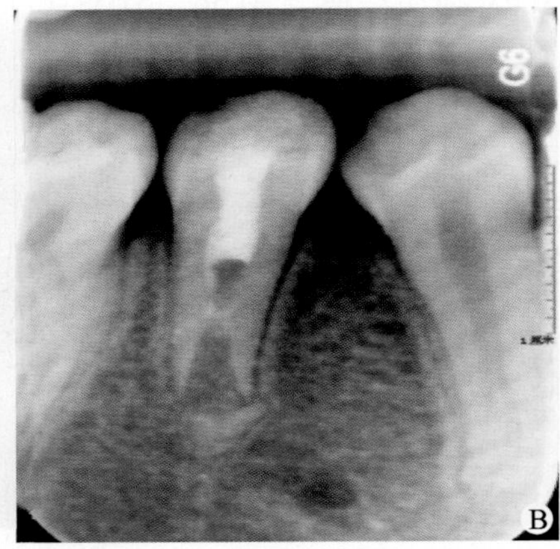

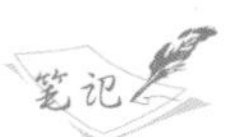

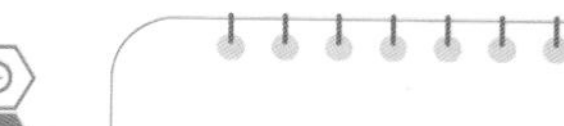

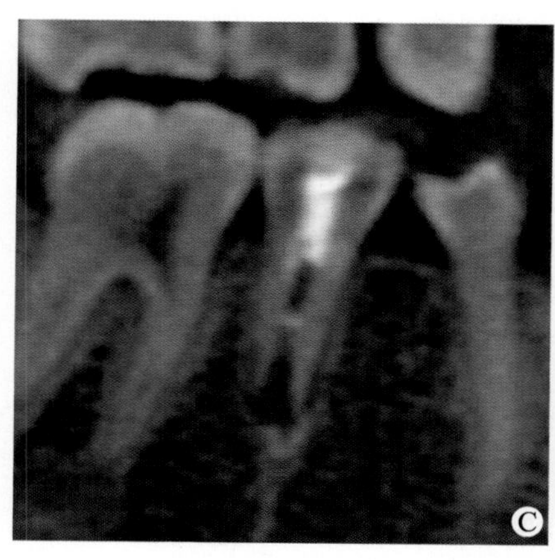

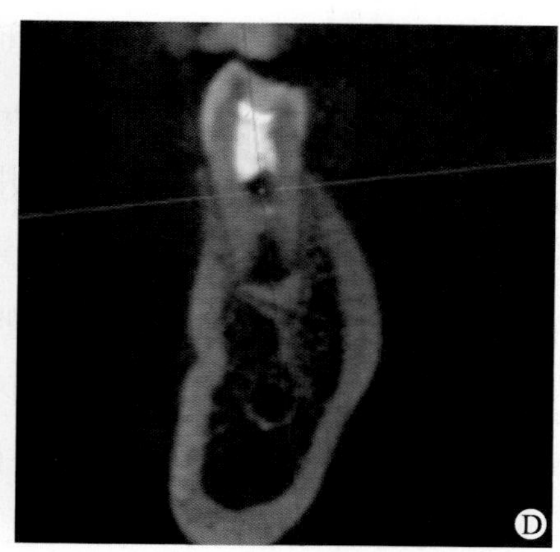

A. 术后6个月根尖片示根尖阴影缩小；B. 术后12个月根尖片示根尖阴影消失；C. 术后12个月CBCT矢状位截图示牙周膜部分相连；D. 术后12个月CBCT冠状位。

图29-3 患儿术后复查X线片

病例分析

一、牙尖异常发育的原因

血运重建术后，部分发育畸形病例可见原有根尖区透射影消失，根尖区出现与原有牙根不连续/不完全连续/完全分离的牙根，随时间延长逐渐发育成近似完整的牙根形态，即根尖发育异常。多数根尖发育异常病例见于畸形中央尖引起的年轻恒牙根尖周病血运重建术治疗后。CBCT显示术后1年，根尖区透射影消失，原先分离的根尖样组织和牙根之间牙周膜影像相连。我们推测，根尖炎症破坏使根尖区组织与原有牙根分离，三联抗生素强大的抗菌能力使之得以保留部分活力，从而进一步发育。

二、牙髓血运重建术根管消毒药物的选择

理想的根管消毒应有最强的抗菌能力和最大的抗菌谱，易于冲洗，不易堵塞黏附牙本质小管；pH中性，对牙乳头干细胞无毒性。临床应用的根管消毒药物应在其中寻求平衡。在血运重建治疗中，学

者多采用三联抗生素糊剂作为根管消毒的药物。此外，氢氧化钙、二联抗菌糊剂（double antibiotic paste，DAP）也是常见的根管消毒药。

研究表明三种抗生素单独使用时，抗菌效果不佳；而同等条件下根管内封入20μg/ml 三联抗生素糊剂，根管内细菌可减少99%。经典的三联抗生素糊剂包括甲硝唑、环丙沙星、米诺环素。改良的三联抗生素糊剂保留甲硝唑和环丙沙星，以其他抗生素代替米诺环素。此前有观点认为米诺环素分子与根管壁钙离子形成不溶性螯合物是导致牙体变色的原因。因此，研究者不断尝试其他药物，如头孢克洛、克林霉素等加以替代。

此外，氢氧化钙也被应用于血运重建术中的根管消毒，其缺点在于，根管和牙本质小管内残留的坏死牙髓与炎性渗出物会降低氢氧化钙的抗菌效果，同时对细菌生物膜及引起顽固性根尖周病的粪肠球菌无效。与常规根管治疗相比，牙髓再生与血运重建的过程对根管消毒药物的要求更高。血运重建术后根管严密封闭并不再打开，如果消毒不彻底，炎症复发，则导致治疗失败。因此，我们更推荐在血运重建术中采用三联抗生素进行根管消毒。

另一方面，血运重建的过程将根尖外残留的牙乳头、不同来源的干细胞组织带入根管内，消毒抗菌药如果毒性过大，消毒杀菌的同时损伤干细胞同样会导致治疗的失败。因此，抗生素浓度的选择，必须在最大的抗菌能力与最小的细胞毒性之间寻求平衡。有体外研究认为三联抗生素糊剂最佳抑菌浓度为39μg/ml，在此浓度作用下，根管内99%的细菌都可以被杀灭。有学者将经典的三联抗生素糊剂封装在仿生凝胶中进行根管消毒，药物浓度仅为0.0625μg/ml时便可以有效杀灭粪肠球菌和齿垢密螺旋体，减少了药物向根尖区外扩散的概率，同时降低了牙体变色的可能。

三、血运重建术常见失败原因

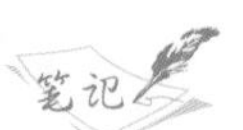

血运重建术治疗常见失败原因包括治疗中无法形成血凝块、术

后根尖炎症复发、牙根停止发育和牙根外吸收。

治疗中，部分病例无法形成血凝块，其原因多为长期炎症破坏根尖区组织，特别是血管组织。相应的预防措施包括采用不含肾上腺素的麻醉，如2%的利多卡因或者3%的甲哌卡因，还可考虑输入富血小板血浆或富血小板纤维蛋白等。根尖炎症复发是引起治疗失败最主要的原因之一，可重新封药，再次行血运重建或改行根尖诱导成形术。部分病例的根尖炎症虽然得到了控制，根尖区透射影减少或消失，但是牙根停止发育，处于静止状态，其原因多为根尖区破坏时间过长，残留干细胞缺乏。在部分外伤再植后引起的年轻恒牙根尖周病中可见术后牙根进行性外吸收，远期效果不佳。由于血运重建术被认为是利用了牙周膜干细胞的分化生长能力，而外伤脱位牙牙周膜多被破坏。我们推测，血运重建术本身不会引起牙根外吸收，但其对外吸收牙无治疗效果。

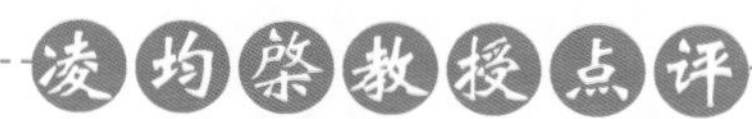

在本病例中，根尖炎症控制后异常发育的根尖与原有根尖组织牙周膜部分相连。但血运重建术后根尖异常发育的患者预后并不完全一致。在畸形中央尖引起的年轻恒牙血运重建治疗中，仅有极少数病例出现根尖炎症复发而导致治疗失败，其中即有根尖异常发育的病例。而在根尖诱导治疗中，根尖诱导后该区域多为Vitapex覆盖，继而出现广泛的硬组织沉积和根尖闭合，所以根尖诱导病例较难见到牙尖异常发育。

（林家成）

参考文献

1. Tagelsir A，Yassen GH，Gomez GF，et al. Effect of antimicrobials used in

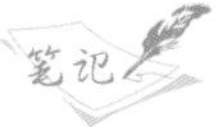

regenerative endodontic procedures on 3-week-old enterococcus faecalis biofilm. J Endod, 2016, 42 (2): 258-262.

2. Shaik J, Garlapati R, Nagesh B, et al. Comparative evaluation of antimicrobial efficacy of triple antibiotic paste and calcium hydroxide using chitosan as carrier against candida albicans and enterococcus faecalis: an in vitro study. J Endod, 2012, 38 (10): 1372-1375.

3. Sujana V, Jayaprakash T, Naidu S, et al. Direct effect of intracanal medicaments on survival of stem cells of the apical papilla. J Conserv Dent, 2014, 17 (4): 335-339.

4. Topçuoğlu HS, Arslan H, Akçay M, et al. The effect of medicaments used in endodontic regeneration technique on the dislocation resistance of mineral trioxide aggregate to root canal dentin. J Endod, 2014, 40 (12): 2041-2044.

030 45慢性根尖周炎伴牙根发育不全行牙髓血运重建术治疗

病历摘要

患者为22岁女性，主诉右下后牙牙龈反复肿胀3年，牙龈脓疱2个月。

患者多年前在外院行右下后牙治疗后充填，具体治疗史不详。近3年牙龈反复肿胀，2个月前口腔检查时发现牙龈脓疱，未诉其他不适。今于我科就诊。否认重大疾病史和过敏史。检查见45牙体变色，殆面树脂充填物，无探痛，叩诊不适，无松动，牙髓电活力测试无反应。46牙体完整，无叩痛，无松动，牙髓电活力测试

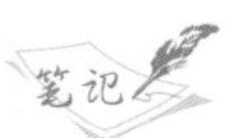

未见异常。45、46 根尖对应颊侧黏膜局限性隆起（图 30 - 1A）。X 线片（图 30 - 1B）：45 牙根发育不全，根管壁薄、根尖孔未闭合，根管内见高密度充填物影像，根充物欠致密，根尖低密度影，45 牙根近中侧及根尖下方见团状高密度影，形态欠规则。46 未见异常。

诊断：45 慢性根尖周炎；牙根发育不全；骨岛。

治疗计划：45 行牙髓血运重建术，替代方案为根尖诱导成形术、根尖屏障术。

治疗：介绍 45 患牙情况、治疗计划、替代方案。结合患者意愿，拟行 45 牙髓血运重建术。第一次就诊：45 橡皮障隔离，去除原充填物和垫底材料，DOM 下取原根充材料，见根管粗大，根尖孔敞开，20ml 1% NaOCl、20ml 17% EDTA、超声荡洗，消毒纸尖干燥根管，导入 Apexcal，玻璃离子水门汀暂封 2 周。第二次就诊检查：45 暂封存，无叩痛，无松动，颊侧牙龈未见异常。45 以不含血管收缩剂的 3% 甲哌卡因局部浸润麻醉，橡皮障隔离，去除原暂封物，DOM 下 20ml 0.9% 生理盐水、20ml 17% EDTA 冲洗，消毒纸尖干燥根管（图 30 - 2A），#15K 锉刺穿根尖周组织，引血液进入根管至釉牙骨质界下 2 ~ 3mm，静置 15 分钟（图 30 - 2B），依次放置小块胶原膜（图 30 - 2C）、iRoot BP Plus（图 30 - 2D）、微湿棉球，Caviton 暂封 1 周，X 线片检查 iRoot BP Plus 放置情况（图 30 - 2E）。第三次就诊：45 暂封存，无叩痛，无松动，颊侧牙龈未见异常。45 橡皮障隔离，去除原暂封物及棉球，DOM 下见 iRoot BP Plus 硬固，流动树脂、复合树脂充填。医嘱术后定期复查。术后 3 ~ 6 个月复查，患者自觉无不适，45 牙体变色，颊侧牙龈正常（图 30 - 3A），根尖低密度影范围缩小（图 30 - 3B、图 30 - 3C）。术后 6 个月复查 CBCT 显示 45 根尖仍有小范围片状低密度影，边界

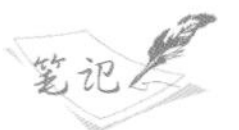

大致清楚。45 牙根近中侧、根尖下方团状低密度影，形态欠规则，部分与颊舌侧皮质融合，未包绕45 牙根（图 30－3D、图 30－3E）。

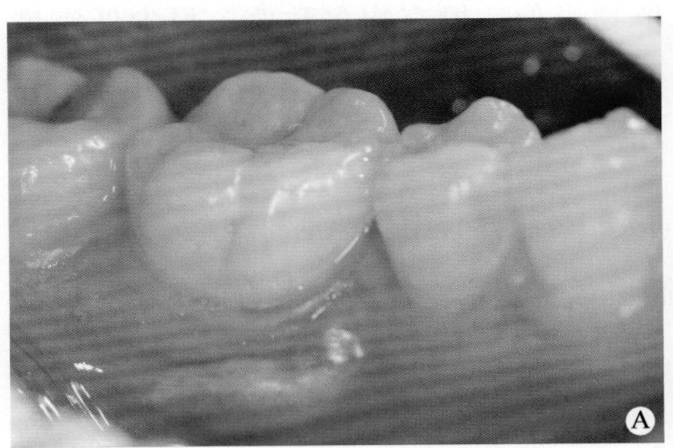
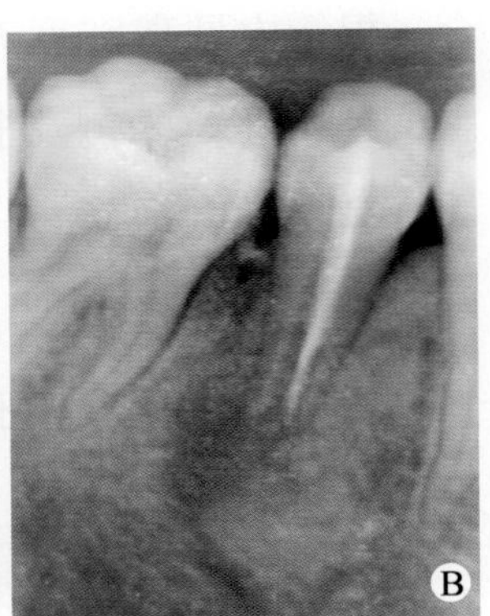

A. 术前口内照；B. 术前 X 线片。

图 30－1　45 术前

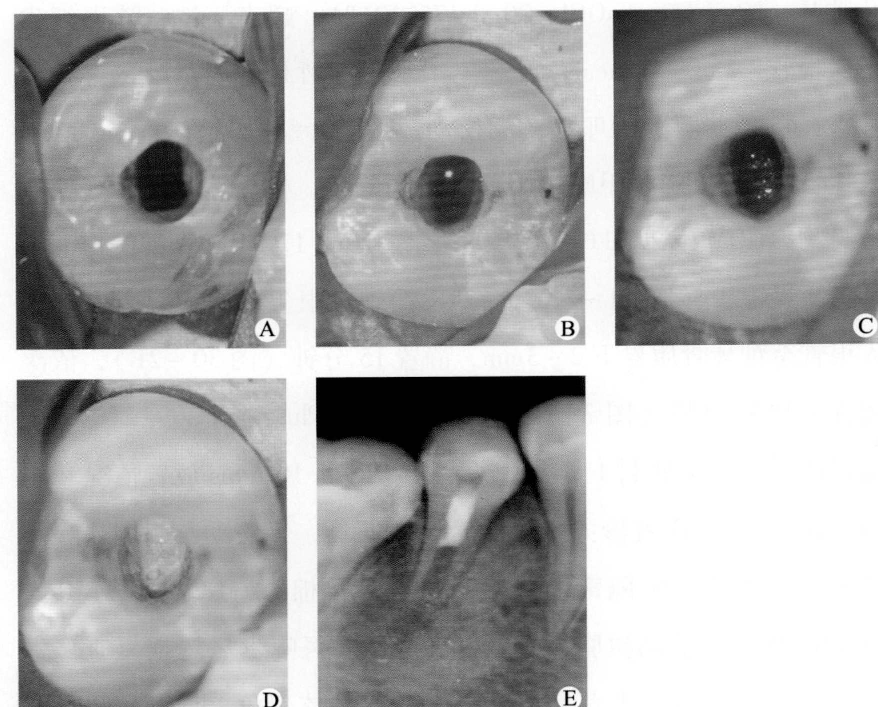

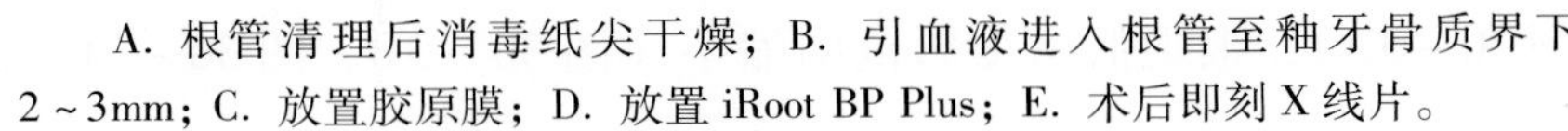

A. 根管清理后消毒纸尖干燥；B. 引血液进入根管至釉牙骨质界下 2～3mm；C. 放置胶原膜；D. 放置 iRoot BP Plus；E. 术后即刻 X 线片。

图 30－2　45 牙髓血运重建术术中

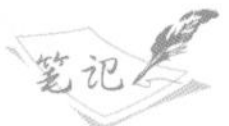

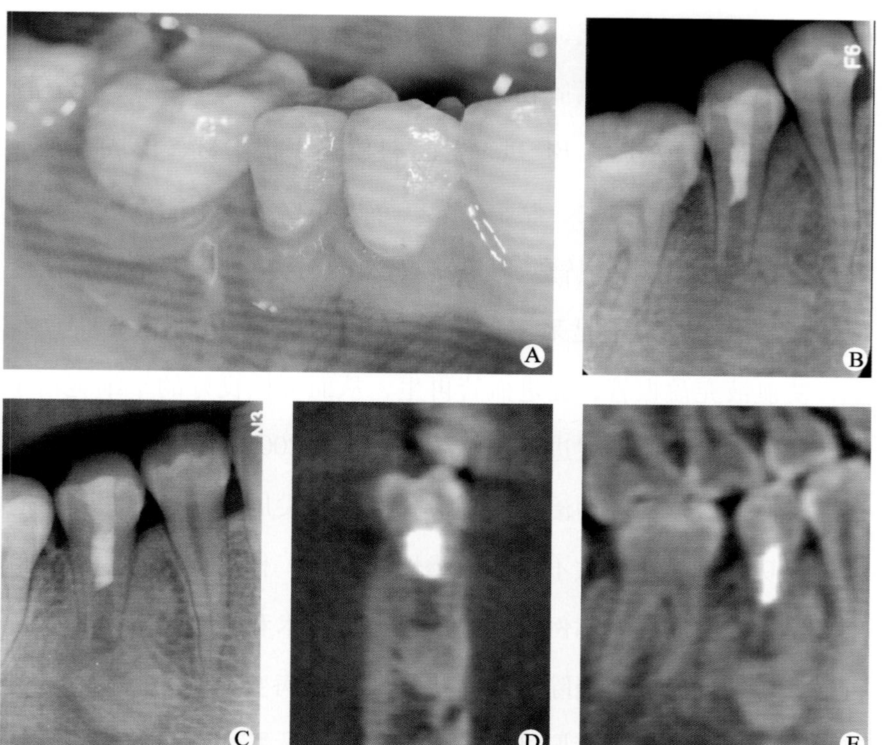

A. 术后 3 个月复查口内照；B. 术后 3 个月复查 X 线片；C. 术后 6 个月复查 X 线片；D. 术后 6 个月复查 CBCT 冠状位；E. 术后 6 个月复查 CBCT 矢状位。

图 30－3　45 术后复查

病例分析

牙根在发育过程中，龋坏、外伤或形态异常等均可能引起牙髓根尖周病变，导致牙根终止发育，表现为根尖孔敞开、根管壁薄弱、牙根短小、冠根比例不协调等，可由此引起牙周创伤、患牙松动，甚至牙折等，需要拔除。对于此类病变，常规根管治疗难以有效控制炎症、严密封闭根尖，促进牙根生长。既往采用根尖诱导成形术和根尖屏障术治疗，前者在控制感染的基础上，用氢氧化钙等药物控制感染、诱导根尖部牙髓或根尖周组织形成硬组织，促使牙根继续发育和根尖形成，然而该方法使患牙失去牙髓再生的机会，且根管内长时间封入氢氧化钙将使牙根脆性增加，易导致牙折等；后者则将 MTA 或 iRoot BP Plus 等材料放置于根尖区，形成人工屏障，可以严密封闭根尖、控制感染，缩短疗程，但不能促进牙根发育，仍存在牙根短、根管壁薄等缺点。作为再生性牙髓治疗方法之一，牙髓血运重建术是采用器械通过开放的根尖孔刺激根尖周组织，使血液充盈根管，促进血管再生，从而提供良好的干细胞增生和分化的微环境，以促进牙根继续发育。自 2001 年 Iwaya 等人首次报道了血运重建术成功治疗年轻恒牙慢性根尖周炎病例以来，已有大量成功案例。在为数不多的前瞻性研究中，林家成等人对 118 例年轻恒牙根尖周病变病例分别采用血运重建术和根尖诱导成形术进行治疗，发现二者在消除临床症状和根尖周病变愈合方面无统计学差异，而在增加根管壁厚度和长度等方面，牙髓血运重建术显著优于根尖诱导成形术。历经十余年的发展完善，牙髓血运重建术日趋普及、规范，美国牙体牙髓病学会于 2016 年提供了完整、详尽的牙髓血运重建术操作步骤。

该病例以患牙情况和患者意愿为出发点，综合考虑以下因素，建议行牙髓血运重建术。①患牙牙根发育不全，根管壁薄、根尖孔未闭合，根管内见稀疏的高密度充填物影像，根尖低密度影，若采用根尖诱导成形术和根尖屏障术，难以解决牙根发育和根管壁增厚的问题。②Andreasen 等人认为，在根管内实现牙髓组织再血管化，根尖孔直径需要至少 1.1mm 以上。Fang 等人则对 2001—2016 年间发表的该领域文献进行回顾性分析，发现根尖孔直径 <0.5mm、直径为 0.5 ~ 1.0mm 及直径 >1mm 时，治疗成功率分别为 90%、95.65%、92.98%。该病例患牙根尖孔未闭合且直径 >1mm，在治

笔记

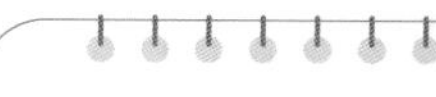

疗过程中有望顺利引血。治疗后复查结果表明，临床症状消失，根尖病变呈愈合趋势。③目前建议行再生性牙髓治疗的最佳时间段为7～17岁，因从血供角度而言，成人血供较年轻人相对不足。该病例患者为22岁女性，已超过治疗的最佳时间段，但是考虑到成人干细胞分化潜能与年轻人无明显差异、既往有对成人患牙血运重建治疗成功的报道，以及患者的主观愿望，且患者年轻、身体健康、无系统性疾病和不良生活习惯、依从性较好，故尝试行牙髓血运重建术。术后复查显示根尖低密度影范围减小，表明根管内和根尖周感染得到控制，提示在牙髓血运重建术中，年龄并非感染控制和病变愈合的决定性因素。该病例截至术后6个月，未见明显根管壁增厚和牙根延长，第一是由于完成时间尚短，第二亦不能排除年龄的影响。本课题组和国内外部分研究显示，相对而言，成年患者行血运重建术后，根尖炎症多数能得到控制，而牙根继续发育和根尖钙化屏障形成较慢。

骨岛（bone islands，BIs）在组织病理学上由致密钙化组织组成，不存在髓腔，无炎症细胞浸润。多数无症状，常因其他原因进行X线检查时偶然发现。影像学特征为局限、边界清楚的、无膨胀、致密阻射团块，常为圆形、卵圆形和不规则形，大小在数毫米至数厘米不等。其诊断主要依据临床表现和影像学特征。颌骨骨岛的发生率下颌高于上颌，其中上颌骨骨岛好发于前磨牙区，下颌骨骨岛好发于前磨牙和磨牙区。儿童和青少年期形成的颌骨骨岛在成长过程中会扩大或缩小，在成年后则趋于稳定。目前认为，颌骨骨岛多无症状，不需治疗。但是有报道提出骨岛可能与相邻牙齿的移位、牙根吸收有关，在拔除嵌入骨岛内的牙齿后可能更易导致感染，其对种植体植入难度和预后、牙根形成及拔牙术后的影响需进

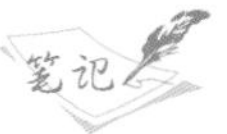

一步研究。迄今为止，骨岛对相邻牙牙髓血运重建术预后是否存在影响未见报道。该病例中骨岛发生于45牙根近中侧和根尖，未包绕牙根，术后6个月复查根尖病变呈愈合趋势，提示骨岛对相邻牙牙髓血运重建术后的炎症控制和病变愈合无明显影响，而其对牙根发育是否存在影响尚需观察。

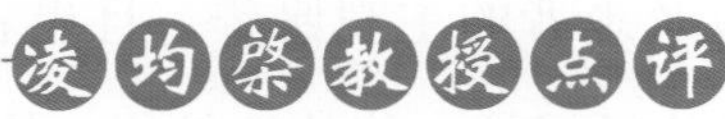

牙髓血运重建术是年轻恒牙根尖周病的新型治疗方法，是目前应用于临床的再生性牙髓治疗技术。在实施过程中，需注意无菌操作原则，选择合适的冲洗、消毒药物，为牙髓血运重建提供无菌环境，选用生物陶瓷类材料进行消毒冠方封闭，同时该类患牙需定期随访，长期追踪，以观察临床症状是否缓解、根尖低密度影是否消退、牙根是否发育、根尖孔是否闭合、根管壁是否增厚，以及是否出现根折等并发症。

（刘红艳）

参考文献

1. 叶玲. 再生性牙髓治疗方法的前景. 口腔医学，2016，36（11）：961－967.
2. Iwaya SI，Ikawa M，Kubota M. Revascularization of an immature permanent tooth with apical periodontitis and sinus tract. Dent traumatol，2001，17（4）：185－187.
3. Lin J，Zeng Q，Wei X，et al. Regenerative endodontics versus apexification in immature permanent teeth with apical periodontitis：a prospective randomized controlled study. J Endod，2017，43（11）：1821－1827.
4. Fang Y，Wang X，Zhu J，et al. Influence of apical diameter on the outcome of

笔记

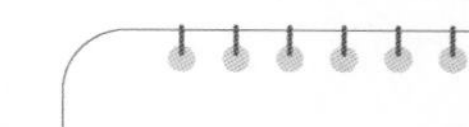

regenerative endodontic treatment in teeth with pulp necrosis: a review. J Endod, 2018, 44 (3): 414-431.

5. 宋雪娟，王虎，刘媛媛，等. 应用CBCT观察颌骨骨岛的发生特点和分布规律. 临床口腔医学杂志，2017，33（8）：463-466.

6. Nakano K, Ogawa T, Sobue S, et al. Dense bone island: clinical features and possible complications. Int J Paediatr Dent, 2002, 12 (6): 433-437.

牙髓根尖周疾病的显微根管治疗

031 13 牙中牙慢性根尖周炎并牙髓钙化的显微根管治疗

病历摘要

患者为16岁男性，因“右上前牙牙龈反复起脓疱半年余，曾于外院行‘根管治疗术’（具体不详），多次换药未见好转”来我院就诊。

患者否认全身系统性疾病、药物过敏史及外伤病史等。检查：12与13之间唇侧黏膜近根中部窦道口，探少量溢脓。13舌侧窝深

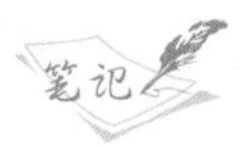

凹陷，见白色暂封物，舌隆突高陡，牙冠近中扭转，可疑叩痛，无松动，根尖区扪诊不适（图 31 – 1A、图 31 – 1B）。X 线片：13 髓腔凹陷处低密度影被周围高密度影环绕成一牙状，将根管挤压为一主根管与内陷的副根管，根尖周低密度影，窦道牙胶尖示踪达 13 根尖周（图 31 – 1C）。

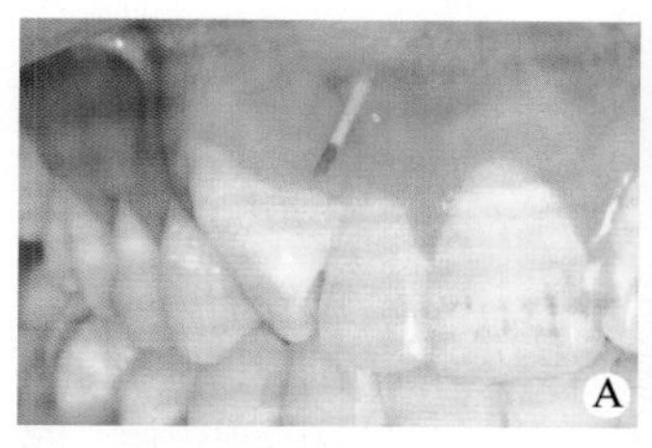

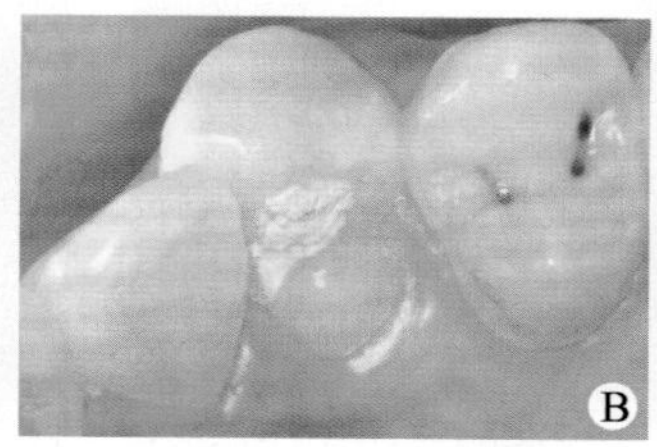

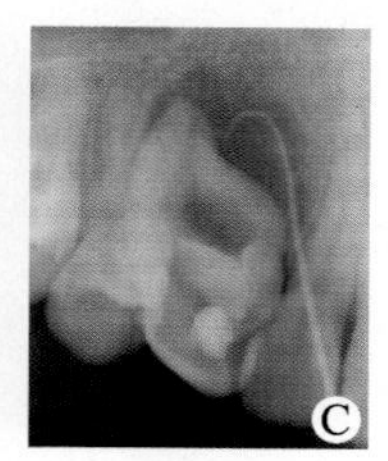

A. 术前唇面照；B. 术前舌面照；C. 术前 X 线片。

图 31 – 1　患牙术前

诊断：13 牙内陷；慢性根尖周炎。

治疗计划：结合患者意愿和患牙情况，拟行 13 显微根管治疗术及 13 树脂直接粘接修复术。

初次就诊：13 橡皮障隔离，去暂封物，DOM 下修整开髓口，探及单根管，偏唇侧，机动镍钛 ProTaper SX 锉预敞根管冠段，#10K 锉疏通，建立光滑可重复直线通道，测工作长度 = 19mm，Glide Path Files + ProTaper Next 根备至 X2，1% 的 NaOCl 与 17% EDTA 交替冲洗，探腭侧根管口钙化，Caviton 封 Apexcal 糊剂。

第二次就诊

检查：13 唇侧黏膜窦道口同前，暂封存，可疑叩痛。CBCT：冠状面见 13 主根管位于唇侧，被内陷牙体挤压为一类圆形根管（图 31 – 2A），内陷腔隙位于腭侧，呈倒漏斗形，贯穿牙根至根尖区，“根管口”段钙化物厚度约 1mm（图 31 – 2B）；轴位见唇侧根管与内陷腔呈“日月”形（图 31 – 2C）；矢状面见根尖周低密度

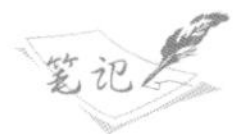

影，边界尚清，大小约13mm×10mm×10mm，与13牙体内陷腔相通（图31－2D）。

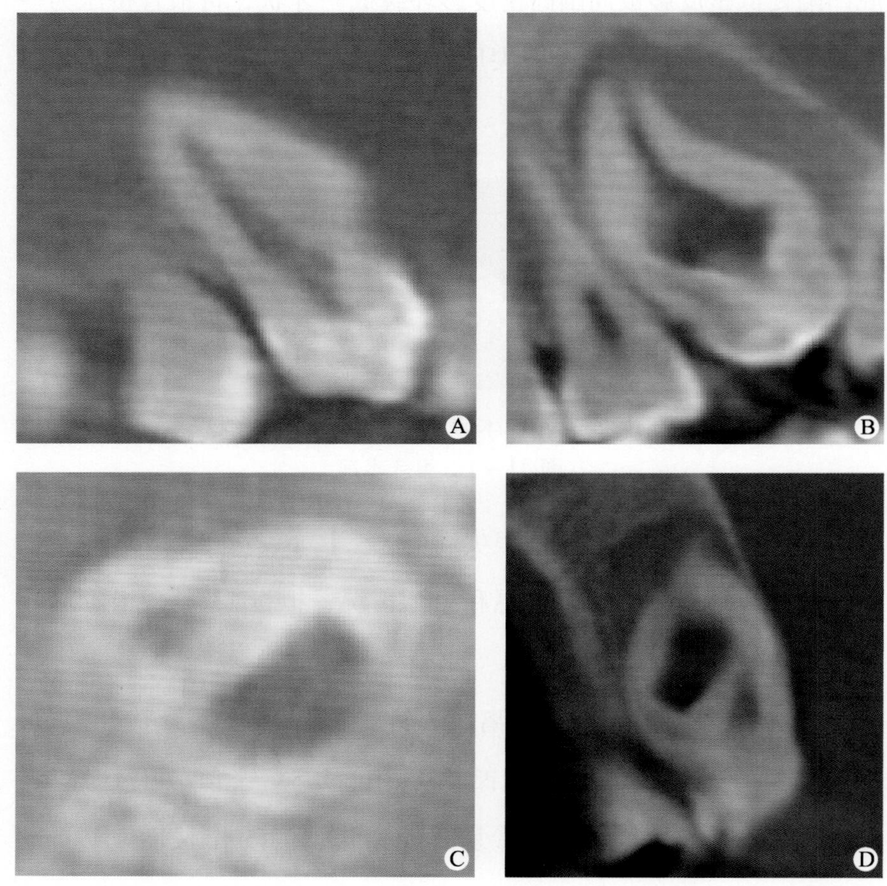

A. 冠状面，唇侧主根管；B. 冠状位，腭侧牙体内陷形成的空腔；C. 轴位，似“日月”形；D. 矢状位，根尖周低密度影。

图31－2　13 CBCT

完善诊断：13牙内陷（Oehler Ⅲb型，牙中牙），慢性根尖周炎（囊肿待排）；牙髓钙化。

备选治疗方案：13显微根尖手术。

处理：13橡皮障隔离，去暂封物，DOM下超声（工作尖ET20）配合Glyde凝胶去除腭侧“根管口”钙化物（厚度约

1mm，图 31 -3A、图 31 -3B)，探及内陷腔隙，见脓性分泌物溢出（图 31 -3C)，1% NaOCl 与生理盐水交替冲洗（图 31 -3D)，约 30 分钟后无明显渗出，Micro-opener 联合超声根管锉（#15）被动荡洗 5 分钟，机动镍钛 ProTaper SX 预敞，见“根管口”位于牙槽嵴顶水平，截面呈凸面底朝腭侧的“月牙”形，与唇侧类圆形根管呈“日月潭”状（图 31 -3E)，Caviton 封 Apexcal 糊剂。

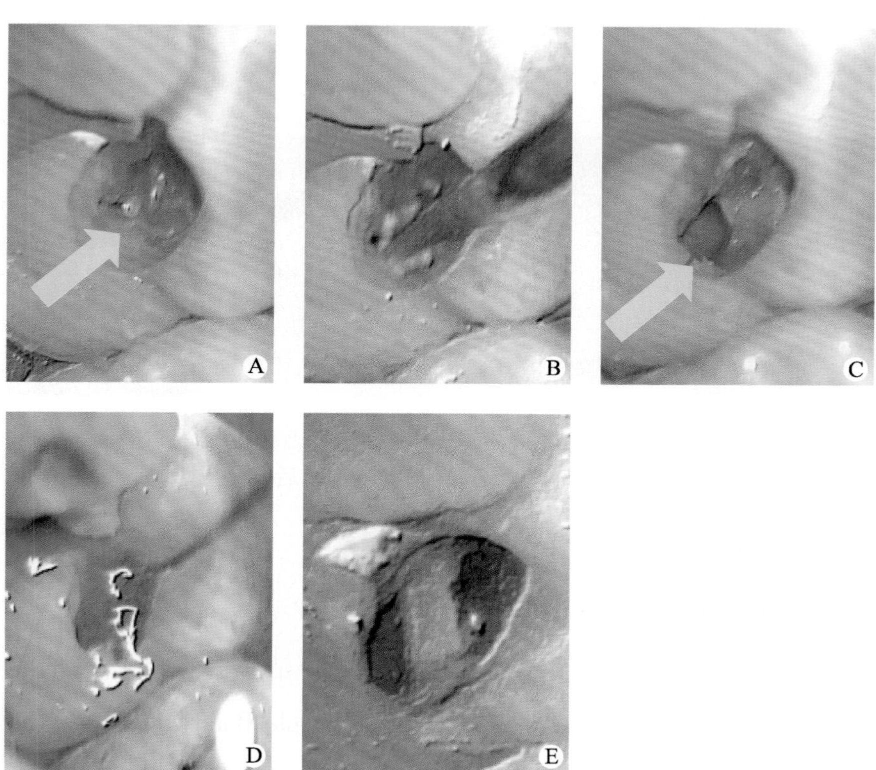

A. 腭侧钙化约 1mm 厚（箭头所示）；B. ET20 去除钙化物；C. 脓性分泌物溢出（箭头所示）；D. 1% NaOCl 与生理盐水交替冲洗；E. 双根管口呈“日月潭”状。

图 31 -3　患牙术中

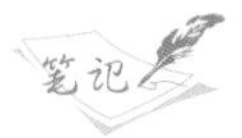

第三次就诊

检查：13 间唇侧黏膜窦道口闭合（图31－4A），暂封存，无叩痛。

处理：13 橡皮障隔离，去暂封物，DOM 下清理腭侧“根管”（内陷腔隙），初尖锉（IAF）#40，测工作长度为22mm，机动镍钛 ProTaper Next 预备至 X5，1% 的 NaOCl 与 17% 的 EDTA 超声被动荡洗。唇侧主根管行 iRoot SP 根管封闭剂 + 热牙胶注射充填，腭侧“根管”以 iRoot BP Plus 制作约5mm 根尖屏障，上段热牙胶注射充填，Caviton 暂封。X 线片示 13 根管恰填（图 31－4B、图 31－4C、图 31－5A）。

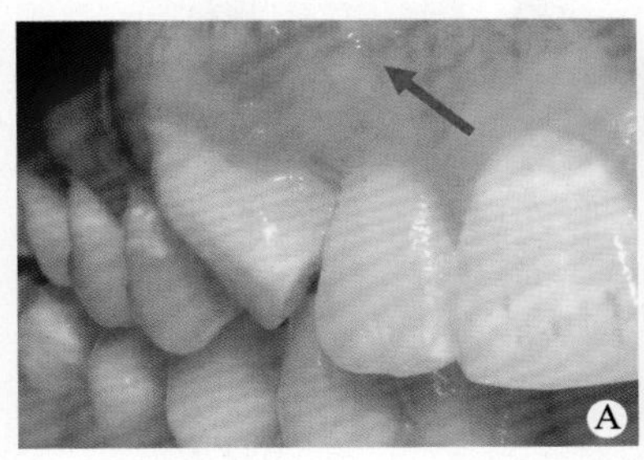
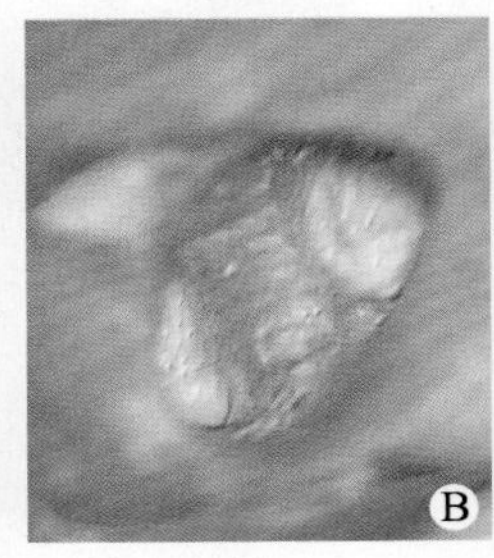
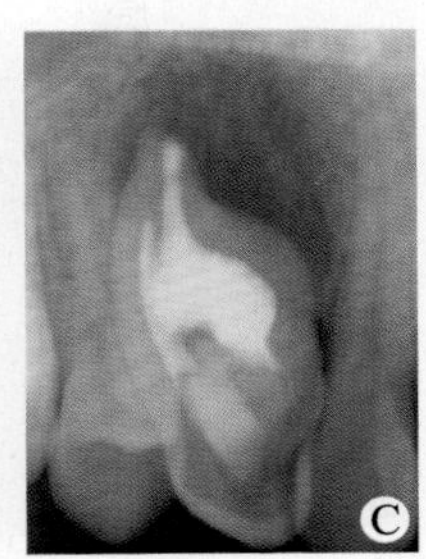

A. 窦道口消失；B. 根管充填即刻；C. X 线片示 13 根管恰填。

图 31－4　患牙根管治疗术后

第四次就诊

检查：13 暂封存，无叩痛。

处理：13 橡皮障隔离，去暂封物，超声清理髓室，0.2% 的氯己定冲洗，37% 磷酸选择性酸蚀牙釉质，Single Bond Universal 自酸蚀粘接剂反复涂抹 20 秒，轻吹 5 秒，光照 10 秒，SureFil SDR 流动树脂封闭根管口及髓底，Sonifill 声波树脂充填，调𬌗，抛光。

术后复查：于术后 1 个月（图 31－5B）、6 个月（图 31－5C）、1 年（图 31－5D）复查，患牙无不适，13 充填物完整，无叩痛，无松动，13 唇侧黏膜窦道口闭合，根尖周吸收范围缩小。

笔记

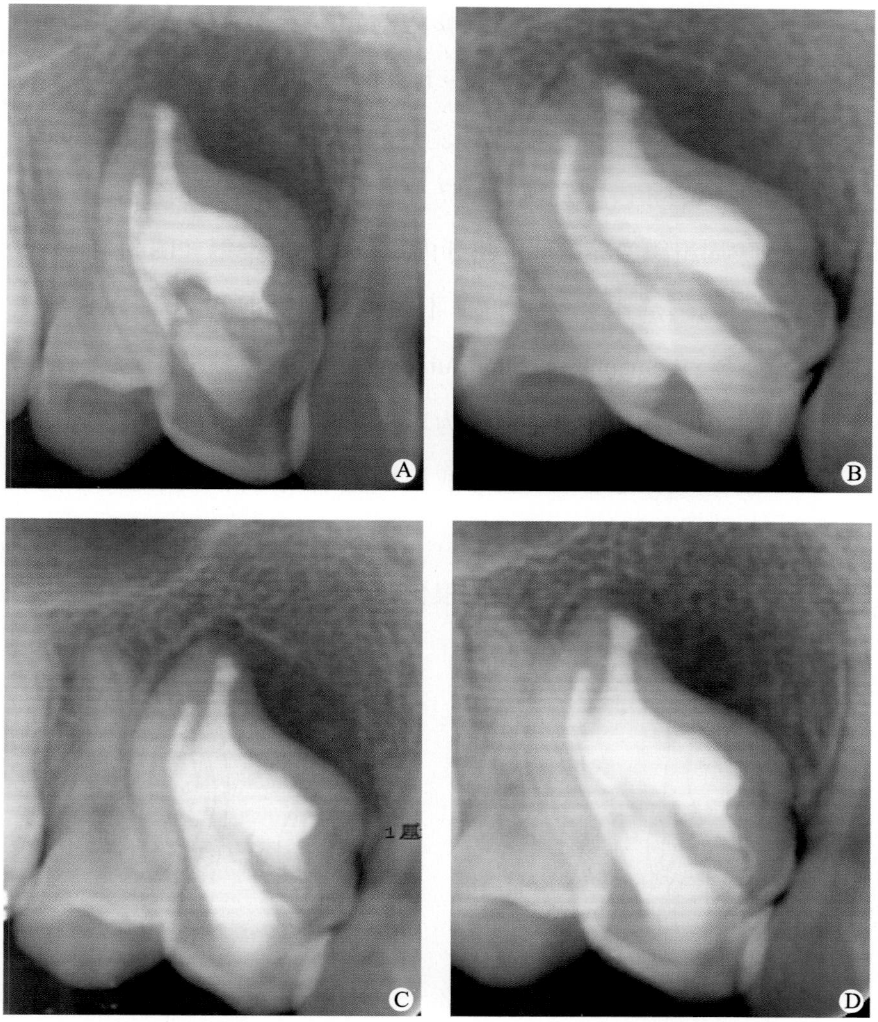

A. 术后即刻；B. 术后 1 个月；C. 术后 6 个月；D. 术后 1 年。

图 31－5　患牙术后及随访根尖片

病例分析

一、牙内陷的临床诊断

牙内陷是一种罕见的牙结构畸形，表现出广泛的形态变异。这种类型的发育异常是由于胚胎发育阶段成釉器内陷入牙乳头导致的，

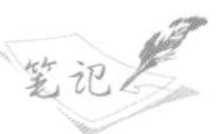

其范围可从正常牙舌侧小凹陷到膨大的牙体或放射学上明显的宽大内陷空腔。临床发生率为0.04%~10.00%，以上颌侧切牙常见，其次是上颌中切牙、前磨牙、尖牙。这种牙齿畸形最初由 Ploquet 于1794年在鲸鱼的牙齿中发现；1957年，Oehlers 根据内陷深度、与牙周膜或根尖周组织的穿通程度将牙内陷分为以下类型（图31-6）。

Ⅰ型：内陷局限在牙冠内，不延伸到牙骨质-牙釉质连接处（釉牙骨质界，cemento-enamel junction，CEJ）。

Ⅱ型：内陷超出 CEJ，末端为盲端，与/不与牙髓组织连通。

Ⅲa 型：内陷超出 CEJ 且形成根中上端侧方开口，不与牙髓组织连通。

Ⅲb 型：内陷超出 CEJ 形成根尖孔，不与牙髓组织连通。

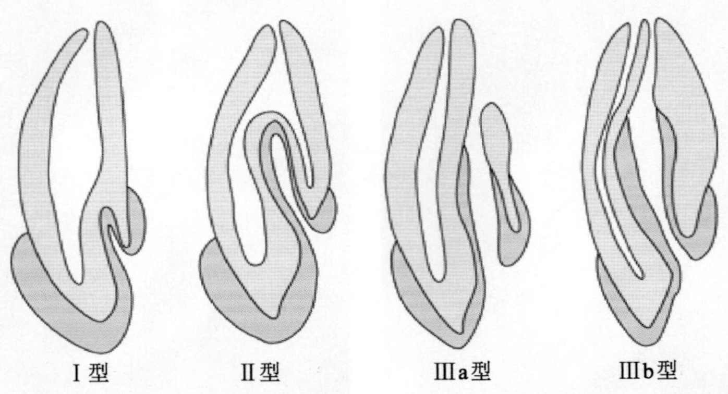

图31-6　牙内陷的类型

牙内陷的大多数情况为在 X 线片上偶然检测到内陷窝。临床中，不寻常的冠形态（膨大、钉形、桶形）或深孔盲管是一个提示，但受影响的牙也可无畸形临床表征。内陷下方的牙本质可完整，也可包含重要的结缔组织，甚至存在与牙髓连通的细管。该病例因存在持续唇侧牙龈瘘管在检查时发现，临床牙冠膨大向近中扭转，CBCT 显示内陷髓腔贯穿整个牙根并与根尖周组织交通形成第二根尖孔，属牙内陷 Oehlers Ⅲb 型。

笔记

二、牙内陷的治疗原则

牙内陷需早期诊断和干预，因为它可能很快导致根尖周病变。内陷形成的深窄盲囊是细菌生长的部位。这些缺陷中的牙釉质通常是畸形的，或者可能具有许多连接内陷与牙髓腔的微管。由于根管的复杂性及内陷的类型和程度，对牙髓治疗构成了挑战。牙内陷的临床治疗包括非手术牙髓治疗、显微根尖手术、意向再植及拔牙。

非手术牙髓治疗是牙内陷的首选治疗方法。非手术显微根管治疗对整个根管系统进行清理成形和消毒，具有良好的长期效果。建议选择使用NaOCl 作为冲洗剂、氢氧化钙作为诊间封药。如根尖孔粗大，则选择生物陶瓷材料做根尖屏障术，治疗前需确认根尖周无明显渗出。近年来，iRoot BP Plus 作为一种预混型生物陶瓷材料备受关注，其主要成分为硅酸钙、氧化锆、氧化钽、硫酸钙、过磷酸钙增稠剂和填料，用于治疗牙髓（直接盖髓、牙髓切除术）和根管（根尖屏障术、穿孔修复）病变及牙根吸收等。为避免再次就诊造成的根管污染，如无临床症状，建议在一次就诊中使用 iRoot BP Plus 行根尖屏障术。

该病例中的牙内陷归类为 Ohelers Ⅲb 型伴慢性根尖周炎，非手术牙髓治疗依旧为首选治疗方案；同时，因内陷腔根尖孔粗大选择 iRoot BP Plus 做根尖屏障术。临床定期随访发现 13 根尖周吸收阴影范围减小，临床上黏膜窦道消失，提示非手术显微牙髓治疗取得肯定的临床效果。

三、CBCT 在牙内陷诊断和治疗中的应用

放射诊断学的发展有助于提高发育畸形的诊断与治疗成功率。根尖 X 线片可显示牙体异常，但不能描绘其三维性质，在评估患牙真实解剖结构和制定治疗计划时无法提供完整的诊断信息。使用 CBCT 可精确诊断牙内陷畸形类型，在制定治疗计划期间必不可少。

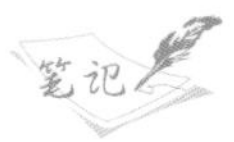

CBCT 在诊断 Ohelers Ⅲ型中具有独特优势，因 Ohelers Ⅲ型内陷腔不与牙髓组织沟通，且具有独立的根尖开孔，通常根尖周炎主要局限于内陷根尖孔而不累及主根管，因此，利用 CBCT 诊断有利于保住活髓，只对内陷腔进行根管治疗。该病例为 Ohelers Ⅲb 型伴慢性根尖周炎，转诊时为死髓牙；CBCT 为确诊、钙化物的去除、根管清理及根尖屏障术等提供了丰富的三维影像，经过非手术显微牙髓治疗，取得了良好的临床效果。

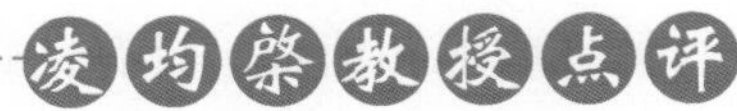

牙中牙病例的治疗关键在于主根管与内陷空腔感染的彻底控制，然而，内陷部位的不规则又限制了根管预备、成形和清理的彻底性。因此，伴有慢性根尖周炎的Ⅲb 型牙内陷患牙，建议在 CBCT 辅助检查下，使用 DOM，结合超声工作尖建立根管直线通路和内陷腔隙通路，1% 的 NaOCl 和 17% 的 EDTA 超声荡洗、封药，待临床症状消失后，行 iRoot BP Plus 根尖屏障术、热牙胶垂直加压注射充填及冠部封闭，可取得较好的临床疗效。

（高　燕）

参考文献

1. Nu Nu Lwin H, Phyo Kyaw P, Wai Yan Myint Thu S. Coexistence of true talon cusp and double dens invaginatus in a single tooth: a rare case report and review of the literature. Clin Case Rep, 2017, 5 (12): 2017 - 2021.

2. Norouzi N, Kazem M, Gohari A. Nonsurgical Management of an Immature Maxillary Central Incisor with Type Ⅲ Dens Invaginatus Using MTA Plug: A Case Report. Iran

笔记

Endod J, 2017, 12 (4): 521 - 526.

3. Zhou W, Zheng Q, Tan X, et al. Comparison of Mineral Trioxide Aggregate and iRoot BP Plus Root Repair Material as Root-end Filling Materials in Endodontic Microsurgery: A Prospective Randomized Controlled Study. J Endod, 2017, 43 (1): 1 - 6.

4. Katarzyna Rózyło, Ingrid Rózyło - Kalinowska, Magdalena Piskórz. Cone - beam computed tomography for assessment of dens invaginatus in the Polish population. Oral Radiol, 2018, 34 (2): 136 - 142.

032 42 双根管显微根管治疗

病历摘要

患者为 47 岁男性，主诉右下前牙自发痛 3 天，夜间痛 1 天。

患者数年前于外院行右下前牙树脂充填，3 天前出现自发痛，1 天前伴夜间痛、放射痛等，今于我科就诊。否认重大疾病史和过敏史。检查见 42 远中舌侧牙色充填物，边缘探及继发龋，叩(+)，无松动，龈正常，冷测时持续性疼痛。X 线片示 42 冠部高密度影及髓，牙根中 1/3 疑似根管分叉影像，根尖周未见明显异常（图 32 - 1A）。

诊断：42 急性牙髓炎。

治疗：向患者介绍病情，拟行 42 根管治疗后树脂充填，签知情同意书。橡皮障隔湿，常规开髓、拔髓，10 号 K 锉探查根管，初步可探及根管分叉处，在 DOM 下以 G 钻充分敞开上段根管，镜下可见主根管舌侧的另一根管口，约位于根中上 1/3 交界处，8 号锉继续探查舌侧根管，拍 X 线片确定初尖锉已达根尖区（图 32 - 1B），

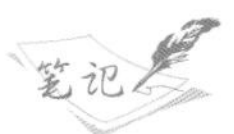

确定工作长度均为19.5mm，手动K锉疏通至15号，机动镍钛器械预备根管至#25/04，2.5% NaOCl溶液冲洗，预备后根管分叉形态见图32－1C。根管内封氢氧化钙1周，复诊时垂直加压充填技术充填中下段两根管，X线片确认根管下段充填质量良好（图32－1D）。注射式热牙胶充填根管上段，术后偏角投照X线片显示根充良好（图32－2A）。1周后再次复诊，患者无不适，树脂充填冠部缺损。1年后复查，患者无不适，冠部充填体密合，X线片示根尖周组织未见异常（图32－2B）。

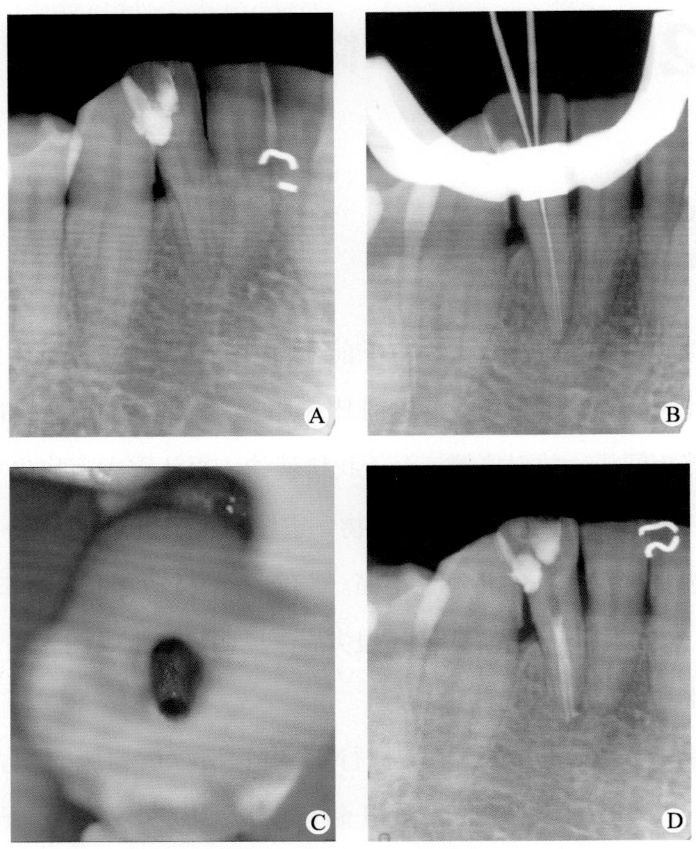

A. 术前X线根尖片；B. 确定根管工作长度；C. 显微镜下见根管分叉；D. 根管下段充填。

图32－1　42急性牙髓炎治疗过程

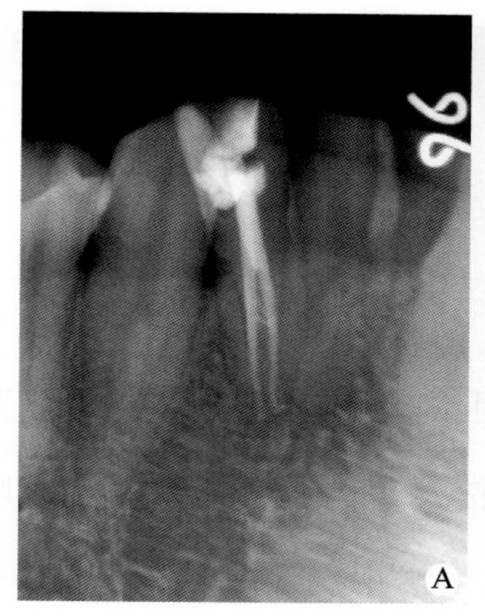
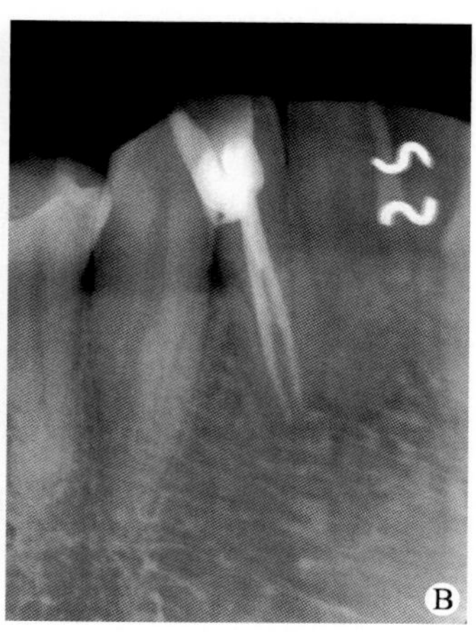

A. 根管治疗术后根尖片；B. 1 年后复查根尖片。

图 32－2 术后及复查 X 线片

病例分析

一、下颌前牙的根管解剖形态

下颌前牙以单根管为主，多数情况下治疗相对简单，但有不少文献报道存在单根多根管，以双根管多见，并认为该牙根管治疗失败的主要原因之一是遗漏第 2 根管。由于下颌切牙牙根为扁形，双根管常为 1 个根管口，在根管的中下段分为 2 支，且呈颊舌向分布，在临床治疗时易被忽视；即使发现，也因视野不佳，难以看到根管分叉处而不易进行完善的根管预备和充填。下颌前牙双根管（1－2－1 或 1－2、2－1 型）的发现率从 11.5% 至 41.4% 不等，造成这种差异的原因可能与样本量、研究方法、人种不同等因素有关。下颌侧切牙除了双根管外，还可能有更多数目的根管，特别是当其为融合牙时，曾有病例报道过存在 3 根管甚至 4 根管（融合

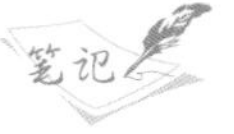

牙)。该病例患牙为1-2型双根管下颌侧切牙，根管分叉出现在根中段，DOM下可清晰见到两根管呈唇舌向分布。同时，X线片显示该患者的正常下颌中切牙和尖牙也可能存在双根管。

二、下颌前牙双根管的诊断和治疗

1. X线片投照技术的选择

由于下颌切牙双根管多为唇舌向分布，双根管影像常发生重叠，较易遗漏第2根管。偏移投照技术可使多根管显示更清晰，但需要合适的偏移角度，若偏移过大会出现根管影像变形失真；偏移过小，重叠根管难以分开。在诊疗过程中需采用适宜的偏移投照角度，以便拍摄出理想的X线片。本例患牙分别采用X线水平向(正位)及偏移唇舌向轴线20°~30°(偏位)投照法进行观察，可明显区分两个根管。CBCT等在临床中越来越广泛的应用，能有效避免下颌前牙根管治疗时遗漏第2根管。

2. DOM的应用

在对双根管下颌切牙进行治疗时，仅凭肉眼较难观察到第2根管。未使用显微镜时，如果进行有意识的探查，也能发现部分双根管，但只能凭手感和经验进行探查，部分患牙仅找到较直或较粗的根管(多为颊侧根管)，易造成根管遗漏。DOM可帮助术者准确观察根管深部，并寻找、定位第2根管。采用显微根管治疗时，术者能清楚地看到根管分叉处，在直视情况下完成根管探查、预备和充填，获得良好的治疗效果。本例患牙根管治疗时，在充分敞开根管分叉以上部位的前提下，利用显微镜在主根管的舌侧找到另一根管，进行了充分的机械、化学预备，达到良好的治疗效果。

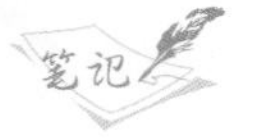

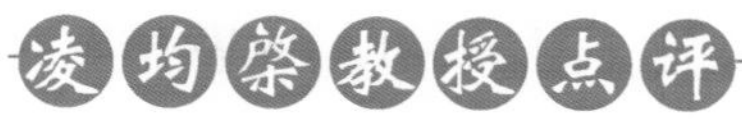

下颌前牙根管形态较规则，单根单管所占比例高，根管预备和充填较为简单且成功率较高，但若忽视了其根管解剖形态的多样性而遗漏根管，则可能导致治疗失败。在临床诊疗中采用多种手段，如偏移投照技术、CBCT、DOM 等辅助识别下颌侧切牙可能存在的复杂根管形态，可提高治疗成功率。

（徐　琼）

参考文献

1. Shemesh A, Kavalerchik E, Levin A, et al. Root canal morphology evaluation of central and lateral mandibular incisors using cone-beam computed tomography in an israeli population. J Endod, 2018, 44 (1): 51 -55.
2. Ahmed HM, Hashem AA. Accessory roots and root canals in human anterior teeth: a review and clinical considerations. Int Endod J, 2016, 49 (8): 724 -736.
3. Leoni GB, Versiani MA, Pécora JD, et al. Micro-computed tomographic analysis of the root canal morphology of mandibular incisors. J Endod, 2014, 40 (5): 710 -716.

033　33 舌侧根管遗漏致慢性牙髓炎发作

病历摘要

患者为 77 岁男性，因左下前牙区冷热刺激痛和夜间痛就诊。口内检查见 33 颈部深龋洞，温度测试激发性持续疼痛，X 线

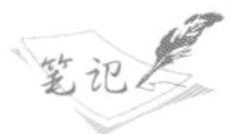

根尖片示龋损已及髓腔（图 33 - 1A）。盐酸阿替卡因局部麻醉后行开髓引流术，ProTaper 镍钛锉完成单根管根管预备，导入 Apexcal 糊剂，Caviton 暂时充填，预约 2 周后复诊行根管充填术。患者于就诊后第 4 天自行复诊，诉上次就诊后症状消失，但又出现温度刺激疼痛，怀疑口腔治疗不彻底。再次阅读初诊 X 线根尖片，见牙周膜影像重叠，怀疑存在根管遗漏，决定在手术显微镜下进行根管探查。

诊断：33 残髓炎。

处理：33 去除暂时充填材料，取出根管内封药，超声清理髓腔，DOM 下探查髓腔，在已行根管预备的根管舌侧定位一细小根管，根管口探痛明显，复方盐酸阿替卡因注射液局部麻醉下再次行根管预备（图 33 - 1B），根管内注入 Apexcal，Caviton 暂时充填。2 周后复诊时患者主诉症状已消失，遂完成根管充填，化学固化玻璃离子暂时充填（X 线不阻射，图 33 - 1C、图 33 - 1D）。

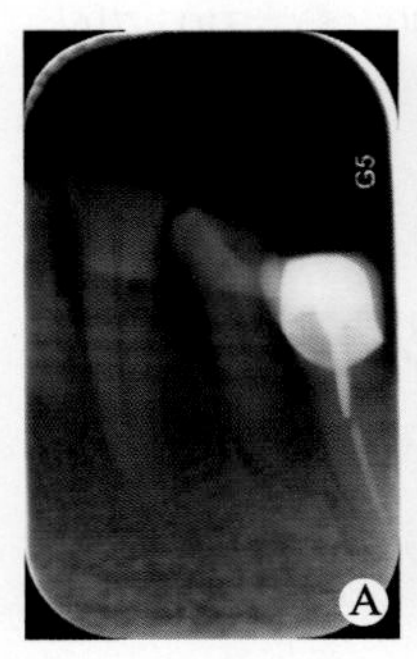
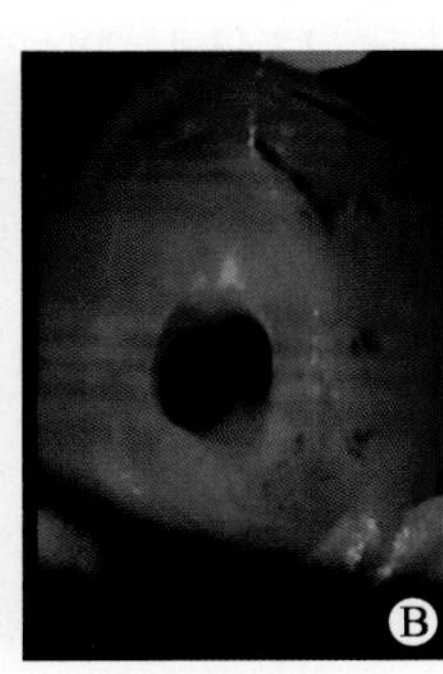
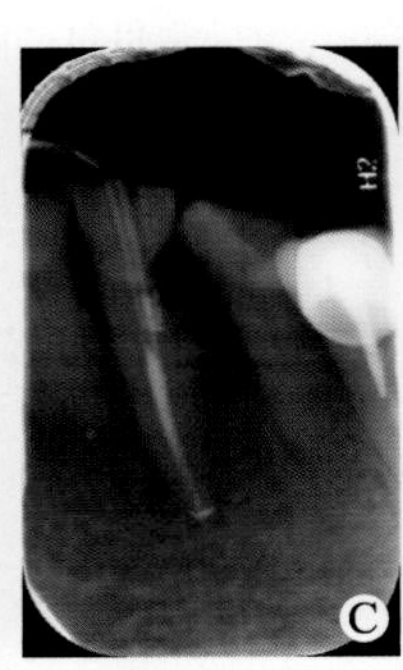
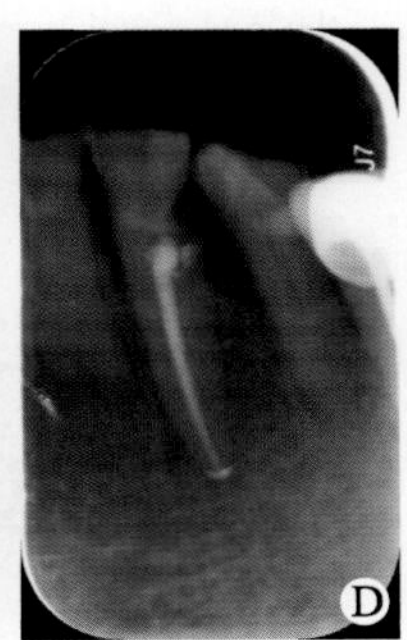

A. 术前 X 线片；B. 手术显微镜下根管口形态；C. 术中试尖片；D. 根管充填完成后 X 线片。

图 33 - 1　33 双根管再治疗

病例分析

前牙多为单一牙根和单一根管，但也有多牙根、多根管和侧副根管等情况发生，下颌前牙发生率高于上颌前牙，上颌前牙的多牙根和多根管一般为近远中向分布，而下颌前牙为颊舌向分布。目前认为尖牙双牙根和双根管的发生率不同人群为1%～5%，但不同的研究报道存在较大差异，Vertucci等和Green D等报道单一牙根双根管的发生率为13%～18%，Laurichesse等和Pecora等则认为单一牙根双根管的发生率约为2%，而双牙根和双根管的发生率仅为1%。口内X线根尖片是判断牙根和根管数目的主要手段，从不同的投照角度拍摄根尖片可提高术前诊断的准确率，且X线根尖片和CBCT在诊断尖牙工作长度和牙根颊舌直径等方面无显著差异。

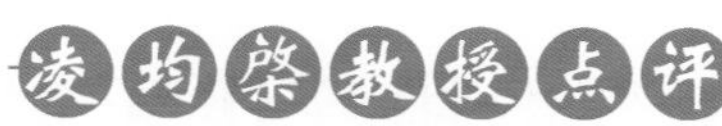

在进行根管治疗时务必仔细阅读术前X线根尖片，若发现牙周膜影像重叠或中下段根管影像突然模糊不清，应注意是否存在多牙根或多根管等情况，必要时借助手术显微镜和CBCT等辅助诊断；下前牙根管若存在多根管，髓腔内探查时应注意是否存在舌侧根管。

（安少锋）

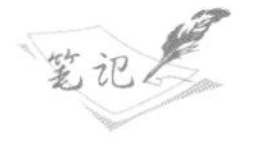

参考文献

1. Ahmed HM, Hashem AA. Accessory roots and root canals in human anterior teeth: a review and clinical considerations. Int Endod J, 2016, 49 (8): 724 – 736.

2. Roy DK, Cohen S, Singh VP, et al. Endodontic management of mandibular canine with two roots and two canals: a rare case report. BMC Res Notes, 2018, 11 (1): 111.

3. Yadav S. Endodontic management of bilateral mandibular canine with type two canals configuration. Contemp Clin Dent, 2015, 6 (4): 544 – 547.

4. Plascencia H, Cruz á, Gascón G, et al. Mandibular canines with two roots and two root canals: case report and literature review. Case Rep Dent, 2017: 8459840.

5. Torres HM, Arruda JJ, Silva-Filho JMD, et al. Maxillary canine morphology: comparative and descriptive analysis from periapical radiographs and cone beam computed tomography. Gen Dent, 2017, 65 (3): 37 – 41.

034. 44 “C”形根管伴牙髓钙化的显微根管治疗

病历摘要

患者为 21 岁女性，因右下后牙龈持续肿起 5 年余就诊于我科。

患者否认重大疾病史、过敏史及该患牙治疗史。检查见 44 殆面畸形中央尖重度磨耗，未见明显龋损及裂纹，44 颊侧根中份牙龈

见一“米粒”大小软组织突起，探及窦道口，扪诊不适，无明显波动感，无叩痛，无松动。45 殆面畸形中央尖磨耗，未见明显龋损及裂纹，无叩痛，无松动，电活力测试无反应。X 线片：44 根管细小，形态呈 1 –2 型，根尖周类圆形低密度影，边界尚清。45 殆面畸形中央尖，根管粗大，根尖呈敞开状，根尖牙周膜间隙增宽（图 34 –1A）。

诊断：44、45 慢性根尖周炎；牙髓钙化。

初次就诊

处理：44 橡皮障隔离，殆面开髓，无明显渗出，可探及粗大颊根管，#10 ~ #15 锉疏通，未探及舌根管，告知患者建议行口腔 CBCT 检查，完成检查后，导入 Apexcal 糊剂，Caviton 暂封。CBCT 结果：44 舌侧根管口处覆盖 0.5 ~ 1.0mm 层厚钙化物，根管细小、弯曲（图 34 –1B 箭头示），根尖周一类圆形低密度影，直径约 6mm（图 34 –1C），见清晰硬化边缘，根管截面形态呈“C”形（图 34 –1D）；45 根尖孔粗大，根尖周低密度影，大小为 12.0mm ×4.7mm ×4.0mm，边缘均清晰，见硬化缘（图 34 –1C）。

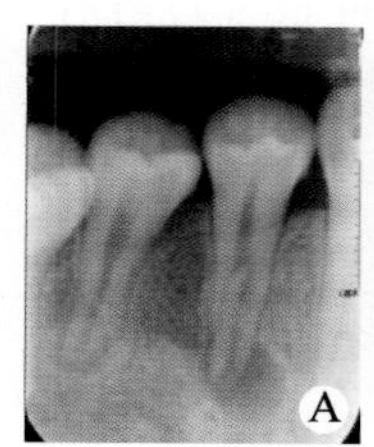

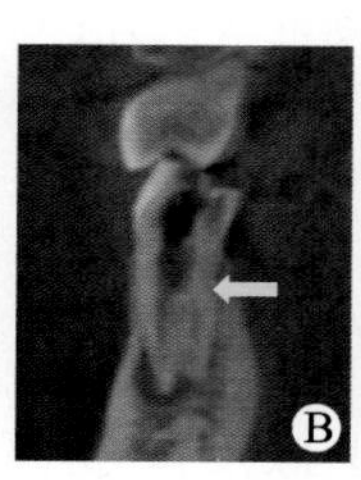

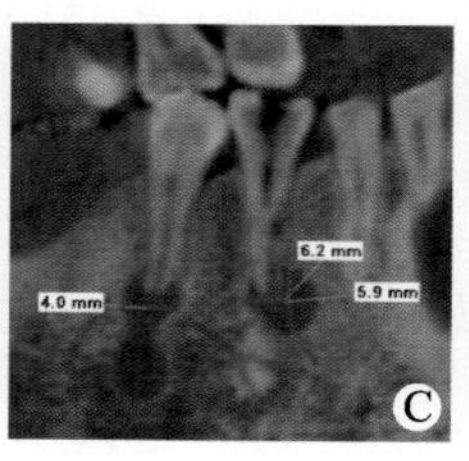

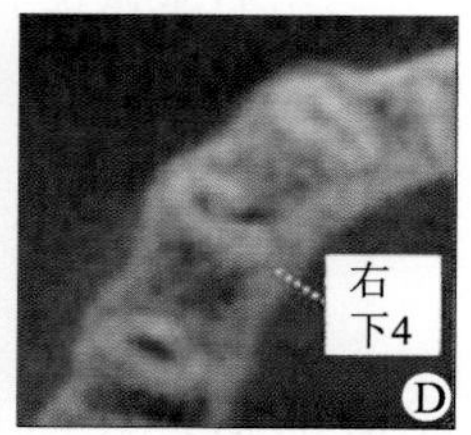

A. 根尖 X 线片；B. CBCT 冠状面；C. CBCT 矢状面；D. CBCT 轴位。

图 34 –1　患者术前影像学检查

治疗计划：结合患者意愿和患牙情况，拟行 44 显微根管治疗，必要时行显微根尖外科手术；45 拟行 MTA 根尖屏障术。

第二次就诊：患者诉无不适，检查：44 暂封存，无叩痛，颊侧

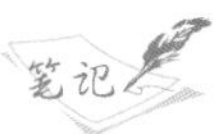

窦道存。处理：44 橡皮障隔离，DOM 下超声（工作尖 ET20）去除舌根管口段约 1mm 钙化物，#6～#10 锉疏通舌根管，根管口呈细扁弧形（图 34－2A），拍诊断丝片明确颊舌两根管（图 34－2B），机动镍钛 ProTaper Sx＋Endoflare 预敞颊根管口段，根尖定位仪测量根管工作长度，颊根管测工作长度为 21.5mm，舌根管测工作长度为 21mm，机动镍钛 ProTaper Next 预备颊根管至 X3，PathFile＋ProTaper Next 预备舌根管至 X2，术中 1% 的 NaOCl 与 17% 的 EDTA 交替冲洗，终末生理盐水冲洗，吸干，导入 Apexcal 糊剂，Caviton 暂封，拍根尖片，可见根管形态（图 34－2C）。

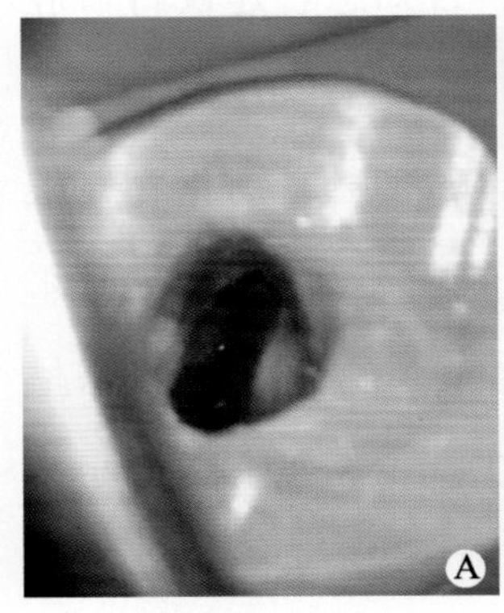

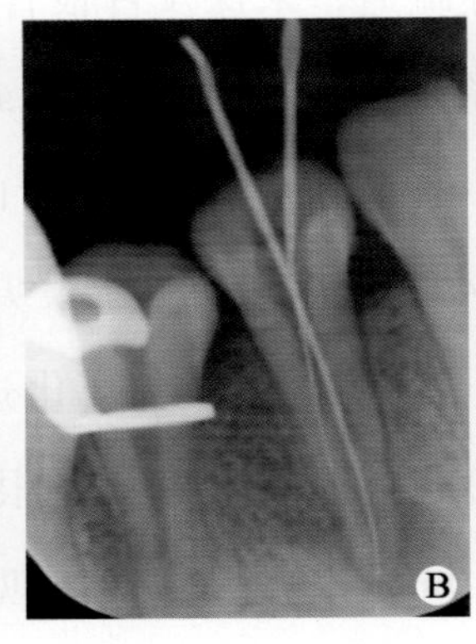

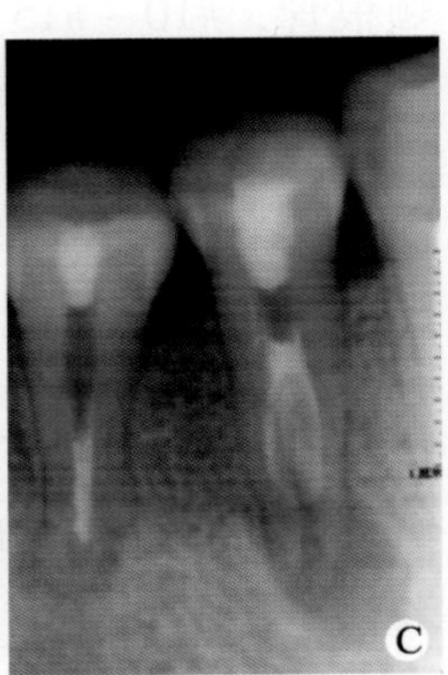

A. 44 显微镜下根管口形态；B. 44 诊断丝 X 线片；C. 44 根管封药后 X 线片。

图 34－2　患牙根管预备

第三次就诊：患者诉无不适，检查：44 暂封存，无叩痛，颊侧窦道消退，牙龈粉红质韧。处理：44 橡皮障隔离，DOM 下 1% NaOCl 与 17% EDTA 结合，超声锉被动荡洗去尽 Apexcal，颊舌根管清晰可见（图 34－3A），试主牙胶尖（图 34－3B），iRoot SP＋热牙胶垂直加压充填（图 34－3C），X 线片显示 44 根充恰填（图 34－3D）。超声清理髓室及根管口，0.2% 氯己定冲洗，吸干，37%

笔记

磷酸选择性酸蚀牙釉质，Single Bond Universal 自酸蚀粘接剂反复涂抹 20 秒，轻吹 5 秒，光照 10 秒，SDR 封根管口及髓底，复合树脂分层充填（图 34－4A～图 34－4C），术后 X 线显示 44 冠部树脂充填致密（图 34－5A）。

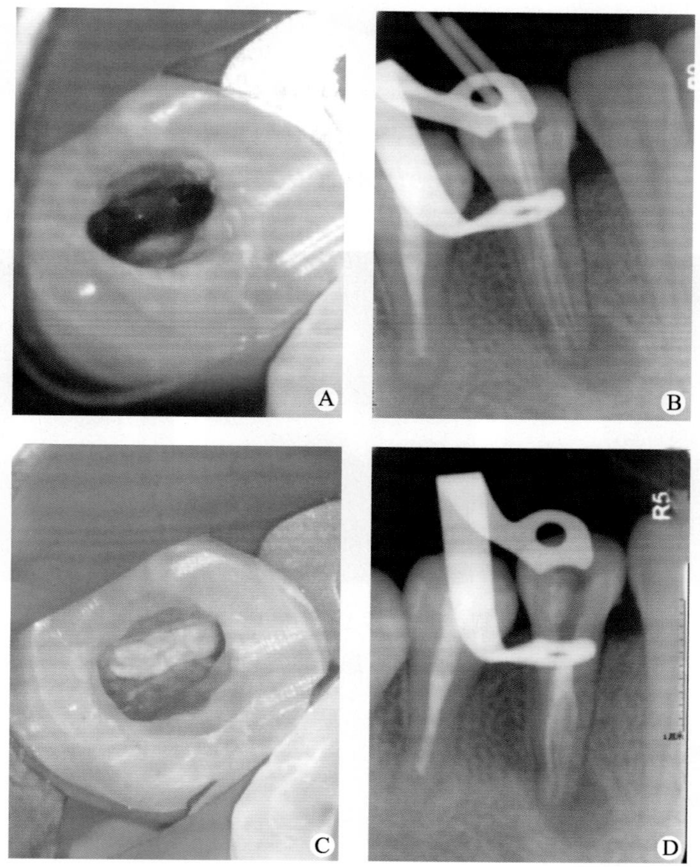

A. 44 超声荡洗后显微镜下观；B. 44 试尖片；C. 44 热牙胶充填后镜下观；D. 44 根充后 X 线片。

图 34－3　患牙根管充填

术后复查：于术后 1 个月、6 个月复查，患者自觉无不适，44 牙冠完整，颊侧窦道消失，牙龈粉红质韧，根尖区低密度影范围明显缩小（图 34－5B～图 34－5C）。

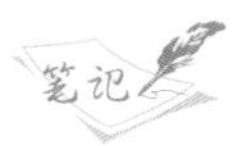

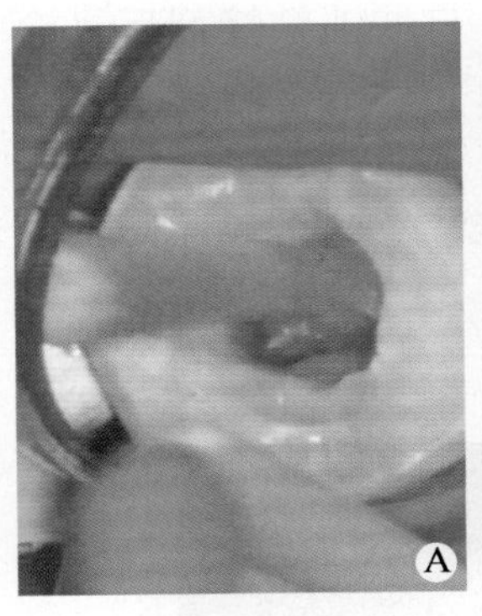
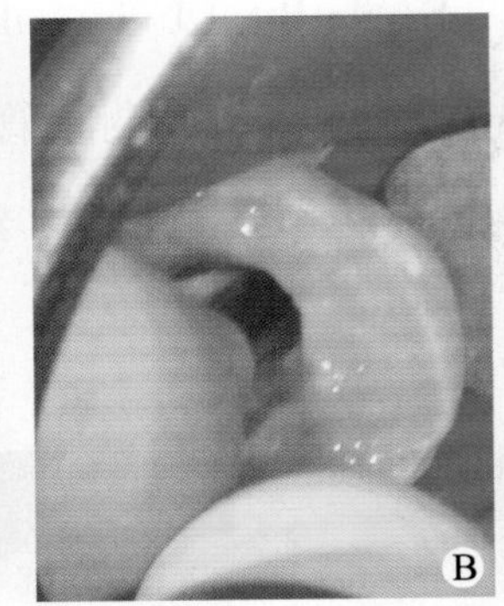
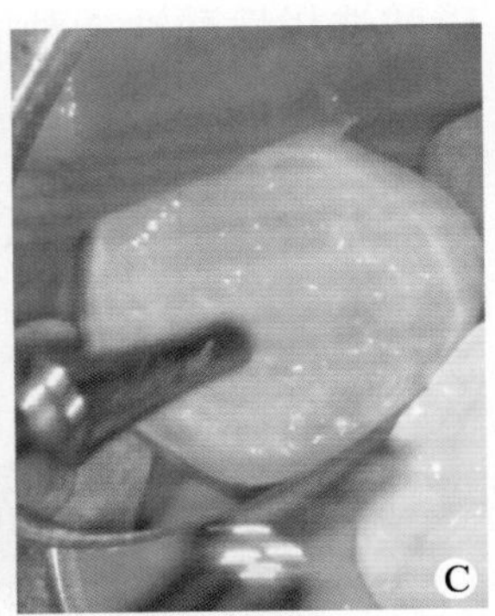

A. 涂粘接剂；B. SDR 封闭根管口及髓底；C. 复合树脂充填冠部。

图 34 –4 患牙树脂直接粘接修复术

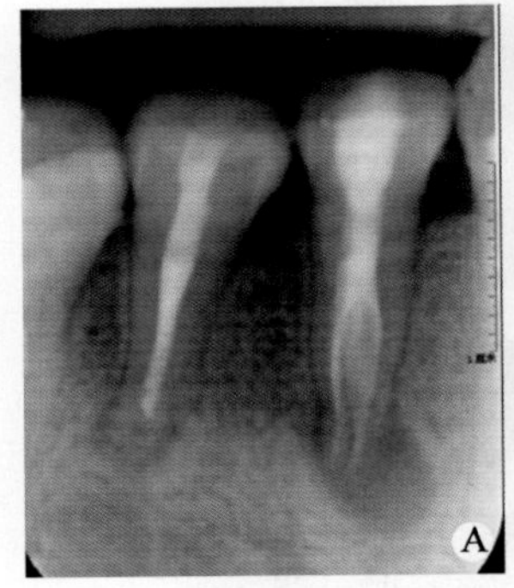
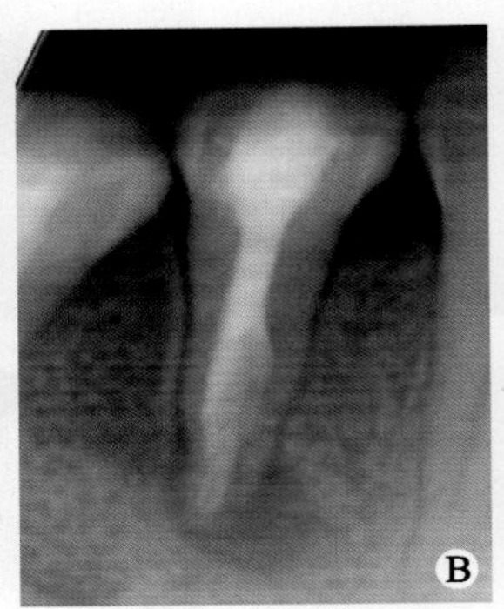
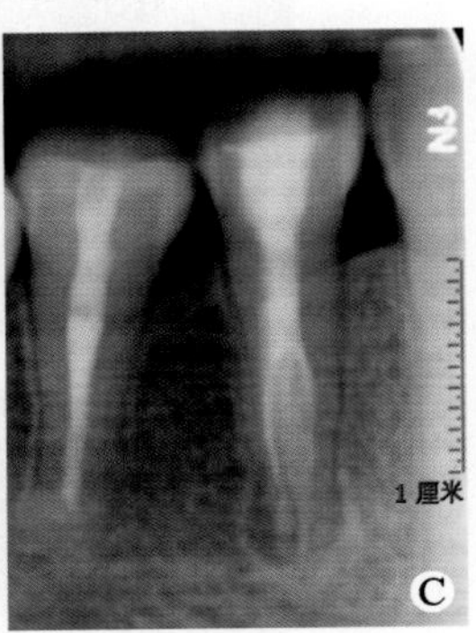

A. 术后即刻；B. 术后 1 个月；C. 术后 6 个月。

图 34 –5 患牙术后随访

病例分析

一、下颌第一前磨牙"C"形根管发生率及分型

"C"形根管常见于下颌第二磨牙，中国人群发生率达 38.6%。而下颌第一前磨牙"C"形根管在临床中较为少见，但离体牙研究显示，其发生率在中国人群中达 24%，高于先前国外的研究报道（10.7%~14.0%）。下颌第一前磨牙不同横截面"C"形根管形态分型如下（图 34 –6）。

笔记

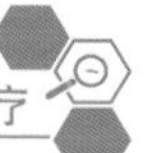

C1：连续“C”形。

C2：分号形，呈不连续“C”形。

C3：2 个独立的圆形、椭圆形或扁平根管。

C4：1 个圆形（C4a）、椭圆形（C4b）或扁平根管（C4c）。

C5：3 个或 3 个以上独立根管。

C6：未见根管（C6 型只出现于根尖段）。

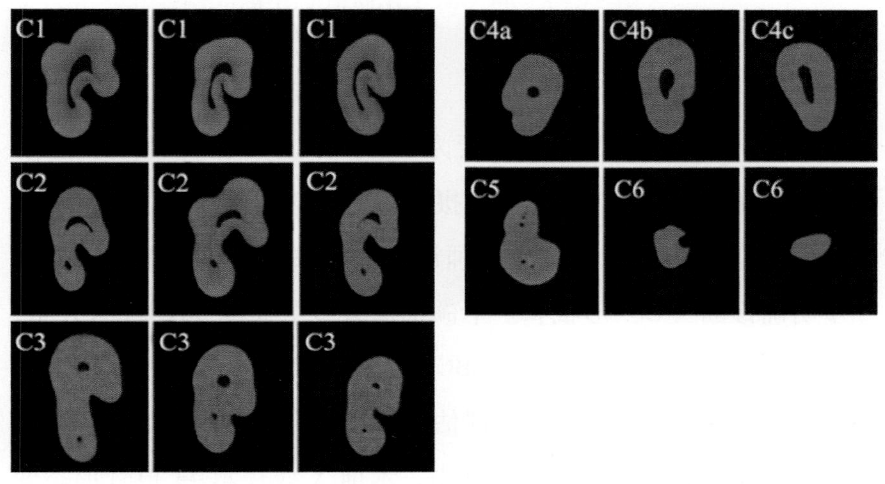

图 34－6　下颌第一前磨牙“C”形根管形态分型
（图片来源：Fan B，et al. J Endod，2008.）

在牙根冠 1/3 段，多为 C4 型单根管，根中 1/3 段 C1/C2/C3 型出现率较高，根尖 1/3 段，大多数为 C2/C3 型。“C”形牙根的下颌第一前磨牙均有根面沟或根面凹陷，多位于牙根的近中舌侧，最凹点出现在根中、根尖 1/3 段交界处。该病例患牙根冠 1/3 段为 C4 型单根管（图 34－7A），CBCT 结果结合显微镜下观察，根中 1/3 段为 C2 型，即不连续“C”形，其中颊根管粗大扁平，舌根管细弯（图 34－7B），根尖 1/3 段为 C3 型（图 34－7C），近中舌侧根面凹陷明显（图 34－7B 箭头示）。

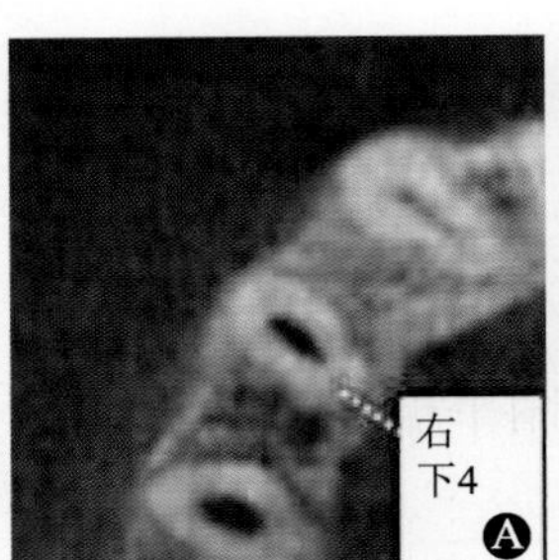

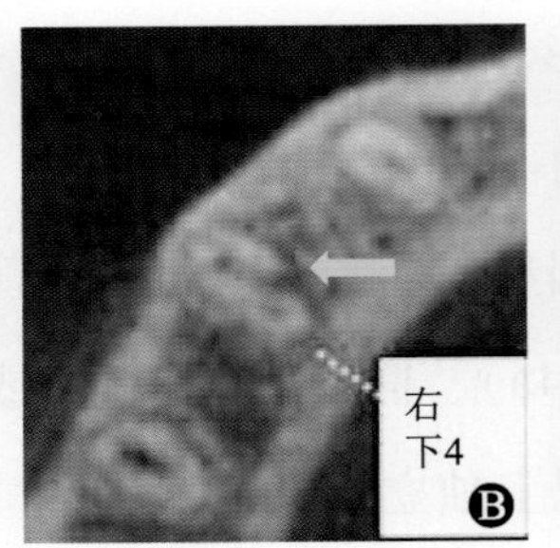

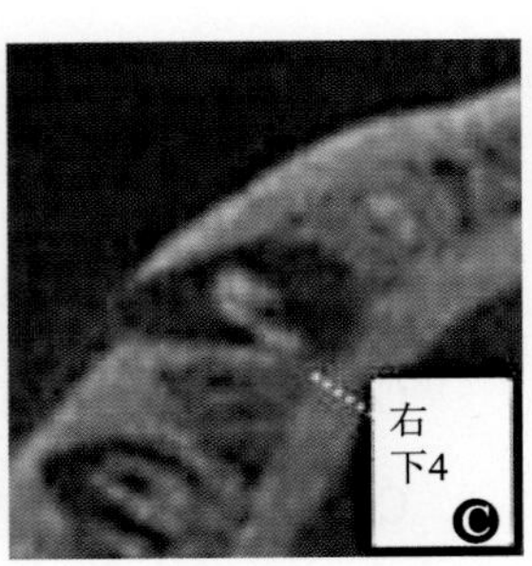

A. 根冠 1/3 段；B. 根中 1/3 段；C. 根尖 1/3 段。

图 34－7　44 CBCT 不同轴位图像

二、“C”形根管的诊断

“C”形根管的诊断方法主要为术前 X 线片检查、术中 DOM 下探查及 CBCT 检查。在治疗前拍摄 X 线片初步了解根管变异情况，术中使用 DOM，可辅助临床医师清晰地观察根管口解剖形态，进一步明确诊断“C”形根管。下颌前磨牙变异根管呈颊舌向分布，细小弯曲，X 线片不易检出，CBCT 提供的三维立体图像则有助于临床医师直观了解根管系统，评估治疗难度，规避治疗风险，可提高根管治疗的成功率。在该病例中，术前 X 线片示 44 根管形态变异，呈 1－2 型，且在术中难以探及舌根管，通过 CBCT 检查明确 44 为“C”形根管，并准确定位舌侧根管口的牙本质悬突和钙化组织层，避免了因盲目切削造成根管壁的过度破坏。除此以外，该病例在根管封入 Apexcal 糊剂后拍摄 X 线片，亦是术中辅助诊断“C”形根管的方法之一。

三、“C”形根管治疗策略

下颌第一前磨牙“C”形根管多为颊舌向分布，在开髓时适当向颊舌向扩展，有助于发现隐蔽的舌根管。在根管预备过程中，对根管中上段进行预敞，DOM 下用小号锉预弯探查，避免遗漏根管。推荐使用的根管冲洗液包括 NaOCl 和 EDTA，分别去除根管中残留的有机成分和无机成分，而超声荡洗可活化根管内的冲洗液，产生

笔记

的空穴作用、声流作用可有效清理根管峡区和侧副根管内的坏死组织和微生物，因此，对于形态复杂的“C”形根管，根管冲洗液联合超声荡洗，可大大增强清理和抑菌效果。由于下颌第一前磨牙“C”形根管患牙多有根面沟，对应的根管凹壁薄，为避免出现带状穿孔，不推荐选用过大锥度预备器械。在根管充填方法的选择上，热牙胶充填法可将加热软化的牙胶挤入峡区和不规则区，其三维充填效果优于侧方加压充填。该病例根管治疗在 DOM 的良好照明和放大条件下进行，舌根管细弯，治疗的关键点在于超声工作尖精准去除根管口钙化物，以及加强根管疏通、化学清理，并配合超声荡洗。颊根管虽粗大，但不同水平截面形态不一，恰当的机械预备、足够的化学冲洗及热牙胶垂直加压充填缺一不可，术后即刻 X 线片示根充影流畅致密，术后 6 个月临床检查可见 44 颊侧牙龈愈合，根尖区低密度影范围明显缩小，提示对于下颌第一前磨牙“C”形根管，在 CBCT 和 DOM 的辅助下，配合良好的根管预备、消毒和充填，短期即可获得良好的临床疗效。

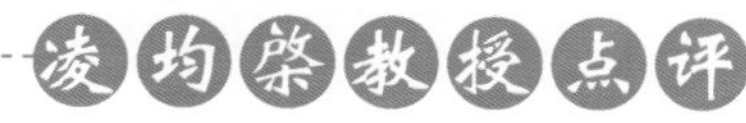

下颌第一前磨牙“C”形根管在中国人群中有较高的发生率，其根管形态复杂，一旦发生牙髓根尖周病，治疗难度较高。医师应在术前通过 X 线片及 CBCT 检查，对患牙进行充分评估，了解变异的根管系统。术中在 DOM 辅助下精准去除钙化物，探通隐蔽细弯的舌侧根管，同时有效清理、疏通、预备、充填根管系统和避免穿孔是治疗下颌第一前磨牙“C”形根管的关键。

（高　燕）

笔记

参考文献

1. Zheng Q, Zhang L, Zhou X, et al. C-shaped root canal system in mandibular second molars in a Chinese population evaluated by cone-beam computed tomography. Int Endod J, 2011, 44 (9): 857 – 862.

2. Fan B, Yang J, Gutmann JL, et al. Root canal systems in mandibular first premolars with C-shaped root configurations. Part Ⅰ: Microcomputed tomography mapping of the radicular groove and associated root canal cross-sections. J Endod, 2008, 34 (11): 1337 – 1341.

3. 凌均棨. 显微牙髓治疗学. 北京：人民卫生出版社，2014.

4. Fernandes M, de Ataide I, Wagle R. C-shaped root canal configuration: a review of literature. J Conserv Dent, 2014, 17 (4): 312 – 319.

5. Raisingani D, Gupta S, Mital P, et al. Anatomic and diagnostic challenges of C-shaped root canal system. Int J Clin Pediatr Dent, 2014, 7 (1): 35 – 39.

035 44 “C”形根管显微根管治疗

病历摘要

患者为 68 岁男性，主诉右下牙冷热刺激痛 1 周，自发痛 2 日。

检查 44 颊侧颈深楔状缺损，探诊未及髓，叩痛（+）、不松动、无探痛，冷测持续性疼痛，约 10 秒，X 线根尖片显示颈部缺损低密度影，根尖周未见骨质低密度影，牙根根颈 1/3 与根中 1/3 交界处分叉，根管透射影于根中 1/3 处模糊，提示中下段分叉为多根，

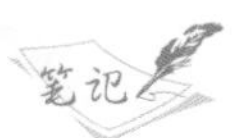

具有多根管（图 35－1A）。拍摄 CBCT，轴位图像显示根管颈 1/3 与中 1/3 交界（图 35－2A）“C”形根管，根管中 1/3（图 35－2B、图 35－2C）分为 3 根管，分别为颊侧 2 根管与舌侧 1 根管至根尖（图 35－2D）。冠状位图像显示，由远中（图 35－3A）到近中（图 35－3B、图 35－3C）根管根颈 1/3 与根中 1/3 交界处分为远颊、舌侧与近颊根管，3 个根管口起始距牙冠顶约 10.7mm（图 35－3B），CBCT 同时分析了矢状位图像 3 个根管的位置关系（图 35－3D～图 35－3F）。

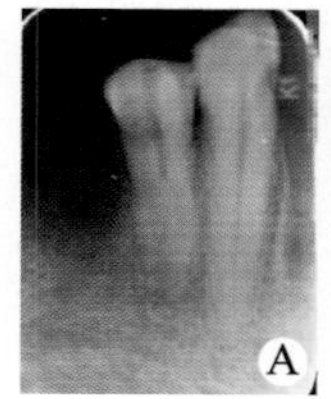

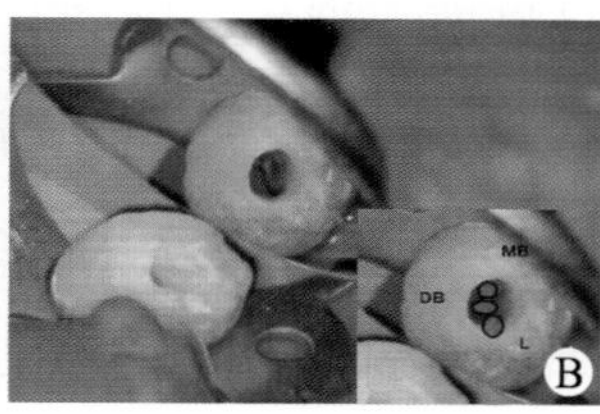

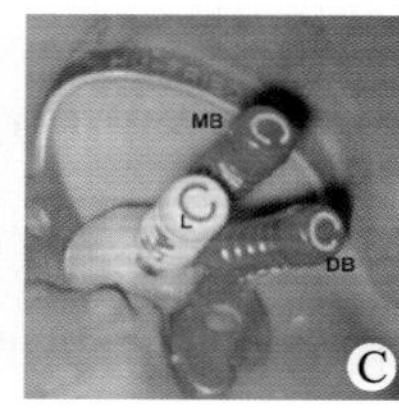

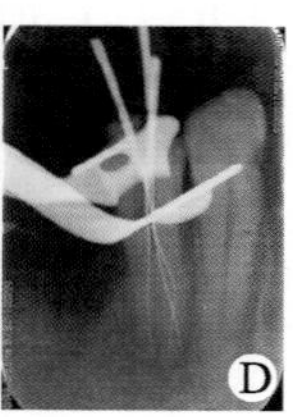

图 35－1　44 术前 X 线根尖片（A）、术中根管探查（B、C）和插针 X 线根尖片（D）

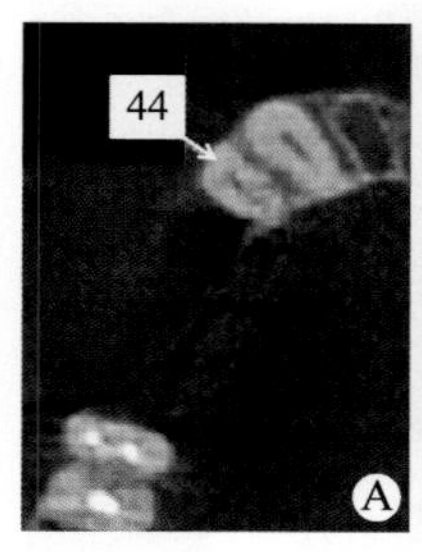

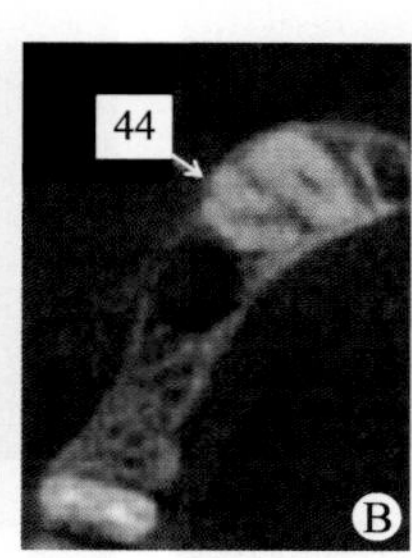

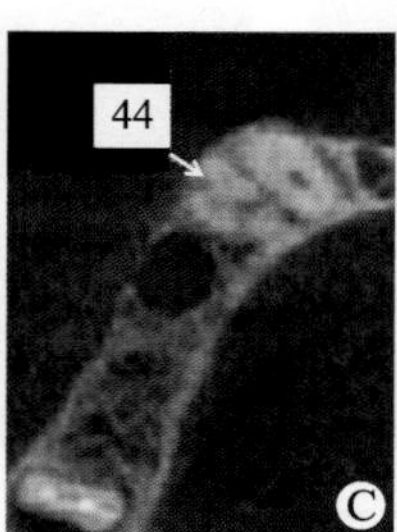

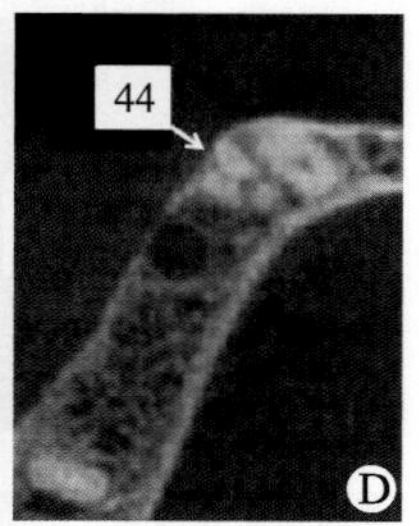

图 35－2　44 术前 CBCT 根管冠 1/3（A）、根中 1/3（B、C）和根尖 1/3（D）轴位图像

诊断：44 楔状缺损、慢性牙髓炎急性发作、“C”形根管系统。

治疗：签署根管治疗患者知情同意书，局麻下橡皮障隔离、开髓，根管少量渗血，1% 的 NaOCl 冲洗根管，显微镜下可见“C”形髓底图（图 35－1B）。使用 DG16 探针定位近颊（MB）、远颊（DB）与舌侧（L）根管（图 35－1B 右下小图），手动#10、

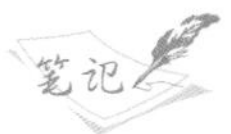

#15 根管锉探查根管，步骤为在距离锉尖 10mm 锉上端设定定位标记，沿着舌侧根管壁下滑，于髓底图的舌侧先探查 L 根管，其次沿着颊侧根管壁下滑，于髓底图的颊侧探查 MB 根管，最终在 MB 与 L 根管连线中偏颊侧寻找 DB 根管。3 根管口定位后，疏通并使用电子定位仪测量工作长度，插针拍 X 线根尖片（图 35－1C、图 35－1D）。镍钛机动 PathFile #13、#16 和#19 疏通光滑根管（图 35－4A），镍钛机动 ProTaper Next X1（#17/04）和 X2（#25/06）依次扩大成形 3 根管（图 35－4B、图 35－4C），X3（#30/07）继续扩大 L 根管（图 35－4D）。每更换一器械，1% 的 NaOCl 冲洗根管（图 35－4E），并使用 EDTA 凝胶润滑根管，根管预备完毕，电子定位仪再次确认工作长度（图 35－4F），冲洗，纸尖干燥，根管注射氢氧化钙根管消毒剂，玻璃离子封闭冠部开髓孔，颊侧颈楔形缺损树脂充填。

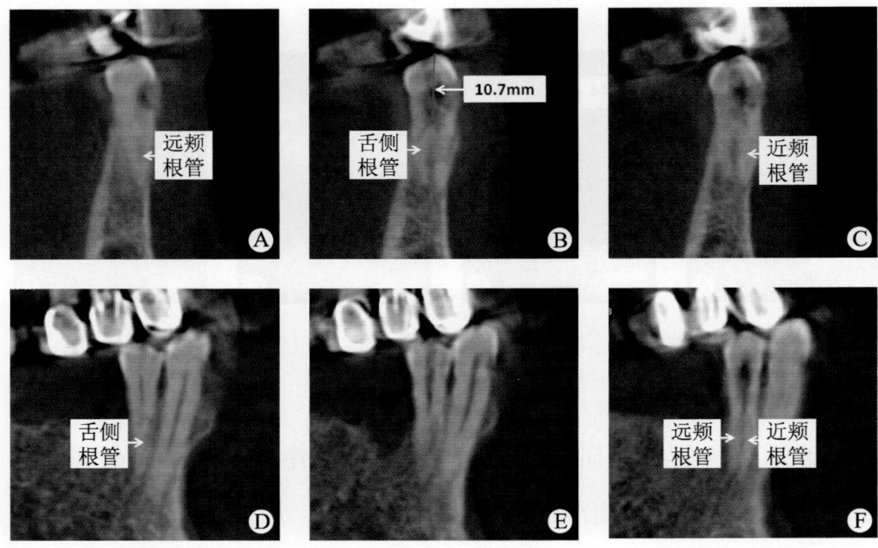

图 35－3　44 术前 CBCT 冠状位（A～C）和矢状位（D～F）图像

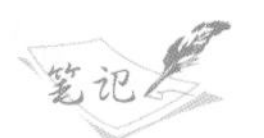

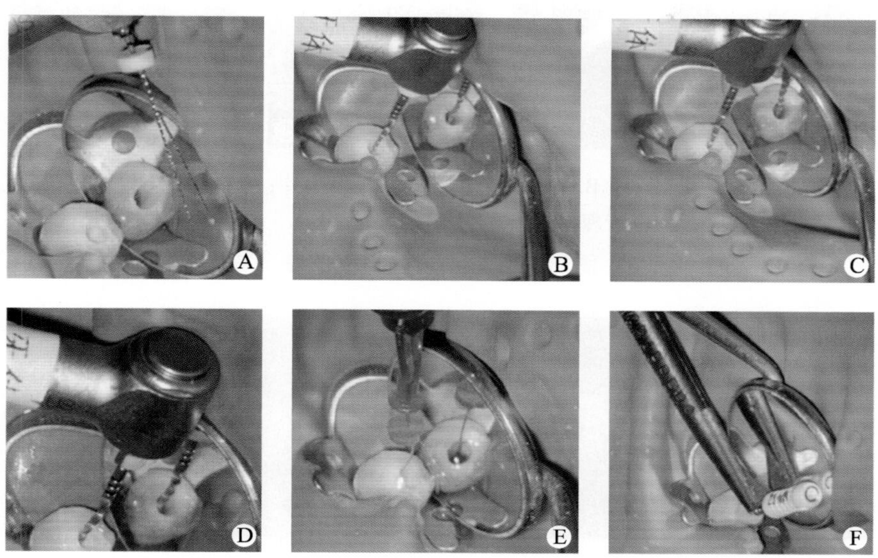

A. PathFile 锉疏通光滑根管；B. ProTaper Next X1（#17/04）扩大成形 3 根管；C. 镍钛机动 ProTaper Next X2（#25/06）扩大成形 3 根管；D. 镍钛机动 ProTaper Next X3（#30/07）扩大 L 根管；E. 1% NaOCl 冲洗 3 根管；F. 电子定位仪复测工作长度。

图 35－4　44 根管预备过程

复诊：橡皮障隔离下，去除玻璃离子暂封材料，显微镜下#20/02 超声根管锉去除氢氧化钙，1% 的 NaOCl 冲洗根管，纸尖干燥，#25/04 与#30/04 牙胶主尖试尖拍 X 线根尖片（图 35－5A、图 35－5B）。根管注射 iRoot SP 根管封闭剂（图 35－5C），放置全部主牙胶尖，在 3 根管口处切断，移除上段牙胶尖，垂直加压器填压根尖段，热牙胶连续波充填至 3 根管口。超声清理根管口（图 35－5D），酸蚀粘接，流体树脂封闭根管口，光固化（图 35－6A、图 35－6B），树脂充填冠部开髓洞孔（图 35－6C），拍摄根充术后 X 线根尖片，显示 3 根管恰填（图 35－6D）。

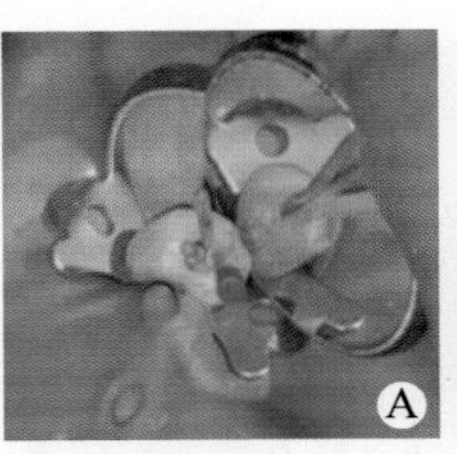
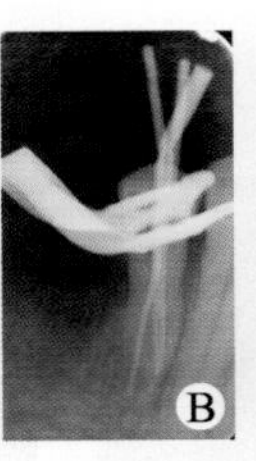
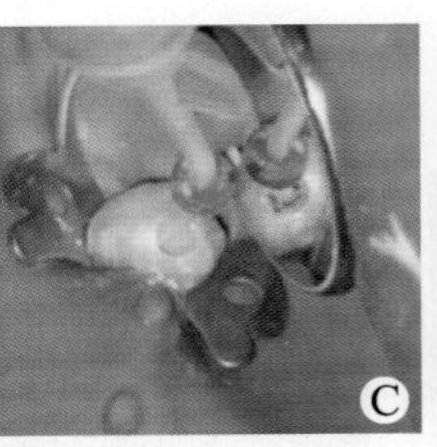
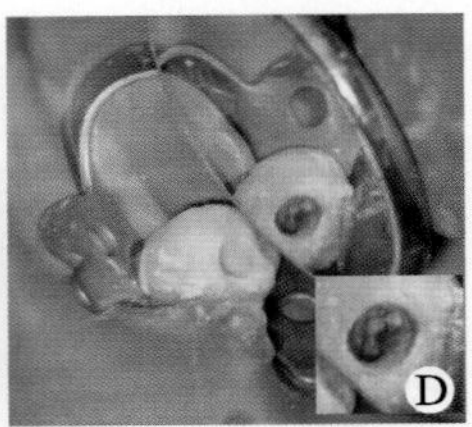

A. 44 试主牙胶尖；B. 44 插主牙胶尖 X 线根尖片；C. 根管注射 iRoot SP 根管封闭剂；D. 超声清理根管口。

图 35-5　44 根管充填过程

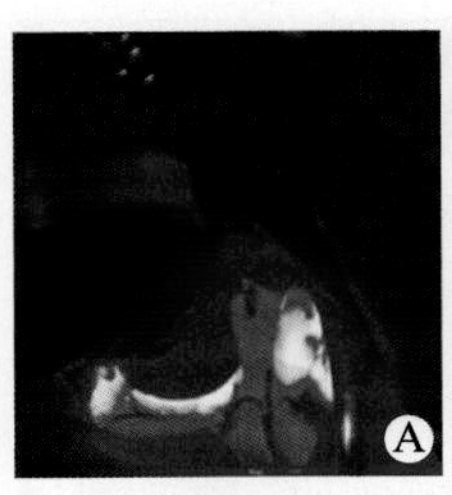
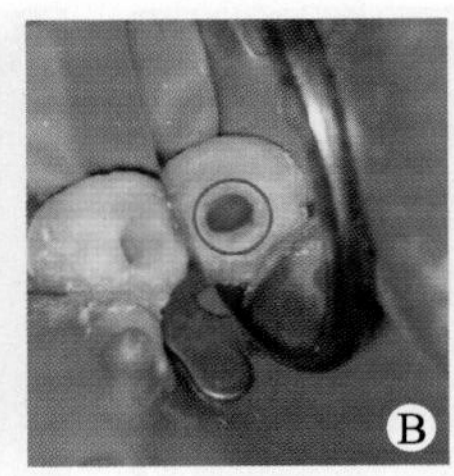
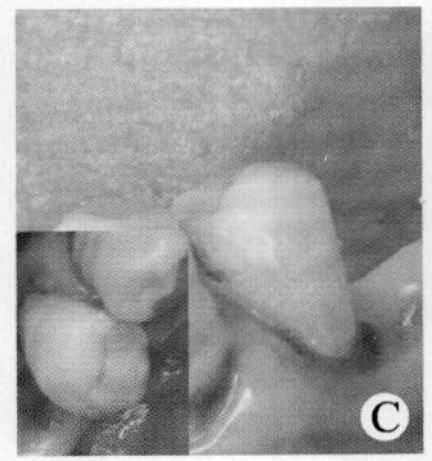
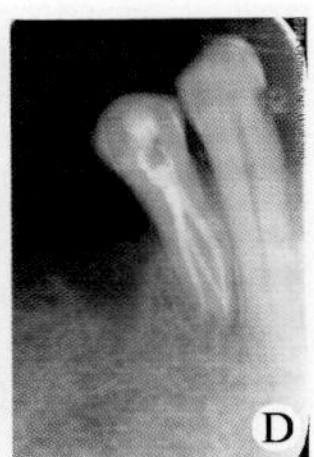

图 35-6　44 根管治疗后冠部封闭（A~C）与术后 X 线根尖片（D）

病例分析

一、下颌第一前磨牙 3 根管的诊断

充分掌握患牙牙体与根管系统解剖特征，是牙髓治疗获得成功的重要前提。下颌前磨牙根管解剖变异并不罕见，尤其下颌第一前磨牙根管的解剖变异发生率高。由于前磨牙髓腔近远中径窄，如分支位于根管中低位，会对医师临床技术水平、仪器设备和材料的适应性提出较高要求。国际学者对下颌第一前磨牙根管系统有多种分型方式，包括 Weine 分类、Vertucci 分类，以及更细的 Sert&Bayirli 分类（2004 年）。在 Sert&Bayirli 分类中，根管冠 1/3 单根管，于中 1/3 分为 3 根管的为Ⅸ型，该病例可归为Ⅸ型。近年来也有学者通过 CBCT 研究得出，下颌第一前磨牙Ⅸ型根管的发生率高达 7.8%。因此，术前诊断必须考虑下颌第一前磨牙根管形态变异的可能性，

笔记

通过详尽的术前影像学资料、术中仔细的临床检查，诊断、定位多根管系统。诊断步骤包括：①术前 X 线根尖片，根管从冠向根尖移行过程如影像突然中断、密度改变或模糊；根管从冠向根尖移行过程偏离牙根影像的中心轴；牙根尖膨大，显示非典型牙形状和异常轮廓。以上特征出现时，应采用不同角度拍摄 X 线片，以确认牙根及根管解剖特征。②开髓后根管口偏离髓腔中央，或髓底图呈现“C”形或“Y”形，应用#8、#10 等小号根管锉沿根管壁或髓底图仔细探寻，也可以使用 DG16 探针探查。③疏通所有根管后，小号根管锉插入根管全长，拍摄插针 X 线根尖片，以防漏诊额外根管。④CBCT 可以从三维空间更精确地揭示牙体外部和内部解剖学细节和变化，如通过 X 线根尖片高度怀疑或确认存在根管变异，建议进一步拍摄 CBCT 指导临床诊治。

二、下颌第一前磨牙多根管治疗策略

在制定牙髓治疗方案前，通过多角度 X 线根尖片与 CBCT，充分评估患牙的牙体解剖结构特征与变异情况。CBCT 可提供解剖学变化和空间关系的信息、测量与分析，并且消除周围解剖结构叠加的问题，在下颌前磨牙多根管诊断中具有“拨云见日”的作用。将 X 线根尖片、CBCT 和临床检查共同分析，可以获得全面的数据资料。

DOM 具有放大与照明功能，在探查、定位根管口中可发挥重要的辅助作用。根管大量、有效的冲洗与根管器械的碎屑清除、润滑应贯穿根管扩大的全程。

下颌前磨牙“C”形根管或中低位根尖分叉根管的根管充填具有一定难度。在术中充填材料极易误填非目标根管。因此，在进行牙胶充填时，建议一次就位所有根管的主牙胶尖至工作长度；如因上部空间不足无法共同就位，优先放置充填难度最大根管的主牙胶

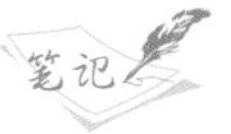

尖至工作长度，齐根管口或根管分叉处切断上段牙胶，再放置其他根管的主牙胶尖，依次切断上段牙胶，最后一起对所有根管进行热牙胶垂直加压充填。

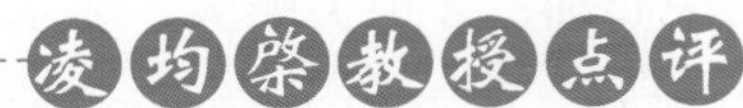

下颌第一前磨牙根管系统较复杂，变异率高，文献报道牙髓治疗失败率为11.45%，而下颌第二前磨牙失败率仅为4.54%，治疗的关键取决于医师的“多根管”和“变异根管”意识，充分了解正常的解剖结构和常见变异。术前应仔细分析X线片，使用CBCT等三维影像检查，选取最佳的治疗方法、器械与设备，借助DOM等放大照明系统，以专业的知识和临床技术，对髓腔和根管进行细致探查、彻底清洁、安全的根管扩大成形和有效的根管充填，以确保完善的根管治疗。

（李晓岚）

参考文献

1. Ordinola-Zapata R, Bramante CM, Villas-Boas MH, et al. Morphologic micro-computed tomography analysis of mandibular premolars with three root canals. J Endod, 2013, 39 (9): 1130 – 1135.
2. Liu N, Li X, Liu N, et al. A micro-computed tomography study of the root canal morphology of the mandibular first premolar in a population from southwestern China. Clin Oral Investig, 2013, 17 (3): 999 – 1007.
3. Albuquerque D, Kottoor J, Hammo M. Endodontic and clinical considerations in the management of variable anatomy in mandibular premolars: a literature review. Biomed Res Int, 2014 (1): 512574.

笔记

036 14 三根管的诊断和治疗

病历摘要

患者为29岁女性，主诉因右上后牙反复流脓，于数月前在外院就诊，拍摄X线片后诊断为牙根折裂，建议拔除患牙，患者要求尽量保留患牙就诊于本院。

口内检查见14远中殆面深龋洞，叩诊轻度不适，唇侧牙龈见单一窦道口（图36-1A），探针可探入，未探及牙周袋。重新拍摄X线根尖片示牙根疑似分为近中和远中2个牙根，近中根尖区见低密度透射影像（图36-1B）。为排除14牙根折裂的可能性，与患者沟通后拍摄CBCT，结果显示14上段为单一牙根和根管（图36-1C），中段分为3个牙根和3个根管（图36-1D），根尖周见低密度影，边界欠清晰，未见牙根折裂征象。

诊断： 14慢性根尖周炎。

处理： 14橡皮障隔离患牙，去尽腐质，开髓引流后揭顶，DOM下探查根管，探及近中、远中和腭侧共3个根管，疏通根管并测定工作长度，拍摄插针示踪X线根尖片，确认为3个根管（图36-1E、图36-1F），使用M3镍钛锉预备根管至#30/04锥度，1.3%的NaOCl和0.9%的生理盐水交替冲洗，吸干根管，导入Apexcal糊剂，Caviton暂时充填，两周后复诊。复诊时见牙龈窦道口表面已闭合，但可见白色Apexcal糊剂残留于黏膜下（图36-1G），去除暂时充填材料，清理根管，吸干后导入iRoot SP糊剂，完成热牙

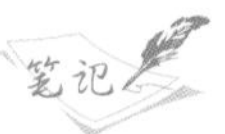

胶根管充填，Caviton 暂时充填，拍摄术后 X 线根尖片（图 36－1H）。

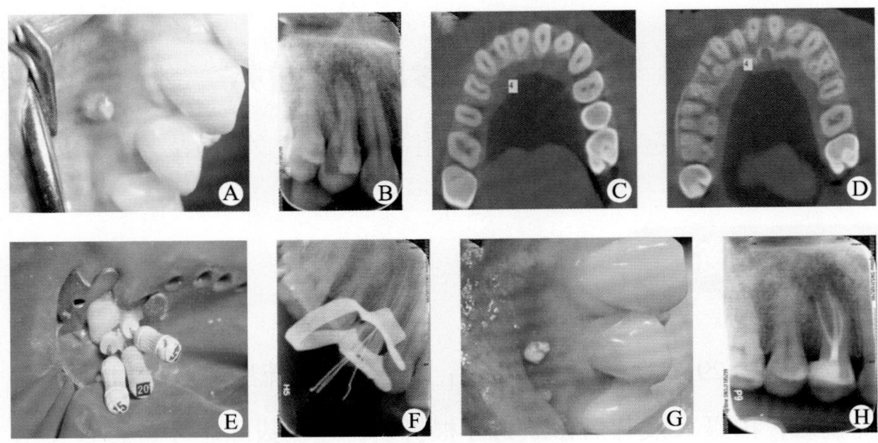

A. 术前患牙口内照片；B. 术前 X 线根尖片；C、D. 术前 CBCT 图片；E、F. 术中示踪片；G. 根管预备完成两周后口内图片；H. 术后 X 线片。

图 36－1　14 三根管的诊断和治疗

病例分析

一、CBCT 对上颌第一前磨牙根管解剖形态的诊断和鉴别诊断

由于根管系统解剖的复杂性，已有多种体外和体内诊断方法如硬组织切片、Micro CT、传统 X 线片、增强 X 线片和 CBCT 等。与传统二维 X 线片相比，CBCT 具有可提供根管系统的三维解剖结构、放射剂量低且无创伤等特点，已成为术前和术中评价根管系统解剖结构，如根管数目、弯曲程度、根管钙化位置和长度等的重要工具。一项新近研究使用 CBCT 检测了 1387 颗中国人群上颌第一前磨牙的根管解剖结构，结果显示 29.8% 患牙有 2 个独立牙根，有 3 个独立牙根的患牙即 Vertucci 分型第Ⅷ型根管仅有 0.5%（7 颗患牙），可见独立 3 牙根的上颌第一前磨牙为罕见病例，且白种人发生率相对较高。此外，CBCT 在牙根折裂和吸收、牙源性上颌窦炎、髓腔穿孔等的鉴别诊断中也具有广阔的应用前景。

笔记

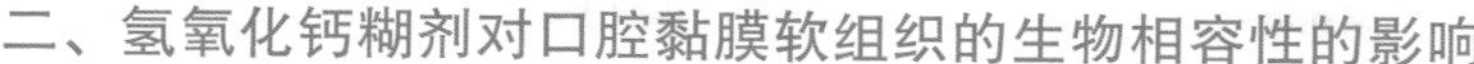

二、氢氧化钙糊剂对口腔黏膜软组织的生物相容性的影响

在该病例中，患者复诊时发现氢氧化钙糊剂超填溢出，导致瘘道口黏膜下药物残留。动物实验研究结果显示，氢氧化钙糊剂和2%氯己定溶液可引起大鼠口腔黏膜软组织不同程度的炎症反应，但均会随着时间的延长而减轻；以往临床研究也证实个别患者因氢氧化钙糊剂超出根尖孔，导致口腔黏膜软组织坏死的情况。因此，应尽量避免氢氧化钙糊剂溢出瘘道口，接触口腔黏膜软组织而引起愈合延迟。

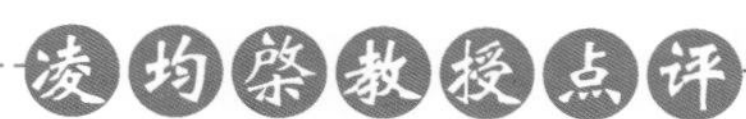

凌均棨教授点评

在利用常规X线根尖片诊断时，应谨慎判断根管解剖形态，不可轻易将根管解剖变异的患牙误诊为牙根纵裂，可根据实际情况多角度拍摄X线根尖片，或在条件允许的情况下采用CBCT辅助诊断；对于氢氧化钙糊剂引起的口腔黏膜延迟愈合，需做好患者解释工作。

（安少锋）

参考文献

1. Talwar S, Utneja S, Nawal RR, et al. Role of cone-beam computed tomography in diagnosis of vertical root fractures: a systematic review and meta-analysis. J Endod, 2016, 42 (1): 12-24.

2. Li YH, Bao SJ, Yang XW, et al. Symmetry of root anatomy and root canal morphology in maxillary premolars analyzed using cone-beam computed tomography. Arch Oral Biol, 2018, 94: 84-92.

3. Semenoff TA, Semenoff Segundo A, de Figueiredo JA. Biocompatibility of different intracanal medications in rat bucal submucosa tissue. J Appl Oral Sci, 2008, 16 (1): 12-17.

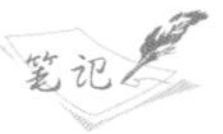

4. Soares J, Santos S, César C, et al. Calcium hydroxide induced apexification with apical root development: a clinical case report. Int Endod J, 2008, 41 (8): 710–719.

037 35 三根管显微根管治疗

病历摘要

患者为 23 岁男性，主诉左下后牙咬物不适 1 个月，来我院就诊。

初诊时检查见 35 殆面深龋，探痛（++），冷、热刺激延迟痛，叩诊不适，无松动，36 殆面大面积充填物，叩诊不适，无松动，龈正常。否认重大疾病史和过敏史，X 线片示 35 根尖周牙周膜增宽，36 根尖周透射影，初诊时诊断为 35 慢性牙髓炎、36 慢性根尖周炎。初诊处理为 35 局麻下开髓、封失活剂，因根管较为复杂转诊。检查见 35 殆面氧化锌水门汀充填物，无叩痛，X 线片见 35 根管中上段宽敞，根尖段出现分叉，分叉处根管影像不清晰（图 37 –1A），牙体形态与对侧同名健康牙 45 相似，根尖 1/3 处出现根分叉影（图 37 –1B）。

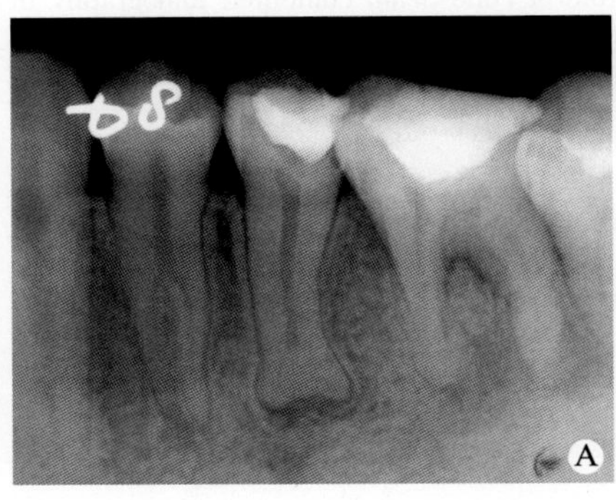
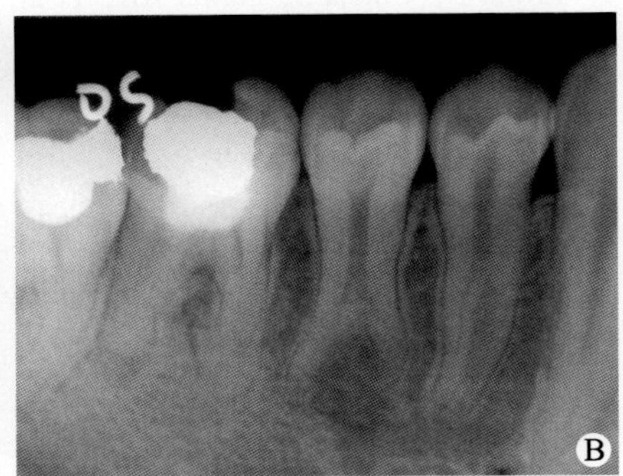

A. 35 术前根尖片；B. 对侧同名牙根尖片。

图 37 –1 35 慢性牙髓炎及对侧同名牙术前 X 线根尖片

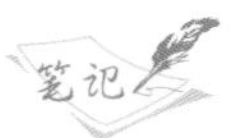

诊断：35 慢性牙髓炎，36 慢性根尖周炎。

治疗：结合患者意愿和患牙情况，拟行 35、36 显微根管治疗后冠修复。橡皮障隔湿，常规开、拔髓，10 号 K 锉探查 35 根管，可达根管分叉处，在 DOM 下以 G 钻充分敞开分叉以上的根管，6 号 K 锉仔细探查根分叉区，探及三根管，疏通根管、确定工作长度，拍 X 线片确定初尖锉已达根尖（图 37 –2A），手动锉疏通至 15 号，ProTaper 预备根管，2.5% NaOCl 溶液冲洗，试主尖，X 线片示三主尖已达到工作长度（图 37 –2B），根管内封氢氧化钙。1 周后复诊，垂直加压充填技术充填根分叉下三根管，显微镜下见分叉区三根管（图 37 –2C），X 线片（偏移投照法）确认根管下段充填质量良好（图 37 –2D）。注射式热牙胶充填根管中、上段，并预留桩道，随后完成 36 根管治疗（图 37 –2E），转口腔修复科行桩冠修复。1 个月后复查时显示修复体边缘密合良好，X 线片示桩道与中下段热牙胶相吻合（图 37 –2F），嘱患者定期复查。

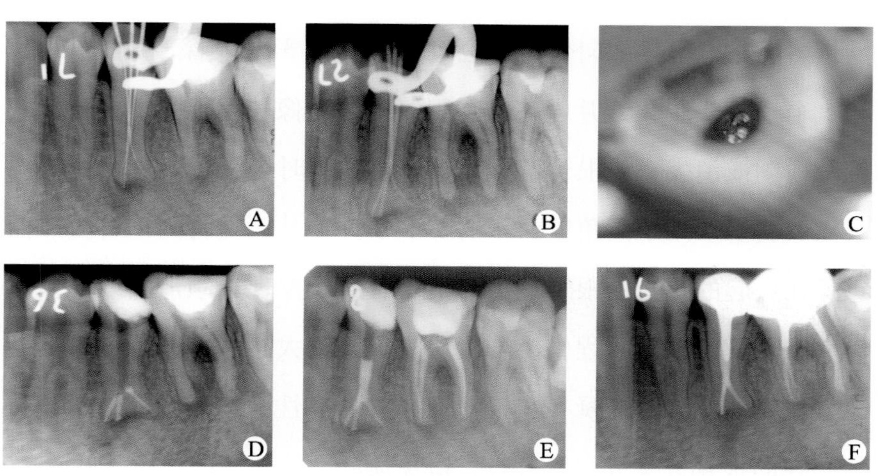

A. 确定根管工作长度；B. 根管预备后试尖片；C. 显微镜下见根管分叉；D. 根管下段充填；E. 完成 35 及 36 根管治疗；F. 术后 1 个月 X 线根尖片。

图 37 –2　35 慢性牙髓炎治疗过程

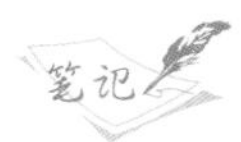

病例分析

一、多根管下颌前磨牙的解剖形态特点

经典的 Weine 分类法将常见的根管系统分型为：Ⅰ型，从根管口至根尖为 1 个根管；Ⅱ型，2 个独立的根管口，在根尖上方合并成 1 个根管；Ⅲ型，2 个独立的根管口及 2 个分开的根尖孔；Ⅳ型，根管自 1 个根管口发出，在根尖上方分成 2 个独立的根管并开口于 2 个根尖孔等。下颌前磨牙由于根管形态复杂，具有较高的变异率，被认为是治疗难度最大的牙位之一。下颌前磨牙多根管的发现率报道不一，下颌第一前磨牙为 14%～34%，下颌第二前磨牙为 1.2%～12.1%，这些研究多为离体牙研究，结果存在差异的原因可能与研究方法、人种等因素有关。

当下颌前磨牙存在多根管时，根管多在中下段分叉，以 1－2 型最多见，常呈颊舌向分布，也有病例报道 3 个根管、4 个根管甚至 5 个根管，在 X 线片上表现为根管上段影像较粗，中下段突然变细、模糊或消失，或根管偏离牙根中心，有时还可观察到根管走向突然改变。采用不同角度的术前及术中 X 线片，能将因垂直投照而重叠在一起的颊舌侧根管显示出来，有助于发现下颌前磨牙的多根管。在根管治疗的过程中，若发现主根管粗大，在中下段突然变细或变模糊，应高度怀疑存在根管变异的可能性，有意识地去探查可能存在的根管分叉或根管分歧，避免遗漏根管。

二、下颌前磨牙多根管的诊断

1. 偏移投照技术

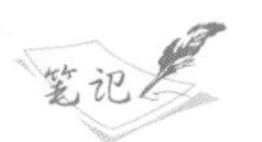

目前，DOM、CBCT 等设备的临床应用可提高下颌前磨牙多根管

的检出率。X 线片由于价格低廉、放射剂量低、影像资料易保存等仍被认为是较好的选择。常规 X 线片为正位投照片，由于下颌前磨牙多根管多为颊舌向分布，多根管影像常发生重叠，较易遗漏根管。偏移投照技术可使多根管的显示更清晰，但需要采用合适的偏移角度，若偏移过大会出现牙根影像失真；偏移过小，重叠根管不易分开。X 线片影像出现以下情况时可能为多根管：①根管影像不位于牙根的中心；②粗大的根管影像于根上 1/3 或根中 1/3 突然变细或不清晰，甚至消失。该病例患牙采用 X 线水平向（正位）及偏移颊舌向轴线 20°～30°（偏位）投照法进行观察，有助于区分多个根管。

2. CBCT

CBCT 作为一种非侵入性且更精确的技术手段，可有效减少周围组织结构的叠加影响，不仅能从多维度了解根管解剖形态，还可进行定性、定量评估，因而在临床中应用越来越广泛。已有大量文献采用 CBCT 探查根管数目和形态，其中不乏对下颌前磨牙的观察和研究。该病例患牙为下颌第二前磨牙变异根管，治疗时 CBCT 尚未应用于临床，故采用 X 线片偏移投照法，初步确定多根管的存在，并在根管治疗过程中拍摄不同角度 X 线片（正位及偏位 X 线片），尽量避免遗漏根管，确保治疗质量。

3. 显微 CT（micro-computed tomography，Micro CT）

显微 CT 是一种采用 X 线成像原理进行超高分辨率三维成像的设备，可帮助术者充分了解根管的三维形态，并测量根管的分布、牙根体积、横截面积、管壁厚度、结构模型指数和曲率等。有文献报道，通过显微 CT 扫描可重建牙体的外部和内部结构，以非破坏性方式进行根管成像和高精度形态分析，被认为是研究根管解剖形态的金标准。虽然显微 CT 具有分辨率高、无创等优点，但存在辐射性高、价格昂贵等问题，目前仅用于体外研究。

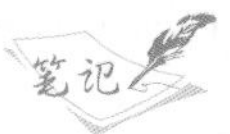

三、DOM 在多根管下颌前磨牙治疗中的应用

下颌前磨牙的根管类型直接影响治疗的难度，单根管（1－1型）和根管在上段分叉（2－1、2－2 型等）的患牙治疗较简单。多数多根管下颌前磨牙的根管在中下段分叉，即1－2、1－3、1－4等类型，治疗则困难得多，根管分叉位置越低，治疗难度越大，牙椅的光源无法进入根管中下段，凭手感往往只能进入其中较直或较粗的根管，极易遗漏根管。DOM 能提供充足的光源和良好的放大效果，使术者能准确地观察根管深部，清楚地看到根管分叉处，在直视情况下对多根管进行定位并完成治疗，有利于提高诊断和操作的准确性，有效避免遗漏根管。值得注意的是，在显微镜下操作时如果缺乏直线通道，仍无法对分叉以下的根管进行处理，采用 G 钻充分敞开分叉以上的部分，可为进一步探查根管中下段创造直线通道，便于进行中下段根管的治疗。该病例患牙即在充分敞开根管中上段的前提下，利用显微镜观察根尖 1/3 处的根管分叉口，并进行充分的预备和充填，X 线片显示根充效果良好。

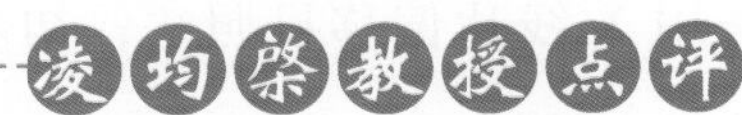

多根管下颌前磨牙根管系统存在较多的变异，临床上常因遗漏根管导致治疗失败，应在术前对患牙进行充分评估，如选择多角度拍摄 X 线片，或联合 CBCT，准确了解根管解剖形态，在治疗中采用显微根管治疗技术，防止遗漏根管。治疗过程中尽量保留正常牙体组织的同时需建立进入根管分叉的直接通路，以免干扰视野及操作空间，充分去除感染组织，彻底清理、消毒根管并进行严密的根管充填。

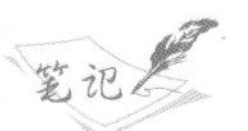

（徐　琼）

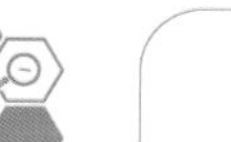

参考文献

1. Ring J, Ring KC. Rare root canal configuration of mandibular second premolar using cone-beam computed tomographic scanning. J Endod, 2017, 43 (11): 1897 - 1900.

2. Yang H, Tian C, Li G, et al. A cone-beam computed tomography study of the root canal morphology of mandibular first premolars and the location of root canal orifices and apical foramina in a Chinese subpopulation. J Endod, 2013, 39 (4): 435 - 438.

3. Sousa TO, Haiter-Neto F, Nascimento E, et al. Diagnostic accuracy of periapical radiography and cone-beam computed tomography in identifying root canal configuration of human premolars. J Endod, 2017, 43 (7): 1176 - 1179.

4. Zhang D, Chen J, Lan G, et al. The root canal morphology in mandibular first premolars: a comparative evaluation of cone-beam computed tomography and micro-computed tomography. Clin Oral Investig, 2017, 21 (4): 1007 - 1012.

038 CBCT 结合显微牙髓治疗多根管前磨牙

病历摘要

患者主诉右下后牙疼痛 1 月余。

患者右下后牙于 1 个多月前出现冷热刺激痛，未做任何处理，今于我科就诊。否认重大疾病史和过敏史。检查见 45 牙冠已行全冠预备，无松动，叩诊轻微疼痛，热诊持续性疼痛。X 线片检查：45 为多根牙，根管影像不清（图 38 - 1）。术前 CBCT 检查：45 牙

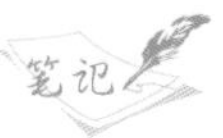

根呈凹形，颊侧矢状位示 MB、DB 根管，舌侧矢状位见远中根管（图 38－2）。

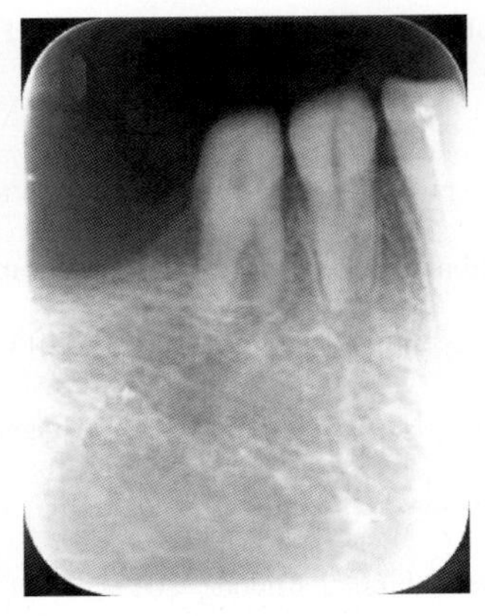

图 38－1　患者术前 X 线检查

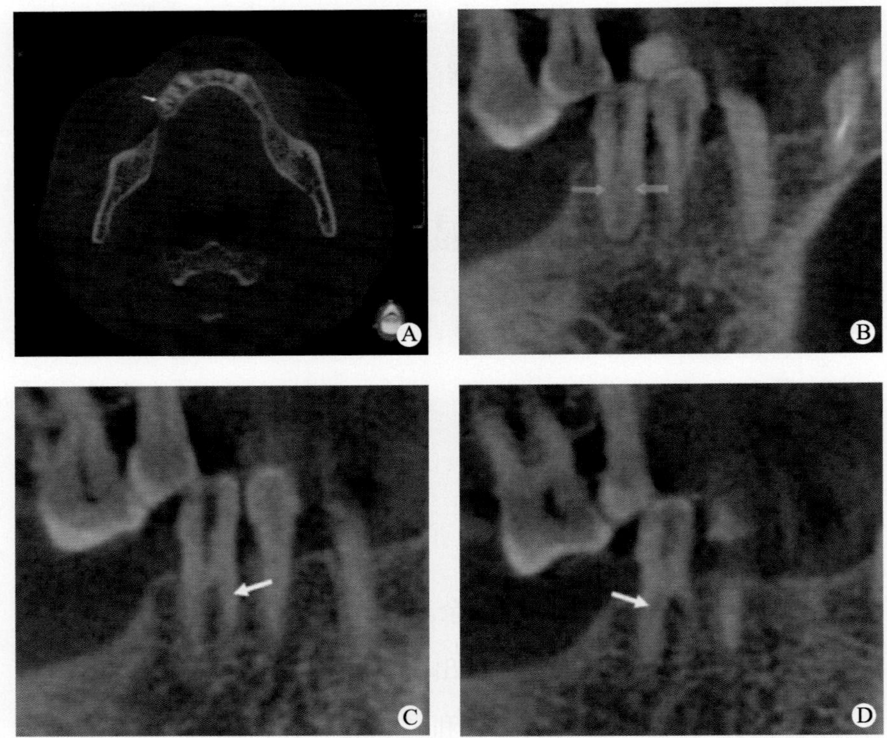

A. 轴状位牙根形态；B. 颊侧矢状位 MB、DB 根管；C. 舌侧矢状位近中牙根未见根管；D. 舌侧矢状位示 DL 根管。

图 38－2　CBCT 检查

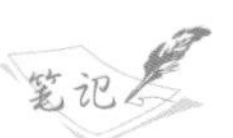

诊断：45 慢性牙髓炎。

治疗：结合患者意愿和患牙根管解剖特点情况，拟行 45 显微根管治疗。

首次就诊，消毒，局部浸润麻醉，橡皮障隔湿患牙，常规开髓，暴露髓腔，显微镜下定位根管口并探查 4 个根管，疏通根管，清理牙髓，预备根管，主牙胶试尖（图 38－3A）。热牙胶垂直加压充填，X 线片显示根管恰填（图 38－3B）。7 个月后复诊，45 症状消失，根尖周影像正常（图 38－3C）。

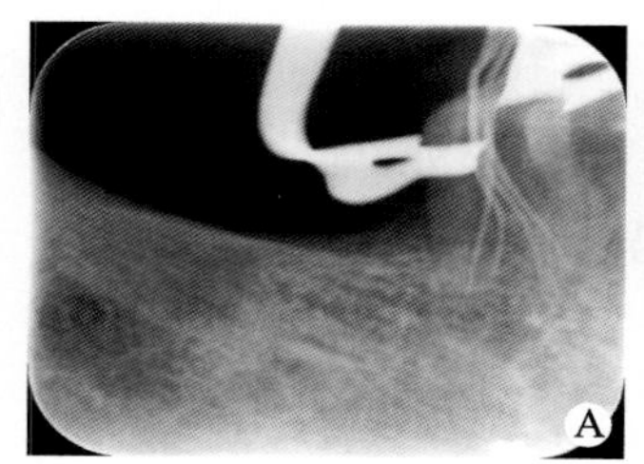
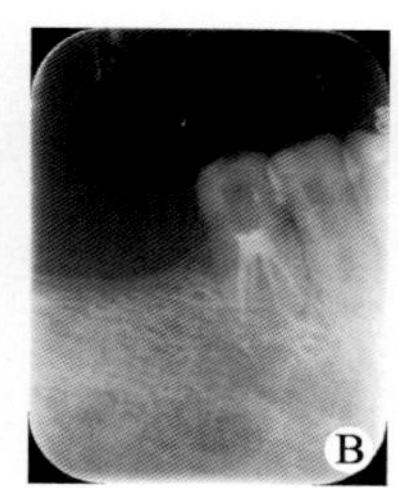
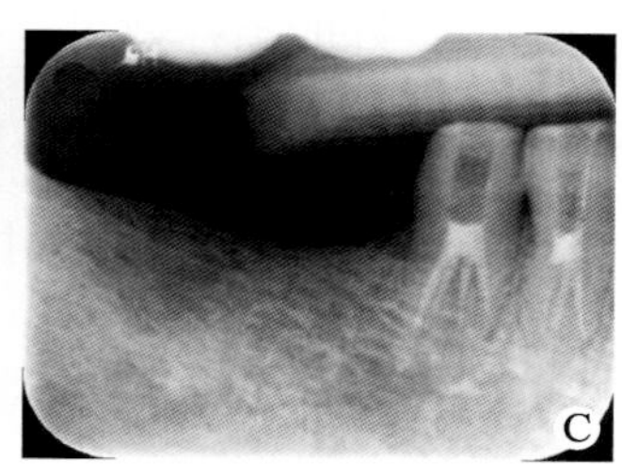

A. 主牙胶试尖片；B. 根管充填后片；C. 7 个月后复诊情况。

图 38－3　X 线片检查

病例分析

一、CBCT 诊断变异根管患牙的优势

前磨牙的根管形态变异较为常见。在该病例中，右下第二前磨牙通过 X 线片发现存在根管变异，根管影像不清。CBCT 进一步检查发现，45 发现有 MB、DB 和 DL 3 个根管。CBCT 对于变异根管的发现和定位较 X 线片更为精确。CBCT 扫描切片展示了根管的大致分布情况，为显微根管治疗提供了较为可靠的信息。

二、显微根管治疗技术在变异根管患牙治疗过程中的应用

该病例 45 治疗前 X 线片提示多根管，开髓后探及狭长粗大的

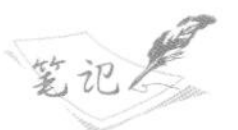

根管口上段，根管中下段不通畅，提示患牙根管分布和根管形态较为复杂。DOM 具有良好的光源和放大作用，可协助术者定位根管口，并清晰显示根管系统内隐匿区域，对准确诊断变异根管的三维结构、彻底清理并严密充填根管提供帮助。在该病例中，利用 DOM 清理根管上段后，明确根分叉位于较低的位置，C 锉探查手感提示根管口分布不规则，根管分叉后比较弯细。拍摄 CBCT，辅助检查提示，患牙有 3 个根管。在显微镜下进一步探查和清理根分叉区钙化组织后发现可探及 4 个根管，对根管进行彻底清理和充填，达到了良好的治疗效果。

CBCT 辅助检查、显微根管治疗等新技术在临床的应用，结合较为娴熟的临床操作技能，使根管变异的困难病例顺利完成治疗。

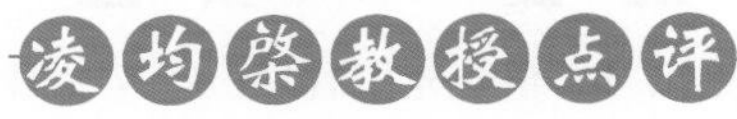

多根牙的显微根管治疗一直是牙体牙髓科的临床难点，下颌前磨牙多为单根管或双根管，出现 4 个根管的概率极低，传统的技术对这些变异根管的诊治非常困难。CBCT 辅助检查、显微根管治疗等新技术在临床的应用，结合较为娴熟的临床操作技能，使根管变异的困难病例得以顺利完成治疗。对于早期检查发现牙根形态变异的困难病例，在治疗过程中需有思辨的临床思维，避免根管遗漏。

（毛学理）

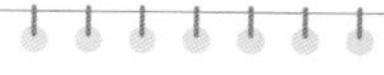

039 16 五根管显微根管治疗

病历摘要

患者为46岁女性，主诉右上后牙冷热刺激痛数月。

患者于数月前发现右上后牙偶有自发痛，冷热刺激加重。未予处理，无诉其他不适，今于我科就诊。否认重大疾病史和过敏史。检查见16咬合面重度磨损，探敏感，无叩痛，无松动，未探及牙周袋，冷诊短暂疼痛，热诊持续性疼痛。X线片：16根尖周未见明显异常，牙周膜影稍增宽（图39－1A）。

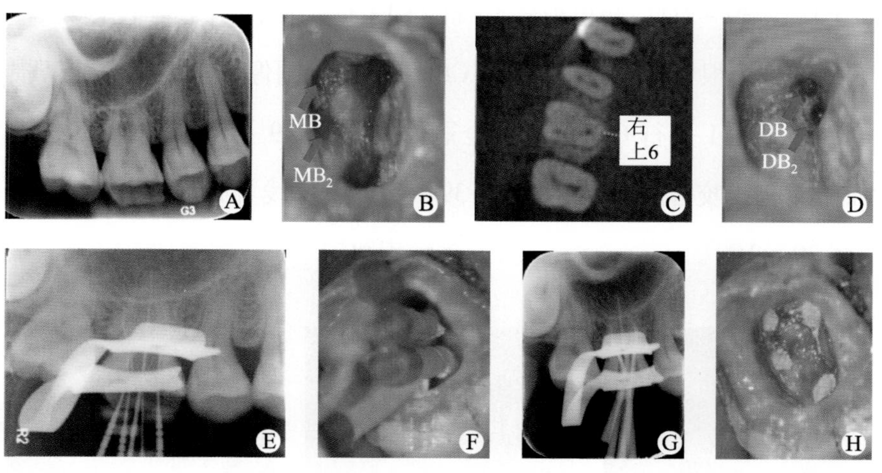

A. 术前X线片；B. DOM下髓底照；C. CBCT轴位图像提示MB和MB_2根管钙化；D. 探查到DB_2；E. 初尖锉片示到工作长度；F. 试主牙胶尖；G. 试尖片示到达工作长度；H. 根充后DOM下髓底照。

图39－1 术前及术中

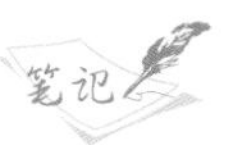

诊断： 16 慢性牙髓炎。

治疗： 结合患者意愿和患牙情况，拟行 16 显微根管治疗。局麻，橡皮障隔离，开髓揭顶，渗血明显，拔髓半成形，DOM 下首先探及 P、DB、MB、MB_2 4 个根管口（图 39－1B），MB 和 MB_2（箭头所示）根管中上段堵塞不通畅，CBCT 提示 MB 和 MB_2 根管钙化（图 39－1C），#10 先锋锉 DOM 下反复探查疏通根管，DB 敞开根管口后，探查到其腭侧有另一通路为 DB_2 通畅（图 39－1D 箭头所示），初尖锉片显示 5 根管均达到工作长度（图 39－1E），镍钛器械预备，试主牙胶尖（图 39－1F），拍试尖 X 线片（图 39－1G），示到达工作长度，热牙胶垂直加压充填，根充后 DOM 下髓底（图 39－1H）照。术后 X 线片示恰填（正位片：图 39－2A，偏位片：图 39－2B）。分别采用容积再现技术（volume rendering technique，VRT）(图 39－2C）和最大密度投影（maximum intensity projection，MIP）(图 39－2D）获得根管系统的 CBCT 三维重组图，清晰显示根充后的5 个根管。图 39－2E 为 CBCT 轴位面图像，考虑到患牙磨损严重，术后 1 周行 CAD/CAM 全冠修复（图 39－3A）。3 年复查无临床症状，咬合功能良好（图 39－3B）。X 线片示根尖周无异常（图 39－3C）。

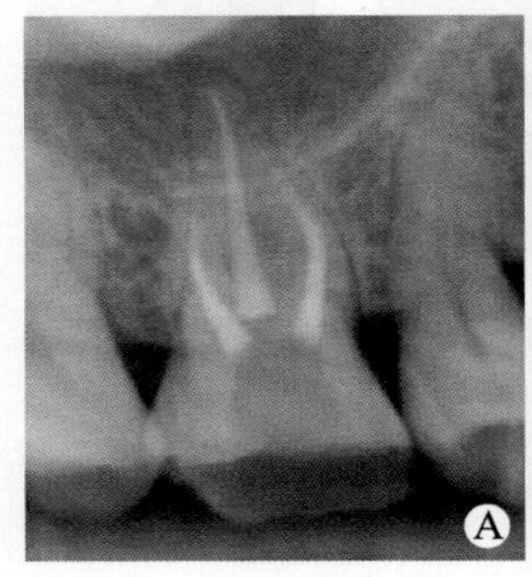

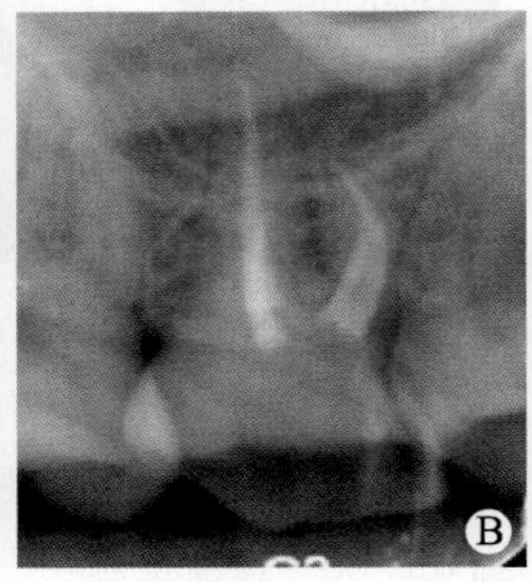

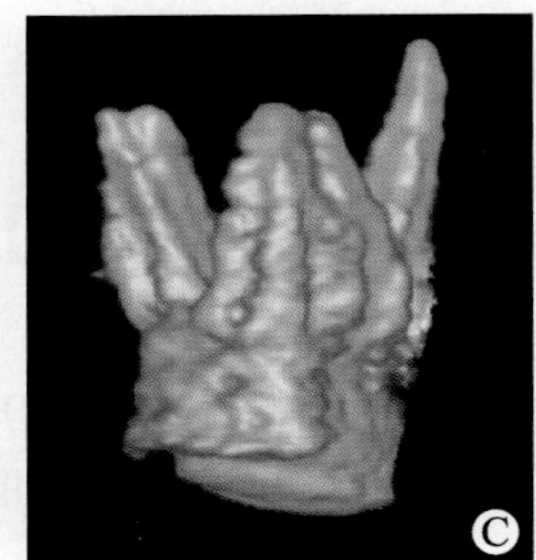

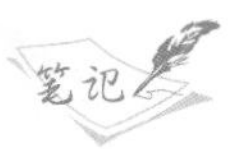

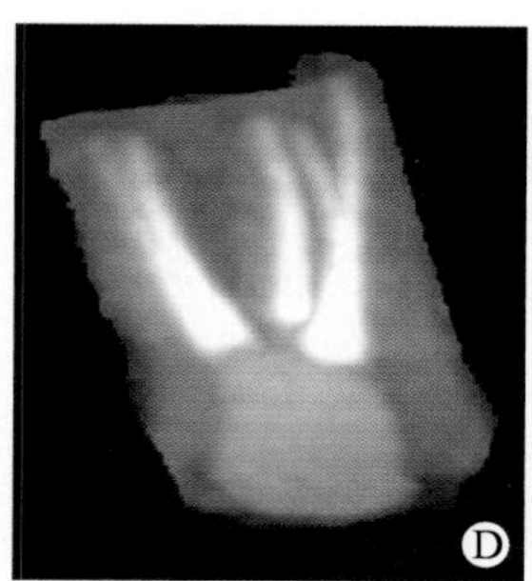
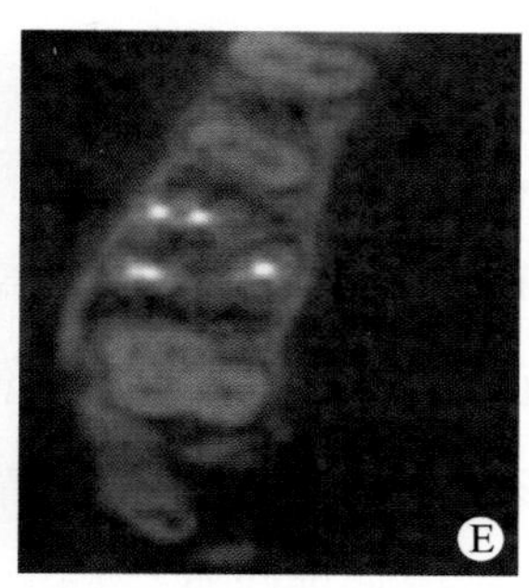

A + B. 术后正位和偏位 X 线片；C. CBCT 三维重组图（VRT）；D. CBCT 三维重组图（MIP）；E. CBCT 轴位面图像。

图 39－2　术后即刻影像学检查

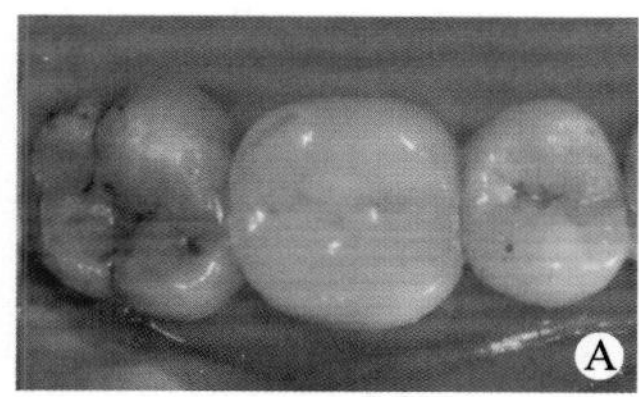
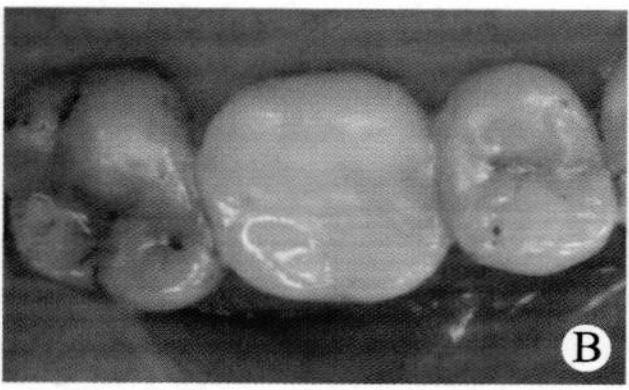
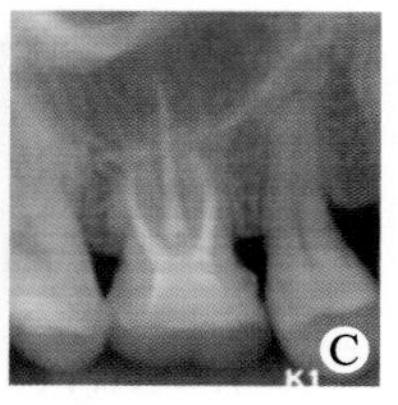

A. 冠修复后口内照；B. 术后 3 年复查口内照；C. 术后 3 年复查 X 线片。

图 39－3　术后口内照及 X 线片

病例分析

根管遗漏是导致根管治疗失败的常见原因，主要表现为主根管或侧副根管遗漏，原因为不熟悉根管解剖和变异规律、开髓不全、检查不充分、器械选择不当和根管治疗技术局限等。临床容易发生遗漏的根管是上颌磨牙近中颊根第二根管 MB_2、下颌磨牙远中舌侧根管、上颌前磨牙第二根管及下颌切牙舌侧根管等。该病例存在包括 MB_2、DB_2 在内的 5 个根管，极易遗漏，需仔细探查。

术前 X 线片显示牙髓腔或者根管内存在弥散性的阻射影像，患牙常规开髓、暴露髓腔后发现器械无法顺利探查根管或者#10 手用 K 锉无法顺利到达根尖，提示细小钙化根管存在的可能性。此时，

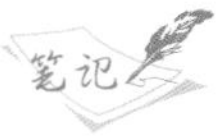

一般需要结合其他手段以明确诊断。

在钙化根管的确认中，术前 X 线片检查尤为关键。完全钙化根管在 X 线片上的表现是根管影像模糊，密度增高，根管密度与周围的牙本质密度接近，甚至无法区分根管与牙本质的影像，有些根管可表现为根管影像不连续或模糊不清，与同名牙或邻牙相比，根管较为细小、影像清晰度降低。同时术中拍摄插尖定位片可以帮助判断根管治疗器械进入的深度、是否存在偏移或侧穿等情况。但是，X 线片投照技术提供的是二维的平面信息，存在影像的相互重叠，因此不能准确地反映牙齿的三维信息，获取的信息不够精准。

CBCT 是目前口腔科常用影像诊断手段之一，可快速三维重建根管解剖结构，并可从矢状位、冠状位及轴位三个方向连续观察根管的解剖结构、走向及钙化情况。CBCT 能够在根管治疗术前和术中对根管变异做出明确诊断，充分了解根管系统情况，对防止根管遗漏，保障根管治疗成功有一定的临床指导意义。观察时可从髓底开始，在轴位面由冠方向根尖方向推移，逐层观察。细小钙化根管横截面中央的暗影变淡、消失，与周围牙本质影密度接近或相同，与同一患牙其他根管及正常邻牙的根管影像有明显区别。通过 CBCT 还可测量钙化根管的长度及范围。

DOM 能够为术区提供良好的照明，充分暴露髓腔及根管的形态、结构及根管走行，更好地显示了根管的细微结构，提高了根管治疗的可操作性；在根管钙化早期，DOM 下根管内钙化物与正常牙体组织的颜色存在差异，正常牙本质多呈淡黄褐色，钙化牙本质多呈深褐色或黑色，通过颜色的区别更利于寻找根管口及对根管内钙化物进行清理，能较好地避免根管偏移及根管穿孔的发生，大幅度地提高根管治疗的成功率。完全钙化的根管表现为均值的硬组织

笔记

结构，有时与正常牙本质结构难以区别，当采用各种方法均无法疏通时，为了避免产生新的并发症，不宜强行疏通，可定期追踪观察。

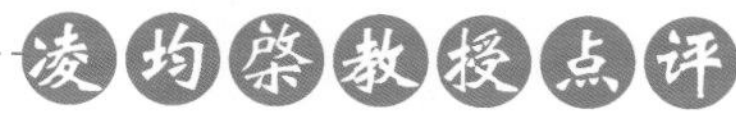

细小钙化根管的治疗是根管治疗中的难点，也是根管治疗失败的常见原因之一。临床上在对钙化根管进行治疗前需要对患牙情况有充分的了解，术前应该拍摄 X 线片了解根管弯曲度及钙化情况，如果术中需要识别和定位钙化根管，小视野 CBCT 是首选的影像学检查手段，同时辅助使用 DOM，避免破坏健康牙体组织，治疗过程中可多次拍摄 X 线片，防止器械偏离根管长轴。根管遗漏也是导致根管治疗失败的常见原因，特别是根管口隐蔽、根管细弯的变异根管，如果发现额外根管或可疑复杂形态根管，建议使用 CBCT 进行影像学诊断，同时临床中应仔细探查，避免遗漏。

（麦　穗）

参考文献

1. Jadhav GR. Endodontic management of a two rooted, three canaled mandibular canine with a fractured instrument. J Conserv Dent, 2014, 17 (2): 192 – 195.

2. Agrawal PK, Wankhade J, Warhadpande M. A rare case of type Ⅲ dens invaginatus in a mandibular second premolar and its nonsurgical endodontic management by using cone-beam computed tomography: a case report. J Endod, 2016, 42 (4): 669 – 672.

3. Shibu TM, Julie SR. Minimally invasive endodontics. J Dent Oral Hyg, 2014, 6 (4): 36 – 38.

4. 凌均棨. 显微牙髓治疗学. 北京：人民卫生出版社，2014.

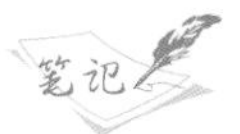

040 46五根管显微根管治疗

病历摘要

患者为23岁男性，主诉右下后牙冷热刺激痛、自发性隐痛1月余，近1周咬物痛明显。

患者于1个多月前出现右下后牙冷热刺激痛及不定时自发性隐痛，未给予治疗，近1周右下后牙咬物时疼痛明显，日渐加重，已不敢咬物，昨夜间疼痛剧烈，遂于今日前来我院就诊。否认重大疾病史和过敏史。检查见46殆面见龋洞，远中探及深龋洞，探（±），叩（++），不松动，前庭沟处牙龈红肿，扪诊疼痛，无明显波动感。X线片：46远中邻殆面深龋洞，已达髓腔，远中根牙周膜未见明显增宽，硬骨板尚连续，近中根尖部牙周膜增宽，硬骨板消失，根尖区见低密度影（图40－1A）。

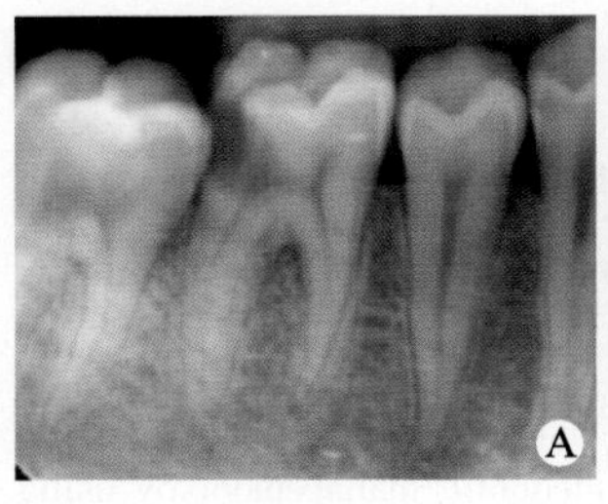
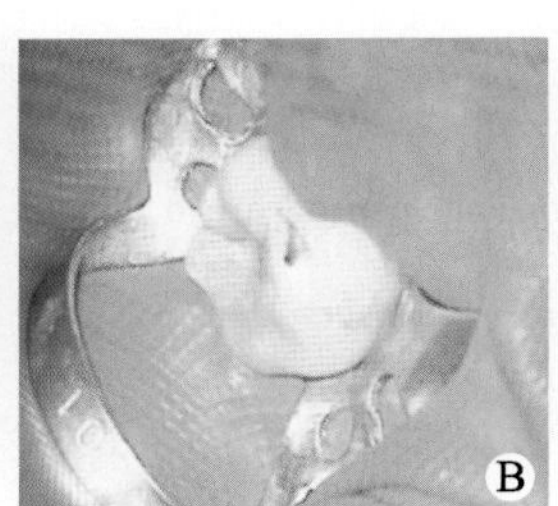
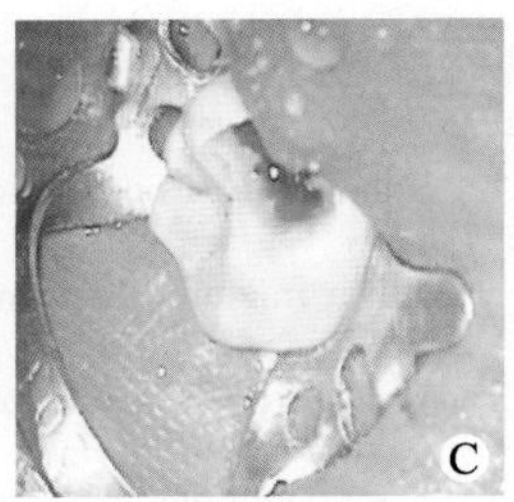

A. 术前X线片；B. 橡皮障隔离；C. 开髓见较多血性渗出。

图40－1　46首次就诊情况

诊断：46慢性根尖周炎急性发作。

治疗方案：46根管治疗及冠修复。

治疗：46 局部麻醉下橡皮障隔离、降低咬合、开髓，见有较多血性渗出，无成形牙髓（图 40－1B、图 40－1C）。DOM 下 MB 及 ML 间见一较长沟裂（图 40－2A），试探峡沟寻找粘针感觉，探及近中中间根管（middle mesial canal，如图 40－2B），近中三根管、远中两根管完成根管预备（图 40－2C～图 40－2E），封氢氧化钙糊剂消毒两周后，46 DOM 下完成根管充填，冠部行树脂封闭（图 40－3A～图 40－3C），拍 X 线片检查充填情况（图 40－3D）。术后半年复查：46 未见明显不适，根尖低密度影缩小，CAD/CAM 制作全冠（图 40－4A～图 40－4I）。

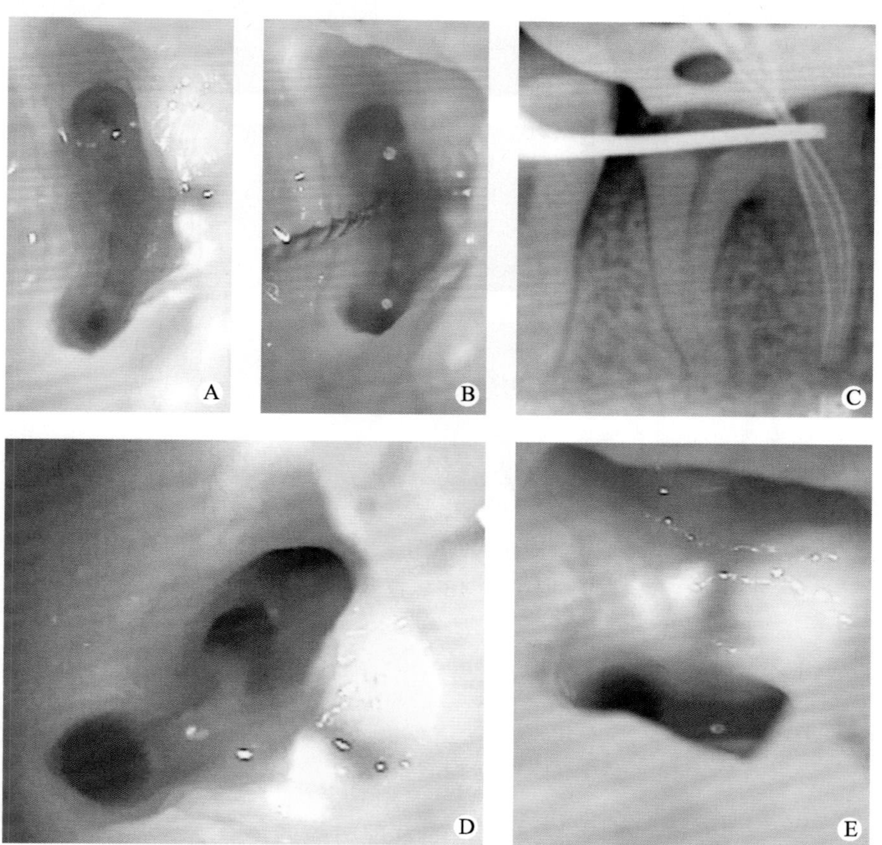

A. DOM 下观察根管 MM；B. 探查根管 MM；C. 测定近中三根管工作长度；D～E. 根管预备。

图 40－2　46 根管预备

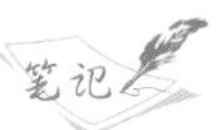

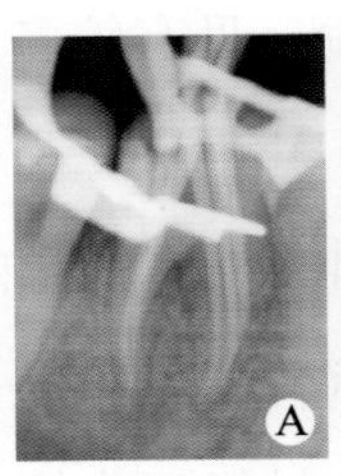
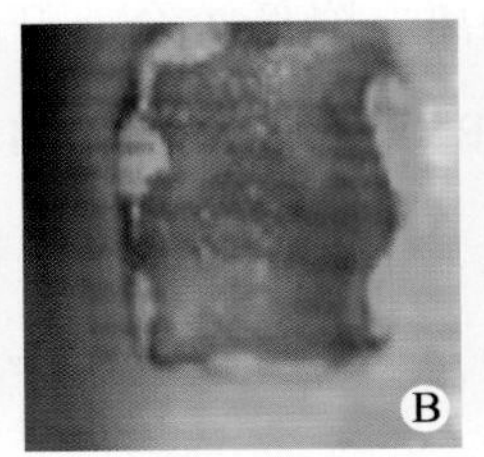
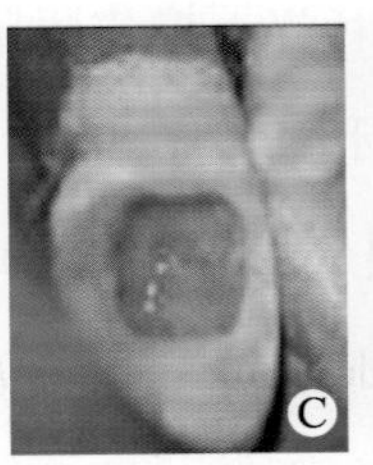
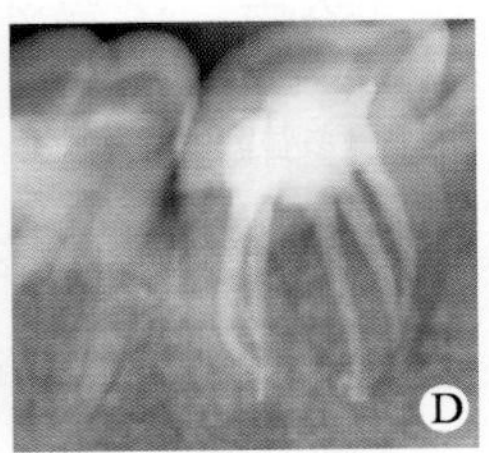

A. 试尖片；B. 根管充填；C. 树脂封闭根管口；D. 根管充填 X 线片。

图 40－3　46 根管充填

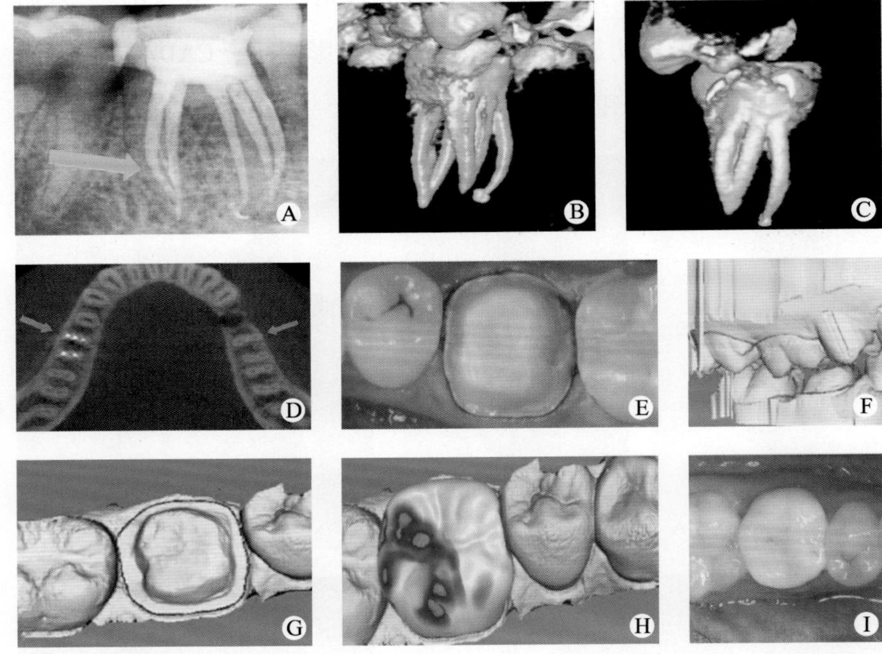

A. 复查 X 线片；B～D. 复查 CBCT 图像；E～I. CAD/CAM 制作全冠。

图 40－4　46 复查及冠修复

病例分析

一、下颌第一磨牙 MM 根管的发现与疏通

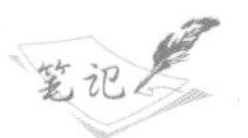

1974 年开始报道下颌第一磨牙存在独立 MM，后陆续有文献报道 MM 的发生率为 1%～15%。MM 本质是连接 MB 及 ML 根管的峡

部，多发现于30岁以下年轻患者，若术前X片显示近中根较粗大或临床观察到MB与ML间峡沟较长，则需有意识探查峡部是否存在MM。使用超声工作尖清理峡部，DG16和CC+锉等探查到根管口后，#6、#8、#10小号手用锉及EDTA凝胶辅助疏通MM，制备引导通路后方可使用镍钛机动预备。预备MM根管时需防止预备过度造成的峡部带状穿孔，MM根管可能与MB或ML有共同根尖孔或均为独立根尖孔。临床探查时可用冲洗液注入MB或ML，并在DOM下观察MM是否有液体溢出，以确定是否有共同根尖孔，若有共同根尖开口则可将MM根尖段机械预备号数相应降低，防止过度预备。

二、下颌第一磨牙复杂根管系统的清理成形

1928年即有研究表明下颌第一磨牙存在复杂的根管系统，近来CBCT更是直观显示出根管间存在大量交通支，提示我们需要在根管预备过程中加强冲洗及消毒等化学预备措施。该病例中冲洗液为5.25% NaOCl及17% EDTA，冲洗针头为侧方开口针头，可深入根尖1/3区进行冲洗，同时采用超声被动荡洗加强化学预备。热牙胶充填后X线片及CBCT均显示远中双根管间存在明显交通支，证明了下颌第一磨牙的解剖复杂性，以及根管治疗所强调的化学清理及热牙胶三维充填的必要性。

三、锥形束CT导航在显微根管治疗过程及预后评估中的作用

目前X线片是评价根充质量的主要手段，按“恰充”“超充”“欠充”评价。当根尖孔为颊舌向开口时，X线片常出现诊断偏差，有研究表明30.3%根尖片显示恰充的患牙（X线根尖孔内0～2mm），CBCT均显示不同程度的超充和欠充，CBCT是评价根管充填长度的较理想方法。该病例中我们使用CBCT评价根充长度，除

近中舌侧根管糊剂超充外，余根管均未见超充。CBCT 对根尖周病变的检出率明显高于传统 X 线片，有研究显示，在根管治疗后根尖片显示的无阴影患牙中有38%的病例，使用 CBCT 可发现存在阴影。在该病例中术前 X 线片近中根尖有少许低密度影，多次偏侧投照发现似有较明显根尖周低密度影，术后复查 X 线片未显示明显低密度影，CBCT 提示近中确实仍存在低密度影，但凭此不能表明治疗失败，该病例近中出现的低密度影可能为病变尚未完全愈合，需要继续随访观察，CBCT 作为预后评价手段更需要根管治疗的标准化、精细化。

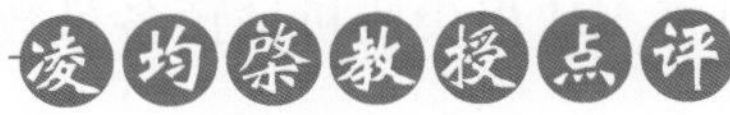

下颌第一磨牙存在复杂的根管系统，有大量交通支，需要在根管预备过程中加强冲洗及消毒等化学预备措施。发现变异根管后，把握根管的位置、方向及钙化程度等解剖特点，并正确选择治疗器械和技术治疗，尽量避免因遗漏根管造成的根管治疗失败。

（蒋宏伟）

参考文献

1. Ballullaya SV, Vemuri S, Kumar PR. Variable permanent mandibular first molar: Review of literature. J Conserv Dent, 2013, 16 (2): 99 – 110.

2. Sharma P, Shekhar R, Sharma A. Endodontic management of mandibular first molar with six canals using CBCT-report of a case. J Clin Diagn Res, 2016, 10 (8): ZJ12 – ZJ13.

3. Mannocci F, Peru M, Sherriff M, et al. The isthmuses of the mesial root of mandibular molars: a micro-computed tomographie stuay. Int Endod J, 2005, 38 (8): 558 – 563.

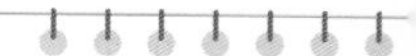

4. Cheng L, Zhang R, Yu X, et al. A comparative analysis of periapical radiography and cone-beam computerized tomography for the evaluation of endodontic obturation length. Oral Surg Oral Med Oral Pathol Oral Radiol Endod, 2011, 112 (3): 383 – 389.

041 46 多根管 CBCT 引导的显微根管治疗

病历摘要

患者为 23 岁男性，主诉右下后牙冷热刺激不适半年。

患者于半年前自觉右下后牙遇冷热不适，未行处理。现因症状较前加重，今于我科就诊。无自发痛及夜间痛病史。否认重大疾病史和过敏史。检查见 46 远中邻𬌗面大面积牙色补物，远中部分补物缺损，查及继发龋损，无探痛，叩诊不适感，无松动，龈无异常，冷热测试激发性持续痛。X 线片：46 充填物远中龋损透射影近髓角，根尖周未见明显异常（图 41 – 1A）。

诊断：46 慢性牙髓炎。

治疗计划：46 根管治疗后树脂充填或冠修复。

首诊治疗：46 阿替卡因局部浸润麻醉下去净原充填物及周围龋坏牙体组织，远中髓角处见一直径约 1mm 大小穿髓孔，扩大开髓孔，见髓腔内血性渗出物，ZOE 暂封多聚甲醛失活剂。

第一次复诊：两周后患者复诊，未诉不适。检查见 46 暂封物存，无叩痛，无松动，龈无异常。根据 46 术前 X 线片见近远中根双根，

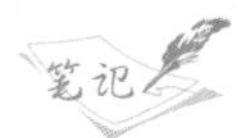

推测近中根含双根管、远中根为粗大单根管（图41－1A）。在橡皮障隔湿术下，去除46暂封物，Endo Z揭全髓顶，修整髓腔，肉眼下可见近中MB、ML两独立根管口及远中一扁形根管口。采用#8 K-file探查及MB、ML、DB、DL根管口，拔髓，疏通根管，根尖定位仪测工作长度WL：MB 20.5mm（平MB尖），IAF #8；ML 21.5mm（平ML尖），IAF #8；DB 19.5mm（平DB尖），IAF #10；DL 19.5mm（平DL尖），IAF #8。采用ProTaper Universal机用镍钛器械预备各根管至F2。根管预备过程中采用31G侧方开口冲洗针头配合2.5% NaOCl冲洗，根管预备后DB和DL根管融合为一扁形根管（以下称为DB根管）。采用2.5%的NaOCl与17%的EDTA冲洗去除玷污层，干燥根管，AH Plus糊剂结合冷牙胶侧向加压充填技术充填根管，ZOE暂封。根充后即刻X线片因投照角度偏移，显示46近远中根均存在遗漏根管可能，已治疗根管根充恰填（图41－1B）。遂建议患者行CBCT检查，辅助诊断与定位近远中根遗漏根管。全牙列CBCT检查结果：46近中根已充填治疗MB、近中中间根管（middle mesial canal，MM，即上文所指的ML根管）双根管，远中根已充填治疗一扁形颊侧根管（DB），但近远中根均遗漏一舌侧根管未治疗（图41－2）。

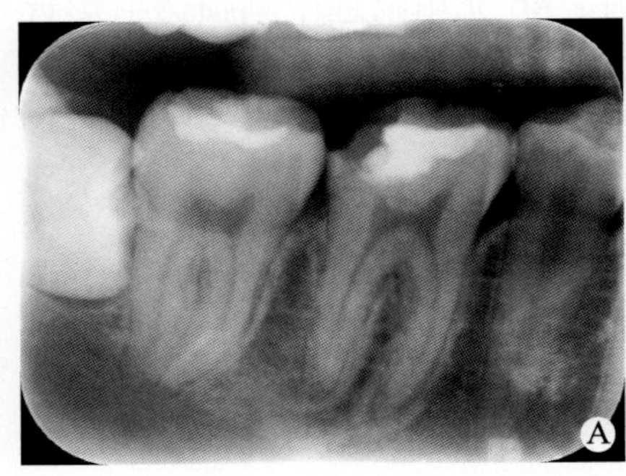

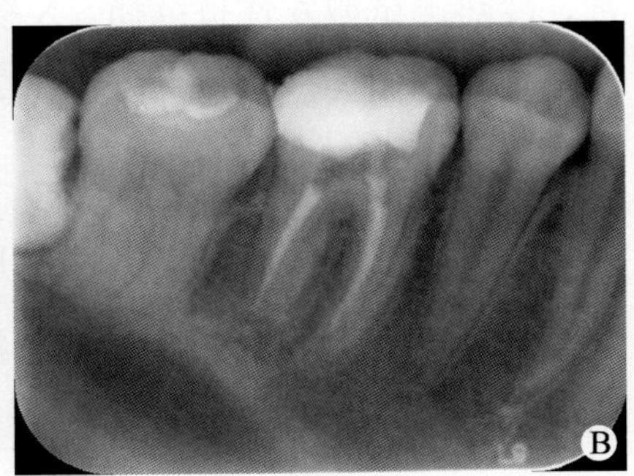

A. 46初诊X线片；B. 46第一次复诊根充后X线片，因投照角度向近中偏移，显示46近远中根均存在遗漏根管。

图41－1　46初诊及第一次复诊根充后X线片

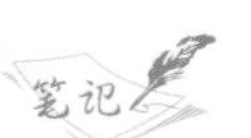

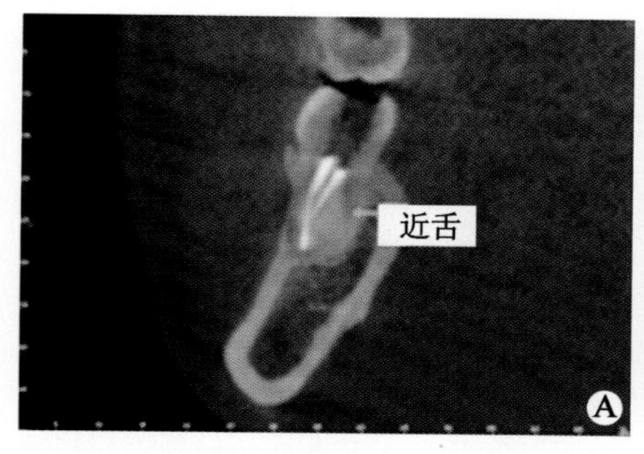

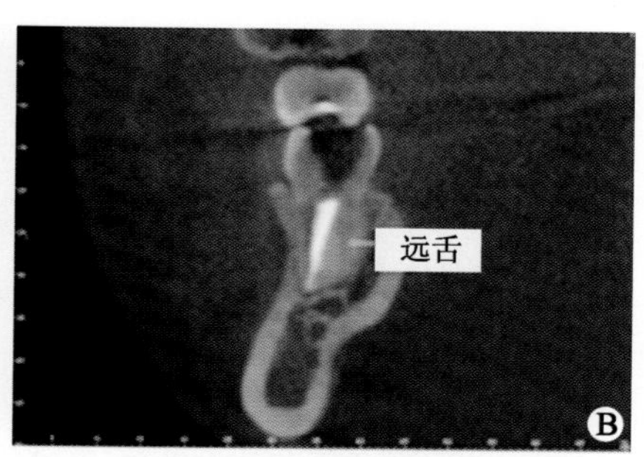

A. 46 近中根示近颊（MB）与近中中间根管（MM）内存充填物高密度影像，遗漏近舌（ML）根管；B. 46 远中根示远颊（DB）根管内存充填物高密度阻射影，遗漏远舌（DL）根管。

图 41 -2 46 CBCT 冠状位图像

第二次复诊：患者未诉不适。检查见 46 暂封物完整，无叩痛，无松动，龈无异常。橡皮障隔湿，46 去暂封物，在 DOM 下结合 CBCT 影像，采用预弯的#8 C-file，在原有 MM 根管上段舌侧壁探查及近舌根管 ML（图 41 -3）。由于遗漏的 DL 根管与已预备充填的远颊（DB）根管在根管上 1/3 段融合，且 DL 偏移角度较大，故先采用 ProTaper Universal 根管再治疗锉 D1 ~ D3，冠向下法逐步去除 46 DB 根管内的原有充填物，预弯#8 C-file，在 DOM 下于 DB 根管上段的舌侧壁探查及 DL 根管。Glyde 润滑下#8 C-file 疏通 ML 和 DL 根管，测 WL：ML 22mm（平 MB 尖），IAF #8；DL 19mm（平 DB 尖），IAF #8。采用 ProTaper Universal 机用镍钛器械预备 ML 及 DL 根管至 F2（图 41 -4）。根管预备过程中采用 31G 侧方开口冲洗针头配合 2. 5% 的 NaOCl 冲洗，根备完成后 2. 5% 的 NaOCl 与 17% EDTA 超声荡洗去除玷污层，干燥根管，AH Plus 糊剂结合热牙胶垂直加压充填技术充填 ML 及 DB、DL 三根管，携热器去除 MB 与 MM 根管中上段牙胶充填物，热塑牙胶注射充填（图 41 -4）。术后即刻 X 线片示根充恰填（图 41 -5）。建议冠修复，患者要求直接充填修复。46 粘接，流动树脂封闭根管口、衬洞垫底，3M Z350 树脂充填，调𬌗抛光。

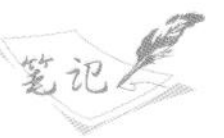

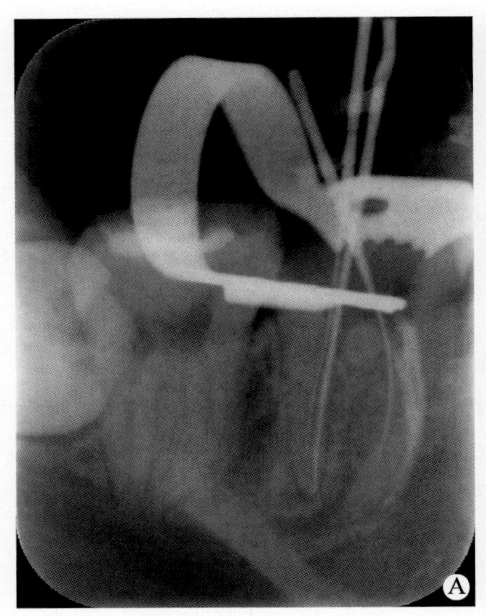

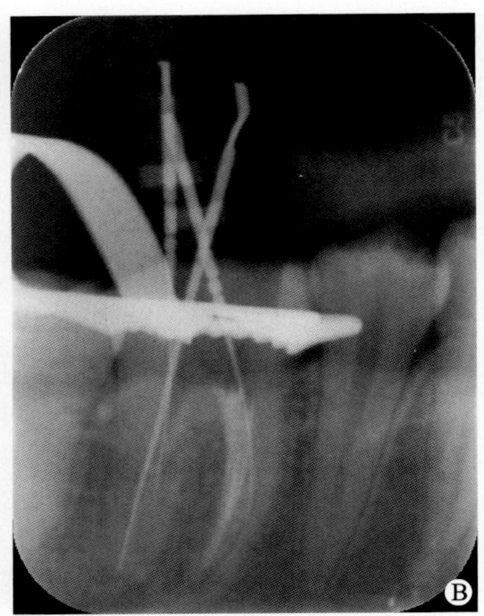

图 41－3　46 ML 及 DB、DL 根管插针 X 线正位（A）与偏位片（B）

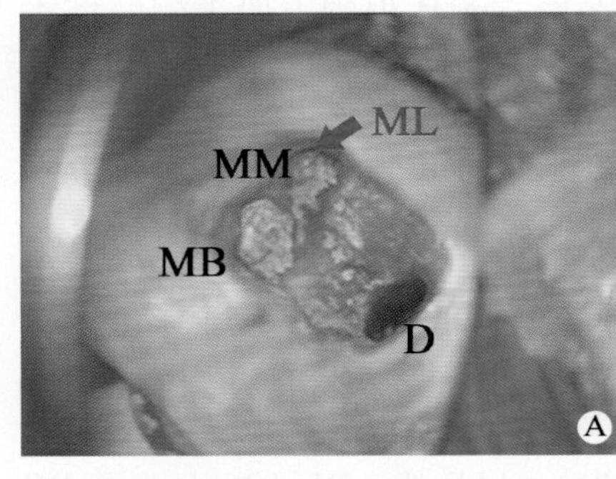

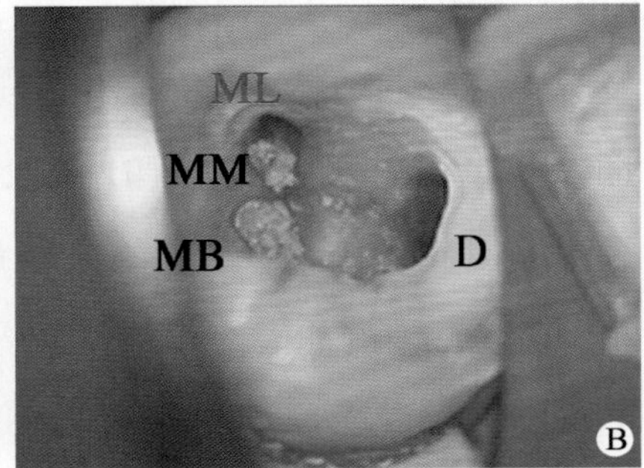

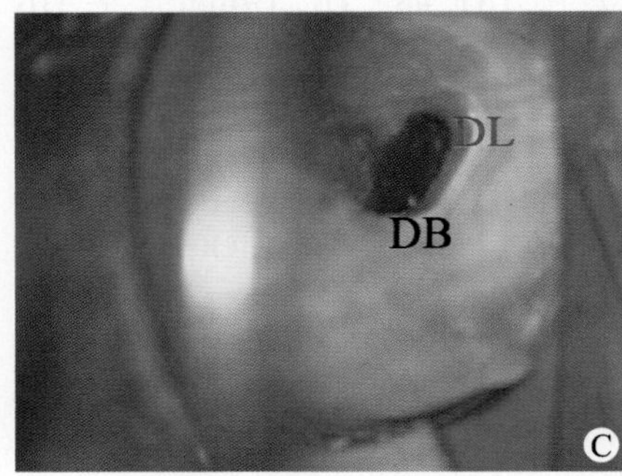

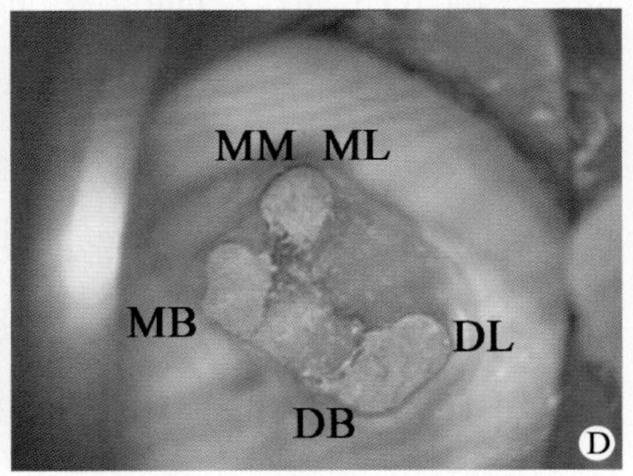

A. MM 根管口充填物舌侧间隙示采用#8 C-file 探查所及 ML 根管口位置；B. ML 根管预备完成后，ML 根管口与 MM 紧密相邻；C. 根管预备完成后，DB 与 DL 于根管上段融合，横截面呈长椭圆形，但各自具有一独立的根尖孔；D. 完成根管充填后的髓室底图像，ML 与 MM 于根管口处融合。

图 41－4　46 根管治疗中及治疗后的显微镜下髓室底图像

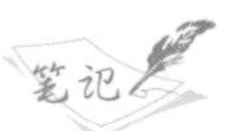

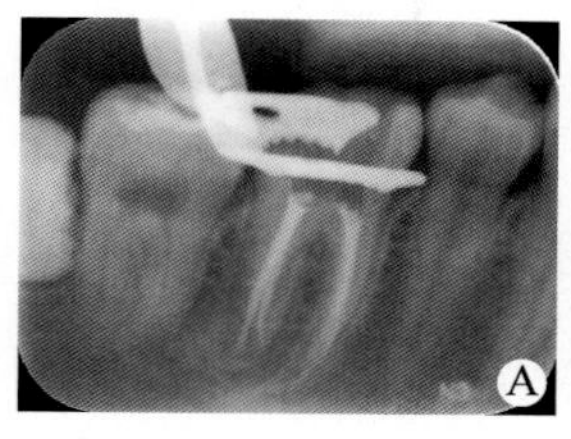
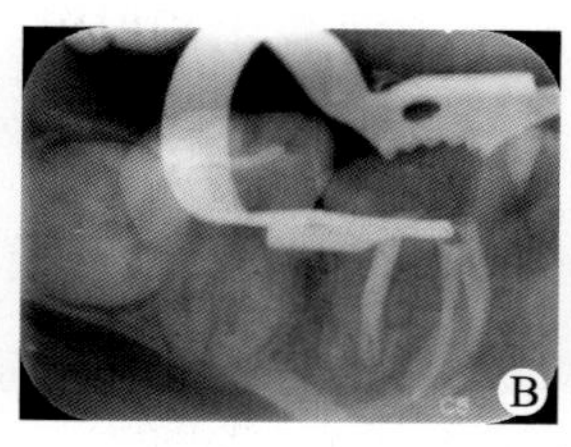
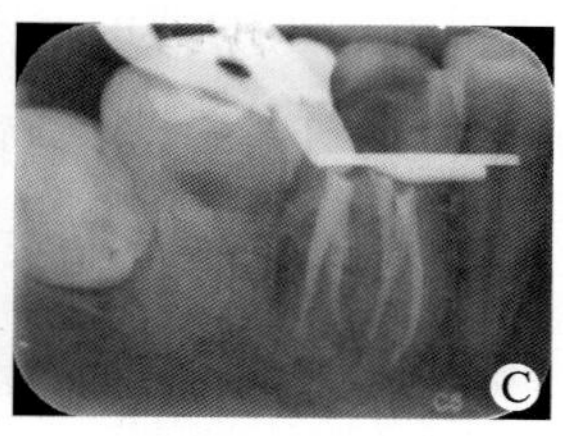

图 41－5　46 根管充填后 X 线正位（A）与偏位片（B、C）

病例分析

根管遗漏是根管治疗失败的一个重要因素。临床上最常发生遗漏的是上颌磨牙 MB_2 或 MB_3 根管，下颌磨牙第三近中根管与第二或第三远中根管，以及下颌切牙舌侧根管等。下颌第一磨牙根管解剖形态复杂，连接近颊根管与近舌根管的峡部可以 MM 根管形式存在。MM 根管可在根尖部与 MB、ML 汇合，又或终止于独立根尖孔，常因与 MB 或 ML 混淆导致根管遗漏。X 线根尖片是判断遗漏根管的主要手段。不论 X 线透照角度如何，当牙根内只有一个根管时，根管的影像总位于牙根的中央。当 X 线片显示根管影像不在牙根中央时，应高度怀疑有其他根管的存在。X 线偏移投照（近中或远中）能有效显示和判断遗漏牙根及根管的存在，并能确定遗漏根管的位置（颊侧或舌侧）。此外，X 线偏移投照还能将重叠的根管影像分开，判定根管弯曲的方向和弯曲度等。然而，传统 X 线片的二维成像特点和螺旋 CT 技术分辨率低，有时不能为临床提供准确信息，导致变异复杂的根管遗漏治疗。CBCT 是目前投入口腔临床应用的三维成像技术，分辨率高达 0.076～0.400mm，扫描时间仅为 10～70 秒，有效放射剂量比螺旋 CT 减少约 98%。采用 CBCT 扫描重建根管系统三维结构，不仅有助于临床上遗漏根管、牙髓钙化

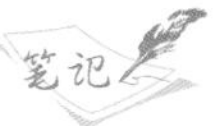

致根管闭锁的辅助诊断，下颌前磨牙三根管、四根管复杂变异根管的辨识，还能在特定软件如牙髓测量专用软件 3D Endo™ 等辅助下，直观展现根管系统形态。CBCT 导航的显微牙髓治疗技术是采用 CBCT 重建复杂根管或再处理患牙及周围骨质三维立体影像，结合 DOM 进行的显微牙髓治疗技术。CBCT 可清晰显示牙体及根管系统三维结构，协助获取根管分支位置、走向及钙化程度等重要信息，改变以往“某根管可能存在”的经验判断方式，提高对复杂根管解剖的辨识度。由于探测器设计技术的限制，即使采用高分辨率设置，CBCT 下颌磨牙根尖部管间峡区的检出率也不高，容易使术者对根尖部根管解剖结构的复杂性预判不足，导致临床根管治疗时未能对含有大量组织碎屑、细菌及毒性产物的峡区进行有效化学预备，造成根管治疗失败。因此，在根管治疗中采用小号侧方开口冲洗针头、超声冲洗技术等进行有效的根管冲洗，清理管间峡区等常规机械预备难以触及的不规则区域，是提高根管治疗成功率的关键。

该病例的治疗难点主要在于：①髓底图呈典型的近中两个独立根管口、远中一个长椭圆形根管口图像，ML 与 MM 在根管口处融合；②术前常规 X 线片为正位投照片，且 X 线片只能提供二维影像，图像分辨率低，结构重叠不清，未能清晰显示出牙根的形态及根管数目、走向等关键信息。该病例中下颌第一磨牙 ML 及 DL 遗漏根管的 CBCT 导航显微根管治疗结果显示，CBCT 能多角度清晰显示遗漏根管的根管口位置、形态、走向、弯曲度及钙化程度等，在 DOM 引导下使用预弯的小号根管锉成功探查疏通，并顺利完成根管治疗。提示以 CBCT 扫描重建根管三维立体结构准确可靠，较常规根尖 X 线片能更精确地定位根管及直观显示根管走向与形态，提高遗漏根管的诊断率及治疗成功率，具有重要的临床应用价值。

笔记

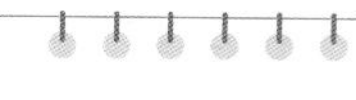

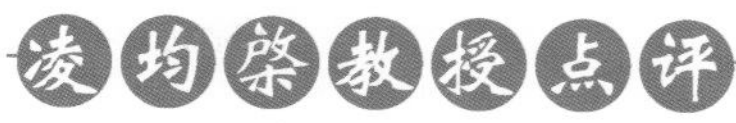

根管遗漏是牙髓治疗失败的一个重要原因。应在术前通过X线片多角度投照对患牙进行充分评估，把握其根管的数目、位置、方向及钙化程度等解剖特点。必要时应早期结合CBCT辅助检查，提高复杂根管的治疗成功率。

（古丽莎）

参考文献

1. Studebaker B, Hollender L, Mancl L, et al. The incidence of second mesiobuccal canals located in maxillary molars with the aid of cone-beam computed tomography. J Endod, 2018, 44 (4): 565 – 570.

2. Gambarini G, Ropini P, Piasecki L, et al. A preliminary assessment of a new dedicated endodontic software for use with CBCT images to evaluate the canal complexity of mandibular molars. Int Endod J, 2018, 51 (3): 259 – 268.

3. Tolentino E. D. S., Amoroso-Silva PA, Alcalde MP, et al. Accuracy of high-resolution small-volume cone-beam computed tomography in detecting complex anatomy of the apical isthmi: ex vivo analysis. J Endod, 2018, 44 (12): 1862 – 1866.

4. Gu L, Wei X, Ling J, et al. A microcomputed tomographic study of canal isthmuses in the mesial root of mandibular first molars in a Chinese population. J Endod, 2009, 35 (3): 353 – 356.

5. Gu L, Kim JR, Ling J, et al. Review of contemporary irrigant agitation techniques and devices. J Endod, 2009, 35 (6): 791 – 804.

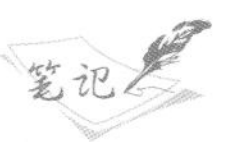

042 37牙髓牙周联合病变根管治疗与微创修复

病历摘要

患者为29岁男性，主诉左下大牙咬物疼痛半月余。

患者于1年前在他院拔除左下横向生长智齿，随后充填智齿前面烂牙，半个月前左下牙出现咬物疼痛，未口服抗生素及其他药物。未诉其他不适，今于我科就诊。既往体健，否认传染病病史，否认药物过敏史。检查见37远中白色充填体，无探痛，叩痛（+），松动Ⅱ°，冷热测及电测活力均无反应，远中牙周袋深5～7mm，咬合关系正常。X线片：37远中修复体及髓腔，37为多根牙，近中根管影像不清，根尖大面积透射影，远中骨破坏明显（图42－1）。

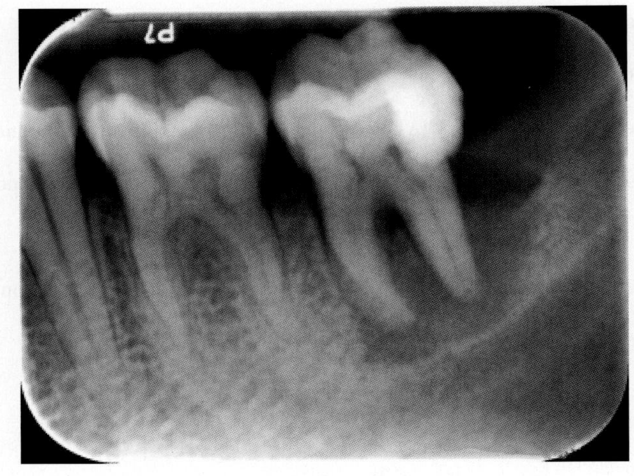

图42－1　37根管治疗术前根尖片

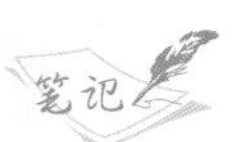

诊断：37 牙髓牙周联合病变。

治疗计划：结合患者意愿和患牙情况，拟行 37 根管治疗及树脂充填，随访确定根管治疗成功后行微创修复。

初次就诊（2014 年 12 月 24 日）：37 放置橡皮障后开髓，DOM 下见 37 近中 3 根管、远中 2 根管；#10 及#15 疏通根管；电测结合诊断丝摄片获得工作长度，近中 3 根管（MB、MM、ML）为 19mm、19mm、19. 5mm；远中 2 根管（DB、DL）为 18. 5mm、18.5mm；Mtwo 镍钛器械预备根管；2.5% 的 NaOCl 及 17% 的 EDTA 进行根管冲洗，完成根管预备至#30/06；封入氢氧化钙糊剂，Fuji Ⅸ暂封（图 42 -2）。

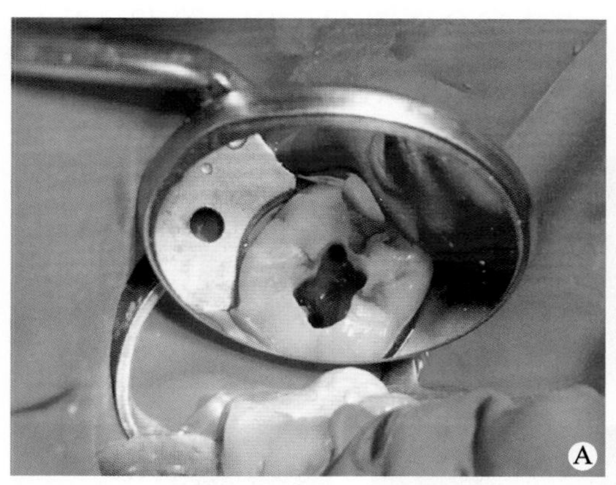

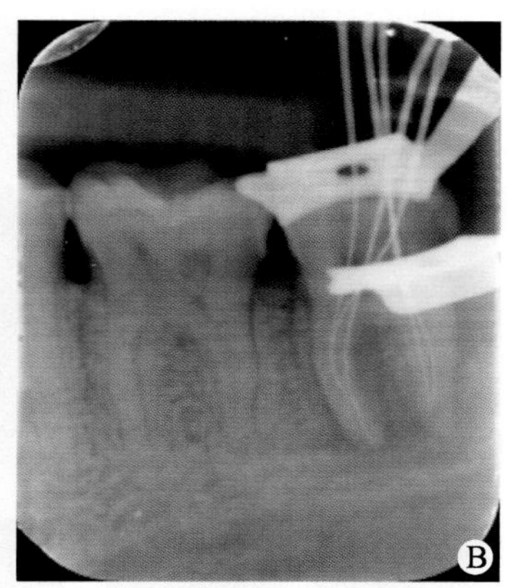

A 根管预备后照片；B 根管治疗术中插初尖锉照片。

图 42 -2　37 诊疗过程中照片

第二次就诊（2015 年 1 月 5 日）：患者主诉左下后牙疼痛好转，无明显不适。检查见 37 暂封物完好，无叩痛，松动Ⅰ°~Ⅱ°，牙龈无异常。37 橡皮障隔湿下去暂封物；DOM 下超声荡洗根管，2.5% 的 NaOCl 冲洗；AH Plus 根充糊剂 0. 06 锥度牙胶尖热牙胶垂直加压充填；X 线片示恰填，Caviton 暂封。CBCT：37 共五根管；近中三根管充严密，MB、MM 下端交通，根尖周骨破坏明显；远中

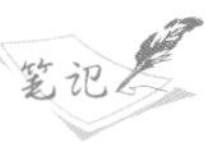

双根管根充严密，根尖周骨破坏明显（图 42－3A、图 42－3C、图 42－3E）。

第三次就诊（2015 年 1 月 12 日）：患者主诉左下后牙疼痛好转，无明显不适。检查见 37 暂封物完好，无叩痛，松动Ⅰ°，牙龈无异常。37 橡皮障隔湿下去暂封物，比色后树脂充填，修形抛光。X 线片：根管恰填，根尖周透射影较术前缩小。

37 充填后 4 个月复查（2015 年 5 月 14 日）：患者主诉左下后牙无明显不适，咀嚼功能基本正常。检查见 37 树脂充填体完整，无叩痛，无松动，牙龈正常，牙周袋深 2～3mm。X 线片：37 根尖透射影范围明显缩小，远中骨组织愈合（图 42－3B）。CBCT：根尖周低密度影范围缩小，病变基本愈合（图 42－3D、图 42－3F）。对患者进行卫生指导，约日行 CAD/CAM 嵌体修复。

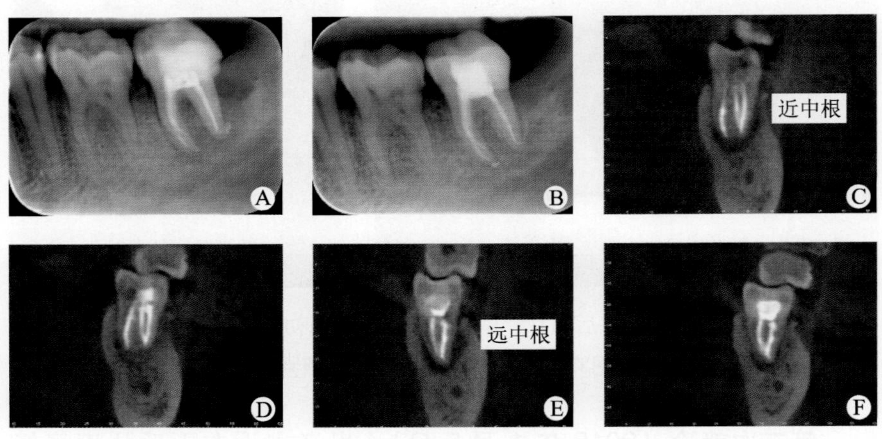

A. 根充术后即刻根尖片；B. 4 个月后复查根尖片；C. 根充即刻 CBCT 近中根管；D. 4 个月后复查 CBCT 近中根管；E. 根充即刻 CBCT 远中根管；F. 4 个月后复查 CBCT 远中根管。

图 42－3　37 根管治疗术后根尖片及 CBCT 照片

第四次就诊（2015 年 7 月 14 日）：患者未诉不适。检查见 37 树脂充填体完整，无叩痛，无松动，牙周袋 2～3mm。行 37 牙体预备；利用 CEREC 系统摄取光学印模，设计并生成修复体三维图像；

笔记

E. max 瓷块修复体制作完成后，口内试戴、抛光、Variolink Ⅱ粘接（图 42 －4）。

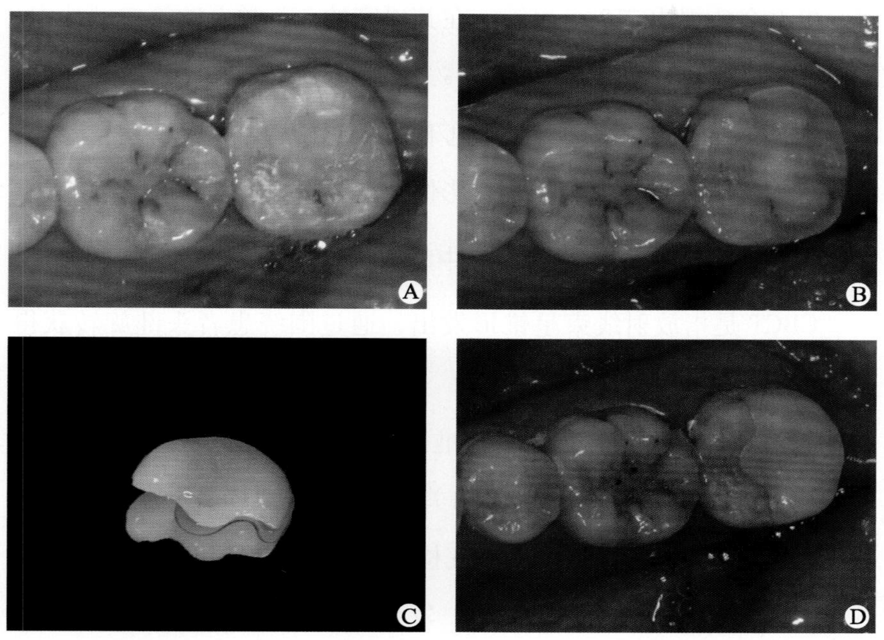

A. 树脂充填术后；B. 高嵌体预备后；C. E. max 高嵌体；D. 高嵌体粘接。

图 42 －4　37 微创修复

病例分析

一、下颌第二磨牙的根管变异

根管系统十分复杂，熟练掌握根管解剖是根管治疗成功的先决条件。Zhang 等人通过 CBCT 研究中国人下颌磨牙牙根和根管形态，将下颌第二磨牙的根管解剖变异分为 8 种类型：①2 个独立牙根，近中根和远中根内各 1 个根管；②2 个独立牙根，近中根内 2 个根管，远中根内 1 个根管；③2 个独立牙根，近中根和远中根内各 2 个根管；④3 个独立牙根，近中根、远中颊根、远中舌根内各 1 个

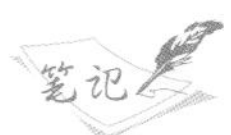

根管；⑤3 个独立牙根，近中根内 2 个根管，远中颊根、远中舌根内各 1 个根管；⑥1 个牙根内有 1 个根管；⑦1 个牙根内有 2 个根管；⑧1 个牙根内有 3 个根管。在其研究的 157 颗下颌第二磨牙中，类型①~⑧的比例分别为 39.1%、42%、2.6%、0.6%、0.6%、12.7%、6.4%及3.2%。由此可见下颌第二磨牙根管形态变异十分常见。本病例中，37 根尖片上根管影像模糊，应该考虑多根管存在。

二、CBCT 在牙体牙髓治疗中的应用

CBCT 是指放射线束呈锥形发出，通过围绕患者头部旋转获得扫描视野内原始图像，进行轴位、矢状位和冠状位观察及三维重建的数字容积体层摄影，可以更加准确地了解根尖周的病变位置、范围、性质、程度及与周围组织的关系。Lofthag-Hansen 等人发现相较于根尖片，CBCT 对根尖周病变检出率高达38%。Liang 使用根尖片与 CBCT 评价根管治疗的质量，发现在41%病例中两者在根充质量评价方面出现差异，CBCT 更能观察到根充的不足。Filho 认为根管显微镜结合 CBCT 更有助于寻找定位根管，观测根管颊舌向的弯曲度。此外 CBCT 还可辅助诊断根尖片疑似的根折或根纵裂；鉴别牙内、外吸收，观察牙内、外吸收的位置及范围，评估预后；辨别根管侧壁穿孔、牙体发育异常等。该病例 37 出现五根管，根管显微镜和 CBCT 共同使用有助于避免遗漏根管，同时能更好地观察和评估根管治疗的质量和疗效。

三、CAD/CAM 椅旁修复的应用

椅旁 CAD/CAM 系统由数据采集（数字化印模）、计算机辅助设计（CAD）、计算机辅助制作（CAM）3 个子系统组成，即包含三维测量激光摄像头、图像处理软硬件和三轴数控铣床 3 个部分。其基本工作原理就是将临床牙体修复制作的烦琐工序简化为数据获

笔记

取、修复体的计算机设计和数控加工 3 个主要程序，从而大大缩短修复体制作周期，减少人工制作的误差，节约时间和人力。

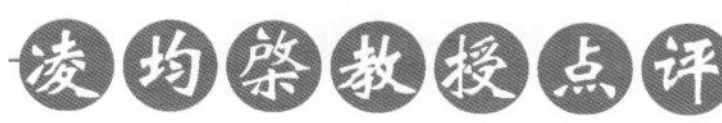

及时拔除阻生或错位智齿是预防第二磨牙龋坏的关键。下颌第二磨牙根管形态变异较为常见，若发现根管影像不清，应考虑多根管存在。根管显微镜和 CBCT 共同使用有助于避免遗漏根管。根管治疗完成后利用 CBCT 片评估根管治疗效果，结果准确可靠。

（胡晓莉）

参考文献

1. Zhang R, Wang H, Tian Y, et al. Use of cone-beam computed tomography to evaluate root and canal morphology of mandibular molars in Chinese individuals. Int Endod J, 2011, 44: 990 – 999.

2. Lofthag-Hansen S, Huumonen S, Gröndahl K, et al. Limited cone-beam CT and intraoral radiography for the diagnosis of periapical pathology. Oral Surg Oral Med Oral Pathol Oral Radiol Endod, 2007, 103 (1): 114 – 119.

3. Liang YH, Li G, Wesselink PR, et al. Endodontic outcome predictors identified with periapical radiographs and cone-beam computed tomography scans. J Endod, 2011, 37 (3): 326 – 331.

4. Baratto Filho F, Zaitter S, Haragushiku GA, et al. Analysis of the internal anatomy of maxillary first molars by using different methods. J Endod, 2009, 35 (3): 337 – 342.

5. 包旭东，高学军. 椅旁 CAD/CAM 数字化修复. 中国实用口腔科杂志，2016，9 (6): 321 – 323.

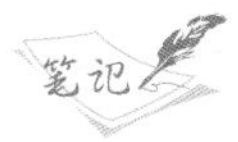

043 37 急性根尖周炎“C”形根管显微根管治疗

病历摘要

患者为38岁男性，因左下后牙自发痛、夜间痛、放射痛3天就诊。

自述口服消炎药不能缓解疼痛，既往体健。口外检查左侧面颊部未见明显肿胀，稍有压痛。张口度约两横指，口内见37、38存，38无明显阻生，37、38间大量食物嵌塞。37颊侧牙龈肿胀、压痛明显，远中邻殆面牙色样充填物，边缘继发龋，探及大量腐质，冷测无反应，叩（+++），松动Ⅱ°，牙周探诊远中袋深约5mm。X线根尖片提示37远中邻殆面充填物不密合、及髓，根尖低密度影，根管影像提示“C”形根管（图43－1A）。

诊断：37急性根尖周炎。

治疗：告知患者拟行“37显微根管治疗”。知情同意，甲哌卡因局麻下去除37原充填物及腐质，F00流体树脂制备假壁、上橡皮障，DOM下仔细探查仅及MB、ML、DB三根管，根管口呈连续“C”形分布，通畅三根至根尖，有少许渗出，M3镍钛系统预备至#25/06，1%的NaOCl反复冲洗根管、干燥，封Apexcal糊剂，Caviton暂封。2周后复诊，诉肿痛明显缓解，无自发痛、咬合痛，检查张口度约三横指，37颊侧黏膜无肿胀，暂封完整，无叩痛，松

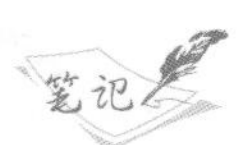

动Ⅰ°，远中牙周探诊深度约4mm。DOM下去除暂封，1% NaOCl结合超声荡洗根管、干燥，热牙胶+AH Plus糊剂完成根充，拍片提示DL根管遗漏（图43－1B）。DOM下去除DB根管内牙胶并扩大根管口，10号K锉尖端预弯，最终在DB根管口舌侧下方约3mm处探及遗漏DL根管，备DL至#25/04，完成根充，术后X线根尖片提示根充恰填（图43－1C）。

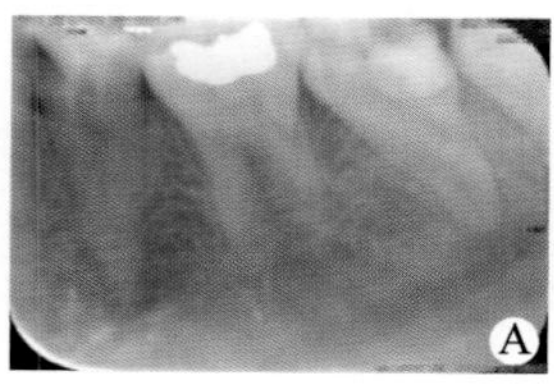

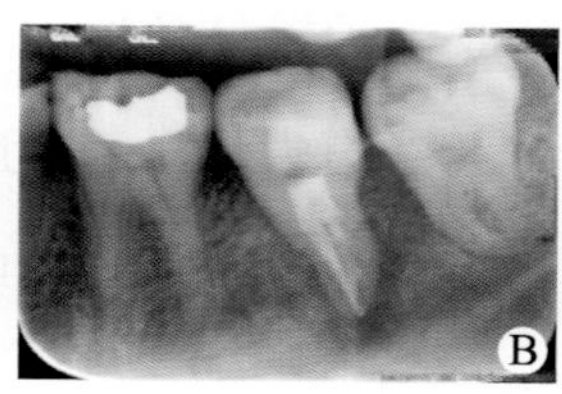

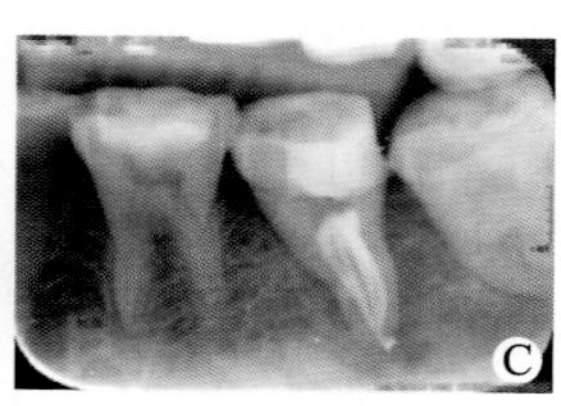

A. 术前；B. 第一次根充后；C. 第二次根充后。

图43－1　37显微根管治疗X线根尖片

病例分析

我国常见下颌第二磨牙“C”形根管（约31.5%），其解剖学特点是近远中根管间存在峡区，从根管横截面观察呈“C”形，形成的不规则根管三维结构，增加了根管预备和充填的难度。根管治疗前有效认知“C”形根管、评估治疗风险，对提高治疗效果非常重要。

传统的Melton分类根据组织学将“C”形根管分为3型：C1型，连续的“C”形，近舌和远中根管口通常为圆形，而近颊根管口呈连续的条带状；C2型，根管呈分号形状，近颊与近舌根相连呈扁长形，近颊与远中根分离，远中根为独立圆形；C3型，存在2个或3个独立的根管。这一分类方法未能体现“C”形在牙根区的

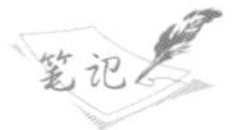

形态变化，对指导临床工作尚有局限。范兵教授则根据影像学和显微 CT 结果提出新的分类方法，将下颌第二磨牙"'C'形根管"分为三型：Ⅰ型，融合型，两根管间峡区很窄，根尖区融合；Ⅱ型，两根管相互独立；Ⅲ型，两根管相互独立但不对称，一长一短。

当术前 X 线根尖片显示牙根融合、髓室底不清、牙根间距较近、宽大远中根或两根之间存在模糊的第三根管影像，以及术中 X 线根尖片显示根管锉或牙胶位于根分叉处，均高度提示"C"形根管存在可能。该病例术前 X 线根尖片显示近远中根融合，提示为Ⅰ型，根管影像模糊不清，术中 X 线根尖片发现牙胶尖位于根分叉区域，为典型的"C"形根管影像。

治疗"C"形根管应尽量在 DOM 下完成，该病例镜下观察根管口呈连续"C"形，属于 Melton 分类的 C1 型。根管预备时可适当扩大根管口，但要特别注意避免舌侧壁因过度预备而导致穿孔。因根管变异较大，形态不规则，通过常规机械预备难以达到彻底清理根管的效果，所以化学预备即根管冲洗和封药尤为重要，提倡使用超声器械辅助 NaOCl 进行根管荡洗，预备后氢氧化钙类糊剂封药 7～10 天。根充前应尽量去净根管内封药，用热牙胶垂直加压技术，保证三维充填效果。

此外，根管遗漏是根管治疗中常见的并发症之一，常见的原因有对根管解剖结构不熟悉、根管口细小钙化、根管口位置隐蔽等。对一些根管形态复杂的患牙，如根尖片提示下颌第二磨牙"C"形根管、下颌前磨牙多根管等，术前即可拍摄 CBCT 深入了解根管解剖形态，并对影像学图像进行相应测量，定位根管的位置长度等。如果术后发现根管遗漏，且遗漏根管口难以在 DOM 下发现，也可补充 CBCT 拍摄。但需注意，根管内有充填物时拍摄 CBCT 易产生

笔记

伪影，可能影响判断，必要时可以去除根管内充填物后再进行拍摄。在寻找开口位于中下段的根管口时，应按照根管分布的方向将上段足够敞开，去除多余牙本质，并结合大量冲洗，避免牙本质碎屑堆积阻挡根管口。发现根管口后，用小号锉如10号K锉，以轻捻方式进行探查，寻找根管壁的嵌入感后逐步疏通全长。

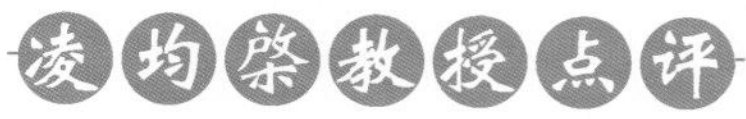

下颌第二磨牙“C”形根管形态复杂，医师应努力掌握通过术前片和术中诊断丝、试尖片等辨识“C”形根管的技巧。必要时可建议患者拍摄小视野CBCT，进一步了解根管形态和分布情况。该病例如能在术前拍摄CBCT，可能会避免出现第一次根充后遗漏根管的情况。根管治疗操作时必须在DOM、橡皮障辅助下完成，进行有效的化学预备。探查遗漏根管时，应完全去除髓室和根管口覆盖的牙本质，NaOCl和EDTA彻底荡洗根管，保证良好的视野，将小号根管锉如8号、10号K锉尖端预弯，用轻捻的方法探查根管通路。

（杜　宇）

参考文献

Fan B, Cheung GS, Fan M, et al. C-shaped canal system in mandibular second molars: Part I—Anatomical features. J Endod, 2004, 30 (12): 899-903.

044 37 牛牙症显微根管治疗

病历摘要

患者为41岁女性，主诉左下后牙充填物脱落，伴冷刺激敏感感3月余，加重1周。

患者约3年前因左下颌第二磨牙龋齿，于外院行银汞合金充填术，无不适症状。3个月前觉充填物脱落，伴冷刺激敏感，咬物食物嵌塞不适。近1周来觉左下后牙区冷热刺激敏感加重，偶有自发性隐痛，无夜间痛和放射痛史，遂来我院就诊。否认系统性疾病史和过敏史。检查见37近中殆面充填物脱落，周围继发龋，探及软化腐质，探诊有酸感，边缘嵴未观察到明显隐裂纹，无叩痛，不松动，牙周探诊约3mm，未探及牙龈窦道。冷测呈一过性激发痛，热测无明显反应。37 X线根尖片显示粗大牙根于根下1/3处分叉，根上2/3段为粗大单根影像，至根下1/3处分为近远中双根管影像，根尖周未见明显透射影（图44－1A）。牛牙症指数（taurodontism index，*TI*）=（髓腔垂直高度/髓室顶最低点至最长根管的根尖处距离）×100，该例患牙 *TI*=（9.4/16）×100≈59，可诊断为重度牛牙症。

诊断：37重度牛牙症，慢性牙髓炎。

治疗计划：37根管治疗及全冠修复。

治疗：结合患者意愿和患牙情况，拟行37显微根管治疗。左下颌阿替卡因阻滞麻醉下37去净继发龋坏腐质，探及近中髓角处

直径约 1mm 大小穿髓孔，扩大开髓孔，见髓腔内渗血明显，Caviton 暂封多聚甲醛失活剂，约日复诊。2 周后复诊，37 冷刺激痛缓解，37 橡皮障隔湿，去暂封物，Endo Z 车针揭全髓顶，修整髓腔，拔髓针去除冠部牙髓组织，于 DOM 下观察髓腔形态，见根管上段为粗大根管，至 17mm 处分叉为近远中双根管，#10 K 锉初尖锉可分别疏通至根尖区，近远中根下 1/3 弯曲角度较大，根尖定位仪确定工作长度：近中 M 根 IAF #10，工作长度为 20mm，远中 D 根 IAF #10，工作长度为 21mm。插初尖锉#10 K 锉拍试尖片，显示至根尖狭窄区（图 44 – 1B、图 44 – 1C）。Glyde 润滑剂润滑根管，#15 K 锉预备 M 根及 D 根至工作长度，采用 ProTaper 手用镍钛器械预备根管，成形锉 S1 和 S2 依次到达工作长度，进行根尖预备，完成锉 F1 和 F2 完成根管预备至主尖锉 MAF F2。每更换一根器械均用 5.25% 的 NaOCl 和 17% 的 EDTA 溶液各 2ml 交替冲洗，冲洗后纸尖干燥根管，封入氢氧化钙糊剂，Caviton 暂封，预约复诊。

10 天后复诊，37 橡皮障隔湿，去暂封物，于 DOM 下超声荡洗去除氢氧化钙糊剂，5.25% NaOCl 和 17% EDTA 溶液交替冲洗后纸尖干燥根管，近中根和远中根均以#30/04 锥度牙胶尖拍主牙胶试尖片（图 44 – 1D）。AH Plus 根管糊剂涂布根管壁，热牙胶垂直加压充填根尖 1/3 段，拍片显示近远中根管根充到位，近中根分叉区可见侧支根管分叉（图 44 – 1E），近中根再次垂直加压后，注射式牙胶充填根管上段，根尖片显示根尖段分叉为三根管：近中第一根管 M_1，近中第二根管 M_2 和远中根管 D，根管充填严密恰填，锥度流畅（图 44 – 1F）。流体树脂封闭根管口，3M Z350 树脂充填。转诊修复科行半贵金属烤瓷冠修复，备牙，比色 5M1，烤瓷冠就位顺利，边缘密合，调𬌗抛光，玻璃离子粘接，嘱定期复查。

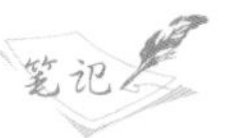

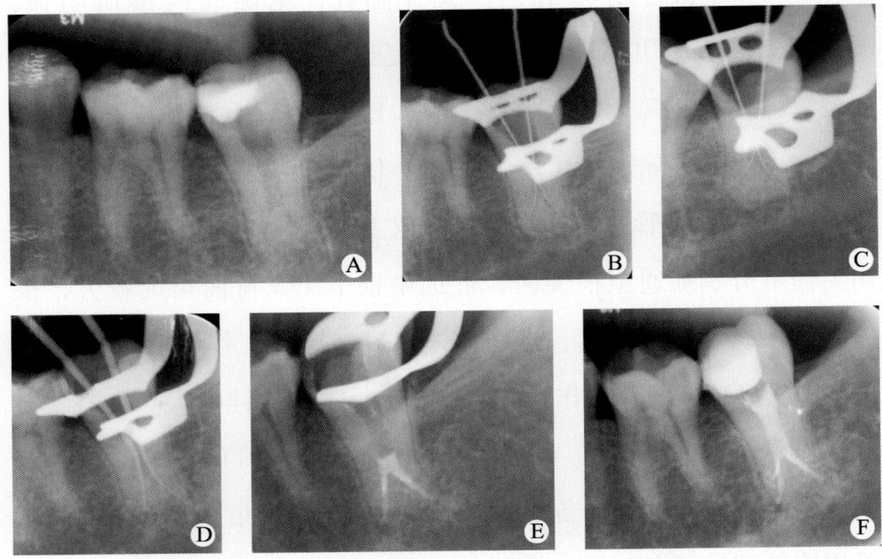

A. 37 术前 X 线根尖片；B. 初尖锉正位片；C. 初尖锉侧位片；D. 牙胶试尖片；E. 根尖段热牙胶垂直加压根充片；F. 根管上段热牙胶垂直加压根充片。

图 44－1　37 治疗 X 线根尖片

13 个月后复查 37 烤瓷冠边缘密合，咬合功能良好，无叩痛，不松动，牙龈未见异常（图 44－2A）。X 线根尖片显示 37 根尖区三根充填密实，根尖周未见明显透射影，牙周膜影像清晰完整（图 44－2B）。

CBCT 复查结果显示粗大根管于冠方下 17mm 处分叉为三根管，近中颊根管 MB，近中舌根管 ML 和远中根管 D，其中近中舌根 ML 尖端呈“L”形向𬌗方弯曲（图 44－3B～图 44－3E）。对侧同名牙 47 也呈牛牙症根管影像表现（图 44－3A）根尖片、CBCT 图像和三维重建效果对比（图 44－4A～图 44－4C）可见根尖区根管弯曲角度、方向和立体结构。

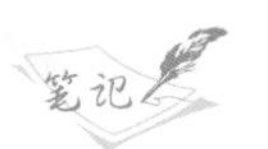

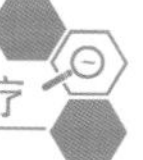

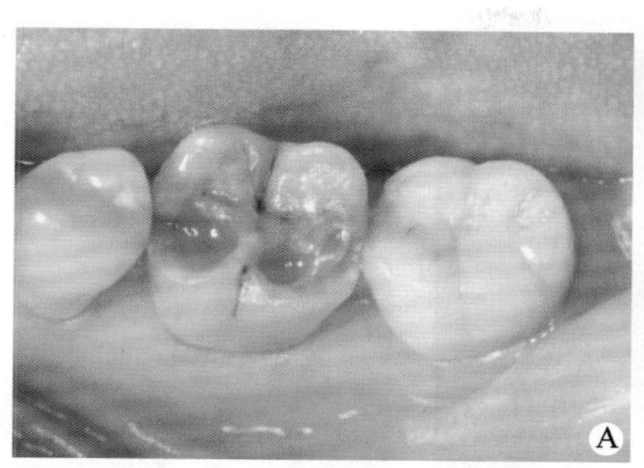

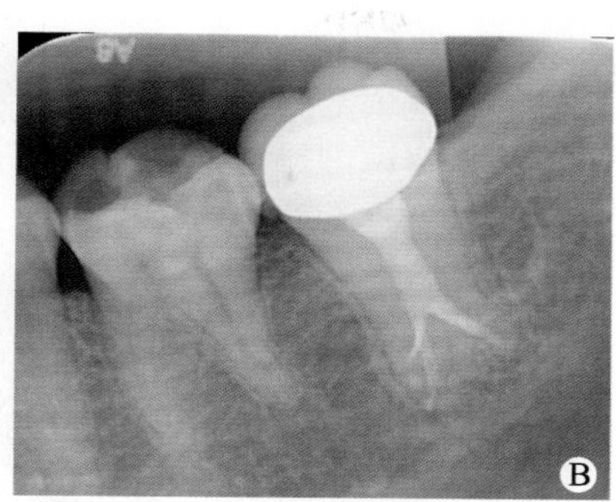

A. 半贵金属烤瓷冠修复 13 个月后复查口内照；B. 13 个月后复查 X 线根尖片。

图 44－2　13 个月后复查口内照和 X 线根尖片

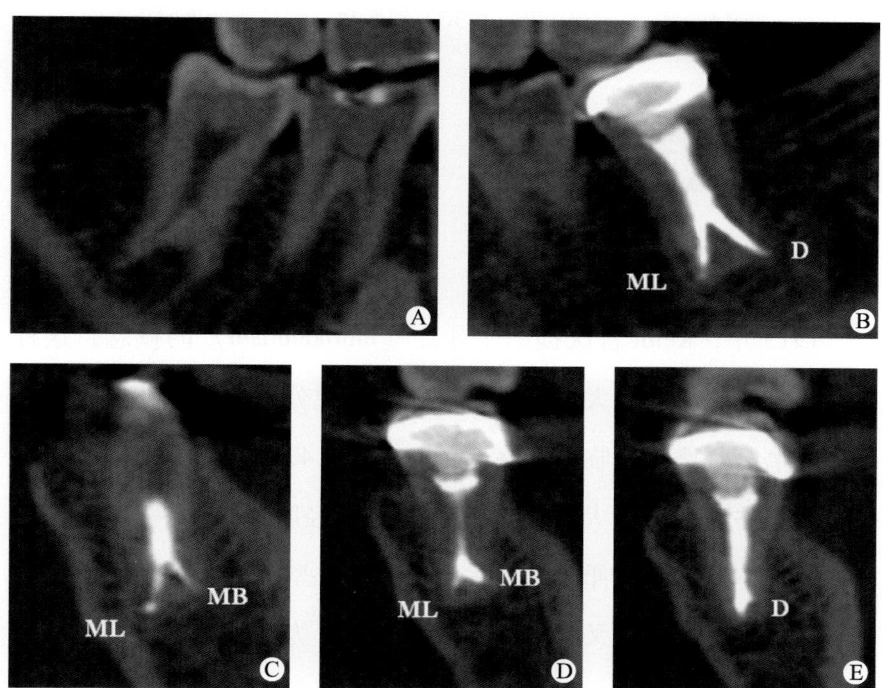

A. 对侧同名牙 47 矢状位图；B. 37 矢状位图示 ML 根管和 D 根管；C. 37 近中根管冠状位图示近中根管下段分叉为 ML 根管和 MB 根管；D. 37 近中根管冠状位图；E. 37 远中根管矢状位图。

图 44－3　13 个月复查 CBCT 结果

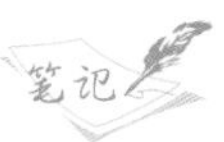

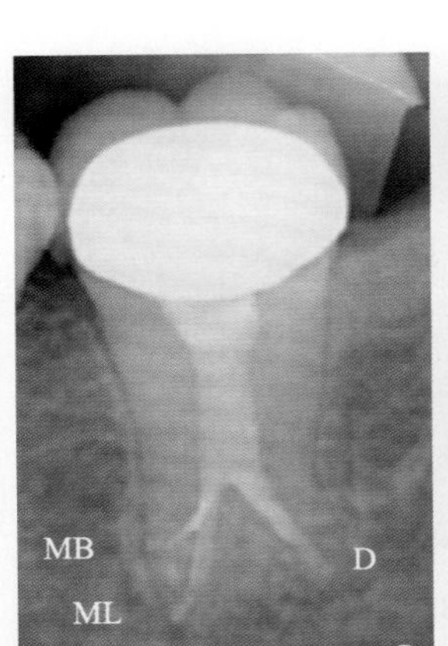

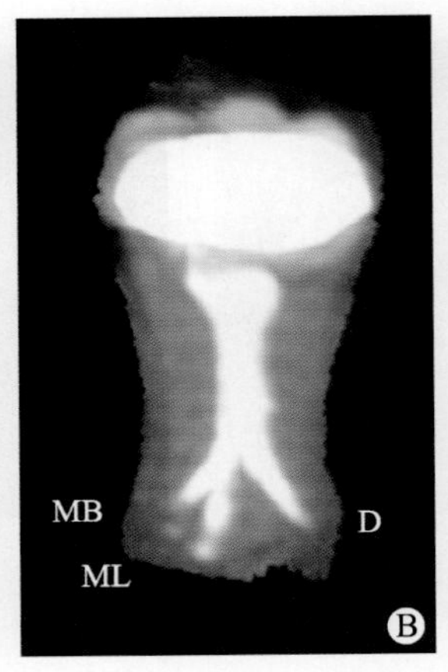

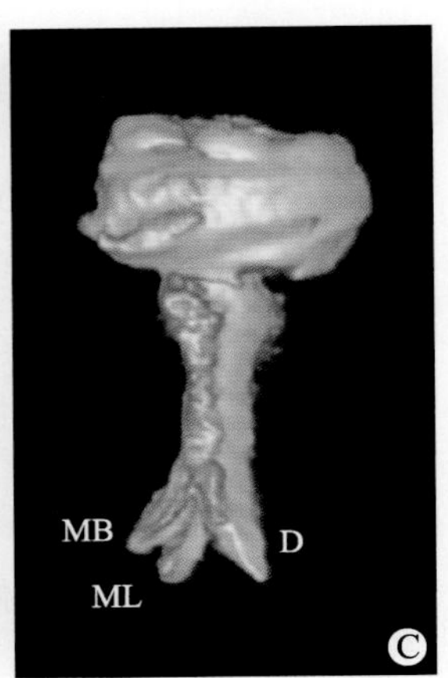

A. X 线根尖片；B. CBCT 最大密度投影 MIP 重建效果；C. CBCT 容积再现 VR 三维重建效果。

图 44－4　X 线根尖片、CBCT 图像和三维重建效果对比

病例分析

一、牛牙症的定义和诊断

1913 年，Keith 首次提出牛牙症（taurodontism）的概念，这种变异的牙齿以牙髓腔大且长，并在底部出现分叉为典型特征，多发生于前磨牙和磨牙，临床发病率为 0.57%～4.37%。根据牛牙症指数可以将牛牙症分为犬牙状（0～19.9）、轻度（20.0～29.9）、中度（30.0～39.9）和重度（40～75）4 种类型。由于牛牙症患牙解剖结构异常、根管分叉多出现于牙根底部，为根管治疗带来较大困难，影响其临床疗效。该病例患牙根尖片显示粗大牙根于根下 1/3 处分叉，根上 2/3 段为粗大单根影像，至根下 1/3 处分为近远中双根管影像（图 44－1A），$TI = (9.4/16) \times 100 \approx 59$，可诊断为重度牛牙症，根管分叉位于牙根底部且分叉角度较大，具有一定的治疗难度。

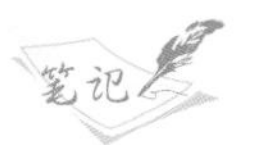

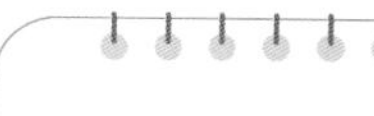

二、显微超声技术在牛牙症患牙中的应用

牛牙症患牙髓腔较为粗大，而根分叉位于牙根底部，仅依靠肉眼观察难以判断根尖区分叉情况，利用 DOM 提供的放大和照明效果，则可清晰辨别根尖区分叉的部位和方向。该病例患牙在治疗过程中结合 X 线根尖片，充分运用 DOM，探查到根管上段为粗大根管，至 17mm 处分叉为近远中双根管，但仍然遗漏了近中颊根管，其原因与根尖分叉位置较低及近中根管弯曲角度较大有关，DOM 下仅能观察到直视角度以内的范围，而近中颊根管弯曲部位位于根尖区，是 DOM 观察的盲点，因此造成了遗漏。

在进行多根管的预备时，如根管分叉位于牙根的中下段，预备器械常因分叉处根管方向改变而难以进入，若使用机动预备器械则更易造成器械折断。该病例根管分叉位于根下 1/3 处，故采用手动 ProTaper 镍钛器械进行根管预备，手动 ProTaper 器械的刃部设计和预备顺序与机动 ProTaper 器械完全相同，既可形成光滑连续的预备锥度，又保留了器械预备时的手感，可避免器械折断的发生，达到了良好的预备效果。除根管的机械预备以外，根管的化学清理也很重要，该病例患牙在 DOM 下配合使用 K 型锉和手动 ProTaper 及 Glyde 凝胶协同预备，预备期间采用 5.25% NaOCl 和 17% EDTA 溶液交替冲洗，结合超声荡洗作用，为根管彻底清理成形提供了条件。热牙胶垂直加压充填可使牙胶加热软化后进入不规则的根管系统内，达到三维充填效果，是充填变异根管的有效方法。该病例采用热牙胶垂直加压术对下颌第二磨牙牛牙症根管进行充填，通过化学清理和热牙胶充填，DOM 下遗漏的近中颊根管也达到了致密充填的效果。

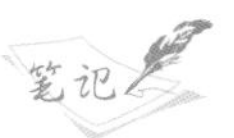

三、CBCT 在牛牙症根管中的应用

CBCT 是目前口腔临床应用最为广泛的三维成像技术，尤其在变异根管中的应用，为深入了解复杂根管系统的解剖特征提供了有效的方法。牛牙症患牙具有对称性、多发性的特点，通过螺旋 CT 和 CBCT 等无创性的三维成像技术，可充分了解牛牙症的分布特点和解剖特征。该例患者通过 CBCT 扫描后发现，除主诉牙 37 外，对侧同名牙 47 在轴位面、矢状面和冠状面均具有和 37 相似的解剖结构，可同样诊断为重度牛牙症。同时，通过 CBCT 的三维重建，还可以直观形象地观察到根尖区分叉的立体结构，结合 X 线片及其与 CBCT 扫描图像的比较，可为牛牙症患牙的影像学诊断提供更加完整的依据，将有利于诊断、治疗及远期疗效的观察，以有效提高治疗成功率。

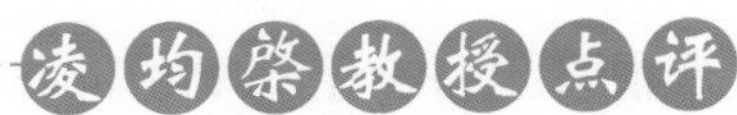

该病例属于重度牛牙症，根管分叉位于牙根底部且分叉角度较大，具有一定治疗难度。通过 DOM 下的细微观察和规范操作最终达到了良好的治疗效果，尤其是近中颊根的充填过程更加体现出热牙胶充填技术在解剖变异根管治疗中的优越性。对于解剖形态复杂的根管，CBCT 是了解根管三维形态的优选工具，有利于牙髓病的诊断、治疗及远期疗效的观察。

（黄湘雅）

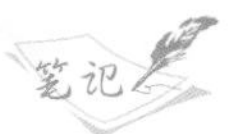

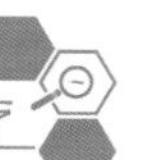

参考文献

1. Jafarzadeh H，Azarpazhooh A，Mayhall JT. Taurodontism：a review of the condition and endodontic treatment challenges. I Endod J，2008，41（5）：375－388.

2. Bharti R，Chandra A，Tikku AP，et al. Taurodontism an endodontic challenge：a case report. Oral Sci，2009，51（3）：471－474.

3. Metgud S，Metgud R，Rani K. Management of a patient with a taurodont，single-rooted molars associated with multiple dental anomalies：a spiral computerized tomography evaluation. Oral Surg Oral Med Oral Pathol Oral Radiol Endod，2009，108（2）：e81－e86.

045 47 重度牛牙症并“C”形根管显微根管治疗

病历摘要

患者为43岁女性，因右下后牙食物嵌塞不适3月余，剧痛2天，逐渐加重，就诊于我科。患者自诉青霉素过敏史；否认其他药物食物过敏史，否认重大系统病史及该患牙治疗史。检查见47近中邻殆面深龋洞，探痛，可疑叩痛，无松动，牙龈未见明显异常，冷诊持续剧烈疼痛。

诊断：47慢性牙髓炎急性发作。

初次就诊

急性处理：47 2%的利多卡因局麻下去腐未尽，见近中髓角处直径约1mm大小穿髓孔，扩大穿髓孔，揭髓室顶，拔髓部分不成

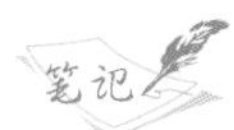

形，髓腔内渗血明显，生理盐水冲洗，引流约 20 分钟，待渗出不明显后，行氧化锌丁香油水门汀暂封丁香油酚小棉球，嘱勿咬硬物，2～3 天后复诊。

第二次就诊

患者诉急诊处理后疼痛即缓解。检查：47 暂封存，无叩痛。X 线片：47 近中殆面洞及髓，根管冠 2/3 为粗大单根管影像，至根尖 1/3 处似分为近远中双根管，牙周膜及根尖未见明显低密度影（图 45－1A）。测量髓室顶最低点至解剖根尖（红线）及髓室顶至髓室底距离（黄线）（图 45－1B），根据 *TI*＝（髓腔垂直高度/髓室顶最低点至最长根管的根尖处距离）×100，该病例患牙 *TI*＝（10.7/17.1）×100≈62.6，诊断为重度牛牙症。

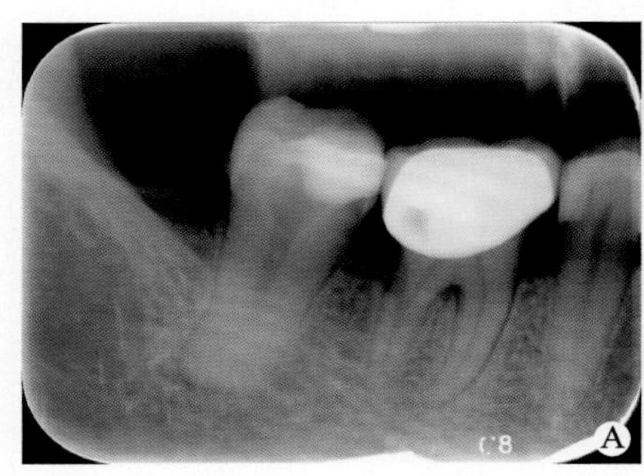

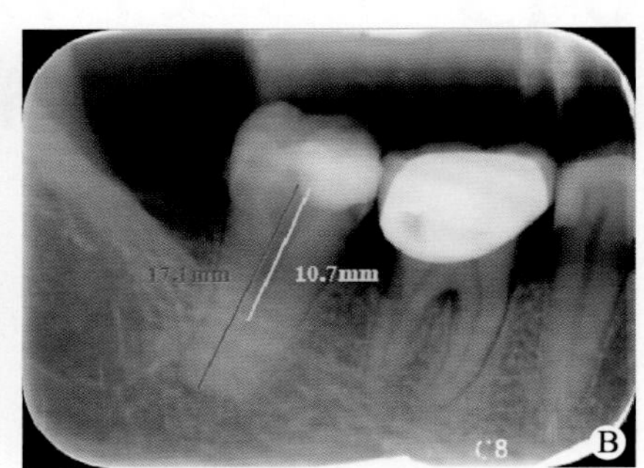

A. 47 术前；B. 牛牙症指数计算测量。

图 45－1　术前根尖片

诊断：47 慢性牙髓炎；重度牛牙症。

治疗计划：结合患者意愿和患牙情况，拟行 47 显微根管治疗及冠修复。

处理：47 去暂封物，流动树脂 F00 制作近中假壁，橡皮障隔离，DOM 下 Endo Z 车针修整髓腔，机动镍钛 ProTaper SX + Endoflare 扩大根管冠部，5.25% 的 NaOCl 冲洗，#10K 锉疏通远中根管至工作长度，初尖锉（IAF）#10，工作长度为 20.5mm；近中

笔记

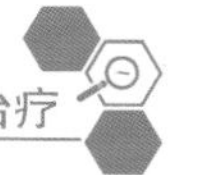

根尖 1/3 弯曲角度大，未探及近中根管，告知患者建议行口腔 CBCT 检查，了解根管分支情况。完成检查后，导入 Apexcal 糊剂，玻璃离子暂封。

第三次就诊

患者诉无不适。检查：47 暂封存，无叩痛。CBCT 结果：47 根管上段为粗大单根管，于平殆面下 14.5mm 处分叉为近颊（MB）、近舌（ML）及远中（D）3 个根管（图 45－2A），MB 与 ML 分叉角度较大（图 45－2B），D 根管较粗大，MB、ML 根管细小（图 45－2C、图 45－2D）。

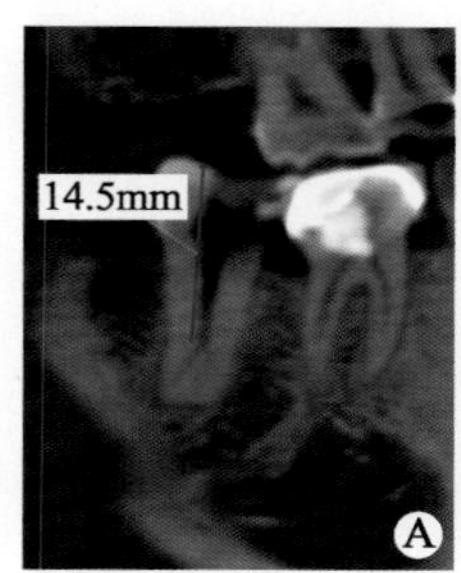

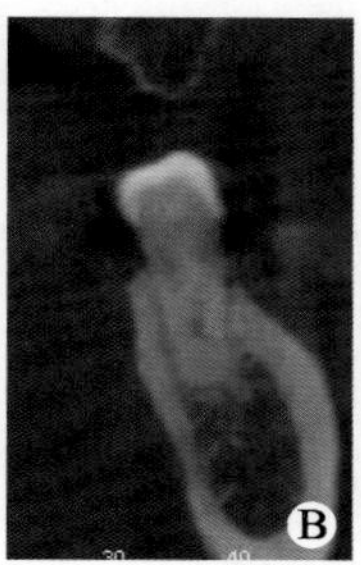

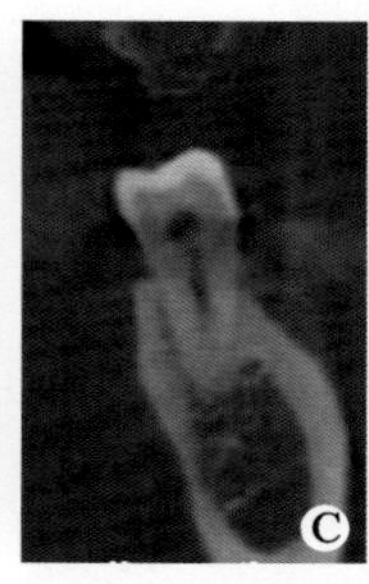

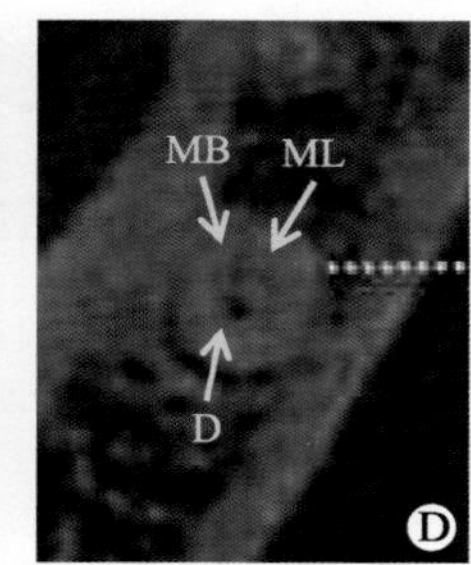

A. 矢状面；B、C. 冠状面；D. 轴状位。

图 45－2　术前 CBCT

处理：47 橡皮障隔离，DOM 下去暂封物，观察髓腔形态，见根管上段为粗大单根管，D 根管口呈“C”形（图 45－3），近中根尖 1/3 弯曲角度大，预弯 ET #25 超声工作尖，去除根管分叉水平近中根管壁的牙本质悬突，暴露 MB 根管口和 ML 根管口，K 锉疏通 MB、ML 至根尖区，根尖定位仪确定其工作长度：MB、ML 均 IAF #6，工作长度为 19mm；MB 及 D 分别插初尖锉拍片显示至根尖狭窄区（图 45－4）。Glyde 润滑剂润滑根管，MB、ML 标准法手动预备#6 至#15，机动镍钛 PathFile 结合手动镍钛器械 ProTaper 预备 M2D 三根管：SX 扩大根管冠部，PathFile #13、#16、#19 分别到达

工作长度，成形锉 S1 和 S2 依次到达工作长度，完成根管中上段预备，随后预备 MB 和 ML 至 MAF F1，D 至 MAF F2，完成根尖段预备。每更换一次器械均用 1% 的 NaOCl 与 17% 的 EDTA 溶液交替冲洗，纸尖干燥根管，Caviton 暂封 Apexcal 糊剂。

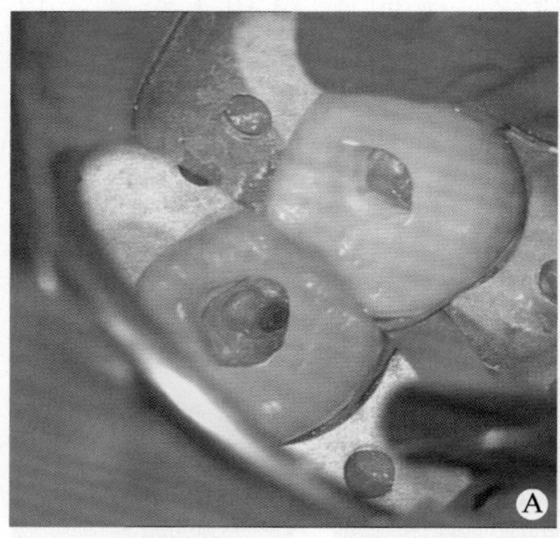
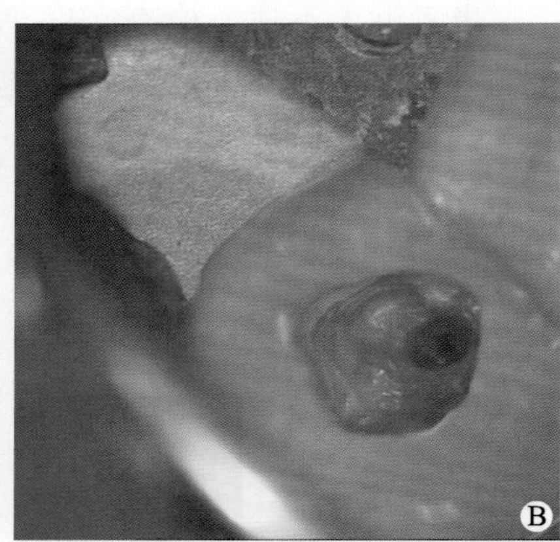

A. 放大 ×5 倍；B. 放大 ×10 倍。

图 45－3　显微镜下示远中"C"形根管口

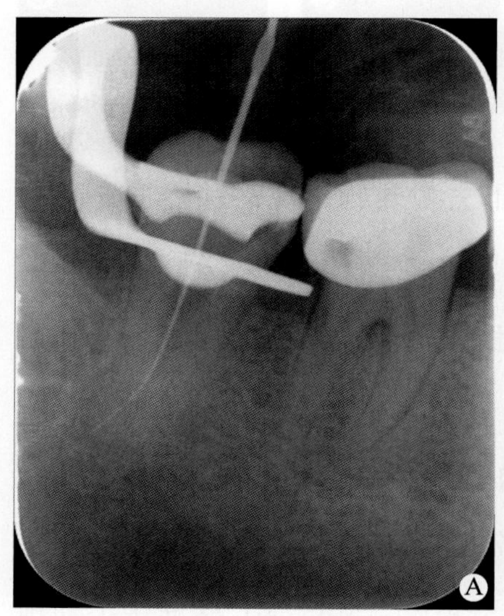
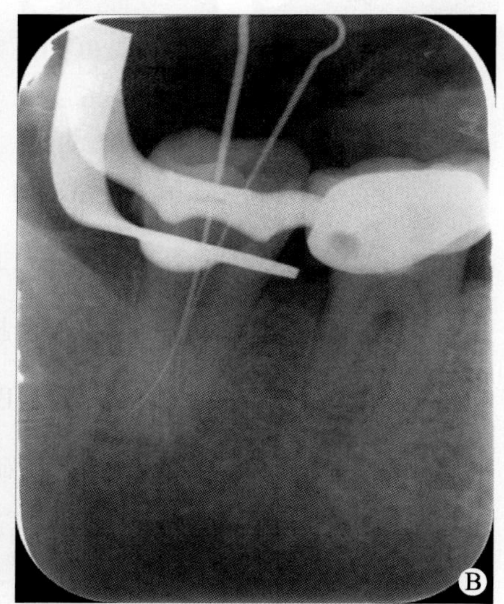

A. 远中根管；B. 远中根管和近颊根管。

图 45－4　初尖锉诊断丝片

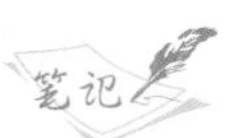

第四次就诊

患者诉无不适。检查：47 暂封存，无叩痛。处理：47 橡皮障隔离，DOM 下去暂封物，1% 的 NaOCl 与 17% 的 EDTA 溶液交替冲洗，MB 和 ML 以 F1 锥度牙胶尖、D 以 F2 锥度牙胶尖分别试主尖，因三支主牙胶尖不能同时就位，拍摄试尖片分两次进行，以#20 K 锉代替 ML 主牙胶尖拍摄首张试尖片（图 45 –5A）。AH Plus 根管封闭剂 + 连续波热牙胶垂直加压充填 MB 和 D，步骤如下：试携热尖锥度 0.06，试垂直加压器#1、#2、#4，Micro-opener 锉蘸少许 AH Plus 根管封闭剂涂布 MB 和 D 管壁，就位主牙胶尖，携热尖齐根管口切断牙胶尖，#2 加压器轻压。ML 放置 F1 主牙胶尖拍试尖片，显示主牙胶尖到位，且 MB 和 D 恰填（图 45 –5B）。

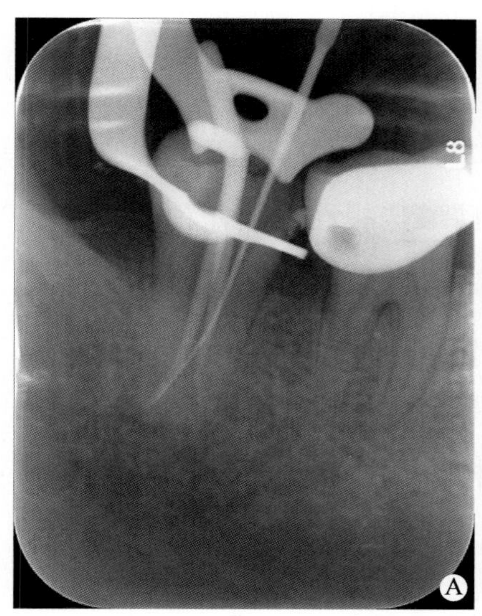

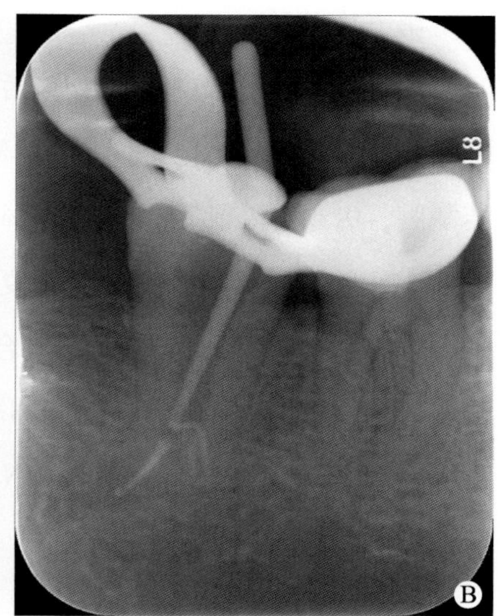

A. 近颊、远中根管；B. 近舌根管。

图 45 –5 试尖片

再以 1% 的 NaOCl 与 17% 的 EDTA 溶液交替冲洗根管，去除玷污层。依前述方法充填 ML 根尖 1/3 段（图 45 –6A）。#1 加压器轻压三根管热牙胶至根管口，即距工作止点约 3mm 处，注射式热牙

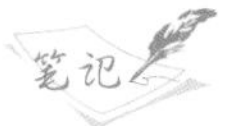

胶充填三根管中、上段，根尖片显示 MB、ML 和 D 根管均充填严密，锥度平滑流畅，长度到位（图 45－6B）。玻璃离子暂封，预约 2 周后复诊行椅旁瓷嵌体修复。

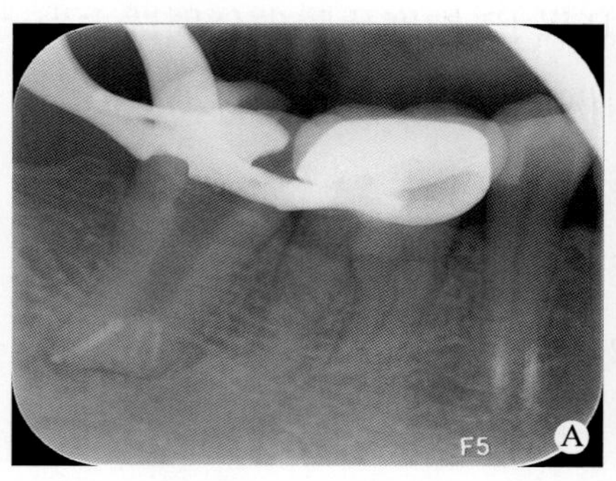

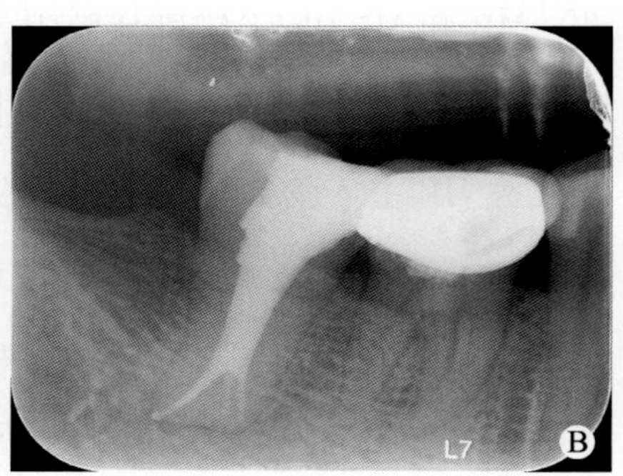

A. 根尖段充填片；B. 根管充填术后片。

图 45－6　患牙根管充填

第五次就诊

患者诉无不适。检查：47 暂封存，无叩痛，自然光下 VITA Easyshade[9] Advance 比色仪比色 2M2。处理：47 去暂封物，超声清洁髓腔，0.2% 氯己定冲洗，37% 磷酸选择性酸蚀牙釉质，Single Bond Universal 自酸蚀粘接剂反复涂抹 20 秒，轻吹 5 秒，光照 10 秒，SDR 封闭根管口及髓底，复合树脂窝洞重建，预备 onlay 洞型，CAD 取模，设计，CAM 研磨 ENAMIC 弹性瓷，试戴，就位顺利，边缘密合，系列抛光，Variolink N 树脂水门汀粘接，调𬌗抛光，嘱定期复查。

术后复查

于术后 6 个月、12 个月、48 个月复查，患者诉无不适，根尖片显示 47 根尖区三根充填致密，根尖区未见明显低密度影，牙周膜影像清晰完整（图 45－7）。术后 6 个月 CBCT 复查结果示，MB、ML 和 D 三根管呈锥状分布，各根管充填严密，长度到位，根尖周未见异常（图 45－8）。

笔记

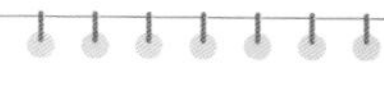

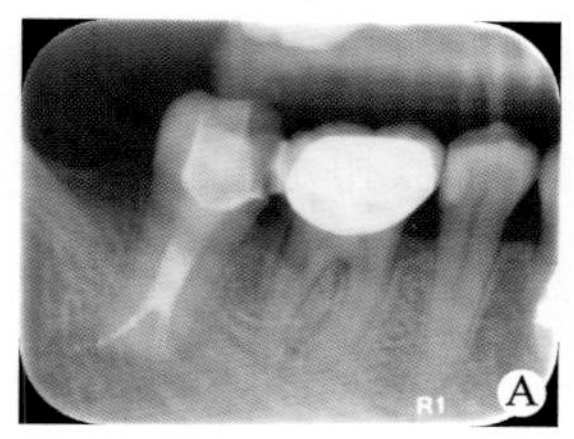
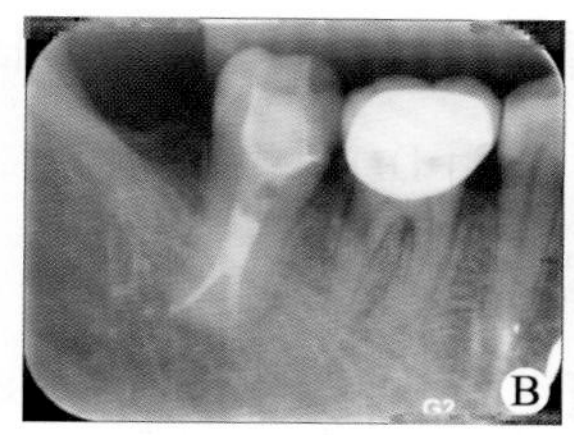
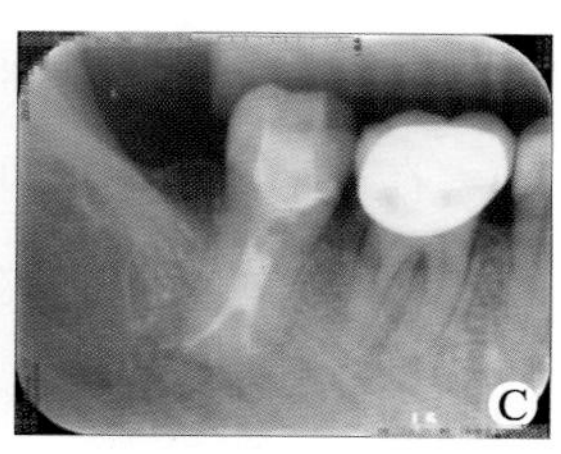

A. 术后 6 个月；B. 术后 12 个月；C. 术后 48 个月。

图 45 –7　复查 X 线片

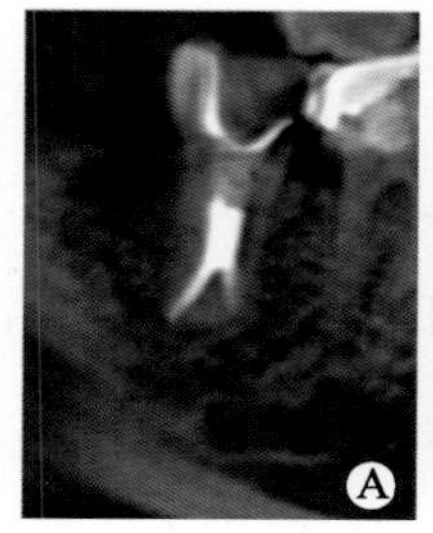
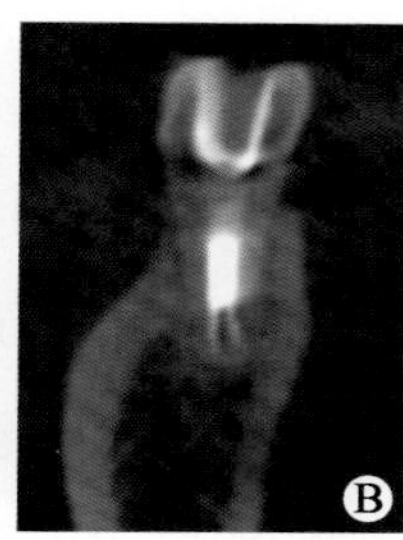
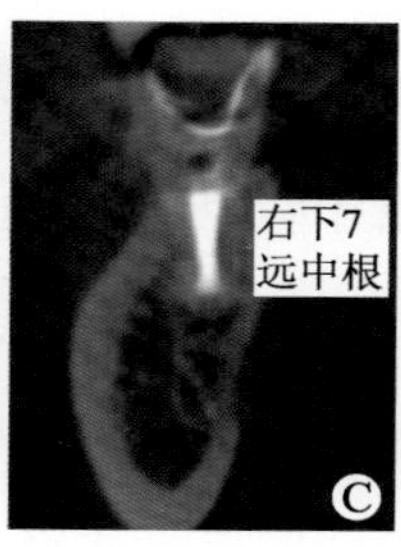

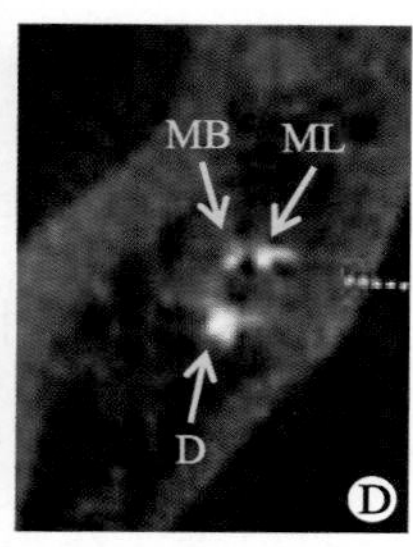

A. 矢状面；B. 冠状面（MB 和 ML）；C. 冠状面（D）；D. 轴状面。

图 45 –8　术后 6 个月 CBCT

病例分析

一、牛牙症的诊断

牛牙症是一种牙体形态发育异常，以髓腔垂直方向伸长、根管口朝根方移位等为特征。临床上牛牙症患牙较为罕见，可出现于磨牙及前磨牙，以下颌第二磨牙较为多见。根据 TI =（髓腔垂直高度/髓室顶最低点至最长根管的根尖处距离）×100，可以将牛牙症分为轻度（20.0 ~ 29.9）、中度（30.0 ~ 39.9）和重度（40 ~ 75），该病例 TI =62.6，属重度牛牙症。其病因可能是在牙齿发育过程中，Hertwig 上皮根鞘未能在适当的水平内折。牛牙症既可以是单独性病变，也可以伴随系统性疾病或染色体异常发生，如 Down 综合征、Klinefelter 综合征、48 XXYY 综合征等。牛牙症患牙外观正常，诊断主要依据为影像学检查，但二维 X 线片并不能描述其复杂的根管形态，因其根管

口向根尖方向迁移，根管走行变异大，加大了根管成形和充填的难度。

在根管治疗中，可利用 DOM 探查根管口的形态和走向，结合 CBCT，确定根分叉部位、角度及根管数目。该病例探查到 47 根管上段为粗大单根管，髓室顶至 13.7mm 处分叉为 MB、ML 及 D 三根管，同时获得三根管长度、弯曲度及远中“C”形根管形态，可指导下一步的根管预备及充填。

二、牛牙症患牙根管预备及充填技巧

由于牛牙症患牙髓腔高大，内有大量牙髓组织，推荐在进行根管探查前，使用高浓度的 NaOCl 进行冲洗。对于弯曲度大或根管上 1/3 钙化的根管，可使用超声器械，去除牙本质悬突和钙化组织，疏通根管，获得最佳的根管通路。该病例 47 MB 和 ML 根尖 1/3 弯曲角度均大，用预弯的 ET #25 超声工作尖去除根管口近中壁牙本质悬突，使根管走行平滑，方便根管预备器械进入，避免器械分离。

镍钛根管预备系统较不锈钢器械在根管成形、保持原根管走向及清理根管方面具有优越性，术后反应发生率低且轻微，无根管偏移、台阶形成等并发症，也适用于牛牙症根管预备。该病例中使用手动 ProTaper 镍钛器械，在 DOM 下，易于调整角度，进入分叉处根管，获得与机用镍钛器械一致的光滑连续锥度。

玷污层主要由细菌及其代谢产物和坏死组织组成，一部分黏附于根管壁表面，另一部分进入牙本质小管内，形成管塞，阻碍消毒剂和根管充填材料向牙本质小管渗入，并在充填材料与根管壁之间形成细菌感染和微渗漏的潜在通道，因此需机械预备与化学预备相结合使用。该病例根管预备时用 1% 的 NaOCl 和 17% 的 EDTA 溶液交替冲洗，辅助使用 Max-i – Probe 侧方开口冲洗器与超声荡洗。由于超声锉不能精准控制对健康牙本质的切削，因此，在根管预备后

笔记

使用被动超声荡洗结合侧方开口针头冲洗是较为合适的选择。

热牙胶垂直加压充填可以三维严密充填根管系统，该病例中47由于MB和ML弯曲角度大，无法同时三根管试尖，因此先行MB与D充填，严格控制热牙胶充填方向，防止多余材料进入ML而阻碍其充填。该病例在充填ML之前，再次使用1% NaOCl与17% EDTA冲洗，去除玷污层，减少已预备过的根管内的细菌及坏死组织，从而获得患牙良好的预后。

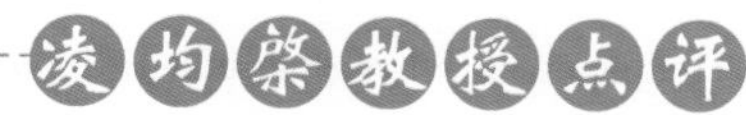

牛牙症在临床中较为罕见，其髓底位低，临床视野小，治疗难度大。本病例牛牙症指数（*TI*）为62.6，属重度牛牙症，治疗难度增加。术前通过X线片及CBCT检查，确定患牙根分叉部位、角度及根管数目，在DOM辅助下微创去除近中根管壁牙本质悬突，暴露近中双根管口，同时由于近中双根管细弯，加之远中根为“C”形根管形态，需加强手动器械机械进行根管疏通和成形，以及足够的化学清理。良好的冠部入路、机械预备和充填时对器械角度的掌握亦是治疗牛牙症患牙的关键。

（高　燕）

参考文献

1. Simsek N, Keles A, Ocak MS. Endodontic treatment of hypertaurodontism with multiple bilateral taurodontism. J Conserv Dent, 2013, 16 (5): 477 - 479.

2. Colak H, Tan E, Bayraktar Y, et al. Taurodontism in a central anatolian population. Dent Res J (Isfahan), 2013, 10 (2): 260 - 263.

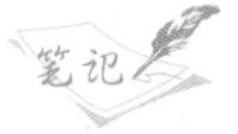

3. Lim A, Le Clerc J. Endodontic treatment of a hypertaurodontic mandibular left second molar in a patient with many taurodonts combined with multiple pulp stones. Aust Endod J, 2018.

4. Krishnamoorthy S, Gopikrishna V. Endodontic management of a hypertaurodontic tooth associated with 48, XXYY syndrome: a review and case report. J Conserv Dent, 2015, 18 (3): 265 – 268.

5. Jafarzadeh H, Azarpazhooh A, Mayhall JT. Taurodontism: a review of the condition and endodontic treatment challenges. Int Endod J, 2008, 41 (5): 375 – 388.

6. Radwan A, Kim SG. Treatment of a hypertaurodontic maxillary second molar in a patient with 10 taurodonts: a case report. J Endod, 2014, 40 (1): 140 – 144.

046 26 牙髓钙化致 MB_2 根管闭锁的显微根管治疗

病历摘要

患者为 38 岁女性，主诉左上后牙于外院治疗时发现异常，要求转诊。

患者于 2 个多月前自觉左上后牙冷热刺激痛、夜间痛，于外院就诊，诊断为 26 牙髓炎，并进行根管治疗。根管治疗过程中发现 26 含 MB、DB 和 P 三根管，并采用 ProTaper Universal 镍钛根管锉完成根管预备至 F2。现因根管充填前拍摄试尖片发现 26 牙根异常（图 46 – 1A），疑存遗漏根管，遂转来我院就诊。

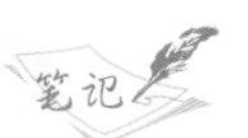

无咬合痛病史，否认重大疾病史和过敏史。检查见 26 近中邻

殆面存白色暂封物，暂封物悬突进入25远中邻殆面龋洞，25、26均无叩痛、无松动，龈乳头轻度红肿，探诊出血。X线片：26暂封物及髓，根管空虚，根尖周未见明显骨密度减低影；25远中邻面龋损透射影（图46－1B）。

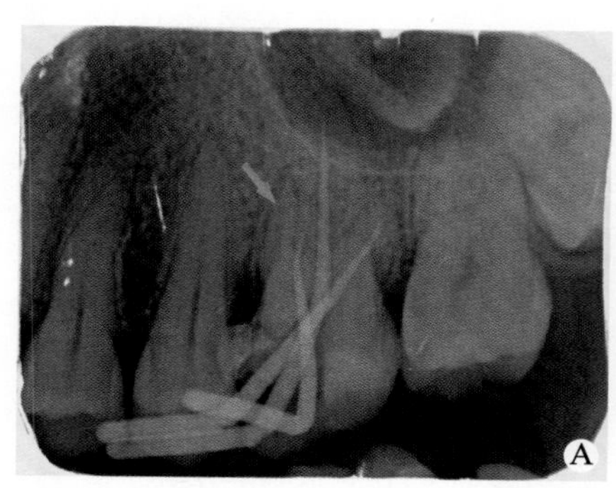

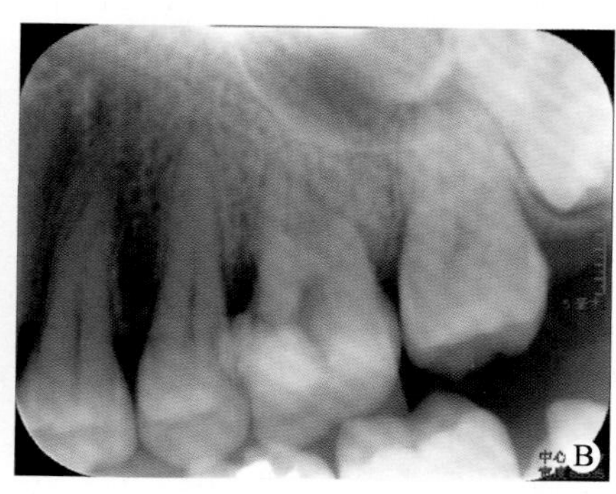

图46－1　26外院试尖片（A）及本院初诊X线片（B）

初步诊断：26慢性牙髓炎（根管治疗中）；25中龋；25、26龈乳头炎。

首诊治疗：26去除原暂封物并去净腐质，Fuji Ⅶ建立假壁，橡皮障隔湿，DOM下探查26髓腔，见MB、DB和P三根管口，预备痕迹，髓腔内欠洁净，根管空虚（图46－2A）。#15 K锉探查根管，发现MB根管内有血性渗出，探痛。采用3%的NaOCl和17%的EDTA交替冲洗，纸尖干燥后镜下探查见MB根管中上段根管壁完整，未见明显异常，遂玻璃离子暂封无菌小棉球，建议患者行26 CBCT辅助检查，会诊26根管及根尖周情况。全牙列CBCT检查结果：26可见3个牙根，近中颊侧根呈扁形，内含两个根管，其中MB_2根管上段未见根管影像，中下段根管影像模糊，远颊根和腭根均含单一根管影（图46－3A、图46－3B）；26近颊根和远颊根根尖区低密度影（图46－3C、图46－3D）。据此确诊26为：慢性根尖周炎（根管治疗中），MB_2根管牙髓钙化。

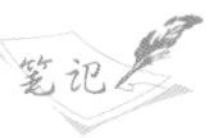

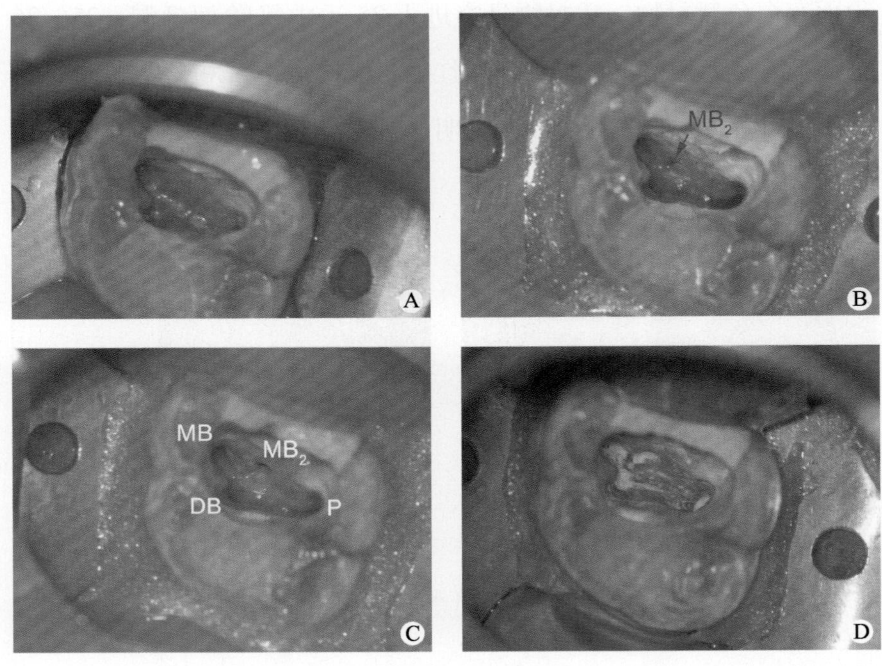

A. 去除暂封物、建立假壁后；B. 去除 MB_2 根管口处钙化物及牙本质领，暴露 MB_2 根管口；C. 根管预备后；D. 根管充填后。

图 46－2　26 术中显微镜下髓室底图像

25 去腐备洞，牙周冲洗，严密隔湿下粘接，流体树脂衬洞，Z350 树脂充填。

复诊：根据 CBCT 检查结果，在患者知情同意的情况下行 26 显微根管治疗探查 MB_2。患者无诉不适，检查见 26 暂封物存，无叩痛，无松动，龈无异常。橡皮障隔湿，去除 26 暂封物。DOM 下超声 ET20 修整髓腔，去除 MB 根管口舌侧近中壁牙本质领及钙化物。在此过程中，患者出现闪电样短暂抽痛。沿此部位继续去除钙化物，DG-16 结合#10/04 Micro-opener 探查及 MB_2 根管口，探痛明显，且探诊出血（图 46－2B）。盐酸甲哌卡因局部浸润麻醉下#8 K-file 探查 MB_2，MB_2 根管细小钙化。Glyde 润滑下#8 K-file 反复疏通 MB_2，测工作长度为 19.5mm，手用器械扩通至#15/02。采用#25 K-file 探查

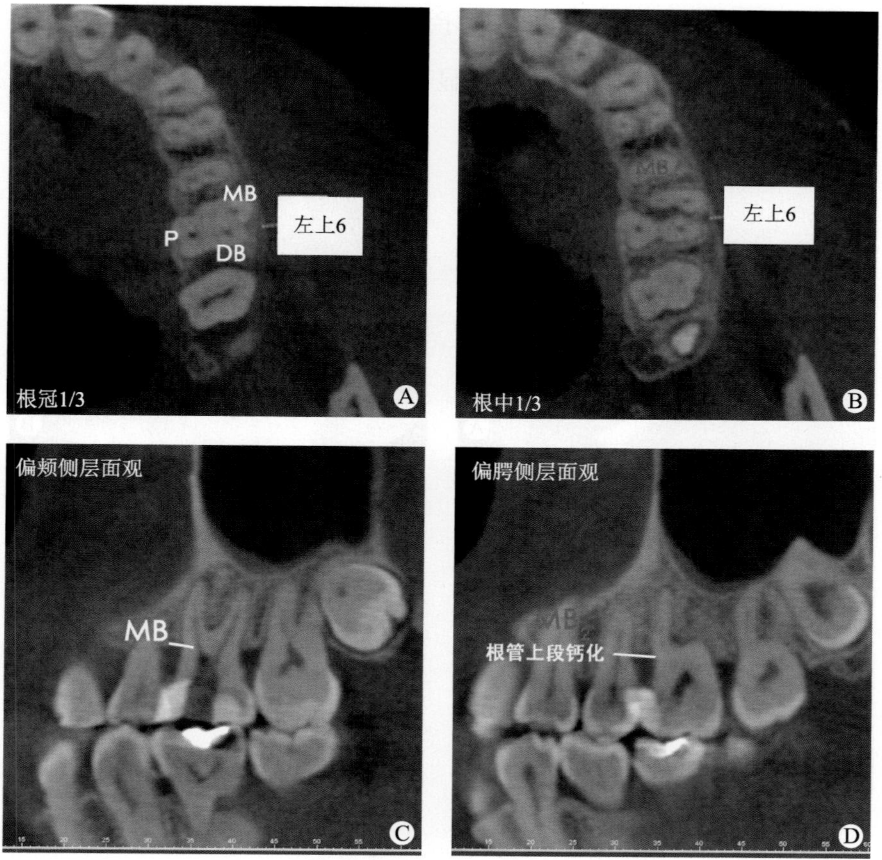

A + B. 轴位图像；C + D. 矢位图像。

图 46 -3　26 CBCT

MB、DB 和 P 三根管，测工作长度：MB 18mm（平 MB 尖）；DB 18mm（平 DB 尖）；P 19.5mm（平 P 尖）。采用 M3 机用镍钛器械预备各根管至#30/04（图 46 -2C），根管预备过程中采用 3% 的 NaOCl 冲洗。#30/04 牙胶尖拍试尖片示牙胶尖合适（图 46 -4A），遂用 3% 的 NaOCl、17% 的 EDTA 和生理盐水进行终末冲洗，干燥根管，iRoot SP 糊剂结合热牙胶垂直加压充填技术充填四根管(图 46 -2D)，玻璃离子暂封。根充后即刻 X 线片示根充恰填（图 46 -4B）。

1 周后复诊，患者无诉不适。检查见 26 暂封物完整，无叩痛，无松动，龈无异常，行牙体预备全冠修复（图 46 -5）。冠根一体化

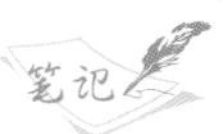

治疗术后1个月和3个月复查患牙无不适，26修复体完好，牙龈无红肿，X线片示26根尖区未见明显异常（图46－4C、图46－4D）。

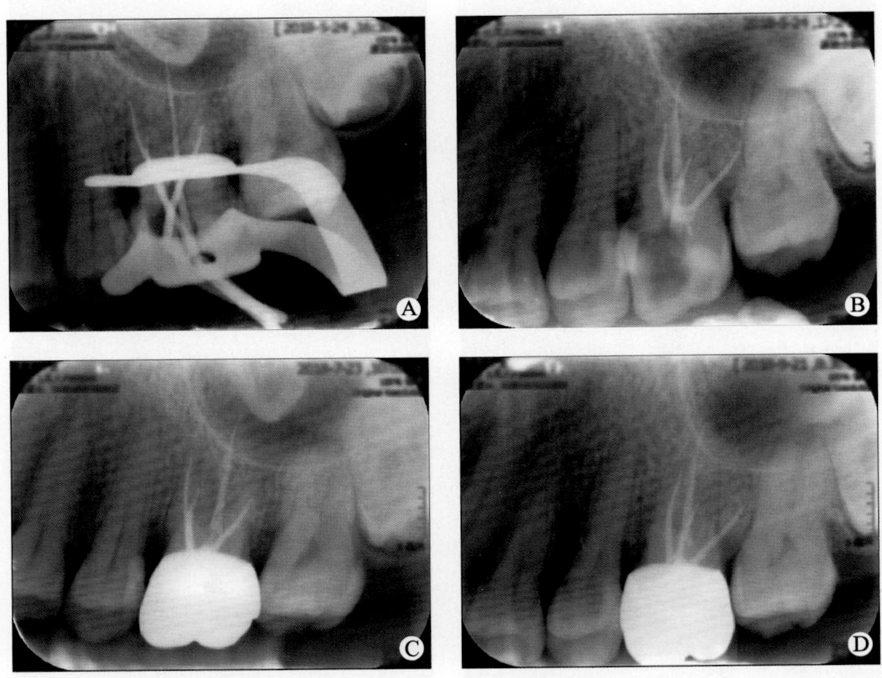

A. 试尖片；B. 根充后即刻；C. 术后1个月；D. 术后3个月。

图46－4　26术中及术后随访X线片

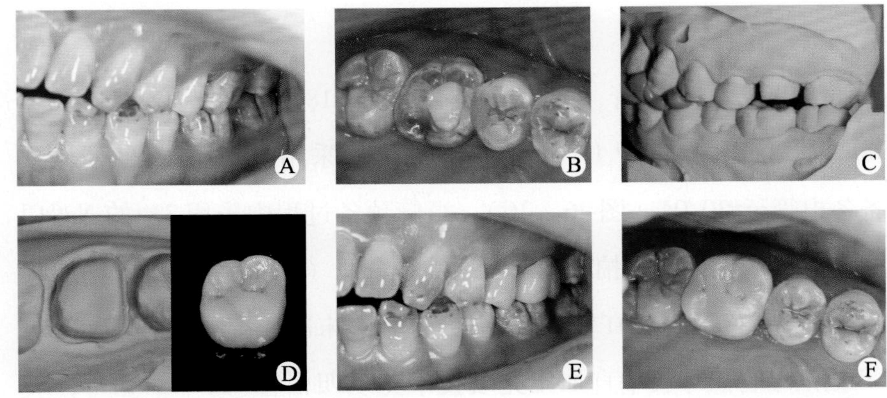

A、B. 冠修复前口内照；C、D. 备牙后石膏模型及氧化锆全冠修复体；E、F. 冠修复后口内照。

图46－5　26冠修复

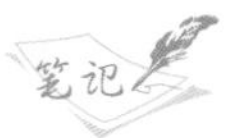

病例分析

Weine 于 1969 年首先报道了上颌磨牙近颊第二根管（MB_2）的存在，定义其为根管充填后一独立或距离根尖 1～5mm 内与 MB 融合的通畅根管，并据此将上颌磨牙的近颊根根管形态分为四型：Ⅰ型，从 1 个根管口到 1 个根尖孔；Ⅱ型，从 2 个根管口进入，在根尖孔上方融合成单根管，形成 1 个根尖孔；Ⅲ型，2 个根管口和 2 个根尖孔形成独立的 2 个根管；Ⅳ型，从 1 个根管口进入，在内部形成 2 个独立的根管。

多数情况下，上颌磨牙近颊根管属于Ⅱ型，即 2 个根管于根尖孔上方融合，形成单个根尖孔。然而，临床诊疗过程中受到开髓洞型设计、临床操作视野大小等因素的限制，MB_2 往往不易被发现，导致根管遗漏，影响根管治疗预后。研究显示，上颌磨牙 MB_2 的体外检出率为 36%～95%，明显高于体内检出率（17%～65%）；首次行根管治疗的病例中，MB_2 检出率为 59%，而再治疗病例中 MB_2 的检出比例则高达 67%。因此，仔细探查并精确定位 MB_2 对提高根管治疗远期疗效具有重要意义。

MB_2 根管口通常位于 MB 根管口的腭侧 0.93～2.01mm 处，与 MB-P 根管口连线的垂直距离为 0.27～0.81mm。由于 MB_2 细小弯曲、根管口隐蔽且经常钙化，相比于常规肉眼观察，显微超声技术有助于术者选择性切削牙本质，减少不必要的磨削，在最大限度保存现有牙体组织的同时提高 MB_2 的检出率，有利于减少医源性牙体组织损失导致的根管治疗后牙折，符合微创牙髓治疗（minimally invasive endodontics，MIE）的理念。然而，DOM 下探查的技术敏感性高，检出率受操作者临床经验的影响大。利用显微镜的口内照相

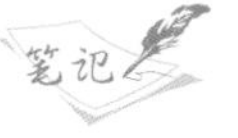

技术，结合专业软件，可通过分析髓室底的颜色信息、图像分割及算法优化，实现根管口的自动化探查，为 MB_2 等疑难根管口的准确定位提供了新方法。基于不同生物组织间光学特性的差异，光学相干断层扫描技术（optical coherence tomography，OCT）可在短时间内获得生物内部轴位面成像，作为一种无创性成像技术，目前已用于视网膜、血管壁和胃黏膜的探查。在口腔医学领域，OCT 已被证实可用于龋损、修复体边缘微渗漏和牙隐裂的检测，牙周病牙槽骨吸收程度评估，以及口腔黏膜疾病的辅助诊断等。无离子射线的扫描光源（swept-source，SS）- OCT 成像技术，以波长协调激光作为光源，可提供接近实时的视频速率成像。体外实验证实，SS-OCT 探查 MB_2 的特异性明显高于显微镜下探查法，且对临床操作者的经验和技术依赖性较小，是一种更为客观有效的探测方法。SS-OCT 与显微根管探查法联合使用，有助于提高 MB_2 检出率及精确性，增加根管治疗成功率，提高远期疗效。

该病例的治疗难点主要在于：第一，试尖片为正位投照，且 X 线片为二维图像，结构重叠，分辨率低，不能清晰显示根管的数目、方向等信息。第二，根管内渗血常见于根管壁侧穿、根尖部存在炎症及拔髓不全导致残髓断面渗血等情况。首诊时 26 MB 根管内探痛、渗血，遂在 DOM 下采用 NaOCl 和 EDTA 交替冲洗，纸尖干燥后未见活动性渗出，进一步镜下探查 26 MB 根管壁无明显异常，故初步排除 26 MB 根管壁侧穿可能，建议 CBCT 检查会诊。结合 CBCT 影像学分析结果，推测 26 MB 根管内渗出与残髓、根尖部存在炎症相关。第三，MB_2 根管口为钙化物及牙本质所覆盖，显微镜下髓室内未能探及 MB_2。对本病例进行 CBCT 扫描分析，结果显示 26 可见 3 个牙根，近中颊侧根呈扁形，内含两个根管，根管形态分类属于Ⅲ型，其中 MB_2 根管冠 1/3 段未见根管影像，遂在 CBCT 引

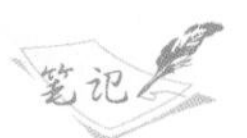

导下结合显微超声技术，探查并准确定位 MB_2 根管口位置，分析钙化情况并处理，顺利完成26 显微根管治疗，提示 CBCT 的应用有助于准确分析上颌磨牙根管形态结构，辅助定位 MB_2 等疑难根管，提高治疗成功率。

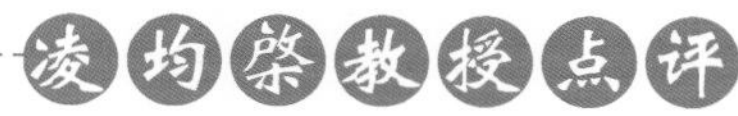

上颌磨牙根管系统解剖结构复杂，近颊根多有 MB_2 根管存在。因此，在临床治疗过程中如通过 X 线片投照技术和 DOM 探查无法明确根管数目等情况时，建议结合 CBCT 三维扫描与重建分析明确根管数目、形态并辅助定位，提高上颌磨牙根管治疗的成功率。

（古丽莎）

参考文献

1. Fernandes NA1, Herbst D, Postma TC, et al. The prevalence of second canals in the mesiobuccal root of maxillary molars: a cone beam computed tomography study. Aust Endod J, 2019, 45 (1): 46 – 50.

2. Brullmann DD, Alvarez P, Willershausen B. Recognition of root canal orifices in video sequences as a future support system during endodontic treatment. J Endod, 2009, 35 (10): 1400 – 1403.

3. Iino Y, Ebibara A, Yoshioka T, et al. Detection of a second mesiobuccal canal in maxillary molars by swept-source optical coherence tomography. J Endod, 2014, 40 (11): 1865 – 1868.

4. Katkar RA, Tadinada SA, Amaechi BT, et al. Optical coherence tomography. Dent Clin North Am, 2018, 63 (2): 421 – 434.

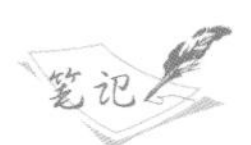

047 12 大面积根尖病损的非手术治疗

病历摘要

患者为46岁女性，因13牙髓坏死来院就诊，并完成根管治疗。术前X线根尖片提示：12根管充填，根尖低密度影（图47-1A）。通过询问病史，获悉患者于4年前因右上颌前牙区反复肿胀流脓1年余曾在本处就诊，原计划行12根管治疗和根尖手术，后因患者恐惧心理仅完成了12根管治疗（图47-1B），未按时复诊进行手术。患者自述根管治疗数月后上颌前牙区肿胀流脓逐渐消失。患牙一直无不适。检查：口腔黏膜无红肿压痛，11、12、13充填物完整，无叩痛、无松动。X线根尖片：11、12、13已行根管治疗，12根尖低密度影，牙周膜间隙增宽（图47-1C）。

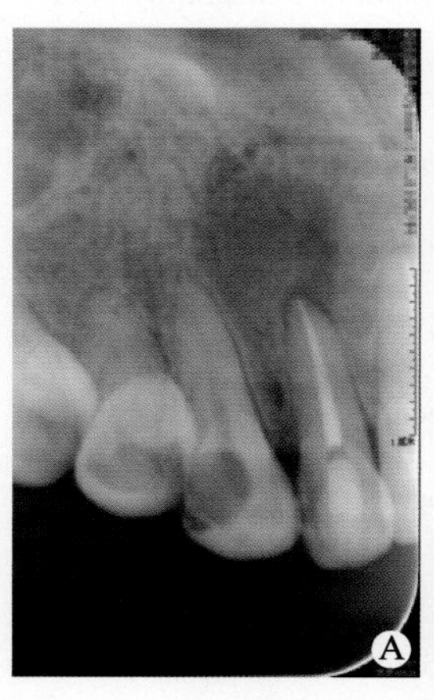

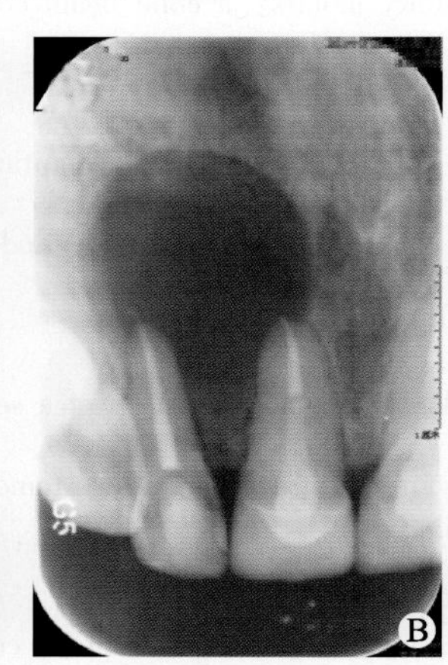

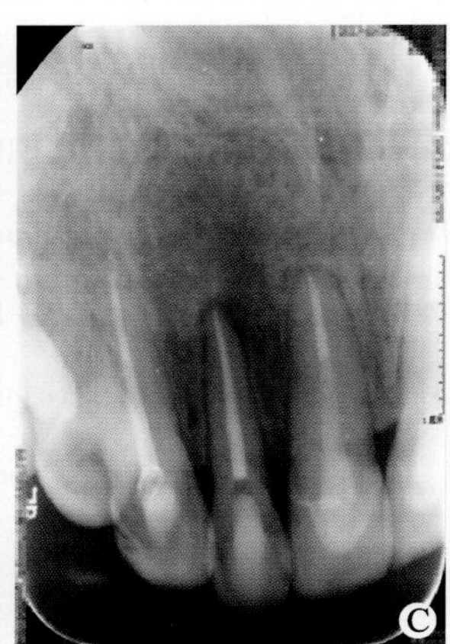

A. 12、13初诊X线根尖片；B. 12患者4年前术后X线根尖片；C. 13术后即刻X线根尖片。

图47-1 12大面积根尖病损行根管治疗后基本愈合

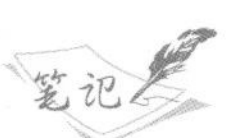

初步诊断： 12 无症状根尖周炎。

治疗： 与患者 4 年前 X 线根尖片相比，可见 12 大面积根尖病损明显改善。嘱继续观察，不适随诊。

病例分析

根据 AAE 指南，根尖周诊断包括正常根尖组织、有症状根尖周炎、无症状根尖周炎、慢性根尖脓肿、急性根尖脓肿和致密性骨炎。其中无症状根尖周炎的定义是牙髓来源的根尖周炎症或病损，有根尖暗影，无疼痛、叩痛或触痛等临床症状。该病例 12 有少许根尖低密度影，无任何临床症状，因此诊断为 12 无症状根尖周炎。

根尖周囊肿是最常见的牙源性囊肿，常见于上颌前牙区，来源于牙周膜及其附近牙槽骨内的 Malassez 上皮剩余，由于龋病或外伤致牙髓坏死、牙根长期慢性炎症刺激，上皮增生、中心液化形成囊肿。患者一般无自觉症状，随囊肿扩大可以出现邻牙移位及触诊膨大有乒乓球感。X 线根尖片检查可见根分叉、根尖区有明显的圆形或椭圆形低密度影，周围骨质边界致密清晰。需要注意的是，根尖周囊肿诊断的金标准来源于病理报告，因此即使该患者影像学检查和临床检查都符合根尖周囊肿的特征，然而未进行手术治疗，不能收集样本做病理检测，所以还不能确诊为根尖周囊肿。

大面积根尖周病损的治疗方式由病变范围、与周围组织的关系、组织来源、临床特点及患者的配合程度来决定。传统认为根尖周囊肿主要采用手术刮除，如病灶牙或牙根无保留价值可考虑拔除。而能保留的牙必须在完善的根管治疗后行囊肿刮除和根尖倒切术。手术中必须将感染组织和囊壁上皮清理干净，才能有效预防复

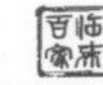

发。但这一方法至今没有定论，许多学者认为仅通过保守的根管治疗也能达到治愈的目的，然而对于缺损很大的囊肿，还是需要结合减压术、造袋术甚至囊肿刮除术才能愈合。

该病例仅从 X 线根尖片和患者临床症状判断，病损范围波及 11、12，牙根明显移位，反复流脓提示病变程度较严重，显然是根尖手术的适应证。然而，实际上患者只完成了根管治疗，最终病变区域也基本愈合，说明对根管进行了较好的清理和消毒，有效控制了慢性根尖周炎的感染来源。宿主自身免疫力良好也是需要考虑的因素之一。

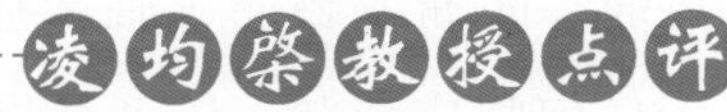

感染控制是治疗大面积根尖病损的首要目标，后续是否需进行外科手术尚存争议。本病例虽未进行手术，但仍基本愈合，分析原因可能和有效控制了感染来源、机体免疫功能较强有关。不过原病变区 4 年后相比周围健康骨质仍呈低密度影，提示愈合相对较慢。临床上偶尔有不愿意配合手术的患者，可尊重其意愿，尝试行保守治疗，并提醒患者按时复查。

（杜　宇）

参考文献

Soares J, Santos S, Silveira F, et al. Nonsurgical treatment of extensive cyst-like periapical lesion of endodontic origin. Int Endod J, 2006, 39 (7): 566 – 575.

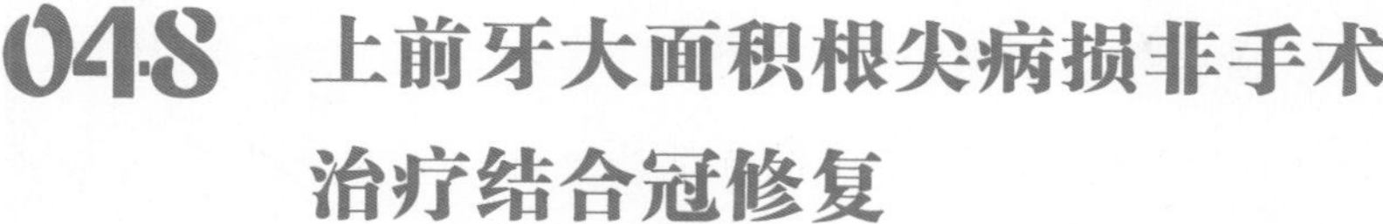

048 上前牙大面积根尖病损非手术治疗结合冠修复

病历摘要

患者为24岁女性，主诉右上前牙经常性肿胀不适2年。

患者于5年前在外院行右上前牙牙冠修复，近2年经常性肿胀不适，并且右上前牙牙冠颜色不协调，要求重新修复，无诉其他不适，今于我科就诊。否认重大疾病史和过敏史。检查见12和11金属烤瓷冠，与邻牙颜色不协调，冠周龈缘红肿，腭侧龈缘金属体暴露，13电活力测试正常，21和22全瓷修复体，龈缘无异常（图48－1A）。X线片：以12根尖为中心波及13和11的类圆形低密度阴影，直经约13mm，边缘明显阻白线（图48－1B）。

诊断：12和11不良修复体，12慢性根尖周炎。

治疗：患者因故要暂时保留12和11冠修复体。结合患者意愿，直接在12和11冠修复体腭侧开髓，11开髓至牙本质浅层时患牙自觉敏感不适，备洞试验阳性，对窝洞先进行流体树脂粘接充填。12开髓后，上橡皮障，探及单根管，拔髓不成形，测根长21mm，机动NiTi ProTaper根备至F5，根管内封氢氧化钙糊剂，玻璃离子暂封（图48－1C）。

2周后复诊，无不适，无叩痛，上橡皮障，12去除玻璃离子，根管超声荡洗，iRoot SP糊剂结合热牙胶根管充填，开髓孔纳米树脂充填，抛光，X线片显示：12根充恰填（图48－1D）。

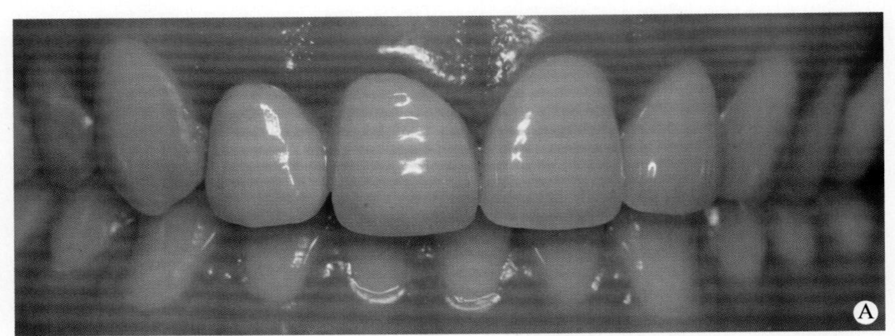
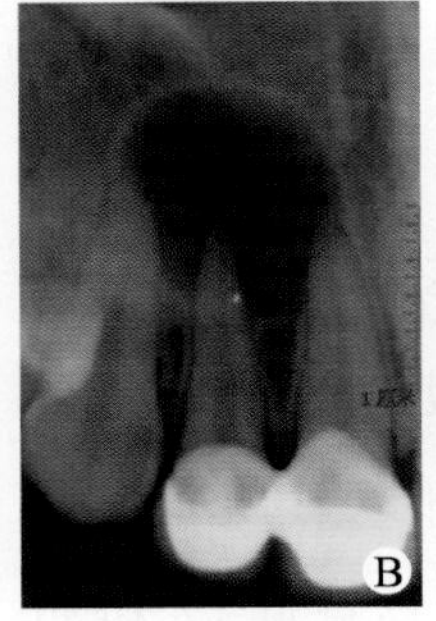
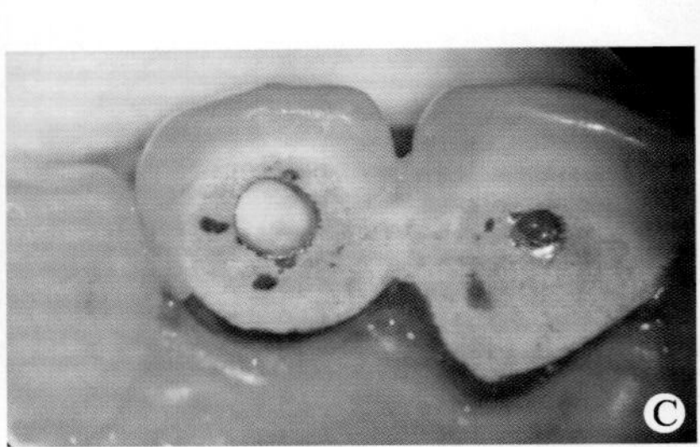
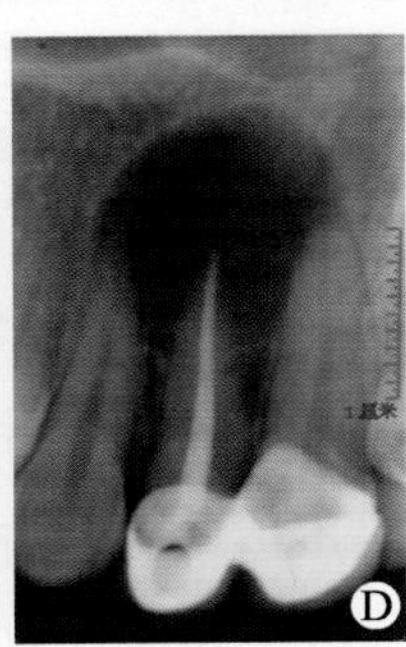

A. 治疗前口内照；B. 治疗前 X 线片；C. 开髓；D. 12 根充 X 线片。

图 48 -1　患者治疗前和根管治疗

4 个月后复诊，12 和 11 无不适，X 线片检查：12 根尖区低密度影呈缩小趋势（图 48 -2A），结合患者意愿，暂不考虑手术治疗，约诊 12 和 11 冠修复。20 天后复诊，拆除 12 和 11 金属烤瓷冠（图 48 -2B），11 在阿替卡因麻醉下去腐、备牙；12 去腐，根管内置入纤维桩，堆树脂核，备牙（图 48 -2C），12 和 11 排龈，义获嘉比色板比色（图 48 -2D 和 48 -2E），椅旁 CAD/CAM 光学取模，CEREC 软件设计，结合比色选择 E. max A2 LT 瓷块研磨（图 48 -3A），去除铸道，上釉、个性化染色、结晶（图 48 -3B），双固化树脂水门汀套装粘接，去除多余的水门汀粘接剂（图 48 -3C ~ 图 48 -3E），X 线摄片检查见图 48 -3F。

2 年后复查，患牙无不适，X 线片显示 12 根尖病变区明显缩小、影像密度影增高（图 48 -4）。

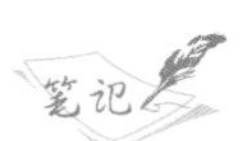

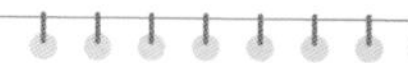

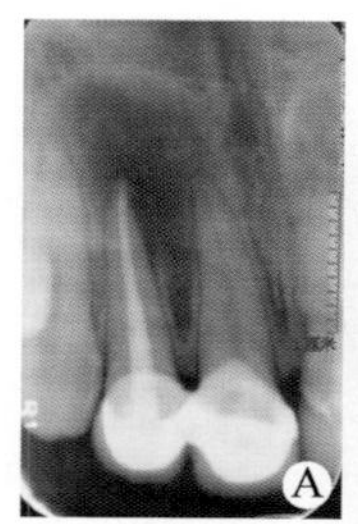

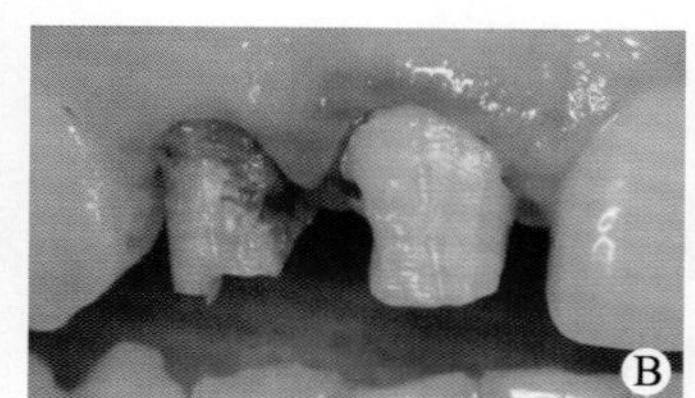

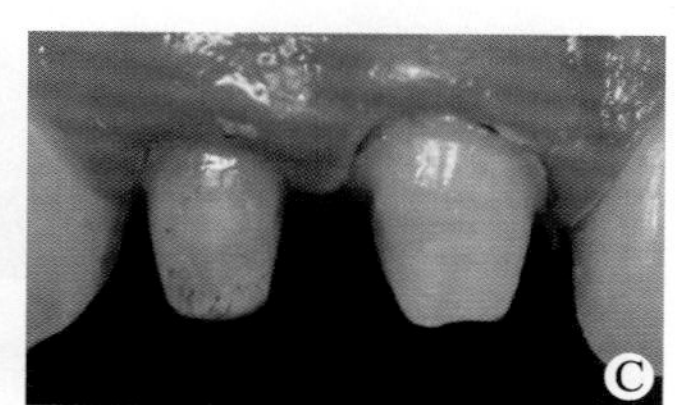

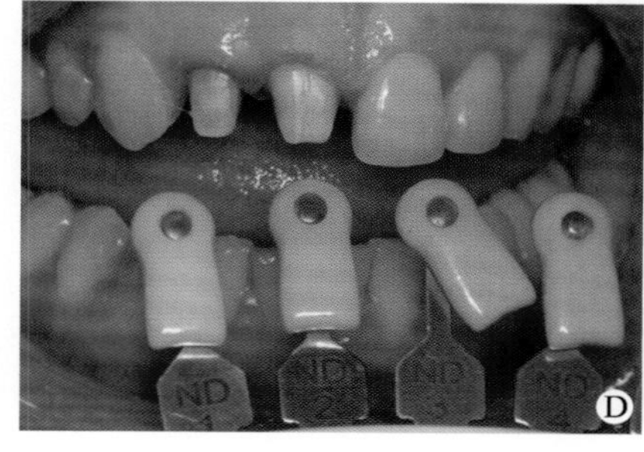

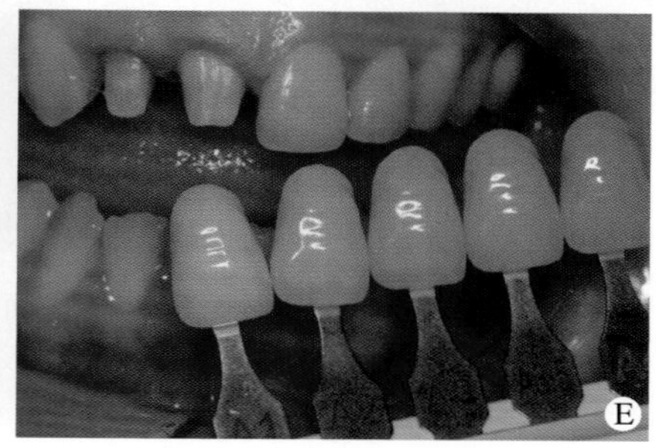

A. 根管治疗 4 个月复查 X 线片；B. 拆冠；C. 牙体预备；D. 基牙比色；E. 邻牙比色。

图 48－2　12 和 11 牙体预备和比色

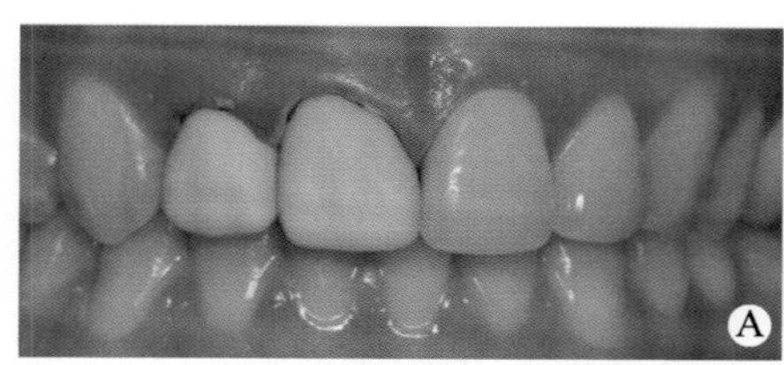

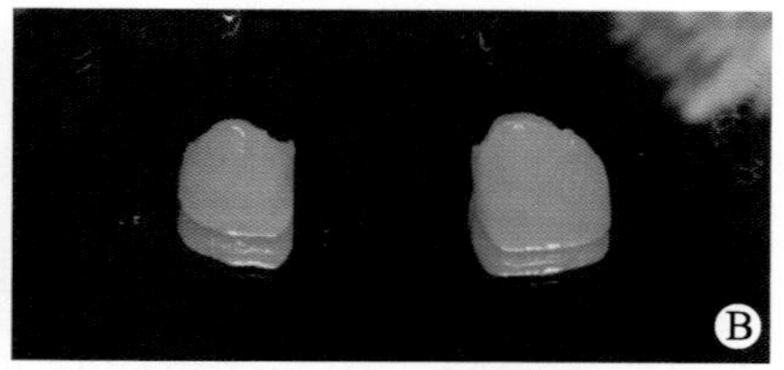

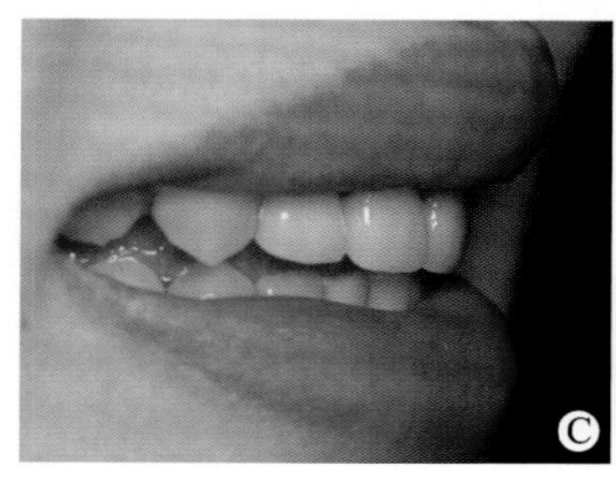

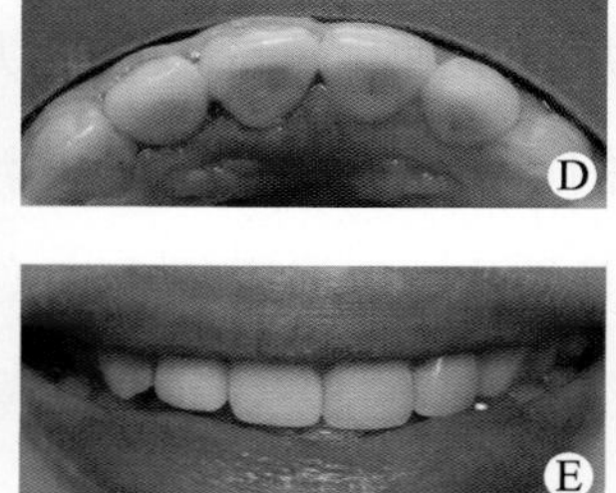

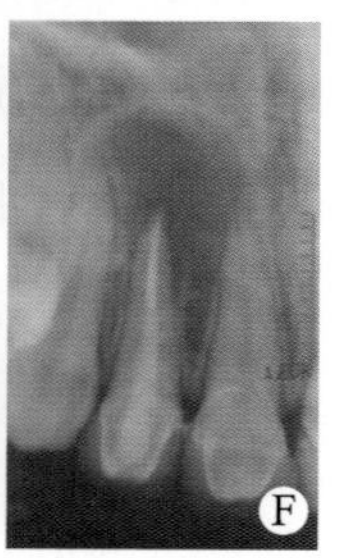

A. 试戴；B. 上釉、结晶；C～E. 修复完成后口内照；F. 修复后 X 线片。

图 48－3　12 和 11 修复后美学效果

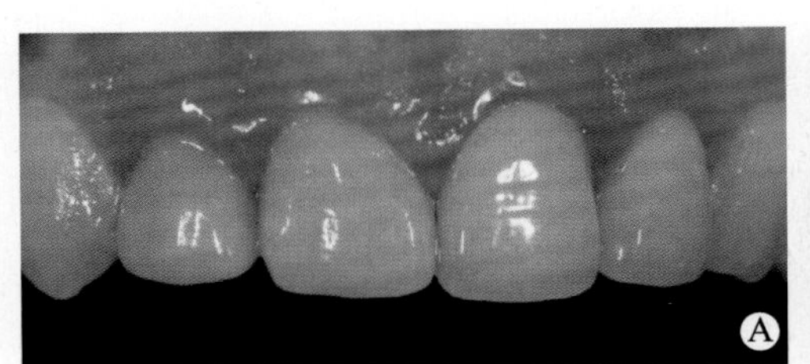

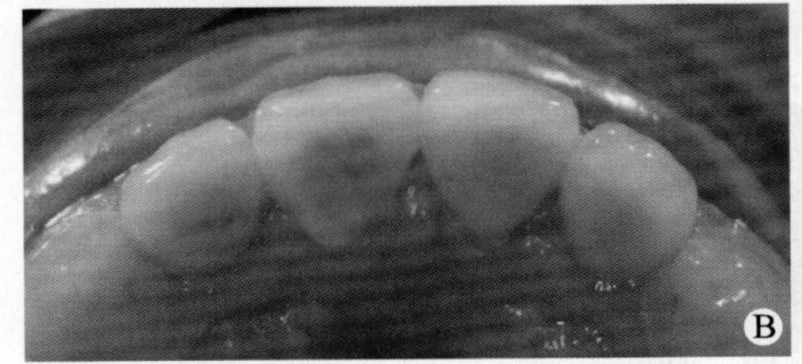

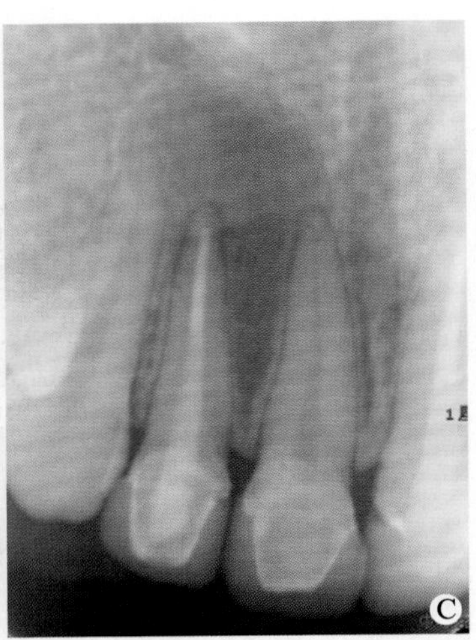

A. 唇面照；B. 腭面照；C. X 线片检查。

图 48-4　2 年后复查

病例分析

一、根尖周囊肿治疗方案的选择

根尖周囊肿通常分为两类：囊腔被囊肿上皮衬里完全封闭起来，为真性根尖周囊肿；囊腔未被囊肿上皮衬里完全封闭，而与根管相通，为根尖周袋状囊肿，通常来源于根管感染。前者需要根尖外科手术治疗，后者多数情况下可以通过规范化根管治疗治愈，但较大的根尖周袋状囊肿仍可能需要根尖手术治疗。虽然该病例病变范围较大，我们通过规范化显微根管治疗，4 个月后复查发现根尖病变范围已明显缩小，2 年后复查病变区骨密度影明显增高，该病例为 12 根管感染引起的根尖周袋状囊肿，表明即使是较大的根尖周袋状囊肿仍有可能通过根管治疗愈合。

二、冠部修复体对根管治疗的影响

有冠部修复体的患牙需要根管治疗时，通常需要拆冠。该病例患者因故不愿拆冠治疗，采用在冠表面直接开髓治疗，增加了根管治

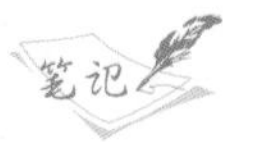

疗的难度，12 根长定位时采用棉捻缠绕在 K 锉上，防止烤瓷冠金属体对根管长度测量的干扰。在 11 不确定牙髓状态时，用诊断性治疗在修复体上开髓，发现患牙有反应后，立即停止开髓，保留活髓进行后续冠修复。该病例在没有拆冠的情况下完成 12 根管治疗具有以下优势：12 完整的冠部修复体有利于根管治疗时使用橡皮障；12 拆冠后需要制作临时修复体，并且 12 根管治疗后需要一个较长时间观察根尖病变情况，长时间临时修复体对牙龈刺激较大；12 拆冠后，冠部正常牙体组织已经很薄弱，制作的临时修复体易脱落；11 为活髓牙，需要尽快完成冠修复，长期临床修复体不利于保髓治疗。在不拆冠情况下完成 12 根管治疗术，并且通过 4 个月观察，病变区明显缩小，后期通过椅旁 CAD/CAM 技术对 12 和 11 进行即刻冠部美学修复，避免长期使用临时修复体，减轻对牙龈的不良刺激。

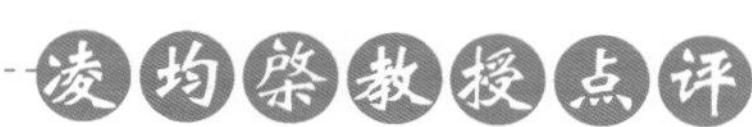

根尖周囊肿是慢性根尖周炎长期致病菌感染形成的一个由根管突向根尖周区域的袋状囊腔，这种袋状囊肿逐渐增大时会伴有骨吸收和基质降解。较大的囊肿通常采用根管治疗术联合根尖手术治疗，该病例 12 和 11 有冠修复体，通常拆冠进行根管治疗是首选，是否拆冠要有一个综合考量，考虑到患者的意愿及拆冠后治疗的一些不利因素，采用在冠修复体保留的情况下直接开髓进行根管治疗，这种修复体表面开髓的根管治疗要求专科医师需要在显微镜下操作，较大的根尖周囊肿通过规范化的根管治疗也存在治愈的可能性，但是否需要手术治疗尚需定期复查。

（童忠春）

参考文献

1. Lin LM, Ricucci D, Lin J, et al. Nonsurgical root canal therapy of large cyst-like inflammatory periapical lesions and inflammatory apical cysts. J Endod, 2009; 35 (5): 607 - 615.

2. Kumar GV, Hegde RS, Moogi PP, et al. Nonsurgical management of large periapical lesion in mature and immature teeth using different calcium hydroxide formulations: case series. J Contemp Dent Pract, 2013; 14 (6): 1183 - 1188.

049 11 根尖周囊肿开窗减压联合根管治疗伴髓腔内漂白

病历摘要

患者为 30 岁男性，主诉右上前牙牙龈反复出脓疱半年，伴牙松动。

患者于近半年右上前牙区牙龈反复出脓疱，无明显咬物不适，否认自发性疼痛、冷热刺激痛史。未予处理，今于我科就诊。既往体健，否认传染病病史，否认药物过敏史。检查见 11 牙体变色，无叩痛，无松动，电测无反应，唇侧牙龈红肿，相对牙根处可见窦道开口压痛，按之有乒乓球样弹性感（图 49 - 1A）。无明显牙周袋。21 及 12 牙冠完整，无叩痛，无松动，牙髓活力测试无异常。X 线片：11 根管影像消失，根尖大面积透射影波及 12 根尖，边界清楚（图 49 - 1B）。

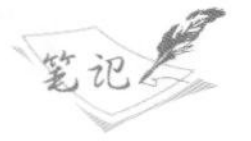

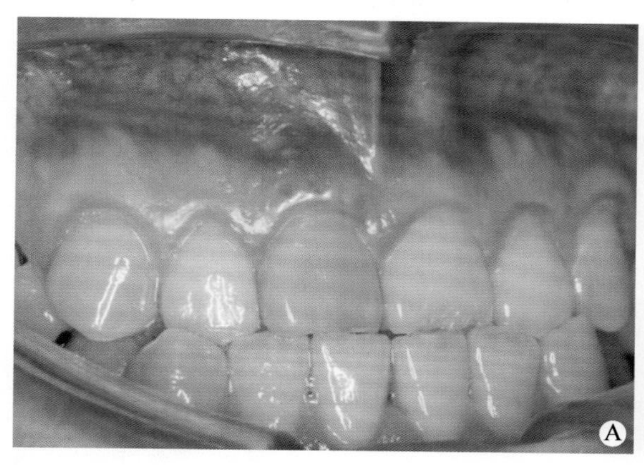
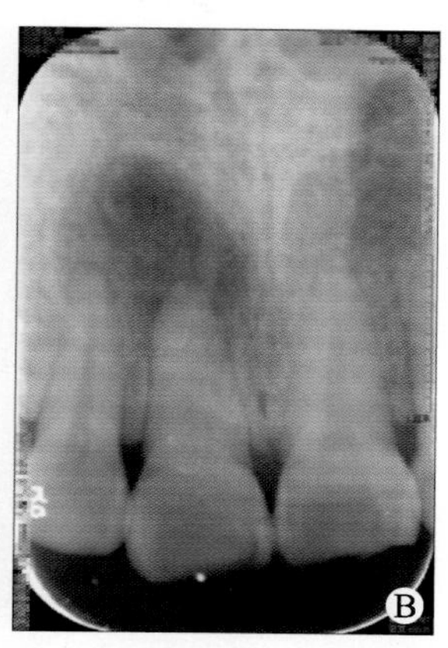

A. 术前口内；B. 术前根尖片。

图 49 -1　术前口内照片及根尖片

初步诊断：11 慢性根尖周炎（根尖周囊肿？根尖肉芽肿?）。

治疗计划：告知患者 11 病情，患者要求尽量保守治疗。拟先行 11 根管治疗，观察后再考虑进一步治疗计划。

初次就诊（2017 年 7 月 10 日）：11 开髓，上橡皮障后，DOM 下超声去除 11 根管口钙化物；探及根管口，#10 疏通根管；电测 + 诊断丝摄片获得工作长度为 21mm；镍钛机动器械根管预备至#30/06；5.25% 的 NaOCl 反复冲洗根管，超声荡洗。根管内有大量渗出液，无法干燥，封入氢氧化钙糊剂，Fuji Ⅸ暂封。

第二次就诊（2017 年 7 月 17 日）：患者诉上前牙处牙疱仍存。检查见 11 无叩痛，无松动，颊侧牙龈红肿，窦道存。X 线片：11 根尖透射影缩小，根尖段可见根管糊剂（图 49 -2A）。11 橡皮障隔湿下去暂封；DOM 下见 11 根管内大量渗出液，超声冲洗，根管无法干燥（图 49 -2B）；获取囊液，经涂片、固定、染色后行病理分析，镜下见大量中性粒细胞及少量上皮细胞；氢氧化钙糊剂玻璃离子暂封。

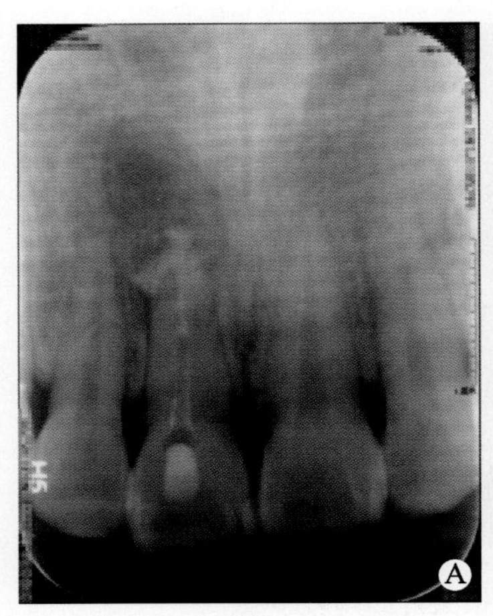

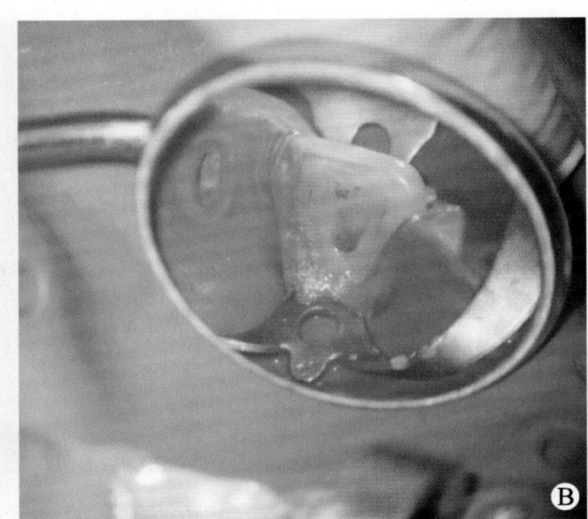

A. 根尖片显示 11 根尖段可见根管糊剂；B. 11 根管内大量渗液，无法干燥。

图 49－2　第二次就诊前 11 根尖片及术中照片

第三次就诊（2017 年 8 月 7 日）：患者主诉及检查同前。11 去暂封，DOM 见大量渗出液，根管无法干燥；封入氢氧化钙糊剂，玻璃离子暂封去除封物；制备减压管；利多卡因局麻，15 号刀片做穿过骨膜抵达骨的垂直切口，插入减压管，缝合固定（图 49－3）。

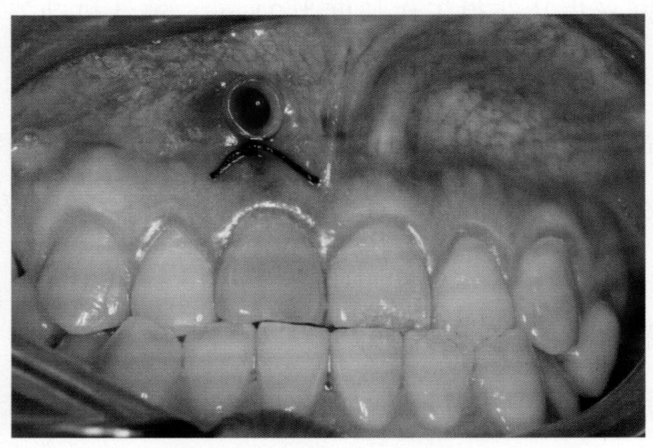

图 49－3　减压开窗术

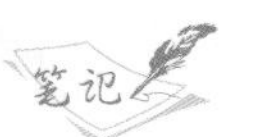

减压术后 1 周复查（2017 年 8 月 14 日）：患者诉有黄色液体

自导管流出，无特殊不适。检查见 11 暂封物存，无叩痛，无松动，颊侧黏膜略红肿，拆除缝线。

第四次就诊（2017 年 9 月 14 日）：患者诉仍有黄色液体自导管流出，无特殊不适。检查见 11 暂封物存，无叩痛，无松动，牙龈色正常，无红肿。X 线片：11 根尖透射影缩小。11 橡皮障隔湿下去暂封，根管内干燥；DOM 下 NaOCl + EDTA 冲洗，超声荡洗；11 根管可完全干燥，AH Plus 糊剂和热牙胶根管充填；去除减压管。X 线片：11 根充恰填，根尖少量糊剂溢出（图 49 – 4A）。

根充术后定期复查（2017 年 11 月 6 日）：患者自觉门牙长牢了，无不适。检查见 11 唇侧窦道愈合。11 根尖透射影逐渐缩小（图 49 – 4B）。

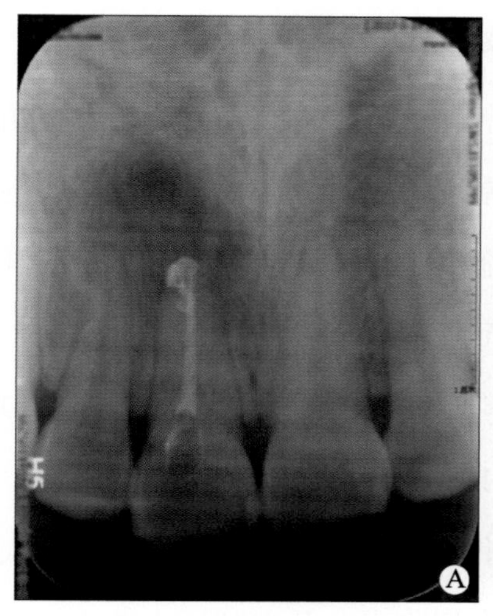

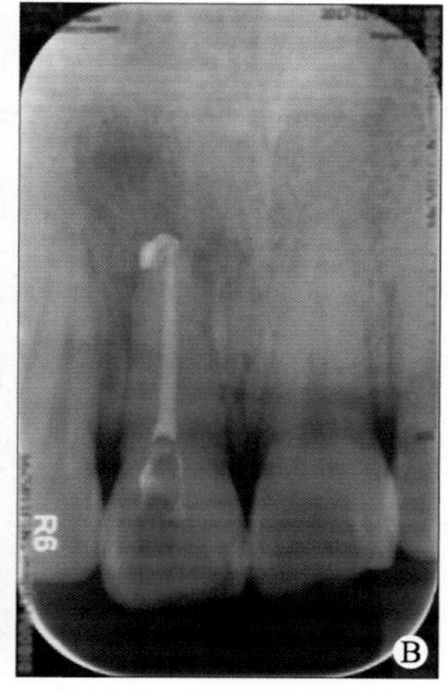

A. 11 根充术后即刻；B. 11 根充术后 2 个月复查。

图 49 – 4　根管充填术后即刻及复查照片

第五次就诊（2017 年 11 月 13 日）：患者诉前牙功能正常，无不适。检查见 11 封物存，叩痛(–)，无松动。11 橡皮障隔湿，

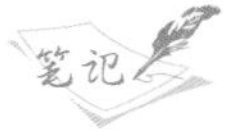

制备髓腔内屏障；用浸满含 35% 的过氧化氢溶液的漂白剂棉球贴在唇侧壁放于窝洞；Fuji Ⅸ暂封窝洞，3～7 天内评价颜色（图 49－5）。

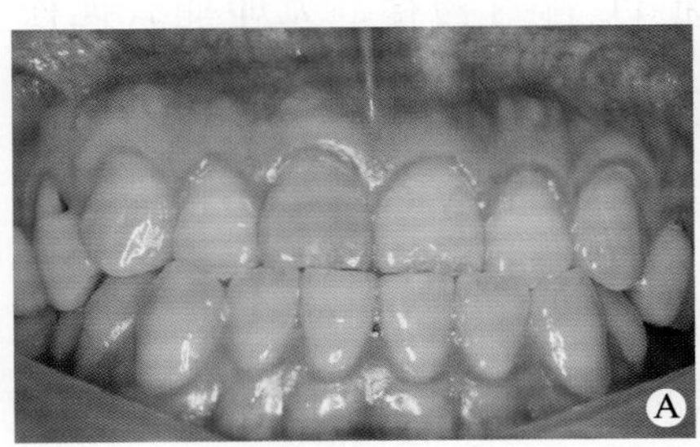

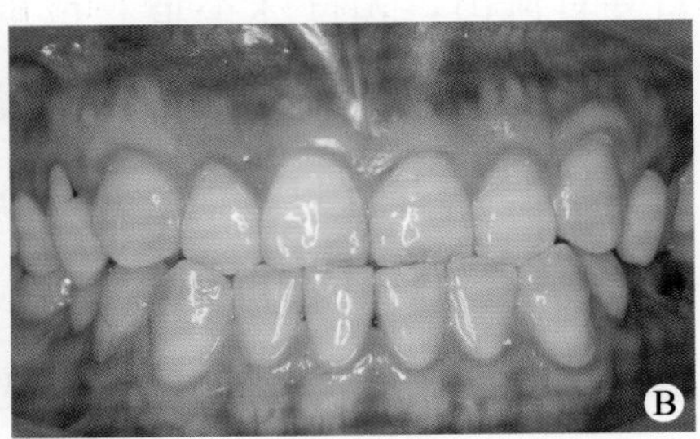

图 49－5　11 漂白前后对比

病例分析

一、减压术在颌骨囊性病变的应用

减压术目前广泛应用于治疗颌骨囊性病变，包括牙源性角化囊性瘤、单囊型成釉细胞瘤、牙源性囊肿等。其原理是在囊腔与口腔之间保持一个开口，使囊液引流自如，释放囊腔内压力，为囊肿邻近骨质的再生创造了条件，从而使病损范围缩小，甚至消失。开窗减压术最早于 1892 年由德国学者 Partsch 提出。21 世纪初，Pogrel 等人用开窗减压术成功治愈了 10 例牙源性角化囊性瘤患者，避免了外科手术，肿瘤波及的牙也得以排齐或萌出。Wushou 等人通过 Meta 分析得出，相比于刮除术和切除术，开窗减压术能更好地降低牙源性角化囊性瘤的复发率，是治疗牙源性角化囊性瘤的更好方法。除此之外，开窗术在治疗单囊型成釉细胞瘤方面也获得了可观的疗效，Lau 等人在一项系统性回顾中发现开窗减压术能不同程度地缩小单囊型成釉细胞瘤的范围，有 3 例甚至完全消失。即使囊肿

笔记

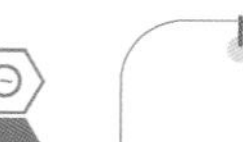

未完全消失，行二期手术也能达到减小创面、保护邻近解剖结构的目的。采用开窗引流术治疗牙源性囊肿结果更为喜人，Gao 等人比较了开窗术对根尖周囊肿、牙源性角化囊性瘤和成釉细胞瘤的疗效。通过计算口腔全景片中肿物的面积，得出根尖周囊肿缩小的平均速度每月为 3.37cm^2，快于牙源性角化囊性瘤和成釉细胞瘤，并且，囊肿周围的骨质新生也更显著。近年来，开窗减压术治疗牙源性囊肿的安全性和有效性都得到了公认。由于临床医师和患者变得越来越保守，在符合适应证的情况下，该术式得到了广泛的应用。该病例 11 根尖周囊肿，常规根管治疗根管无法干燥，使用开窗减压术引流囊液体，降低囊内压，使根管治疗得以实施，避免了根尖手术。

二、根尖周囊肿开窗减压术的优点

使囊液得到持续引流，囊液充分引流后有利于严密充填根管，提高根管治疗成功率；破坏了囊壁的完整性，降低囊腔内压力，促进骨愈合和再生，导致囊肿缩小或消失；开窗减压术及完善的根管治疗可达到治愈或避免广泛外科手术的目的；即使术后囊肿未完全消失，行二期手术也起到减小手术创面的目的。

三、根尖周囊肿的开窗时间

对于根尖周囊肿的开窗时间，目前无统一的定论，文献报道的开窗时间在 5 周到 14 个月不等。一般认为有以下指征时可移除引流装置：①X 线片显示在囊肿周围有新生骨小梁形成；②囊液引流明显减少，囊腔缩小速度可观；③患者自觉症状明显缓解。该病例中患者第四次就诊时自觉无不适，囊液引流减少，根管内可干燥，可视为移除引流管指征。

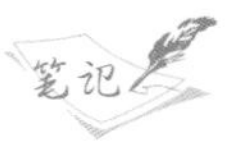

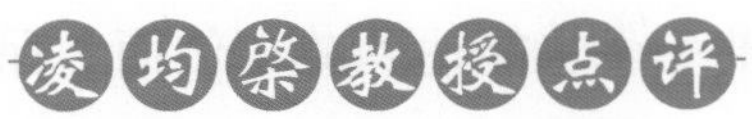

当根尖周囊肿较大，根管内无法干燥时，可考虑行开窗减压术，待根管干燥后再行根管充填，提高根充严密性。

若根管治疗术后大型根尖周囊肿病变无改善，先行开窗减压术，可达到促进囊肿愈合及减少囊腔大小的目的，避免根管治疗术后马上行囊肿刮治术。

综上，开窗减压术是治疗颌骨囊肿的有效方法，有操作简便、可规避外科手术并发症风险等优点，并能为二期手术提供有利条件。

（胡晓莉）

参考文献

1. Castro-Nunez J. Decompression of odontogenic cystic lesions: past, present, and future. J Oral Maxillofac Surg, 2016, 74 (1): 101 - 104.
2. Anthony Pogrel M, Jordan RCK. Marsupialization as a definitive treatment for the odontogenic keratocyst. J Oral Maxillofac Surg, 2004, 62 (6): 651 - 655.
3. Wushou A, Zhao YJ, Shao ZM. Marsupialization is the optimal treatment approach for keratocystic odontogenic tumour. J Craniomaxillofac Surg, 2014, 42 (7): 1540 - 1544.
4. Lau SL, Samman N. Recurrence related to treatment modalities of unicystic ameloblastoma: a systematic review. Int J Oral Max Surg, 2006, 35 (8): 681 - 690.
5. Gao L, Wang XL, Li SM, et al. Decompression as a treatment for odontogenic cystic lesions of the jaw. J Oral Maxillofac Surg, 2014, 72 (2): 327 - 333.
6. Asutay F, Atalay Y, Turamanlar O, et al. Three-Dimensional volumetric assessment

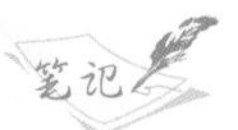

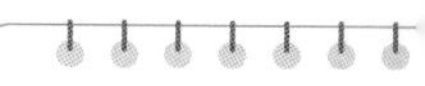

of the effect of decompression on large mandibular odontogenic cystic lesions. J Oral Maxillofac Surg, 2016, 74 (6): 1159 – 1166.

7. Balaji TS. Management of infected radicular cyst by surgical decompression. J Conserv Dent, 2010, 13 (3): 159 – 161.

050 46 慢性牙髓炎的微创根管治疗

病历摘要

患者为 76 岁男性，主诉右下后牙冷热刺激痛 1 月余。

患者右下后牙区对冷热刺激及酸甜食物敏感数月，1 个多月前出现剧烈冷刺激痛。否认重大疾病史和过敏史。检查见 46 殆面重度磨耗，牙本质暴露，殆面探诊敏感，冷测疼痛剧烈并持续数十秒，无叩痛，不松动；47 伸长，殆面及远中见牙色充填物，边缘密合，冷热测均无反应；44、45 颈部见牙色充填物，边缘轻度着色，不能探入，无明显松动，冷热测与正常对照牙无明显差异；17 缺失，16 烤瓷冠修复体，无叩痛，不松动。X 线片示 46 根管钙化，根尖周未见明显异常；47 根充恰填，根尖周未见明显异常（图 50 – 1）。

诊断：46 慢性牙髓炎。

治疗计划：建议 46 根管治疗后冠修复。患者由于经济原因，要求根管治疗后直接充填。

治疗：局麻，46 橡皮障隔离，结合 X 线片及患牙情况，定位

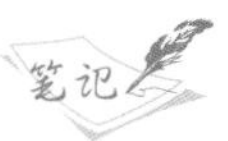

46根管口位置，DOM下采用Truss开髓，在殆面近、远中部位各制备一开髓孔，保留髓室顶上部中央的部分牙体组织（图50－2A）。从近中开髓孔可探及MB、ML根管口，从远中开髓孔可探及D根管口。根管细小，顺序使用#8、#10、#15 K锉疏通并扩大根管至工作长度。采用镍钛机动器械成形根管，D根管预备至#30/04，MB及ML根管预备至#25/04。预备过程中使用3% NaOCl冲洗，生理盐水冲洗后2% CHX超声终冲洗。试主尖，纸尖干燥根管，采用热牙胶垂直加压充填根管，X线片示根充恰填（图50－2B、图50－2C）。

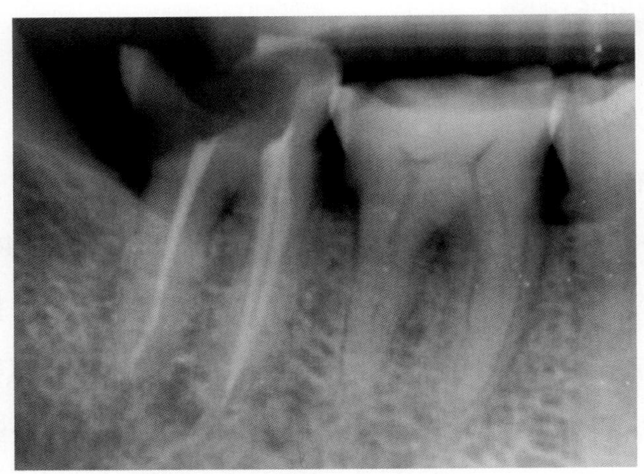

图50－1　术前X线片

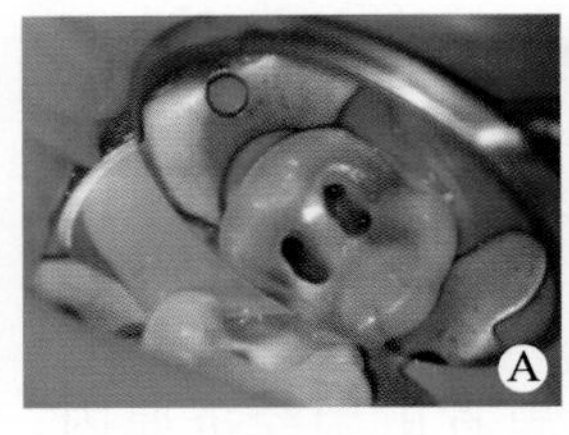

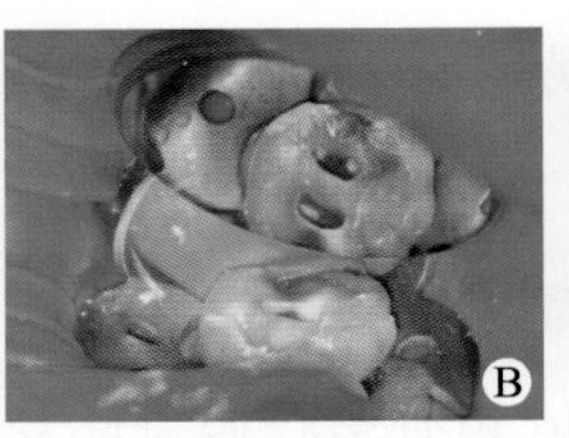

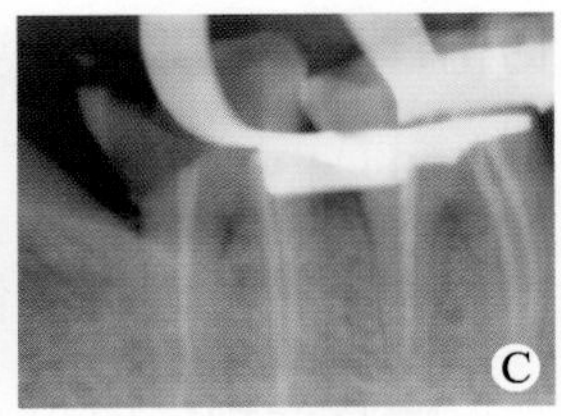

A. 预备Truss开髓洞型；B. 完成根管充填；C. 根管充填后即刻X线片。

图50－2　46显微根管治疗

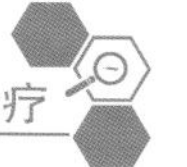

DOM 下，采用流体树脂及 Z350 树脂充填近、远中开髓孔（图 50－3A），X 线片示树脂充填严密封闭开髓孔（图 50－3B）。3 个月后复查，患者自觉无不适，46 无叩痛，不松动（图 50－4A）。X 线片示根管恰填，树脂充填密合（图 50－4B）。

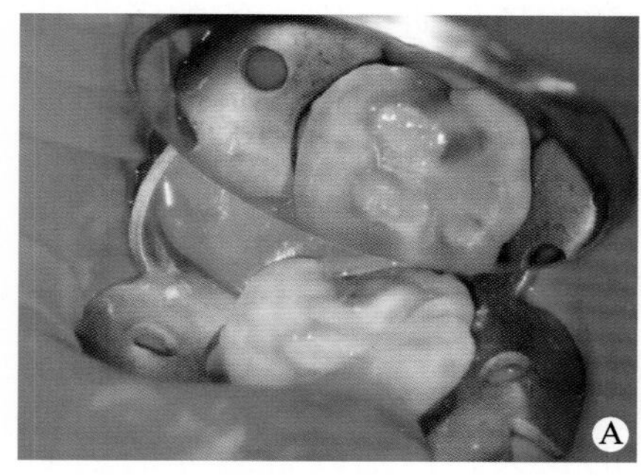
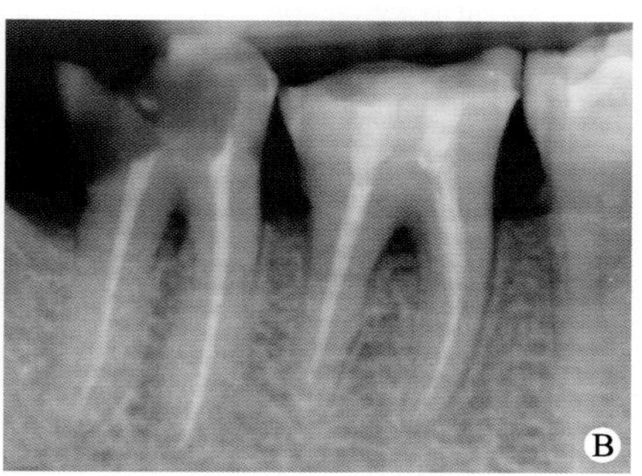

A. DOM 下完成树脂充填；B. 充填后即刻 X 线片。

图 50－3 牙体充填及影像学检查

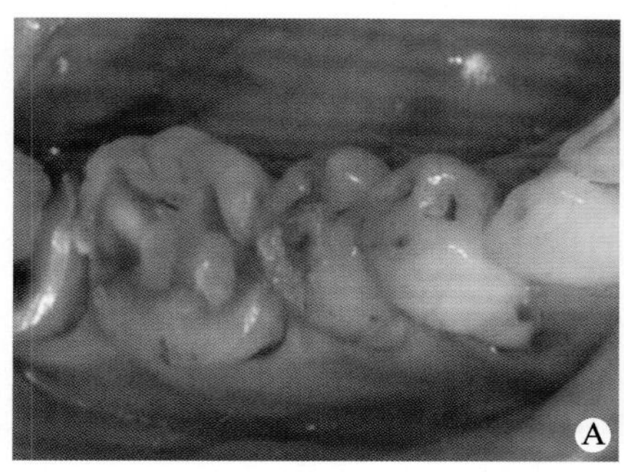
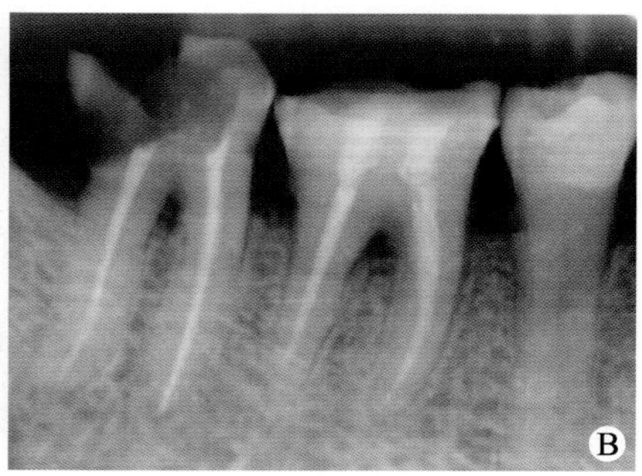

A. 3 个月后复查口内照；B. 3 个月后复查 X 线片。

图 50－4 复查临床检查与影像学检查

病例分析

一、微创开髓的研究现状

常规根管治疗建立髓腔入路时，主张完全揭除髓室顶，并建立达到根管开始弯曲处的直线通路，这将导致去除较多冠部和部

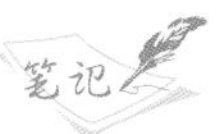

分颈部的牙体硬组织，是患牙抗折能力降低的主要原因之一。由于根管预备和根管清理技术的进展，近年来学者们尝试设计不需彻底去除髓顶或直线通路的微创开髓洞型，以此保留更多牙体组织。根据牙体情况、根管解剖和治疗需求，可设计不同形态与大小的微创开髓洞型。由于在微创开髓的体外研究中，各学者设计的微创洞型形态和大小不同，因此目前关于微创洞型与传统洞型对根管治疗牙抗折能力的影响尚无定论。但相比于传统开髓，微创开髓能够保存较多的牙体组织，从而避免根管治疗后冠修复。该病例中患者因经济原因要求树脂修复，故采用微创开髓以降低治疗费用，同时减少牙体组织的丧失，以期改善患牙的远期存留状况。

二、微创开髓方式的选择

目前微创开髓洞型主要包括单开髓孔洞型和以根管口为导向的多开髓孔洞型。该病例重度磨耗的右下第一磨牙，术前 X 线片可见髓腔钙化严重，若制备不揭全髓顶的单一开髓洞型可能导致根管预备器械难以进入根管，甚至增加髓室底穿孔的风险，因此采用以根管口为导向的 Truss 开髓洞型。该洞型形成与根管直线相连的通路，术者借助 DOM 可获得良好的视野。研究显示，Truss 开髓后进行常规根管预备和冲洗可有效清除根管内牙髓，但髓室内常有明显的牙髓组织残留，因此需要考虑延长化学清理时间或采用效果更好的根管冲洗系统，如 PIPS 根管冲洗技术。此外，Truss 洞型要求开髓孔在尽量保存牙体组织的情况下精确暴露根管，对于严重钙化或解剖异常等疑难根管系统的患牙，可通过 CBCT 和 3D 打印导板辅助开髓洞型的制备。

笔记

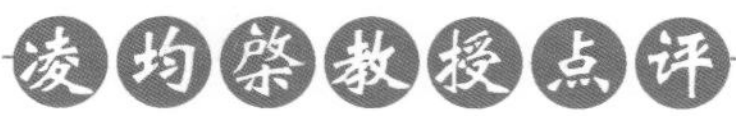

凌均棨教授点评

微创开髓需根据患牙的龋损范围和根管形态设计洞型，建立个性化髓腔通路，保留更多冠部的牙体组织，提高抗折能力。由于开髓孔较小，增加了根管预备、清理和充填的难度，需在放大照明系统下进行操作，必要时结合 CBCT 和数字化技术。医师进行微创根管治疗前应明确适应证与患牙预后，治疗时采用成形性能和安全性能更高的根管预备系统，结合动力冲洗系统，严格控制感染，以达到有效防止牙髓根尖周疾病发生或阻断其发展的治疗目的。

（韦　曦）

参考文献

1. Tang WR, Wu YN, Smales RJ. Identifying and reducing risks for potential fractures in endodontically treated teeth. J Endod, 2010, 36 (4): 609 – 617.
2. Silva EJNL, Rover G, Belladonna FG, et al. Impact of contracted endodontic cavities on fracture resistance of endodontically treated teeth: a systematic review of in vitro studies. Clin Oral Investig, 2018, 22 (1): 109 – 118.
3. Neelakantan P, Khan K, Hei Ng GP, et al. Does the orifice-directed dentin conservation access design debride pulp chamber and mesial root canal systems of mandibular molars similar to a traditional access design? J Endod, 2018, 44 (2): 272 – 279.
4. Lara-Mendes STO, Barbosa CFM, Santa-Rosa CC, et al. Guided endodontic access in maxillary molars using cone-beam computed tomography and computer-aided design/computer-aided manufacturing system: A case report. J Endod, 2018, 44 (5): 875 – 879.

051 46 根尖周大面积囊肿样病变的非手术单尖法根管治疗

病历摘要

患者为 39 岁男性，主诉右下后牙根尖发现肿物 1 月余。

患者 1 个多月前于外院就诊，全景片发现右下后牙肿物，未予治疗，前来我科就诊。否认重大疾病史和过敏史。检查见 46 殆面磨耗，远中邻殆面龋坏，无叩痛，不松动，电测无反应，前庭沟处牙龈红肿，扪诊疼痛，无明显波动感。X 线片：46 牙冠完整，近中牙槽骨呈角形吸收，根尖区见大范围低密度影，周边见骨白线（图 51－1）。

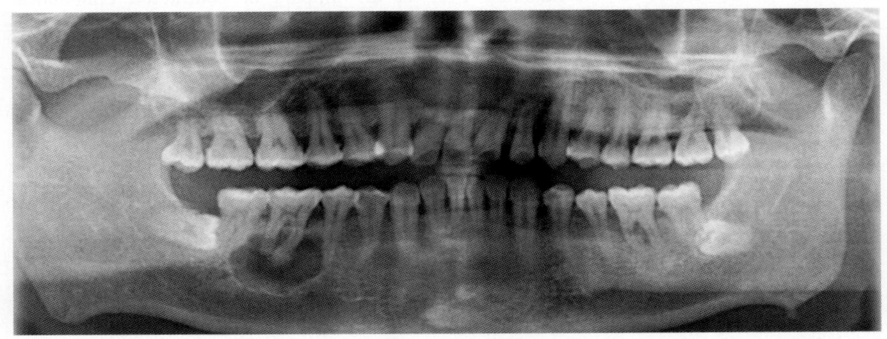

图 51－1 治疗前全景片

诊断： 46 慢性根尖周炎（根尖周囊肿待排）。

治疗方案： 46 根管治疗及冠修复，必要时行显微根尖手术。

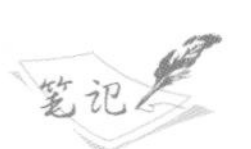

治疗： 46 橡皮障隔离、降低咬合、开髓、根管预备、封氢氧化

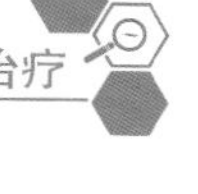

钙糊剂消毒两周，46 完成根管充填、冠部行树脂封闭（图 56 –2A、图 56 – 2B）。术后 3 个月复查：46 根尖低密度影明显减少（图 56 –3A ~ 图 56 – 3C）。术后 1 年复查，46 根尖区未见明显低密度影，CAD/CAM 制作全冠（图 56 –3D ~ 图 56 –3G）。

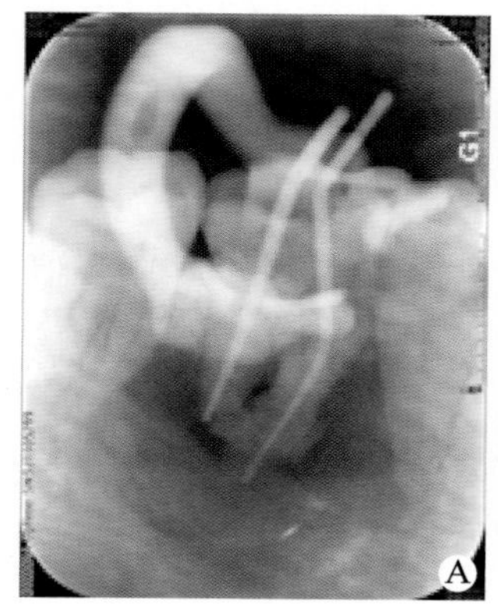

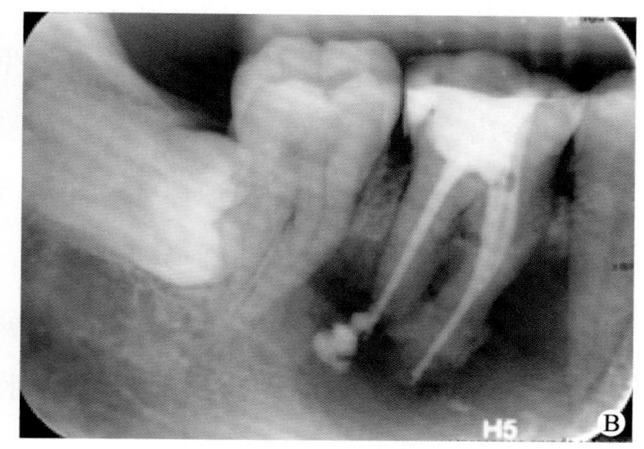

A. 术中试尖片；B. 根管充填及冠部树脂封闭。

图 51 –2　46 根管治疗 X 线片

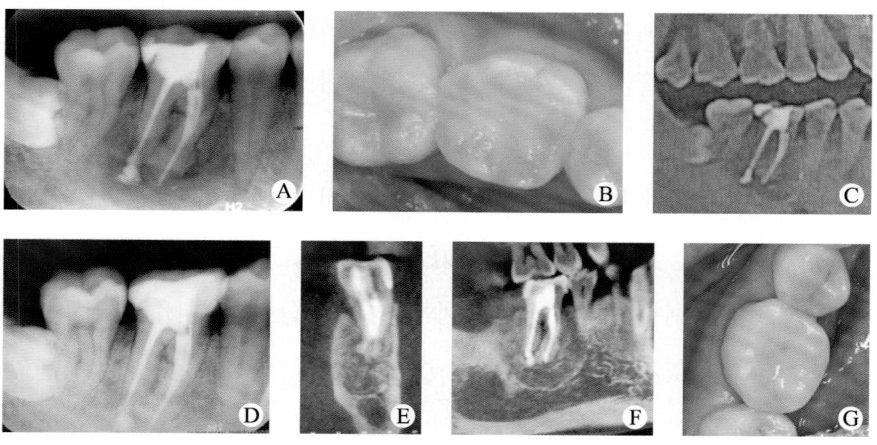

A. 半年后 X 线片；B. 半年后口内照片；C. 半年后 CBCT 图像；D. 1 年复查 X 线片；E、F. 1 年复查 CBCT 图像；G. CAD/CAM 制作全冠。

图 51 –3　46 复查及冠修复

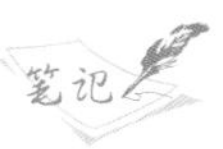

病例分析

根尖周囊肿是属于根尖周炎的一种口腔颌面部疾病，为常见的牙源性囊肿，主要由于根尖肉芽肿慢性炎症刺激引起牙周膜内的上皮残余增生，而增生的上皮团块又逐渐发生变性、液化等，周围组织不断渗出，最终形成囊肿。由于根尖周囊肿的形成时间很长，大多不易察觉，通常患牙会出现坏死、变色等症状，X 线片检查可清楚显示出根尖区有圆形或卵圆形的透射影，界限清楚，部分透射影周围会表现出薄层阻射线。一旦囊肿增大就会出现牙槽骨的破坏及牙松动等现象。因此，早期治疗根尖周囊肿疾病应彻底清除根管内的病灶，促进根尖周组织的修复。

Froum 等人通过系统文献回顾指出病变的理想治疗应集中在感染的控制及支持骨组织的重建。对于大型的根尖病变，治疗方案应该从传统的非手术根管治疗再到手术干预治疗。带有感染根管的死髓牙，非手术根管治疗是第一选择，消除根管内的细菌是治疗根尖周病变的关键。

该病例选用生物陶瓷类封闭剂 iRoot SP，其主要成分之一硅酸钙为极小颗粒，具有亲水性、良好的流动性，使封闭剂易扩散至牙本质小管和侧副根管内，牙本质小管内的水分促使封闭剂凝固过程中产生羟基磷灰石，与根管壁形成化学粘接。生物陶瓷类封闭剂硬固后体积不收缩、不溶解，可有效防止由于体积收缩造成的充填空隙，不溶于根尖周组织液，具有良好的根尖封闭性。同时还有良好的生物相容性和抗菌性，并在凝固过程中 pH 升高。Chang 等人研究发现 iRoot SP 较其他封闭剂更能促进成骨细胞分化和钙沉积，为牙周膜细胞及成骨细胞提供较好的生长界面，引导牙周膜和骨组织

笔记

的再生，为后期的预后提供保障。

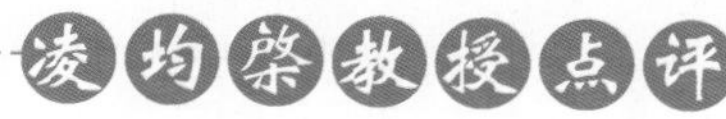

临床彻底清除根管内的病灶、严密三维充填是促进根尖周组织修复的关键。生物陶瓷类封闭剂具有良好的生物相容性和抗菌性，且固化后微膨胀，结合与根管预备主尖锉相同锥度和尖部直径的牙胶尖单尖充填技术可促进根尖周炎的愈合，但仍需临床大样本病例的长期追踪观察。

（蒋宏伟）

参考文献

1. Ghorbanzadeh S, Ashraf H, Hosseinpour S, et al. Nonsurgical management of a large periapical lesion: a case report. Iran Endod J, 2017, 12 (2): 253 – 256.

2. Al Q Khasawnah, Hassan F, Malhan D, et al. Nonsurgical clinical management of periapical lesions using calcium hydroxide-iodoform-silicon-oil paste. Biomed Res Int, 2018: 1 – 8.

3. Sood N, Maheshwari N, Gothi R, et al. Treatment of large periapical cyst like lesion: a noninvasive approach: a report of two cases. Int J Clin Pediatr Dent, 2015, 8 (2): 133 – 137.

4. Silva Almeida LH, Moraes RR, Morgental RD, et al. Are premixed calcium silicate-based endodontic sealers comparable to conventional materials? A systematic review of in vitro studies. J Endod, 2017, 43 (4): 527 – 535.

5. Chang SW, Lee SY, Kang SK, et al. In vitro biocompatibility, inflammatory response, and osteogenic potential of 4 root canal sealers: Sealapex, Sankin apatite root sealer, MTA Fillapex, and iRoot SP root canal sealer. J Endod, 2014, 40: 1642 – 1648.

牙髓根尖周疾病的显微根管再治疗

052 26 慢性根尖周炎根管再治疗及CAD/CAM 冠修复

病历摘要

患者为 29 岁女性，主诉左上大牙处牙龈反复出脓疱近 1 年。

患者左上后牙曾行牙根治疗，近 1 年牙龈反复出脓疱，无明显咬物不适，否认自发性疼痛、冷热刺激痛史。未予处理，无诉其他不适，今于我科就诊。既往体健，否认传染病病史，否认药物过敏史。

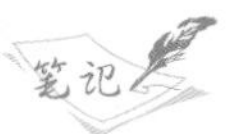

检查： 25 殆面牙色充填物，无探痛，无叩痛，无松动，冷测、

热测、电测均无反应。颊侧牙龈红肿，相对牙根处可见窦道开口（图52－1A）；26烤瓷全冠，边缘密合，牙龈色正常，无叩痛，无松动，冷测及热测均无反应；24 殆面银汞充填体存，无探痛，无叩痛，无松动，冷、热、电测活力无异常。X线片：26根充欠填；近中颊根及腭侧根尖透射影；腭根上端可见金属桩；25根充恰填，根周膜增宽；24 殆面可见高密度充填物影像，未及髓腔（图52－1B）。窦道示踪X线片：25颊侧窦道来源于25与26之间，指向26近颊根尖。CBCT：26近颊根管根尖近中及颊侧大面积骨破坏，波及25远中骨壁；26近颊根管及腭侧根尖透射影；26根充欠填，腭根上端金属桩；26近颊根距根尖2.8mm处可见根尖分歧（图52－1C、图52－1D）；25根充恰填，根周膜增宽。

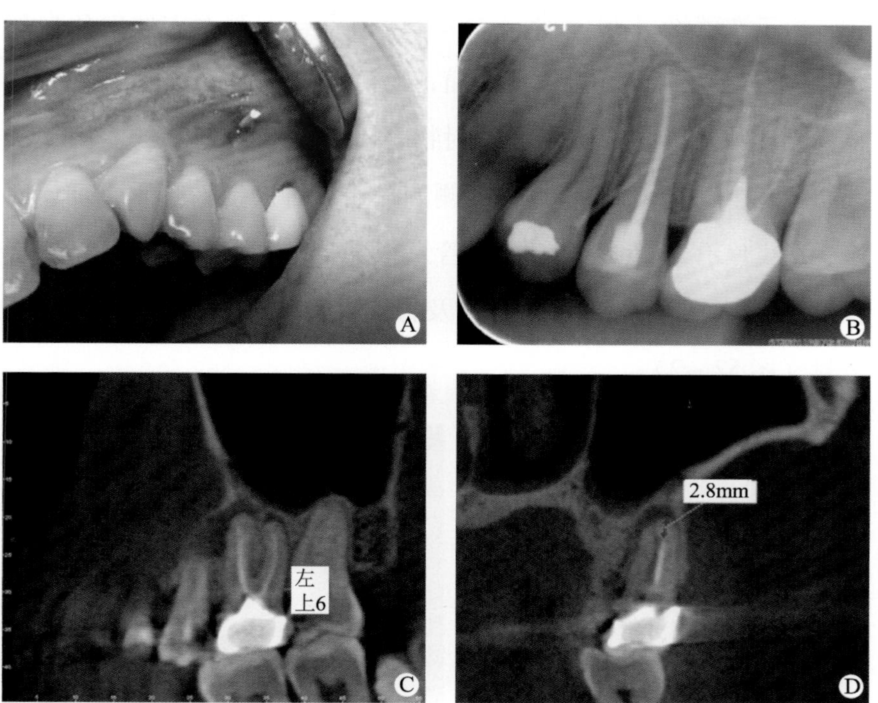

A. 术前口内照片；B. 术前根尖片；C. CBCT示近中颊根根尖透射影；D. CBCT示近中颊根根尖分歧。

图52－1　26术前相关影像检查

诊断：26 根管治疗后疾病（慢性根尖周炎）。

治疗计划：告知患者 26 病情，沟通治疗方案，患者选择保留患牙。26 拟行显微根管再治疗术，随诊观察后再行桩冠修复。

初次就诊（2015 年 6 月 23 日）：26 拆烤瓷全冠；超声工作尖震碎金属桩周围黏固剂；器械夹持桩根外部分轻力将金属桩取出。26 橡皮障下开髓，DOM 下探及三根管口 MB、DB、P；ProTaper 再治疗锉配合 System B 携热器去除根管内牙胶充填材料；#10 疏通根管；电测 + 诊断丝摄片获得工作长度，MB、DB 为 17mm，P 为 18mm；ProTaper 进行根管预备，MB、DB 预备至 F2，P 预备至 F3；5.25% 的 NaOCl + 17% 的 EDTA 冲洗根管，超声荡洗；封入氢氧化钙糊剂，Fuji Ⅸ暂封。

第二次就诊（2015 年 7 月 6 日）：患者诉左上大牙处牙疱愈合。检查见 26 暂封物存，无叩痛，无松动；25 及 26 颊舌侧黏膜完整，无红肿。26 橡皮障下去暂封物；DOM 下，5.25% 的 NaOCl 冲洗结合超声荡洗；AH Plus 糊剂侧方加压结合连续波热垂直加压充填；X 线片示 26 近颊根管主根管及根尖分歧、远颊根管及腭侧根管根充良好，近中根管根尖分歧及腭侧根管少许糊剂溢出。Fuji Ⅶ暂封（图 52 -2）。

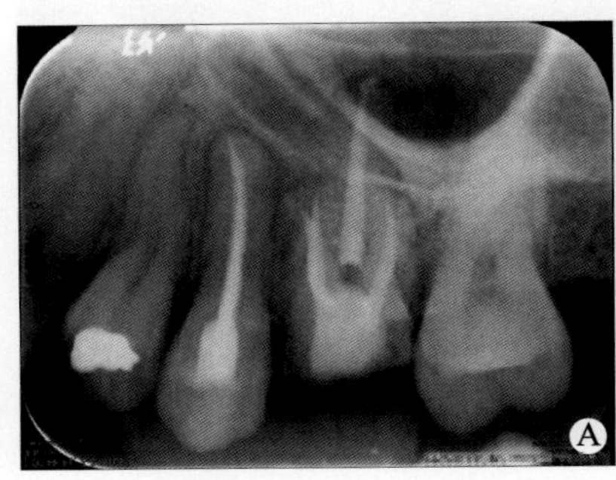

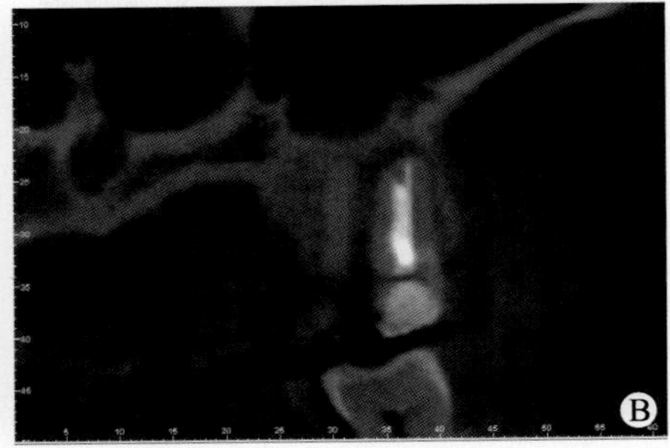

A. 根尖片；B. CBCT 显示近颊根管已严密充填。

图 52 -2　26 根管充填后照片

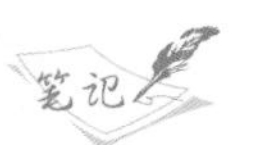

第三次就诊（2015 年 10 月 8 日）：患者诉左上大牙处牙疱已愈合，无不适。检查见 26 暂封物存，无叩痛，无松动；牙龈色正常，颊舌侧黏膜完整，无红肿。X 线片：26 近中根尖透射影缩小。CBCT：26 根尖周低密度影范围缩小，病变基本愈合，26 根管系统包括根尖分歧充填严密。26 行远颊及腭侧根管内预备桩道，粘显微桩，制备复合树脂冠核；牙体预备；利用 CEREC 系统摄取光学印模，设计并生成修复体三维图像；E. max 瓷块修复体制作完成后，口内试戴、抛光，Variolink Ⅱ粘接（图 52－3）。

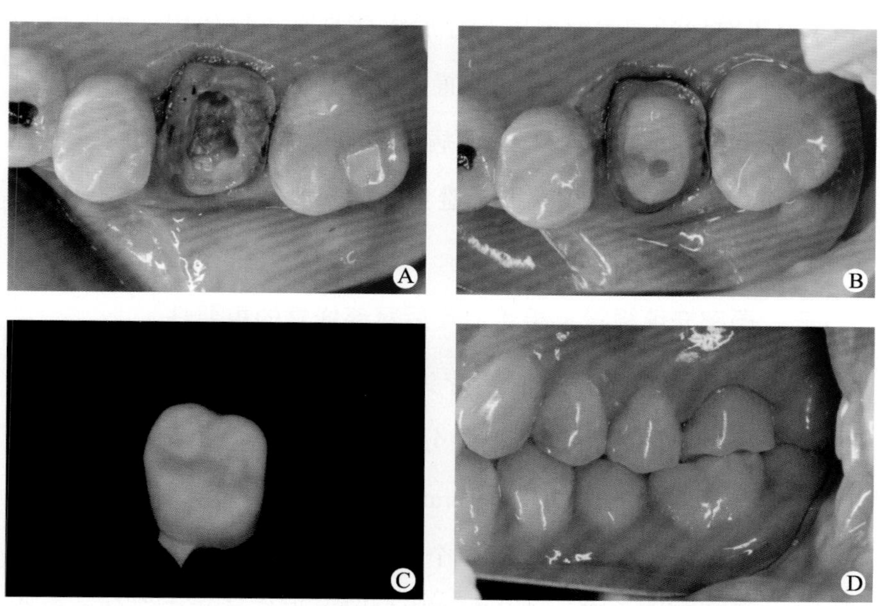

A. 牙体预备前；B. 牙体预备后；C. E. max 全冠；D. 牙冠粘接。

图 52－3　36 CEREC CAD/CAM 冠修复

病例分析

一、上颌第一磨牙近颊根管解剖复杂性

熟练掌握根管系统是完成根管治疗的先决条件，根管系统的复

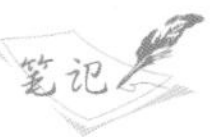

杂性为根管治疗增加了难度。P. Verma 等人使用 Micro CT 对 20 颗离体上颌第一磨牙近颊根管进行研究，发现 90% 有 MB_2，50% 存在管间交通，65% 存在 3 个及以上的根尖孔。Yemi Kim 等人通过 CBCT 对 802 例三根的上颌第一磨牙进行研究，发现 63.59% 近中颊根中存在多根管。该病例 26 近颊根在距离根尖 2.8mm 处出现分歧，严密充填根管系统后，通过根管的液体渗透被阻断，根尖周炎得以逐渐愈合。

二、CBCT 导航在诊断和治疗根管治疗后疾病中的作用

CBCT 对诊断和治疗根管治疗后疾病具有重要作用，可以使临床医师对牙髓和根尖周病变的位置、范围、性质、程度及与周围组织的关系有更加准确的了解。该病例 26 近颊根出现根分歧，根管显微镜和 CBCT 共同使用有助于避免遗漏根管，同时能更好地观察和评估根管再治疗的质量和疗效。

三、严密充填根管及根管治疗后冠部修复的重要性

Ingle 报道约有 60% 根管治疗失败病例与充填不完善有关。能否封闭主根管、侧副根管和根尖分歧决定是否达到严密的根尖封闭，影响根管治疗的成功率。Torabinejad 等人通过体外实验发现，若不行冠方修复，根管治疗后 3 个月即可在根尖处发现细菌产物。另有一些实验研究表明，好的冠方修复对于根管治疗后牙的功能恢复和冠方渗漏的预防有重要作用。该病例 26 近颊根距根尖 2.8mm 处发生根尖分歧，初次根充欠填导致根管治疗失败。26 根管再治疗严密充填后行冠方修复，防止根尖及冠方渗漏发生，根尖周病变逐渐愈合。

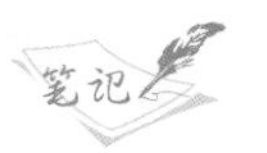

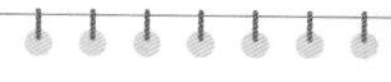

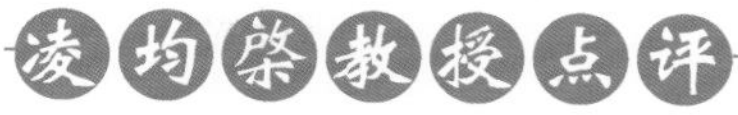

根充欠填是牙髓治疗失败的一个重要原因。医师应在术前对患牙进行充分评估，把握其根管的位置、数目、走行等解剖特点，CBCT和根管显微镜共同使用有助于避免遗漏根管。封闭主根管、侧副根管和根尖分歧决定能否实现严密的根尖封闭。根管治疗后严密的冠方修复有助于减少冠方渗漏，提高根管治疗的成功率。

（胡晓莉）

参考文献

1. Verma P, Love RM. A Micro CT study of the mesiobuccal root canal morphology of the maxillary first molar tooth. Int Endod J, 2011, 44 (3): 201 – 207.

2. Kim Y, Lee SJ, Woo J. Morphology of maxillary first and second molars analyzed by cone-beam computed tomography in a Korean population: variations in the number of roots and canals and the incidence of fusion. J Endod, 2012, 38 (8): 1063 – 1068.

3. Lofthag-Hansen S, Huumonen S, Gröndahl K, et al. Limited cone-beam CT and intraoral radiography for the diagnosis of periapical pathology. Oral Surg Oral Med Oral Pathol Oral Radiol Endod, 2007, 103 (1): 114 – 119.

4. Liang YH, Li G, Wesselink PR, et al. Endodontic outcome predictors identified with periapical radiographs and cone-beam computed tomography scans. J Endod, 2011, 37 (3): 326 – 331.

5. Filho FB, Zaitter S, Haragushiku GA, et al. Analysis of the internal anatomy of maxillary first molars by using different methods. J Endod, 2009, 35 (3): 337 – 342.

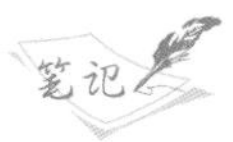

053 36 五根管塑化治疗后伴根尖周炎显微根管再治疗

病历摘要

患者为40岁男性，主诉左下后牙反复脓疱数月。

患者于十年前曾行左下后牙治疗，数月前自觉左下后牙不适，咬合加重，后未出现牙龈脓疱。无诉冷热刺激加重或自发疼痛。否认重大疾病史和过敏史。检查见36近中邻殆面玻璃离子类充填体，封闭欠佳，近颊根尖区窦道，叩(+)，无明显松动，牙龈轻微充血，未探及牙周袋。35残根至龈下2~3mm，牙龈充血。X线片显示36充填体达髓腔，髓底部分破坏，可疑髓室底穿，3个牙根，未行根管治疗，根尖透射影。35牙根短，未行根管治疗，根尖透射影(图53-1A)。

诊断：36慢性根尖周炎，35慢性根尖周炎、残根。

治疗计划：结合患者意愿和患牙情况，建议36去充填体后探查，尝试根管治疗后冠修复，35拔除。

治疗：36上橡皮障加牙龈封闭剂，殆面开髓，见髓腔棕褐色改变及残留塑化剂，髓底白色水门汀类充填体覆盖（图53-1E）。采用S04超声工作尖在DOM下沿近颊底壁界限去除部分充填物，探及近颊根管口，根管内塑化组织堵塞，#10 C锉结合EDTA凝胶手动探查疏通近颊根管，TF预备至#35/06，伴1% NaOCl和17%

EDTA 反复超声荡洗（图 53 - 1F）。沿颊侧和近中侧底壁界限去除原充填体，保留正常牙体结构，暴露近颊（MB）、近舌（ML）、远颊（DB）和远舌（DL）4 个根管口，见髓底部分破坏，未见底穿（图 53 - 1G）。以预备 MB 同样方法疏通和预备 DB（主尖锉 #40/04）和 DL（主尖锉#35/06，图 53 - 1J）。ML 根管口以下堵塞严重，未能疏通根管。观察发现 MB 和 ML 根管口相距较远，ML 根管口呈泪滴状向近颊方向延伸，末端稍膨隆（图 53 - 1H 箭头），#10 C 锉结合 EDTA 凝胶反复探查膨隆区，疏通一根管，见根管方向和走行非 ML 根管，应为近中中间根管（MM）。沿 MM 偏舌侧探及 ML 根管，疏通并预备 MM（主尖锉#30/06）、ML 根管（主尖锉 #35/06）（图 53 - 1I）。根管内封入氢氧化钙两周。复诊患牙无明显症状，窦道闭合，拍摄试尖 X 线片（图 53 - 1B、图 53 - 1K），显示五根管均能独立到达根尖，AH Plus 加热牙胶充填五根管，术后正位片和侧位片显示根管恰填，远颊根尖侧方开口（图 53 - 1C、图 53 - 1D、图 53 - 1L）。建议 36 冠修复，患者意愿直接充填。1 周复诊，髓腔清洁，流动树脂封闭根管口，大块树脂直接充填。8 个月后电话随访，患牙无不适，窦道未复发。

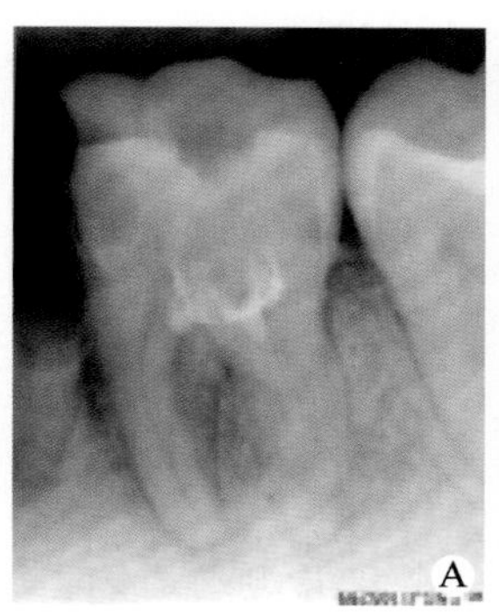

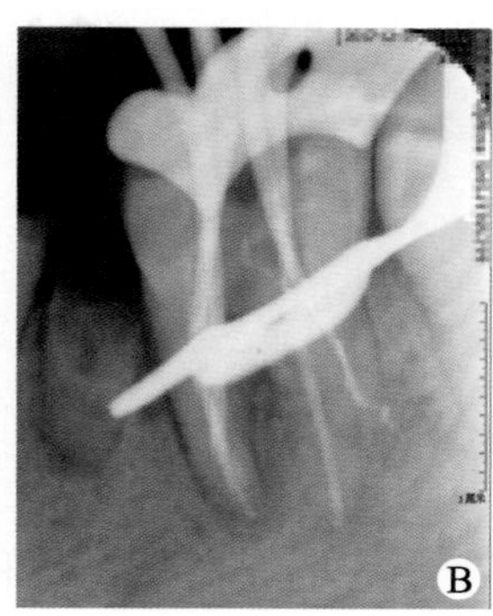

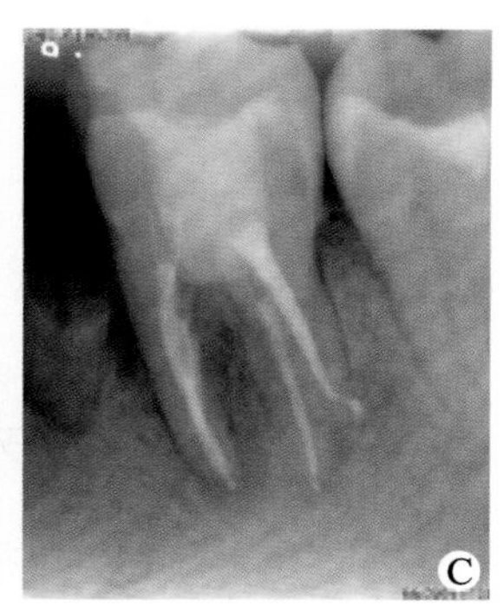

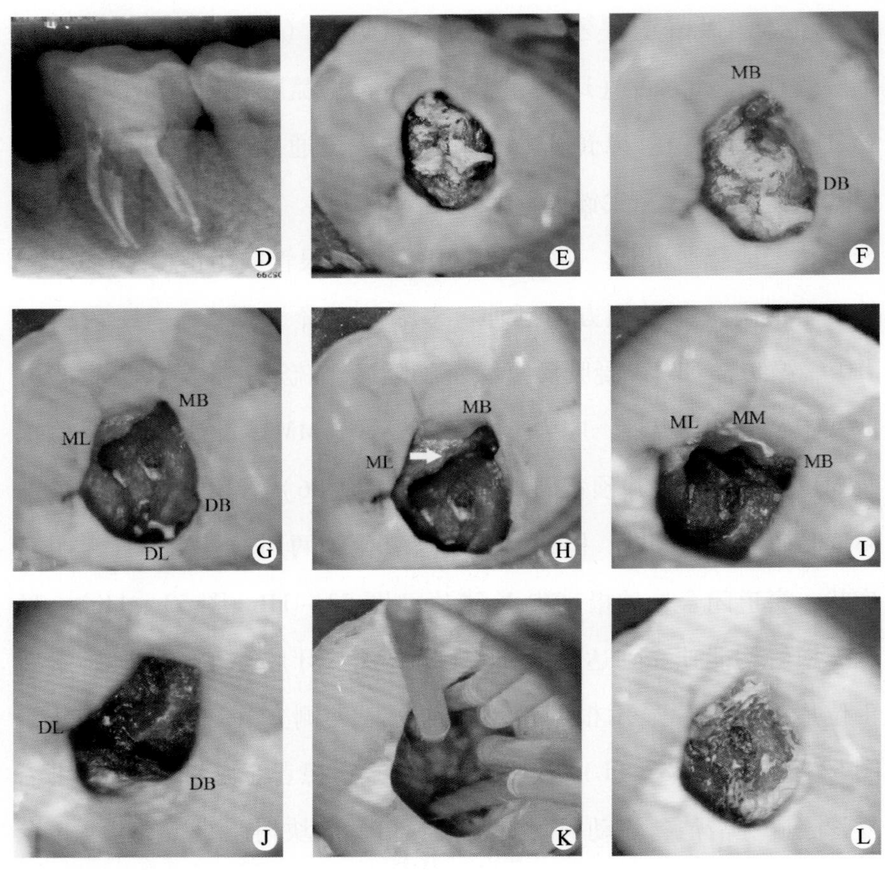

A. 术前 X 线片；B. 主尖 X 线片；C. 术后正位 X 线片；D. 术后偏位 X 线片；E ~ L. 治疗过程中显微镜下髓腔照片。

图 53 –1　36 显微根管再治疗

病例分析

一、下颌第一磨牙近中中间根管特征

下颌磨牙根管形态存在一定的变异，跟种族和遗传相关。这些变异包括独立的远舌牙根、“C”形牙根或根管、管间峡区和近中中间根管（MM）。

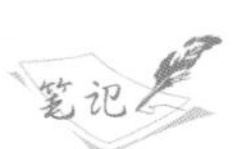

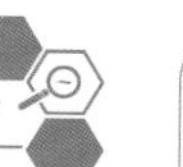

Pomeranz 等人将 MM 根管分为如下三类：①MM 起于近中一个根管（ML 或 MB），止于另一根管；②MM 起于独立根管口，根尖与 MB 或 ML 根管融合；③MM 为一独立根管，具有独立的根管口和根尖。该病例患牙 MM 属于第三类。

MM 根管发生率在不同研究中存在较大差异（0～36%），研究方法包括透明牙标本、显微 CT 和放大系统下探查等。临床上 MM 疏通率为 2.6%～12.0%。

二、下颌磨牙近中中间根管与管间峡区

上皮根鞘在牙根发育过程中，若突起不能完全融合，则形成管间峡区，因此，上皮根鞘的舌状突起可完全融合，形成含有单一根管的牙根，亦可在整个牙根中的部分区域融合，形成某些区域含管间峡区的多根管。若不能融合的区域较粗大，则在牙根中间区域形成 MM 根管。因此，MM 根管本质上亦是种宽大的管间峡区。

管间峡区指两根管间含有牙髓组织的狭窄、带状连接区，机械预备时器械难以到达此处，不能有效清理，使其常作为细菌储存库而导致根管治疗失败。下颌磨牙近中根管间峡区研究较多，发现距根尖 4～6mm 处发生率最高，青年人群可达 81%，并随着年龄的增长而减少，推测继发性牙本质钙化封闭了管间峡区。Hsu 及 Kim 通过连续切片，将管间峡区分为 5 种不同形态。笔者采用显微 CT 研究离体牙发现，下颌第一磨牙近中根主要有两类：一类以完全峡区为主，在横截面上主要表现为Ⅳ型和Ⅴ型峡区，三维显示为披肩样峡区；另一类以部分峡区为主，在横截面上主要表现为Ⅰ型峡区，三维上表现为多条细的交通支形成复杂的网络状结构连接于根管之间。一般完全峡区多见于根管间距较小的牙根，部分峡区多见于根

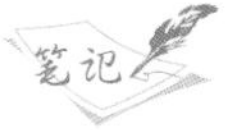

管间距较大的牙根；而 MM 根管常见于根管口相距较远的根管，在横截面形态上与部分峡区类似。

三、塑化治疗后患牙根管再治疗特点

塑化治疗后患牙根管内被酚醛树脂充填，从而造成根管堵塞。这种封闭又是不完全的，不能隔绝细菌的感染，从而造成治疗失败，目前该治疗方法已不推荐临床使用。塑化治疗后髓腔及根管染色严重，髓底图和根管口形态不清，不易探查全部根管，同时根管堵塞对根管通路的建立形成极大的挑战。虽然有一些溶剂能轻微溶解酚醛树脂，但这种溶解非常有限，对根管的疏通帮助不大，而且存在一定的刺激性，临床上较少使用。常规使用稍硬器械打开根管口 3 ~4mm，再选用小号、尖端较硬的器械，配合 EDTA 凝胶缓慢疏通根管，并伴随 NaOCl 冲洗。

原本比较粗大的根管，仅仅塑化剂堵塞，对根管通路的建立不会形成较大障碍。若根管细小弯曲，再伴随塑化剂的堵塞，才导致根管通路难以建立。因此，在疏通根管的过程中，对根管解剖形态、增龄性和病理性解剖变化必须十分熟悉。笔者对离体下颌第一磨牙近中根 Micro CT 的观察发现，无论在主根管或管间峡区，下颌第一磨牙近远中牙本质沉积量均较颊舌向多。近颊或近舌根管内壁可见岛状突起牙本质，使原本呈卵圆形的根管，形成一个近远中径显著缩小的“肋骨”、“S”状或不规则根管横截面形态，三维显示根管壁不光滑，推测其与增龄性变化和病理性刺激性相关。临床探查时发现钙化、自然台阶形成的根管形态可能同此类根管相似，提示疏通钙化根管时可沿颊舌向寻找。

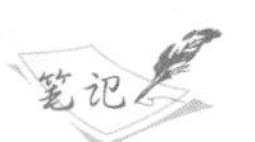

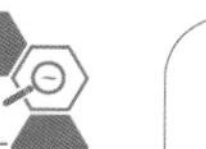

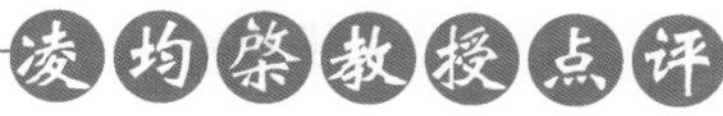

下颌第一磨牙根管相对容易定位和疏通，但亦存在较多特性需要注意。远舌根管发生率较高，应常规探查。独立的远舌根管较细小，而且弯曲角度较大，容易出现堵塞、台阶、器械分离等并发症。近中管间峡区较多，常规 DOM 下清理根管口之间峡区，有助于探查 MM 根管。

（刘昭慧）

参考文献

1. Gu L, Wei X, Ling J, et al. A microcomputed tomographic study of canal isthmuses in the mesial root of mandibular first molars in a Chinese population. J Endod, 2009, 35 (3): 353 - 356.

2. Nosrat A, Deschenes RJ, Tordik PA, et al. Middle mesial canals in mandibular molars: incidence and related factors. J Endod, 2015, 41 (1): 28 - 32.

054. 35 根充物超充填致慢性根尖周炎迁延不愈的再治疗

病历摘要

患者为 17 岁女性，因左下后牙不适在外院反复治疗数次，症状未能消失，无外院就诊病历记录。口内检查见 35 为预备体残冠，

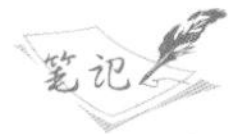

白色暂时充填材料，叩诊不适，无松动，未探及牙周袋，拍摄术前X线根尖片示根管为单一粗大根管，根尖孔大，管内高密度阻射影像，但充填物三维密度不足且超出根尖孔约1mm（图54－1A）。与患者沟通后决定尝试再行治疗。去除暂时充填材料，根管内见疑似氢氧化钙类白色粉末状充填物，手用H锉结合冲洗剂清理原充填物后完成根管预备，导入Vitapex糊剂后暂时充填，即刻拍摄X线根尖片示根管内充填物超出根尖孔3～4mm（图54－1B），因患者时间关系，约诊1个月后尝试取出超填根充物。术后1个月复查X线根尖片示根尖区阴影范围扩大（图54－1C）。

诊断：35慢性根尖周炎。

处理：该病例患牙为预备体，橡皮障夹固定时反复弹出，患者无法耐受，故仅用棉卷隔湿。35手术显微镜下去除暂时充填物，H锉和超声K锉结合清理根管内糊剂充填物，DOM下中倍放大下见根管壁上不规则区域有3根牙胶充填物，从牙胶充填物周围不同方向插入3根#10 H锉，然后将锉柄部交叉缓慢移出根管，取出牙胶充填物，初步判断为#20/02锥度牙胶尖，术中即刻拍摄X线根尖片确认根管内原充填物已完全取出（图54－1D）。因患牙根尖孔粗大未发育完全，拟行根尖诱导成形术，吸干根管后导入Vitapex糊剂，暂时充填，即刻拍摄X线根尖片（图54－1E）。术后1个月、3个月、5个月复查，X线根尖片示根尖区阴影范围缩小直至完全消失，根尖孔闭合形成钙化桥（图54－1F），取出Vitapex，热牙胶完成根管充填，暂时充填（图54－1G）。嘱复诊口腔修复科完成冠部修复治疗。

笔记

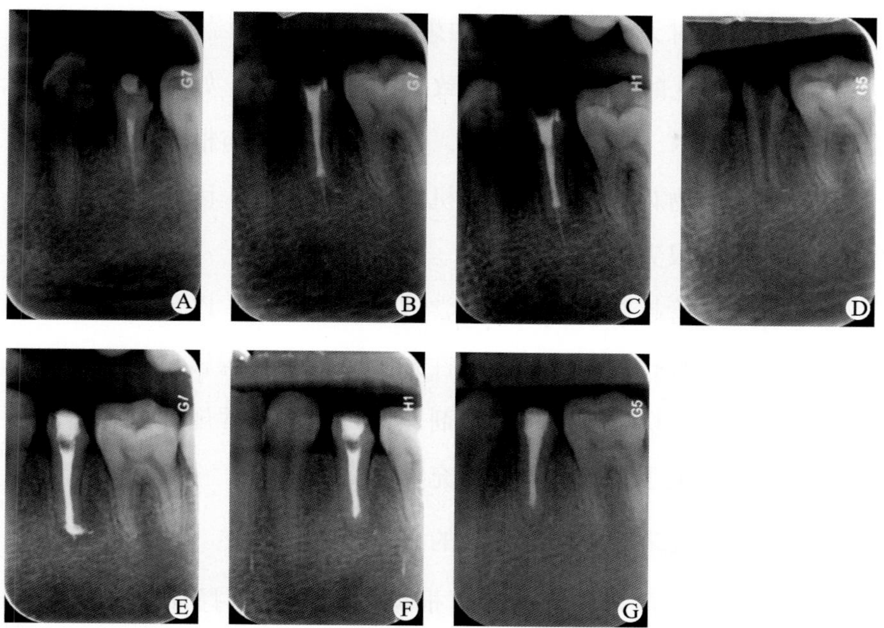

A. 初诊术前片；B. 第一次就诊后原根充物超出根尖孔；C. 第一次就诊后1个月；D. 术中取出超填根充物；E. 封入 Vitapex 后；F. 根尖诱导术后5个月根尖阴影消失；G. 完成永久性根管充填。

图 54－1 35 显微根管再治疗相关 X 线片

病例分析

一、术前诊断的重要性

该病例患牙在就诊时无病例记录，初诊医师接诊时在清理根管的过程中未使用手术显微镜观察根管内充填物是否彻底清除，且患牙根管粗大，Vitapex 糊剂具有高黏性，使残留于根管壁不规则区域的原充填物超出根尖孔，导致患牙慢性根尖周炎迁延不愈。因此，处理再治疗病例时应借助手术显微镜等对根管清理效果进行仔细评估。

二、根管超充填对患牙预后的影响和处理方法

根管三维充填质量是影响根管治疗预后的主要因素之一，根管超充填是导致根尖周病患牙根管治疗失败而发生根管治疗后疾病的

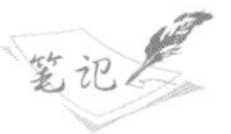

重要原因，但对无根尖周病损的患牙预后无显著影响。个别情况下，超出根尖孔的充填物可能导致周围神经损伤，如患牙周围区域感觉迟钝或麻木，甚至出现触痛，目前认为可能与根管充填物的化学组成及超充物对根尖周组织的机械性压力有关，因此，应避免根管充填物超出根尖孔。

若发生根管超充填，应即刻尝试取出充填物，以免充填物凝固后导致取出困难；建议采用机械性方法如 H 锉和镍钛再治疗锉取出根管内充填物，切忌使用化学溶剂；如无法采用常规方法取出，必要时需进行根尖手术取出超填根充物。

三、根尖孔未发育完成患牙的治疗方法

根尖孔未发育完成的患牙可根据具体情况选择牙髓血运重建术、根尖诱导成形术和根尖屏障术等治疗方法。该病例患牙牙根长度基本发育完成，在外院治疗时已发生根管超充填，且根尖区无明显血性渗出，不宜行牙髓血运重建术。因此，可选择根尖诱导成形术和根尖屏障术，前者治疗周期相对较长，费用较低，后者治疗周期短，仅需 1 ~ 2 次就诊即可完成，但因硅酸钙类屏障材料价格较高，增加患者经济负担。该患者由于经济因素，选择行根尖诱导成形术。

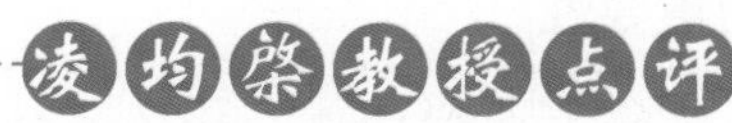

此病例提示根管再治疗时彻底去除原根管充填物的重要性，在条件允许的情况下应借助手术显微镜辅助进行根管清理，尤其是根管形态不规则的患牙，需认识根管超充填的危害性，如根尖周病患牙发生超充填，应尝试采用不同的方法取出超出根尖孔的充填物，促进根尖周疾病的愈合。

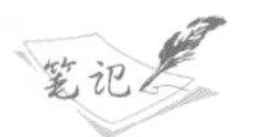

（安少锋）

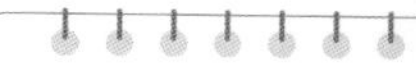

参考文献

1. Ricucci D, Rôças IN, Alves FR, et al. Apically extruded sealers: fate and influence on treatment outcome. J Endod, 2016, 42 (2): 243 – 249.
2. Byun SH, Kim SS, Chung HJ, et al. Surgical management of damaged inferior alveolar nerve caused by endodontic overfilling of calcium hydroxide paste. Int Endod J, 2016, 49 (11): 1020 – 1029.
3. Kahler B, Rossi-Fedele G, Chugal N, et al. An evidence-based review of the efficacy of treatment approaches for immature permanent teeth with pulp necrosis. J Endod, 2017, 43 (7): 1052 – 1057.
4. Parirokh M, Torabinejad M, Dummer PMH. Mineral trioxide aggregate and other bioactive endodontic cements: an updated overview-part I: vital pulp therapy. Int Endod J, 2018, 51 (2): 177 – 205.
5. Torabinejad M, Parirokh M, Dummer PMH. Mineral trioxide aggregate and other bioactive endodontic cements: an updated overview-part II: other clinical applications and complications. Int Endod J, 2018, 51: 284 – 317.

055 34 舌侧根管遗漏致慢性根尖周炎复发的再治疗

病历摘要

患者为 32 岁女性，半年前因左下后牙疼痛在本院行根管治疗术，术后症状消失，3 个月前患牙开始出现肿胀不适，遂来就诊。

口内检查见 34 远中面大面积牙色充填材料，颊侧黏膜轻度肿

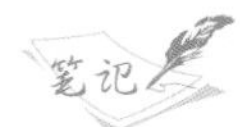

胀，未探及明显牙周袋，查阅病历记录和上次治疗术后X线根尖片示已完成根管充填，根充物恰填，根尖区仅牙周膜影像增宽（图55－1A）；拍摄术前X线根尖片示根尖区大面积根尖阴影，呈烧瓶状，疑似牙根纵裂影像（图55－1B）。为判断34是否存在牙根折裂或根管遗漏，决定拍摄CBCT辅助诊断。CBCT结果显示34见颊舌双根管，颊侧根管已行充填，舌侧根管未见充填，根尖周见明显低密度阴影，未见牙根折裂征象；近中、远中和颊侧牙槽骨均垂直吸收至根尖下，唇侧皮质骨明显吸收，根分叉见骨质吸收（图55－1C）。

诊断：34慢性根尖周炎，根管治疗后疾病（舌侧根管遗漏）。

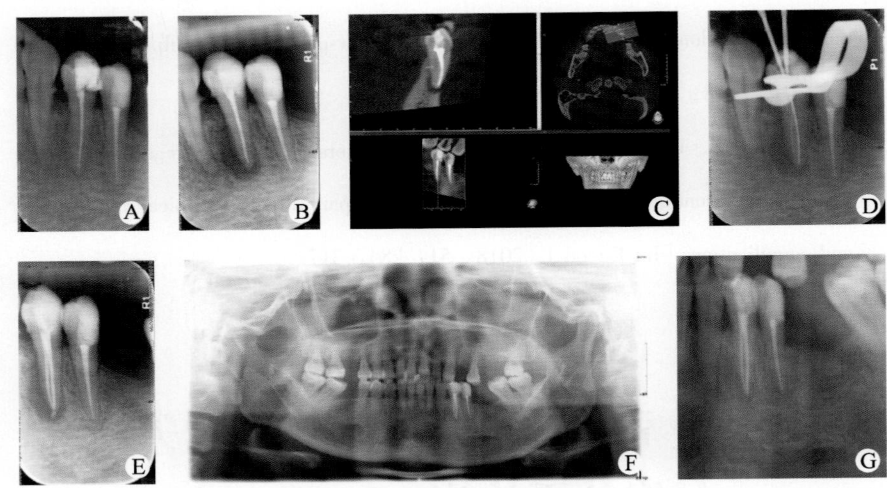

A. 6个月前完成初次根管治疗术；B、C. 再治疗术前X线片和CBCT图片；D. 术中诊断丝片；E. 再治疗术后即刻X线片；F、G. 术后8个月复查片。

图55－1 34根管遗漏再治疗

处理：34橡皮障隔离患牙，去除部分原冠部充填物，DOM下去除颊侧根管根充物，未能定位舌侧根管。#15超声根管锉冲洗根管，预弯#8 C锉，反复在根管壁舌侧中段探查，定位舌侧根管，拍摄X线根尖片，确认舌侧根管入口位置（图55－1D），但细小弯曲，手用C锉和K锉结合反复疏通根管至#20 M3机用镍钛锉完成

笔记

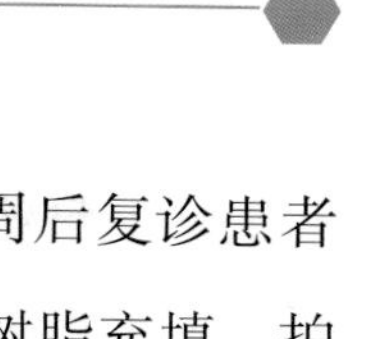

根管预备，导入 Apexcal 糊剂，Caviton 暂时充填，2 周后复诊患者症状基本消失，完成热牙胶根管充填，3M Z350 复合树脂充填。拍摄术后 X 线片示根管恰充填，糊剂少量溢出根尖孔（图 55－1E）。术后 8 个月，患者拍摄全景片示根尖区阴影已完全消失，超出糊剂已降解吸收（图 55－1F、图 55－1G）。

病例分析

一、CBCT 对牙根折裂诊断的价值

当患牙 X 线根尖片出现烧瓶状牙槽骨吸收影像时，患牙存在牙根纵裂的可能性，除患牙松动度、牙周情况、咬合关系和咀嚼习惯等临床检查外，还需进行必要的影像学检查。X 线根尖片易受患牙倾斜度和投照角度的影响，而 CBCT 不受患牙倾斜角度影响，但根管内充填物会因产生伪影，影响 CBCT 诊断牙根纵裂的准确性和程度。因此，多数学者认为 CBCT 对未行牙髓治疗的患牙诊断可靠性和敏感性较高，但对于存在根管内充填物的患牙则精确性相对较低。然而，近期有研究认为牙胶充填物和冠部修复体对 CBCT 诊断牙根纵裂的可靠性无显著影响，只是根管内金属桩会影响 CBCT 诊断牙根纵裂的价值，即使影像学所见的牙根纵裂程度小于实际，且其仅在牙根纵裂涉及根尖 1/3 区时才具有一定诊断意义。由此可见，对于不同病例，应根据实际情况决定拍摄 CBCT 的前提条件，该病例术前根管内为牙胶充填物，故拍摄术前 CBCT 时并未取出颊侧根管内根充物。

二、下颌前磨牙多根管的治疗策略

下颌前磨牙易出现多牙根多根管的情况，患牙多在牙根中下段分为多个根管，进行根管预备时，可使用 ProTaper SX、GG 钻等打

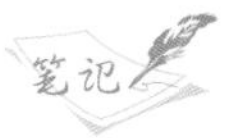

开根管上段根柱部分，再使用手用锉探查定位根管口，建议所有根管同步进行疏通和根管预备等步骤，防止根管预备和充填产生的玷污层堵塞细小根管口。根管预备时选用 CM（controlled memory）相马氏体合金制造、经特殊表面热处理的可预弯镍钛器械，或具有尖部导向设计和蛇形运动特点的器械，可降低预备过程中发生台阶和旁侧穿通等并发症的风险。

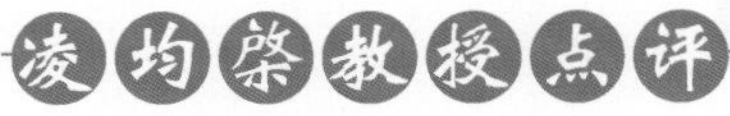

诊断牙根纵裂时，除 X 线片和 CBCT 等影像学诊断方法外，应注意从患者年龄、咬合关系、牙列缺失等情况来综合考虑；下颌前磨牙双根管易发生舌侧根管遗漏，术前应仔细阅读 X 线片，出现根管中下段影像模糊不清时应注意是否存在多牙根和多根管等情况，必要时拍摄 CBCT，再治疗过程中定位遗漏根管时务必去尽原充填物，预弯根管锉，耐心细致地探查遗漏根管。

（安少锋）

参考文献

1. Saberi E，Mollashahi NF，Movasagh Z，et al. Value of CBCT in vertical root fracture detection in endodontically-treated teeth. Minerva Stomatol，2017，66（2）：69－74.

2. Wanderley VA，Freitas DQ，Haiter-Neto F，et al. Influence of tooth orientation on the detection of vertical root fracture in Cone-beam Computed Tomography. J Endod，2018，43（10）：1168－1172.

3. Dutra KL，Pachêco-Pereira C，Bortoluzzi EA，et al. Influence of intracanal materials in vertical root fracture pathway detection with Cone-beam Computed Tomography. J Endod，2017，43（7）：1170－1175.

笔记

4. Zupanc J, Vahdat-Pajouh N, Sch~fer E. New thermomechanically treated NiTi alloys-a review. Int Endod J, 2018, 51 (10): 1088 – 1103.

5. Ounsi HF, Nassif W, Grandini S, et al. Evolution of nickel-titanium alloys in endodontics. J Contemp Dent Pract, 2017, 18 (11): 1090 – 1096.

056 36 根管分离器械显微非手术再治疗

病历摘要

患者为 28 岁女性，主诉左下后牙咬物不适 2 周。

患者自诉左下后牙于十余年前在外院治疗（具体不详），1 个月前再次于外院行补牙治疗，2 周前自觉患牙咬物不适，遂就诊于我科。无夜间自发性疼痛、冷热刺激痛及患牙流脓史。否认系统性疾病史和药物过敏史。检查见 36 树脂充填体堆塑全殆面，无叩痛，不松动，牙龈色红质韧，未见窦道，根尖周未扪及明显疼痛。X 线根尖片（图 56 – 1A）显示 36 髓腔内高密度充填物影至根管口下 2mm，远中根管见高密度针状影超出根尖孔约 3mm，远中根尖周见低密度影，近中根管内不均匀充填物影像，近中根尖周未见透射影。35 见树脂充填体堆塑全殆面，无叩痛，不松动，牙龈色红质韧，未见窦道，根尖周未扪及明显疼痛。35 髓腔内见螺旋状高密度充填物影至根尖 5mm 处，根尖区完全钙化，根尖周未见透射影。CBCT 检查（图 56 – 1B ~ 图 56 – 1E）示 36 近远中双根，近中根颊舌双根管，内见充填物，充填物显影模糊。边缘欠规整，未达根

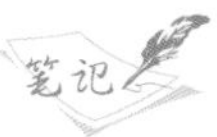

尖，远中根管内见一长条针状较粗金属高密度影，长约 11.5mm，超出根尖孔约 3mm，根尖周见低密度影。近中根管充填欠充。

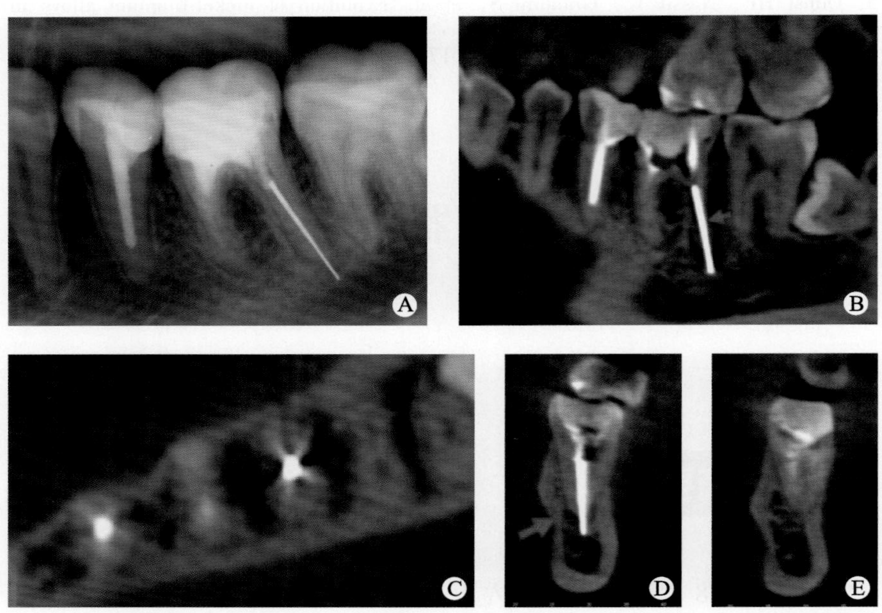

A. 术前 X 线根尖片，36 髓腔内高密度充填物影至根管口下 2mm，远中根管见高密度针状影超出根尖孔约 3mm，远中根尖周见低密度影，近中根管内不均匀充填物影像，近中根尖周未见透射影；B. CBCT 矢状位图示远中根管内见一长条针状较粗金属密度影，长约 11.5mm，超出根尖孔约 3mm，根尖周见低密度影（红色箭头示）；C. CBCT 轴位图；D. CBCT 远中根管冠状位图，红色箭头示远中根管内金属高密度影超出根尖孔 3mm，根尖周低密度影；E. CBCT 近中根管冠状位图示近中根管充填欠充。

图 56－1　术前 X 线根尖片和 CBCT 检查

诊断：36 根管治疗后疾病、根尖周炎。

治疗：结合患者意愿和患牙情况，拟行 36 显微非手术根管再治疗。36 橡皮障隔湿下，去除原充填物，冲洗，干燥。DOM 下探查见髓腔内壁呈红褐色，髓腔近中根管口见树脂充填物，远中侧壁见金属螺纹桩（图 56－2A）。超声 ET20 去除树脂充填物及金属螺纹桩（图 56－2B、图 56－2C），暴露远中根管口，见远中根管呈扁根管，颊舌侧呈红褐色，中部见分离器械（图 56－2D），更换橙色滤镜（图

56－2E）和小光斑（图 56－2F）可显示器械更多细节，超声 ET25 振荡至分离器械松动弹出（图 56－2G、图 56－2H）。测长：冠方螺纹桩 6mm；根方分离器械 11mm（图 56－2I）。疏通远中根管至根尖狭窄处，测工作长度 20mm（平洞缘口），IAF #60，插针拍片示远中根管 K 锉到达工作长度。NiTi ProTaper 根备至 F5，5.25% 的 NaOCl＋17% 的 EDTA 交替冲洗，干燥，根管内封 Apexcal，Caviton 暂封。

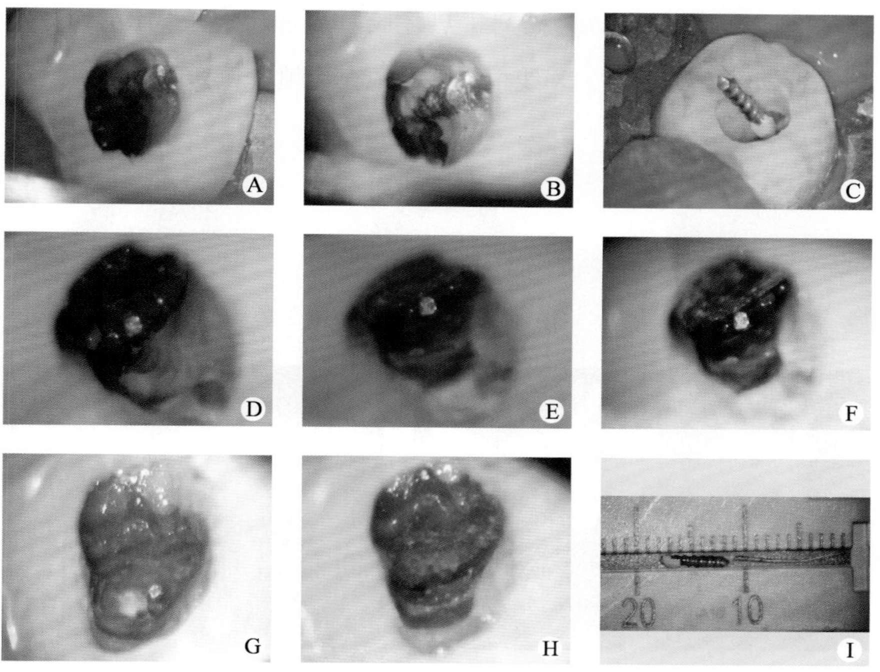

A. 远中侧壁见金属螺纹桩；B. 超声 ET20 去除树脂充填物及金属螺纹桩；C. 取出螺纹桩；D. 暴露远中根管口，见远中根管呈扁根管，颊舌侧呈红褐色，中部见分离器械；E. 更换橙色滤镜观察；F. 小光斑可显示器械更多细节；G. 超声 ET25 振荡至分离器械松动弹出；H. 取出分离器械后；I. 测长：冠方螺纹桩 6mm，根方分离器械 11mm。

图 56－2 远中根管显微根管治疗过程

1 周后复诊诉咬物不适缓解，36 无叩痛，不松动，牙龈未见明显异常。36 橡皮障隔湿下去除暂封，DOM 下超声 ET20 去除近中根管口树脂充填物（图 56－3A），探及 ML、MB 两根管口（图 56－3B），去除两根管口内 2mm 树脂充填物，探及 MB、ML 根管内牙胶充填

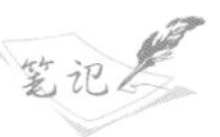

物，使用 NiTi ProTaper Universal Retreatment File 再治疗锉 D1 ~ D3 去除上段牙胶充填物（图 56 – 3C），#8 C 锉疏通根管，MB 根管可疏通至根尖狭窄处，测工作长度：MB 19mm（平洞缘口）；ML 根管至根尖 2mm 处有台阶形成，插针拍片示 ML 根尖段钙化（图 56 – 3D），NiTi ProTaper 根备至 F2，5.25% 的 NaOCl + 17% 的 EDTA 交替冲洗，干燥，试尖片示牙胶尖到达工作长度（图 56 – 3E），超声冲洗，干燥，AH Plus 糊剂 + 热牙胶垂直加压充填 ML、MB、D 三根管，Caviton 暂封。X 线根尖片示根充恰填（图 56 – 3F）。

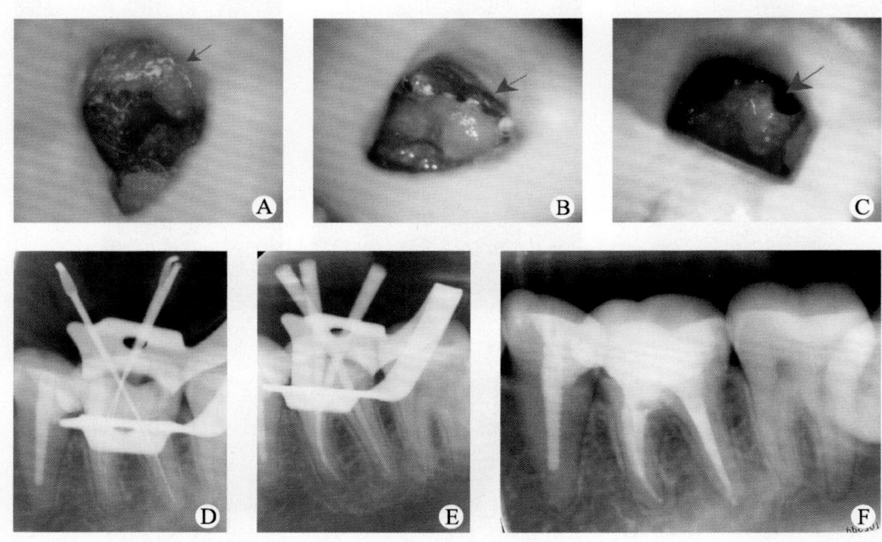

A. 超声 ET20 去除近中根管口树脂充填物；B. 探及 ML、MB 两根管口；C. ML、MB 根管预备后；D. 插针拍片示 ML 根尖段钙化；E. 试尖片示牙胶尖到达工作长度；F. 热牙胶垂直加压充填 X 线根尖片示根充恰填。

图 56 – 3　近中根管显微根管治疗

转诊修复科完成半贵金属烤瓷全冠修复，边缘密合，接触紧密，咬合功能良好，无叩痛，不松动，牙龈未见明显异常（图 56 – 4A、图 56 – 4B）。

术后 2 年 5 个月复查 X 线根尖片显示 36 根尖骨质完全愈合（图 56 – 4C）。

笔记

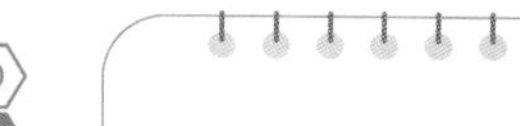

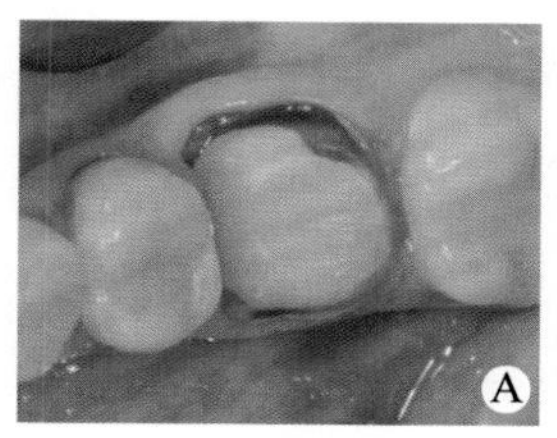

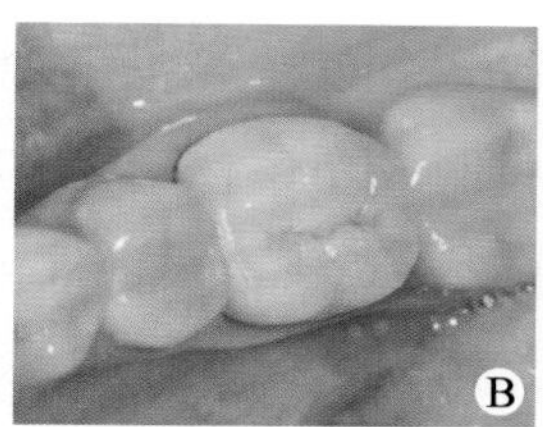

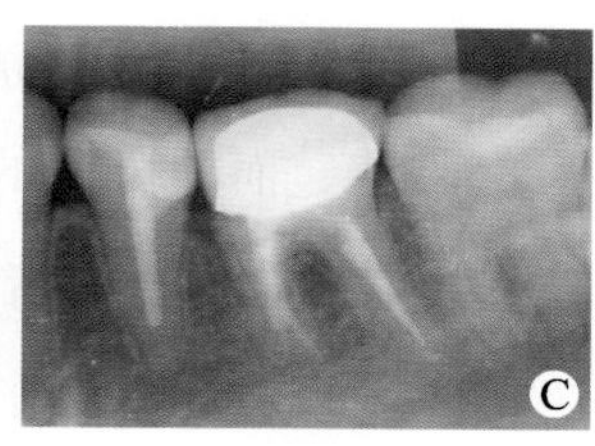

A. 牙体预备；B. 半贵金属烤瓷全冠修复；C. 术后 2 年 5 个月复查 X 线根尖片显示 36 根尖骨质完全愈合。

图 56－4　冠修复及复查 X 线根尖片

病例分析

一、器械分离病例的预后

器械分离是根管治疗过程中较为常见的并发症，发生率为 0.5%~5.0%，可造成根管堵塞，妨碍根管治疗的顺利进行。Panitvisai 等人统计近 200 个器械分离的根管治疗病例，发现分离器械保留于根管内的病例总体治疗成功率为 91%，其中术前无根尖周病变的病例治疗成功率为 92.4%，而术前有根尖周病变的病例治疗成功率为 80.7%，因此分离器械是否取出与根管内的感染状态有关，若根尖周炎患牙并器械分离，就会影响患牙的疗效和预后。该病例 36 患牙的远中根管内出现了贯穿根管全长的器械分离，同时合并根尖周透射影和咬合不适症状，因此需进行显微根管治疗取出分离器械和根管再治疗。35 临床检查无症状，X 线根尖片显示根尖无透射影，故暂不处理随访观察。

二、分离器械取出的影响因素

器械分离于根管内的位置是影响治疗成功率的关键因素。DOM 能将根管内区域局部放大并提供充足照明，便于术者观察根管内部结构，对于较直根管内或弯曲根管中上段的器械分离，如能在 DOM 下观察到器械断端则有机会取出分离器械。Nevares 等研

究显示，DOM 可视的情况下，分离器械取出或旁路通过的成功率为 85.3%，而非可视的病例成功率仅为 47.7%，因此能否充分暴露分离器械、使操作者清晰观察整个治疗进程是取出分离器械的先决条件。原则上只要分离器械全长的 1/3 能充分暴露，取出的成功概率就较大。

该病例的分离器械分为两段，一段为冠方的金属螺纹桩，周围为树脂充填物，在 DOM 下视野较好，超声 ET20 去除树脂充填物后即可取出金属螺纹桩，约 6mm 长；另一段是贯穿根管全长的分离器械，其难点在于应避免器械二次折断而导致尖端遗留于根尖区或穿出根尖孔。暴露远中根管口后，利用 DOM 的不同光源可清晰地观察到分离器械的断端，在黄色光源和白色强光下，可分辨出牙本质与金属分离器械，见远中根管呈扁根管，颊舌侧呈红褐色，中部见分离器械。超声 ET25 将分离器械断端周围的牙本质去除后，振荡至分离器械松动、旋转，超声工作尖逐渐楔入根管壁与分离器械间空隙的过程中，分离器械会从根管中松解而取出。测长根方分离器械 11mm，DOM 下观察见分离器械表面光滑，质地柔软，疑为银尖类器械。推测该器械可能在冠部螺纹桩就位时将其推出根尖孔而形成器械分离影像。

三、根管内充填物的去除

该病例远中根管为分离器械，而近中根管口为树脂充填物直达根管口下方 2mm 处，采用显微超声技术去除根管口充填物时需谨慎，避免造成根管穿孔。去除根管口内 2mm 树脂充填物后，探及 MB、ML 根管内牙胶充填物，采用 ProTaper Universal Retreatment File 再治疗锉 D1 ~ D3 去除上段牙胶充填物，#8 C 锉疏通根管。ProTaper Universal 系统是专门针对去除根管内充填物而设计的 3 支再治疗锉 D1、D2 和 D3，用于去除根管冠 1/3、中 1/3 及根尖 1/3

笔记

区域的充填物。D1 具有切削力的尖端和切割刃，便于穿透根管内充填材料。D2、D3 的尖端不具切削力，从而可减少穿孔、根管台阶等并发症的发生。大锥度的设计使 D1、D2、D3 在去除牙胶尖的同时，亦可切削表层部分牙本质，有利于根管的清洁与成形。

显微根管治疗技术是现代根管治疗中的重要技术手段。DOM 运用于根管再治疗，可提供充足的照明和良好的放大效果，术者可直接观察根管系统，在良好的视野下进行操作，结合显微超声技术和根管再治疗器械的应用，能更加有效地取出根管内的分离器械，去除根管内充填物，进行彻底、完善的根管清理、消毒与成形，从而为根管再治疗的难点病例提供有效的治疗途径。

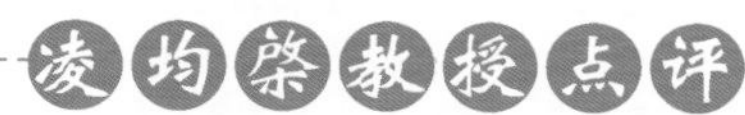

该病例为左下第一磨牙分离器械的根管再治疗，X 线根尖片和 CBCT 显示远中根管内有长约 11mm 的分离器械，近中根管为树脂和牙胶充填物。采用显微根管非手术再治疗技术，通过 DOM 的放大和照明作用，可直接观察根管系统，在良好的视野下进行操作，结合显微超声技术和根管再治疗器械的应用，能更加有效地取出根管内的分离器械，去除根管内充填物，进行彻底、完善的根管清理、消毒与成形，达到良好的治疗效果。

（黄湘雅）

参考文献

1. Hargreaves MK，Berman HL. Cohen's pathways of the pulp expert consult. 11th ed. St. Louis：Mosby，2015.

2. Wei X, Ling J, Jiang J, et al. Modes of failure of ProTaper nickel-titanium rotary instruments after clinical use. J Endod, 2007, 33 (3): 276 – 279.

3. Panitvisai P, Parunnit P, Sathorn C, et al. Impact of a retained instrument on treatment outcome: a systematic review and meta-analysis. J Endod, 2010, 36 (5): 775 – 780.

4. Nevares G, Cunha RS, Zuolo ML, et al. Success rates for removing or bypassing fractured instruments: a prospective clinical study. J Endod, 2012, 38 (4): 442 – 444.

057 37 根管内分离器械显微非手术再治疗结合 CAD/CAM 修复

病历摘要

患者为 19 岁女性，主诉左下后牙牙体缺损 1 年，外院根管治疗时出现器械分离。

患者于 1 年前发现左下后牙缺损，逐渐增大，1 个月前在外院行根管治疗出现器械分离后，一直觉患牙咬合不适，要求取出分离器械，重新根管治疗，无自发痛，无冷热刺激痛。否认重大疾病史和过敏史。检查见 37 牙轻度叩痛，近舌𬌗面见白色补料，缺损处平龈，冠周牙龈正常（图 57 – 1A）。X 线片：37 近中根管下 1/3 端内见高密度阻身影像，根尖未见明显阴影（图 57 – 1B）。

诊断：37 牙体缺损、根管内器械分离。

治疗：患者要求取出左下后牙分离的器械，结合患者意愿，并

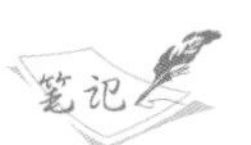

告知取分离器械时可能会出现的并发症，患者知情同意。去除37牙暂封材料，制作近舌缺损处树脂假壁，上橡皮障，显微镜下探查到近颊根管内有分离器械（图57－1C），对近舌根管和远中根管使用15号K锉确定工作长度，ProTaper Next根备至X3，近舌根管和远中根管采用热熔牙胶加iRoot SP糊剂根充（图57－1D）。显微镜下用ET20超声工作头去除近颊根管内分离器械上端少许牙本质组织，顺器械表面进入根管壁弯曲内侧，形成小微隙，超声工作头插入微隙中，使用小功率震动，直至分离器械松动、游离、震出（图57－1E～图57－1H）。再用#15 K锉确定工作长度，根备至X3，近颊根管热熔牙胶加iRoot SP糊剂根管充填（图57－1I），X线片检查显示根管恰填（图57－1J）。髓腔超声清洗，涂粘接剂，SDR树脂充填，调𬌗抛光（图57－1K）。

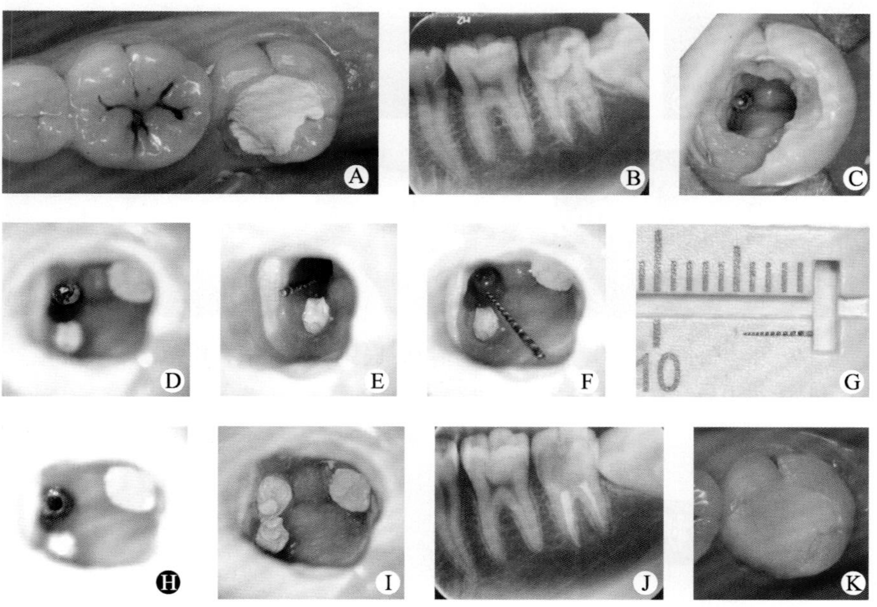

A. 治疗前；B. 术前X线片；C～H. 取出分离器械；I. 根管充填；J. 根充X线片；K. 玻璃离子暂封。

图57－1　患者术前和根管治疗

2个月后复诊，37无明显不适，overlay高嵌体预备（图57－2A），CAD/CAM光学取模，CEREC软件设计（图57－2B、图57－2C），使用优韧瓷研磨，旋风轮抛光（图57－2D），上橡皮障，使用3M八代粘接剂加绿巨人双固化树脂水门汀粘接，口内调𬌗，再次使用旋风轮修复体口内抛光（图57－2E～图57－2G）。1年半后复诊，患牙无不适，37牙修复体完好，牙龈无红肿，X线片：37牙根充严密，根尖无阴影（图57－2H、图57－2I）。

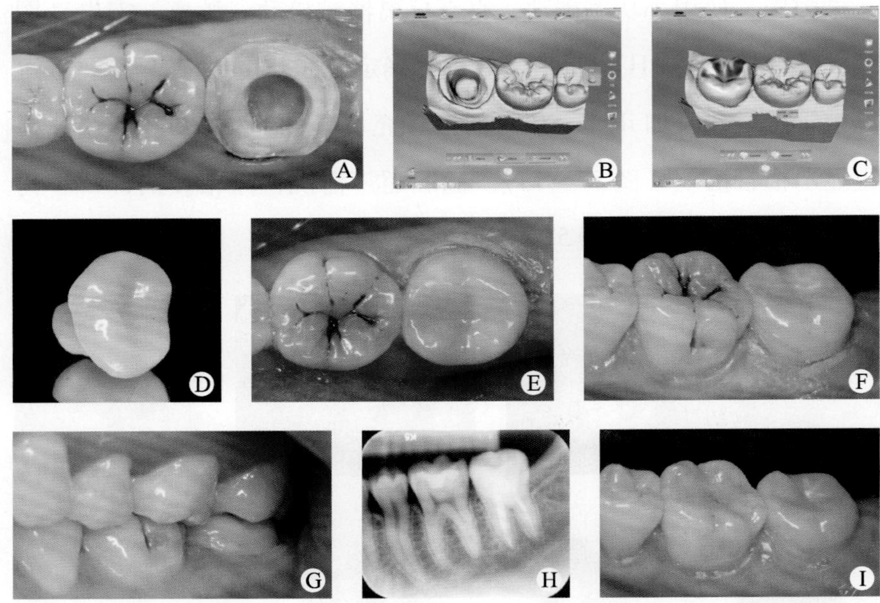

A. 牙体预备；B、C. 扫描和设计；D. 嵌体制作完成；E～G. 粘接完成；H、I. 1年半后复查X线片及口内照。

图57－2 牙体修复

病例分析

一、器械分离

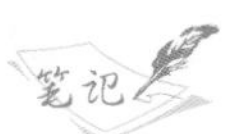

器械分离是根管治疗的并发症之一，发生率为0.5%～5.0%，主要由细小弯曲钙化根管解剖形态复杂、根管锉疲劳、操作方法不

当等因素引起。分离器械的取出是难点，根管内分离器械取出的成功率为55%~79%，取出分离器械需要牙科显微镜、超声工作尖、橡皮障、套管系统等。器械分离是否取出存在一定争议，分离器械不取出，根管内感染不易清除；分离器械取出时切削牙本质，会破坏牙本质壁，降低牙根抗折力，甚至出现根管侧穿。Panitvisai 等人在 MEDLINE 数据库查询1966—2009 年关于器械分离的文献，通过 Meta 分析总结出分离器械保留在根管内时根管治疗的成功率：有根尖病变和无根尖病变分别为 80.7% 和 92.4%，总的根管治疗成功率为 87.2%，他们认为分离器械保留在根管内不会明显影响根管治疗的成功率。Fu 等人对 102 例发生器械分离的病例进行 12~68 个月的随访研究，分离器械取出患牙愈后较佳，但和分离器械未取出的愈后没有明显统计学意义。Madarati 等人在总结器械分离的文献中提出，当根管治疗发生器械分离时，最好还是要取出分离器械，以便彻底去除根管内感染物质，进行有效的根管清理成形。

分离器械是否取出和能否取出要取决于多方面因素，如牙位、分离器械的材质类型和长短、根管中位置、根管弯曲度、根管截面形态、根管壁厚度等。根管中上段的分离器械取出较易，要求尽量取出，便于根管下段感染的清除；位于根管中下段的分离器械取出有一定难度，取出时可能会切削更多的牙本质，分离器械位于根尖区，也可以考虑先保留，进行观察，若无症状可考虑不取出，当作充填物保留在根管内。如果根尖区有感染、分离器械已引起患牙不适，还是需要试着取出，必要时考虑根尖手术。该病例根管内分离器械位于根尖区，虽然未超出根尖孔，但已引起患牙不适，患者有强烈取出愿望，最终通过显微超声技术顺利取出分离器械。

二、修复方案的选择

根管治疗后的患牙修复方法主要有直接充填术，嵌体 inlay、

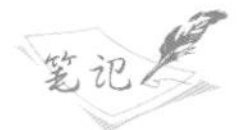

onlay、overlay 和全冠修复。下颌第二磨牙有时因为临床牙冠较短，全冠修复不易获得良好固位，采用 overlay 修复方式。该病例因为牙冠短，利用髓腔固位的 overlay 进行修复，恢复患牙形态和功能。髓腔固位的 overlay 有时称为髓腔固位冠（endocrown），是目前临床上牙体缺损较常见的一种修复方式，主要针对临床牙冠短、冠部牙体缺损较大的后牙采用的一种相对微创的修复方式，有对接式和包绕式两种修复类型。目前髓腔固位的深度也存在一定争论，髓腔固位过深，修复体对髓腔侧壁产生较大的应力区，有潜在牙折风险；髓腔固位过浅，不能达到有效的固位。目前部分研究倾向于认为 2mm 的髓腔固位深度比较理想，这种深度既能达到一定固位作用，又不会对髓腔侧壁产生明显应力集中。优韧瓷是一种纳米复合陶瓷材料，具有非常好的韧性，类似牙本质弹性模量，利于应力缓解，可减少修复体对髓腔侧壁的应力，降低牙折的可能性，比较适合利用髓腔固位的 overlay 修复。

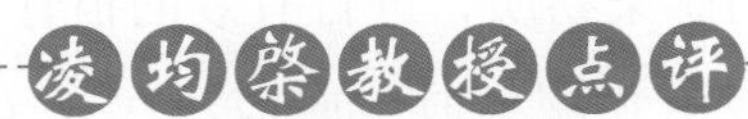

根管内折断器械取出的成功率为 55% ~79%，对于器械分离的患牙，我们要根据具体情况进行分析，根管分离器械取出或多或少会对根管造成一定的损伤，分离器械取出对医师的技术、经验、仪器、设备都要有一定的要求，取分离器械需要进行综合评估，包括术前 X 线片或 CBCT，了解折断器械在根管内的位置、深度、长度，以及根管壁厚度和根管弯曲度、取出后的治疗效果和预后等。对于不易取出的分离器械，不要盲目操作，以免导致难以补救的损伤，有时保留在根管内也是一种可选方式。

（童忠春）

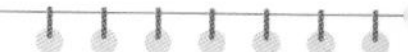

参考文献

1. Panitvisai P, Parunnit P, Sathorn C, et al. Impact of a retained instrument on treatment outcome: a systematic review and meta-analysis. J Endod, 2010, 36 (5): 775 – 780.

2. Fu M, Zhang Z, Hou B. Removal of broken files from root canals by using ultrasonic techniques combined with dental microscope: a retrospective analysis of treatment outcome. J Endod, 2011, 37 (5): 619 – 622.

3. Madarati AA, Hunter MJ, Dummer PM. Management of intracanal separated instruments. J Endod, 2013, 39 (5): 569 – 581.

4. Varlan C, Dimitriu B, Varlan V, et al. Current opinions concerning the restoration of endodontically treated teeth: basic principles. J Med Life, 2009, 2 (2): 165 – 172.

5. Magne P, Carvalho AO, Bruzi G, et al. Influence of no-ferrule and no-post buildup design on the fatigue resistance of endodontically treated molars restored with resin nanoceramic CAD/CAM crowns. Oper Dent, 2014, 39 (6): 595 – 602.

6. Forberger N, Göhring TN. Influence of the type of post and core on in vitro marginal continuity, fracture resistance, and fracture mode of lithia disilicate-based all-ceramic crowns. J Prosthet Dent, 2008, 100 (4): 264 – 273.

7. Belli R, Wendler M, de Ligny D, et al. Chairside CAD/CAM materials. Part 1: Measurement of elastic constants and microstructural characterization. Dent Mater, 2017, 33 (1): 84 – 98.

8. Wendler M, Belli R, Petschelt A, et al. Chairside CAD/CAM materials. Part 2: Flexural strength testing. Dent Mater, 2017, 33 (1): 99 – 109.

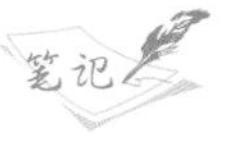

058 16 和 17 慢性根尖周炎伴髓底穿孔显微根管再治疗

病历摘要

患者为52岁女性，主诉右上后牙咬物疼痛3月余，外院行根管治疗多次未愈，今于我科就诊。

否认重大疾病史和过敏史。检查见16、17 殆面暂封材料，叩痛(+)，无松动，16 颊侧探及根分叉。X线片：16见根管内稀疏充填物影，髓底低密度影，疑似髓底穿通，根尖周低密度影，近中牙周膜稍增宽；17根尖低密度影（图58－1A）。CBCT：16髓室底部穿通，16、17根尖区低密度影（图58－1B、图58－1C）。

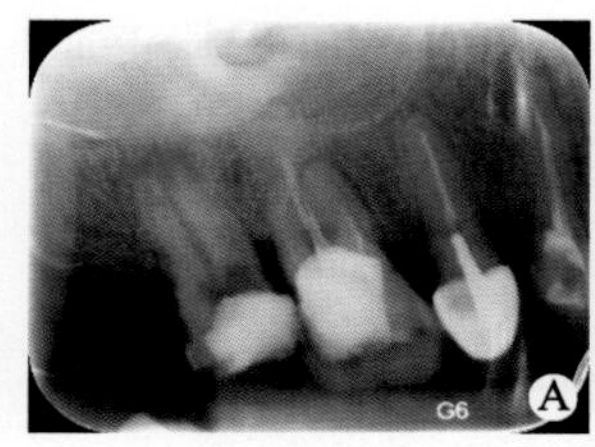

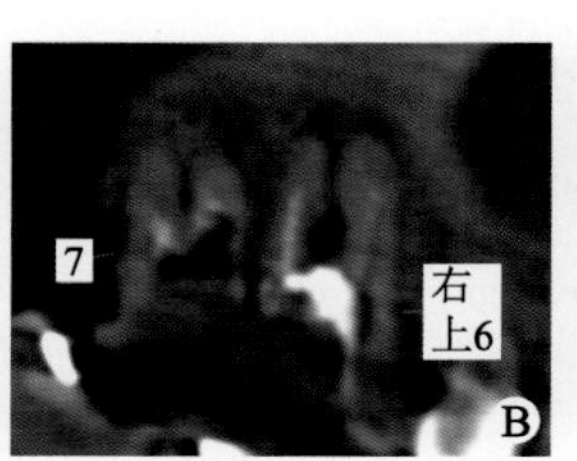

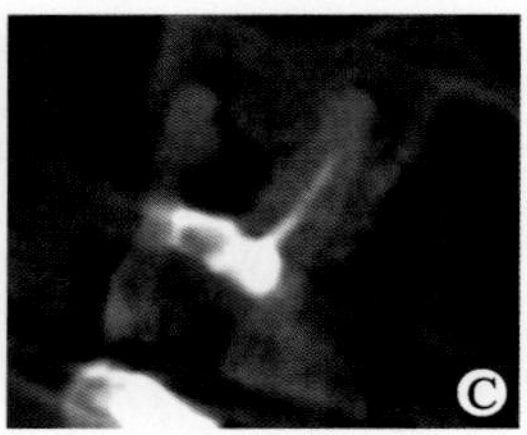

A. X线片；B. CBCT矢状位图像；C. CBCT冠状位图像。

图58－1 16、17术前影像检查

诊断：16慢性根尖周炎、髓底穿孔；17慢性根尖周炎。

治疗：结合患者意愿和患牙情况，拟行16、17显微根管再治疗。橡皮障隔离，DOM下去除17暂封物，揭全髓顶，DOM下探查三根管，见远颊根尖孔破坏，根管预备，1% NaOCl与17% EDTA

笔记

交替冲洗，超声荡洗，干燥，DOM 下髓底如图 58－2A，封氢氧化钙。复诊试尖（图 58－2B），根充（图 58－2C），X 线片：17 恰填（图 58－2D）。

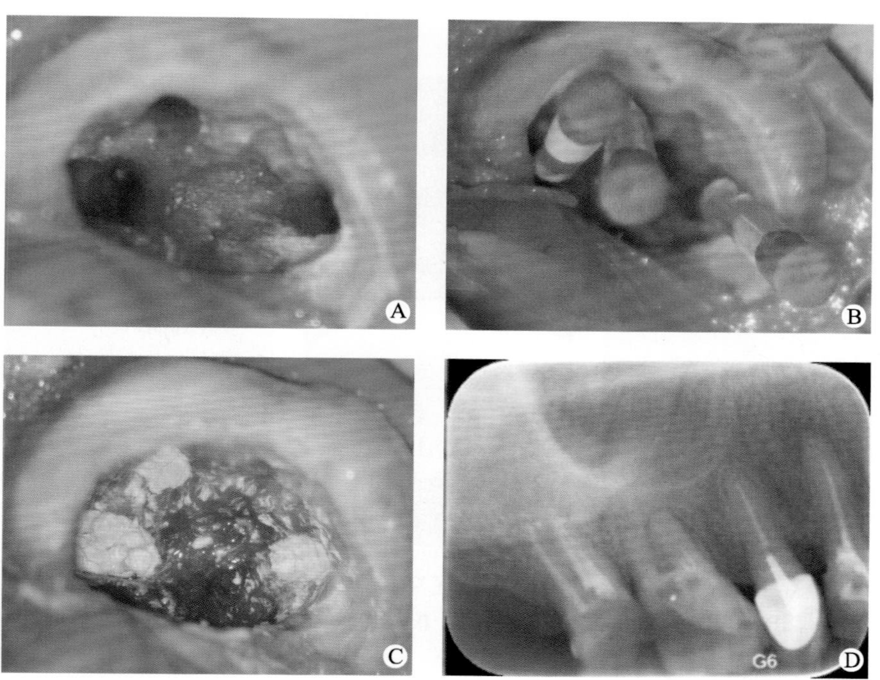

A. 根管预备后髓底照；B. 试主牙胶尖；C. 根充后髓底照；D. 根充后 X 线片。

图 58－2　DOM 下 17 治疗过程

橡皮障隔离，DOM 下去除 16 暂封物，揭全髓顶，DOM 下探及四根管口，见近颊和远颊根管口之间髓底穿孔，通畅 MB_2，根管预备，1% NaOCl 与 17% EDTA 交替冲洗，超声荡洗，干燥，DOM 下髓室底如图 58－3A，根管和髓腔内封氢氧化钙。复诊试尖（图 58－3B），根充（图 58－3C），iRoot BP Plus 修补髓底穿孔（图 58－3D）。X 线片：16 恰填，底穿处修补完成（图 58－3E）。1 天后复诊，无诉不适，去除暂封物，见 iRoot BP Plus 修补材料未完全封闭穿孔，且与颊面根分叉相通，清理后再次予 iRoot BP Plus 修补

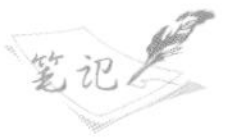

(图 58－3F)。1 周后复查，iRoot BP Plus 硬固，封闭良好。1 个月后行冠修复。术后 5 年复查，患者无诉不适，口内照（图 58－4A）16 和 17 冠修复完整，边缘密合，X 线片（图 58－4B）示根尖周情况良好。

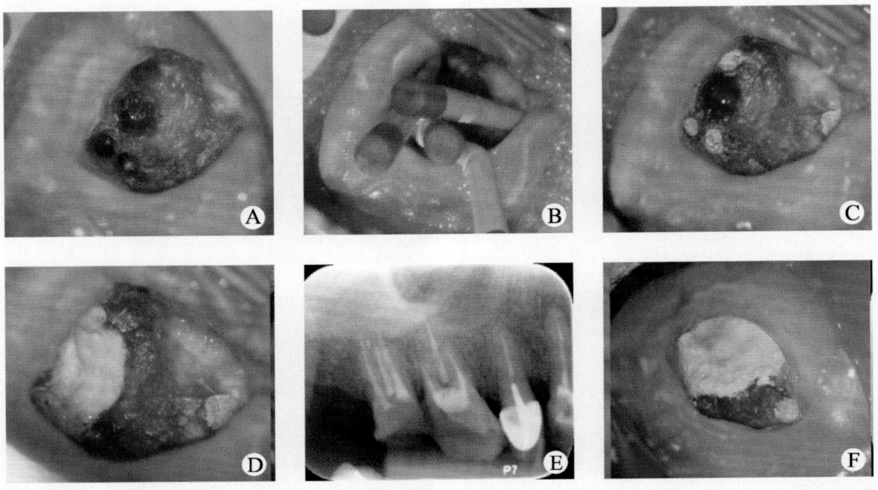

A. 近颊和远颊根管口之间见髓底穿孔；B. 试尖；C. 根充后髓底照；D. 行 iRoot BP Plus 髓底穿孔修补；E. 根充后 X 线片；F. 16 再次行 iRoot BP Plus 修补。

图 58－3 DOM 下 16 治疗过程

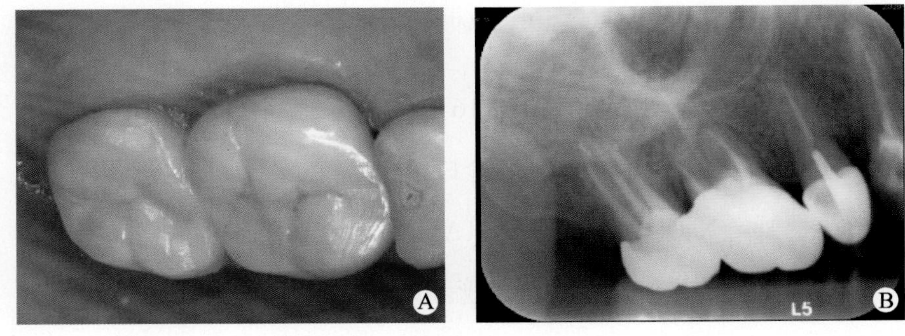

A. 术后 5 年复查口内照；B. 术后 5 年复查 X 线片。

图 58－4 术后 5 年复查

笔记

病例分析

一、根管再治疗

具有以下问题的患牙，应考虑根管再治疗：①根管治疗后，临床症状及根尖病变不消退，怀疑有侧支根管或细窄根管遗漏；②X 线片显示根充欠填或超填，临床症状及根尖病变不消失；③以前根管治疗的不完善可能使修复治疗失败。该病例中患牙已于外院多次行根管治疗而未愈，X 线片见根管内稀疏充填物影，髓底疑似穿通，属于根管再治疗的患牙。

微生物持续感染是导致根管治疗失败的主要原因，粪肠球菌被推测是持续性或继发性根管内感染的主要致病菌之一。根管再治疗成功的关键在于彻底清理根管和保持根管原解剖形态。该病例中，首次根管治疗时 17 远颊根管过度预备，导致其根尖孔破坏，增大了再治疗的难度。若再治疗过程中发现根尖孔已破坏至#50 以上，建议行根尖屏障，该病例预备完成后根尖直径为#40，因此仍进行常规根管充填。为达到彻底清理根管、控制感染的目的，我们采用橡皮障隔离患牙，1% 的 NaOCl 与 17% 的 EDTA 交替冲洗，超声荡洗，并行氢氧化钙诊间封药。

二、iRoot BP 作为穿孔修补材料的应用

iRoot BP 是色泽稳定的白色亲水性修复材料，由直径为 10 ~ 50nm 的均质纳米颗粒组成，主要成分包括硅酸钙、氧化锆、氧化钽、硫酸钙、过磷酸钙增稠剂和填料。相比于临床常用的髓室底穿孔修补材料 MTA，iRoot BP 应用于髓室底穿孔修补时操作性能优于 MTA。细胞活性分析证实，iRoot BP 的组织相容性良好，且细胞毒

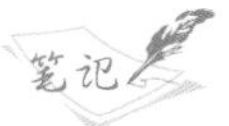

性低，可应用于髓室底穿孔和根管侧穿的修补。此外，iRoot BP 还具有促进生物矿化、诱导牙髓及牙周组织再生、临床操作简单快捷等特点。因 iRoot BP 和 iRoot BP Plus 临床使用时间较短，其应用于髓室底穿孔和根管侧穿修补的临床研究报道仍较少，临床疗效还需进一步观察。

三、髓底穿孔治疗方案的选择

髓底穿孔首选在 DOM 下采用非手术修补。首先，清理穿孔区，必要时使用超声器械清理以去除穿孔周围潜在感染的牙本质，如果穿孔区较小，可用 NaOCl 溶液冲洗消毒，穿孔区较大则采用生理盐水代替。穿孔出血可采用明胶海绵、硫酸钙及氢氧化钙止血，但避免采用硫酸铁类收敛剂，因为其产生的血凝块会导致细菌生长并影响材料封闭性能。术区准备工作完成后，视穿孔大小采取两种路径进行修补：①若穿孔范围较小，则先修补穿孔，再完成根管治疗；②若穿孔范围较大且接近或波及根管口，则先完成根管充填，再修补穿孔。为确保修补材料厚度，根管充填材料应位于穿孔点根方以下 1 ~ 2mm。穿孔修补后建议常规制作冠部屏障，包括根管内屏障，最大限度降低由于冠方微渗漏导致治疗失败的发生率。该病例由于髓底穿孔较大，且与患牙颊面根分叉相通，首次修补封闭失败，进行了再次修补，确保严密的封闭。术后冠方亦予良好的全冠修复，术后 5 年美观功能均良好。

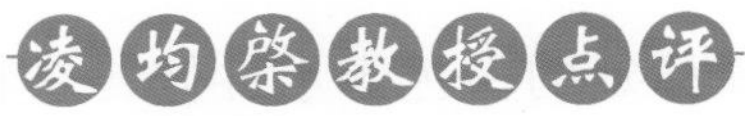

严格的感染控制及严密的三维充填是根管治疗成功的关键，但如果髓腔硬组织的完整性不复存在，则充填效果难以保障。临床上，髓腔穿孔是组织完整性被破坏的主要表现形

笔记

式。医源性髓腔穿孔的发生率为2%～12%，其中，47%的医源性穿孔与牙髓治疗有关，53%与修复治疗，特别是桩冠修复有关。临床操作中，医师应在术前对患牙进行充分评估，把握其髓室和根管的位置、方向及钙化程度等解剖特点，并正确选择治疗器械和技术，防止医源性髓腔穿孔的发生。

（麦　穗）

参考文献

1. 刘红艳，凌均棨. 再感染根管内粪肠球菌生物膜的研究进展. 国际口腔医学杂志，2009，36（5）：540－543.
2. 李羽弘，韦曦. iRoot BP 和 iRoot BP Plus 应用于牙髓治疗的研究现状. 中华口腔医学研究杂志（电子版），2016，10（3）：208－211.
3. Jeevani E，Jayaprakash T，Bolla N，et al. Evaluation of sealing ability of MM-MTA，Endosequence，and biodentine as furcation repair materials：UV spectrophotometric analysis. J Conserv Dent，2014，17（4）：340－343.
4. Samyuktha V，Ravikumar P，Nagesh B，et al. Cytotoxicity evaluation of root repair materials in human-cultured periodontal ligament fibroblasts. J Conserv Dent，2014，17（5）：467－470.
5. Shokouhinejad N，Nekoofar MH，Razmi H，et al. Bioactivity of EndoSequence root repair material and bioaggregate. Int Endod J，2012，45（12）：1127－1134.
6. 凌均棨. 显微牙髓治疗学. 北京：人民卫生出版社，2014.

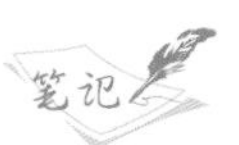

059 47 器械分离显微超声取出术

病历摘要

患者为28岁女性，数周前于外院诊断为47慢性牙髓炎，根管治疗期间发生器械分离，无诉不适，现至我科就诊。

否认重大疾病史和过敏史。检查见47 殆面暂封物，无叩痛，无松动，未探及牙周袋，46残根（图59－1A）。X线片：47远舌根管（结合临床探查）根尖1/3段高密度阻射影，根尖周未见明显异常（图59－1B）。

诊断：47根管治疗并发症（器械分离）。

治疗：结合患者意愿和患牙情况，提出以下方案。①旁路法绕过分离器械后行根管治疗；②显微超声技术取出分离器械后行根管治疗。患者选择方案②，拟DOM下取出47远舌根管内分离器械，根管治疗后行树脂粘接修复。47橡皮障隔离，去除暂封物，揭全髓顶，DOM下探及4个根管口（DL、DB、ML、MB），探查根管，确定分离器械位于DL，GG扩孔钻形成直线通路，暴露分离器械断面，超声尖环绕分离器械逆时针转动，去除分离器械周围部分牙本质，超声工作尖如图59－1C、图59－1D所示，超声锉结合超声冲洗将其从根管内松解取出（图59－1E）。取出的分离器械长约2.5mm（图59－1F），术中X线片：DL根管内高密度影消失（图59－1G）。疏通各根管至工作长度，镍钛器械机动根管预备，3% NaOCl和17% EDTA交替冲洗，根管预备完成后DOM

下髓底如图 59－1H。试尖（图 59－1I）、拍 X 线片（图 59－1J）。iRoot SP 和牙胶进行根管充填（图 59－1K）。术后即刻 X 线片示恰填（图 59－1L）。

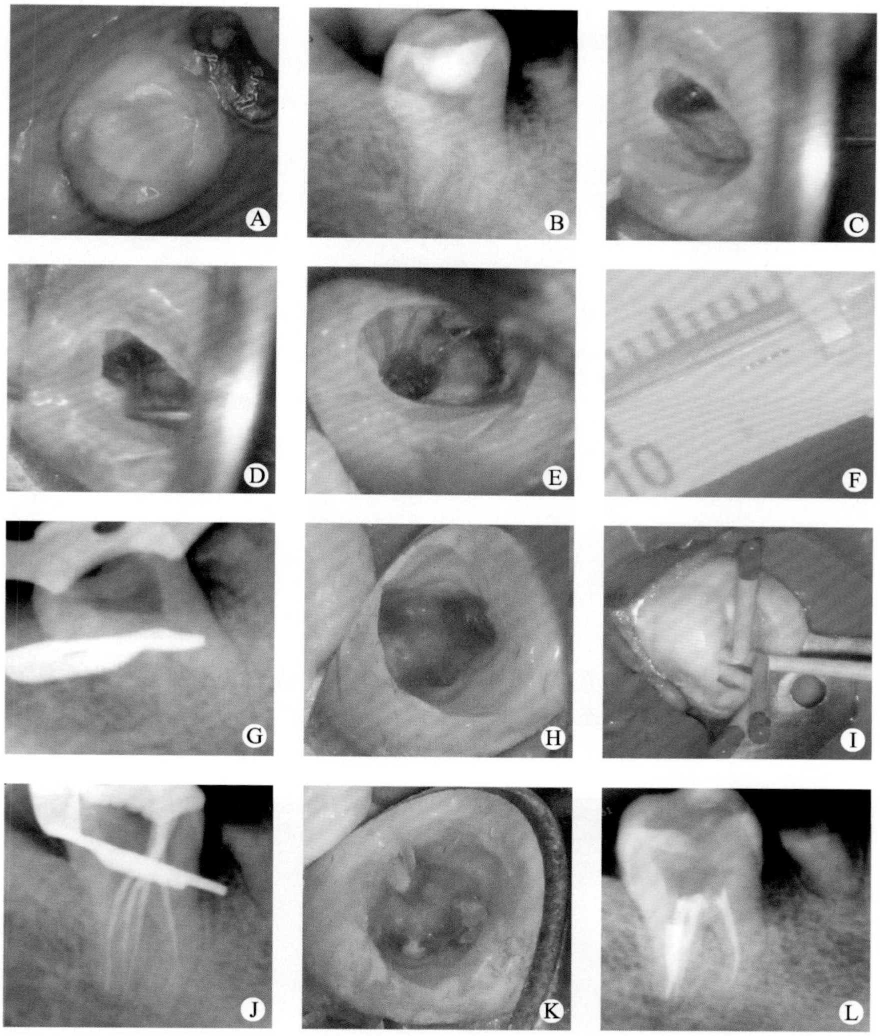

A. 治疗前口内照；B. 治疗前 X 线片；C. 暴露 DL 内分离器械断面；D. 超声尖逆时针转动；E. 分离器械松解取出；F. 分离器械体外照；G. 术中取出分离器械后 X 线片；H. 根管预备后髓底照；I、J. 试尖；K. 根管充填；L. 术后 X 线片。

图 59－1　分离器械取出和根管治疗过程

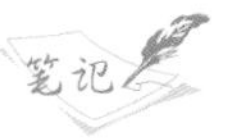

粘接后流体树脂封闭根管口及髓腔（图 59－2A），选择性酸蚀（图 59－2B），粘接（图 59－2C），牙本质树脂堆塑牙本质核（图 59－2D），釉质树脂堆塑咬合面外形（图 59－2E），调𬌗抛光，最终修复体如图（图 59－2F）。术后 1 个月复诊见图 59－3A、图 59－3B。

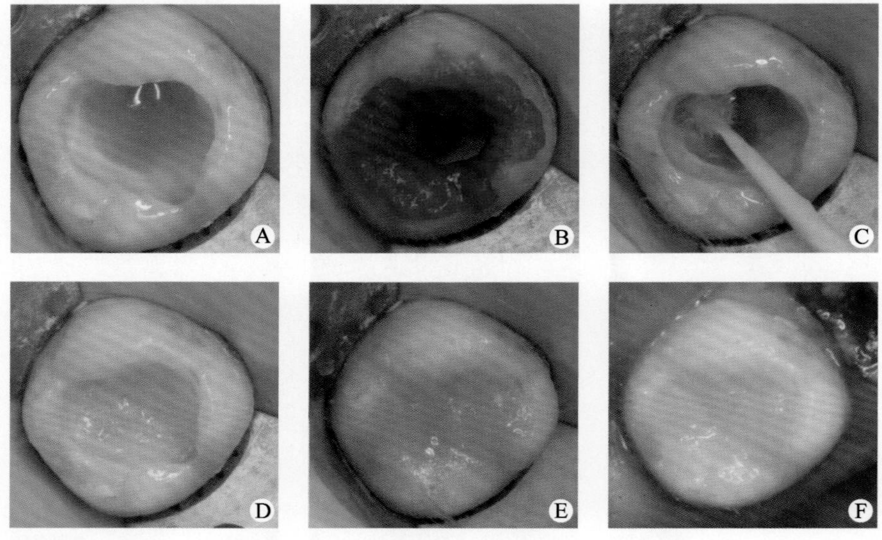

A. 流体树脂封闭根管口；B. 选择性酸蚀；C. 粘接；D. 堆塑牙本质核；E. 釉质树脂堆塑𬌗面形态；F. 术后口内照。

图 59－2 根管治疗后树脂修复过程

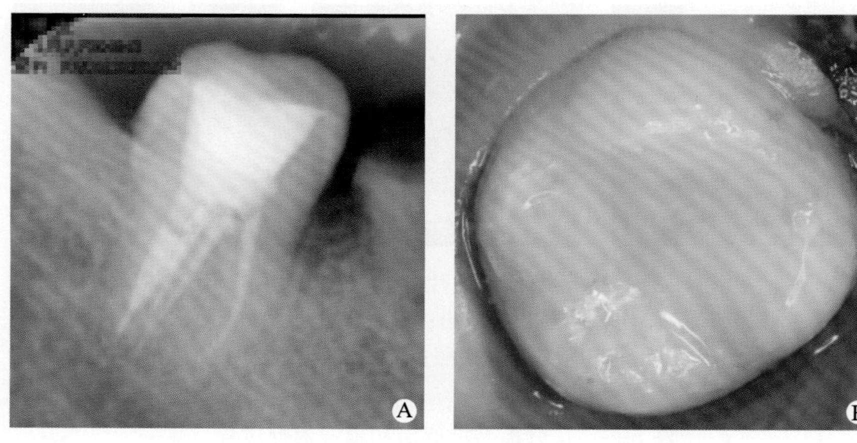

A. 术后 1 个月复诊 X 线片；B. 术后 1 个月复诊口内照。

图 59－3 术后 1 个月复查

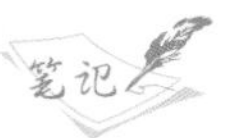

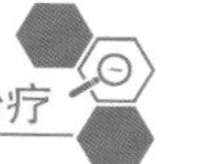

病例分析

一、器械分离的类型和影响因素

根据分离器械轴位面的显微特征及断裂力学的角度，器械分离包括疲劳分离（fatigue separation）和扭矩分离（torsional separation）两类。疲劳分离是器械在根管内连续旋转的情况下，对应根管弯曲部位的局部金属不断受到拉伸和压缩，积聚到一定程度而发生断裂，过度使用器械或消毒引起器械锈蚀是疲劳分离最常见的临床因素。扭矩分离的断端附近可见刃部螺纹松解或紧致、反向弯曲等变形缺陷，其原因是根管预备过程中，器械的某一部分嵌于根管壁中而器械继续旋转，超过金属弹性极限，产生塑性形变。研究表明，大部分镍钛器械分离是由疲劳分离引起的，但还有其他诸多因素也会影响镍钛器械分离的发生。

影响镍钛器械分离的因素很多，除所用器械系统、预备方法，根管解剖因素、操作者的经验等对器械分离率都有影响。根管预备器械变形，螺纹变稀疏被拉伸或者螺纹变密被压缩，再次应用时发生器械分离的概率非常高。弯曲钙化细小、根管口存在明显牙本质悬突、根尖段急弯的根管，1－2 型根管或主根管在根尖段突然分为数个根尖分歧，根管预备时器械易发生分离。另外，操作因素如开髓不充分导致髓室顶未完全去除、直线通路未建立、操作方法不当（旋转角度过大、用力过大、跳号扩锉等）也是导致器械分离的重要原因。

二、器械分离的预防

虽然文献报道中取出器械的方法很多，但普遍费时、成本高，

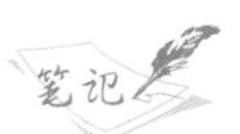

且受多种因素的影响并不能保证成功，还存在发生根管侧穿、器械再次折断的风险。因此，根管治疗过程中首先要采取措施，预防器械分离。

大量的研究分析了影响机用镍钛机动器械断裂的各种原因，发现扭转应力和疲劳应力是造成根管锉折断的主要原因，如果根管预备初期建立根管通路和根管口预敞，则可以明显降低机用器械折断的概率。因此，在临床根管预备前，建议先用#10 手用不锈钢 K 锉疏通根管，敞开根管口，建立器械进入根管内的通道；或者#10 K 锉疏通后用机用镍钛疏通锉（如 PathFile）建立疏通通道，再应用镍钛机动器械进行根管预备。

通畅的髓腔入口和根管通路是防止镍钛机动器械分离的重要环节。髓腔入口的制备包括冠部入口和根管入口，应有适宜的形状和大小，以保证器械循直线方向进入根管并达到根管弯曲部位，减少牙体冠部对器械的阻碍。使用小号手用锉或专用镍钛机动锉制备根管通路可有效减少镍钛器械在预备过程中受到的应力。在镍钛器械旋转过程中，应采用轻柔的引导手势，避免对器械进行根尖向的施力加压。保持大量冲洗，结合使用根管润滑剂，可防止操作过程中产生的牙本质碎屑阻塞根管，减少预备时根管壁与器械间的相互作用力。

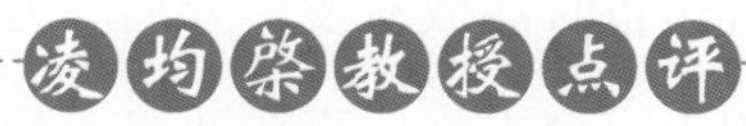

器械分离是根管治疗过程中较为常见的并发症，可造成根管堵塞，妨碍根管治疗的顺利进行，影响患牙的预后。在临床工作中应加强对根管解剖形态的认识、掌握器械的性能

笔记

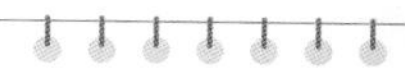

特征、遵循预备的技术规范，预防器械分离的发生，对于重度弯曲或解剖变异的根管，预备前应该进行细致的根管探查和疏通。器械分离一旦发生，立即拍摄患牙根尖 X 线片，必要时拍摄 CBCT，记录分离器械的类型及号码，根据器械分离的长度、位置、根管内感染状态等，评估非手术治疗的可能性，并选择合适方案。非手术治疗失败、患牙症状持续者，考虑行根尖手术、意向再植术或拔牙。

（麦　穗）

参考文献

1. Wycoff RC, Berzins DW. An in vitro comparison of torsional stress properties of three different rotary nickel-titanium files with a similar cross-sectional design. J Endod, 2012, 38 (8): 1118 – 1120.

2. Shen SM, Deng M, Wang PP, et al. Deformation and fracture of K3 rotary nickel-titanium endodontic instruments after clinical use. Int Endod J, 2016, 49 (11): 1088 – 1094.

3. Alfouzan K, Jamleh A. Fracture of nickel titanium rotary instrument during root canal treatment and re-treatment: a 5-year retrospective study. Int Endod J, 2017, 51 (2): 157 – 163.

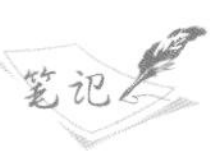

060 16 髓底穿孔及器械折断显微根管再治疗

病历摘要

患者为 27 岁男性，主诉右上后牙于外院治疗时髓底穿孔 1 周，转诊要求修补穿孔。

患者约 1 周前于外院行右上后牙根管治疗后烤瓷冠修复，在取桩道时操作不当导致髓底穿孔，现来我科就诊要求修补穿孔。否认重大疾病史和过敏史。术前 X 线片显示 16 已行根管充填，但根充不够致密（图 60 – 1A），临床检查见 16 牙体预备术后，叩痛(+)，无松动，龈无红肿，探查髓室底可见远颊根管口近中侧大小约 1.0mm × 1.5mm 的穿孔，探针可探入，少量渗血（图 60 – 1B）。17 船面大面积深龋，已穿髓，无明显探痛，叩痛(+)，无松动，温度刺激无反应，电活力测试无反应，X 线片示 17 根尖周暗影。

诊断：16 髓室底穿孔，MB_2 根管内器械分离；17 慢性根尖周炎。

治疗：向患者介绍患牙情况，拟保留 16，取出分离的器械，重行根管治疗，修补髓室底穿孔，17 根管治疗。16 橡皮障隔湿，DOM 下取出原根充物，疏通根管，同时探查到 MB_2 根管口被金属类异物堵塞，细小，似小号手用根管锉（图 60 – 2A）。充分预备和

清理根管（MB、DB 及 P），2.5% 的 NaOCl 冲洗髓腔和穿孔部位，根管内及髓腔封氢氧化钙，氧化锌水门汀暂封。1 周后复诊，去除氧化锌水门汀，去除根管内封药，吸干，热牙胶垂直加压充填法充填根管，将适量 MTA 粉末与无菌蒸馏水按比例调匀，将 MTA 置于髓室底穿孔处，轻轻加压，直至充填约 3mm 厚的 MTA，置一湿棉球于髓室内，氧化锌水门汀暂封，拍 X 线片确认根管充填质量和 MTA 充填质量（图 60－2B）。3 天后复诊，显微镜下确认 MTA 已完全硬固，超声锉工作尖逐步去除 MB_2 断针周围牙本质，暴露其上段，当断针有一定松动度后，将超声工作尖紧贴器械震动直至取出（图 60－2C），小号锉疏通 MB_2 并确定工作长度（图 60－2D），完成根管预备及充填（图 60－2E），氧化锌水门汀暂封。再次复诊时进行 17 根管治疗，完成后建议进一步行修复治疗。3 年后复查，患者无不适症状，16、17 均无叩痛及松动等，X 线片示 16 根尖周及髓室底未见异常（图 60－2F）。

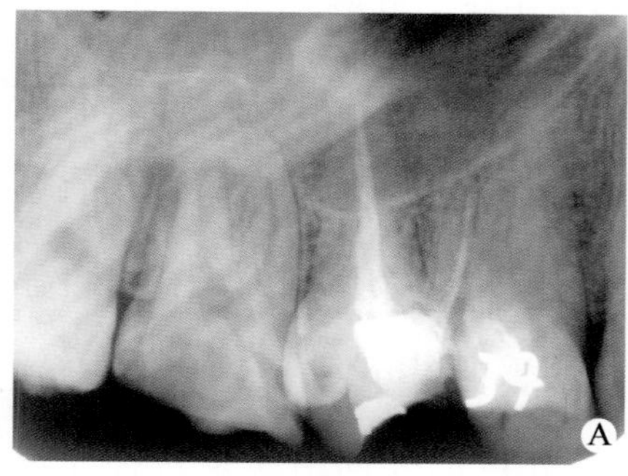
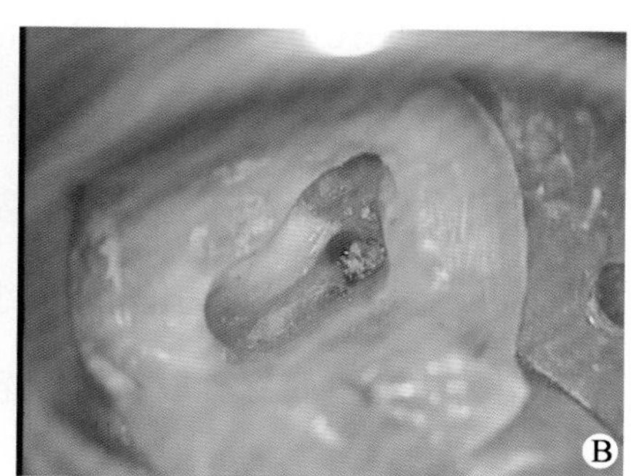

A. 术前 X 线根尖片；B. 显微镜下见髓室底穿孔。

图 60－1　患牙术前

笔记

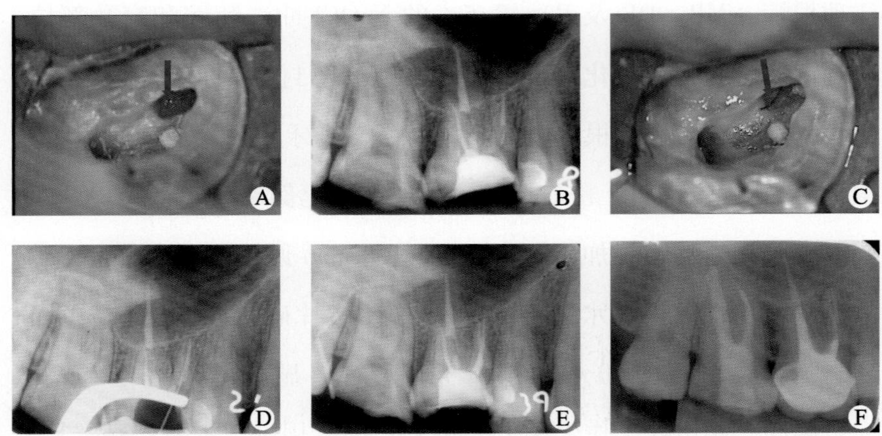

A. MB_2 根管口异物；B. MTA 充填髓室底穿孔；C. 取出 MB_2 根管内异物；D. 确定 MB_2 根管工作长度；E. 术后根尖片；F. 术后 3 年复查片。

图 60－2　患牙治疗中及术后

病例分析

一、磨牙髓室底穿孔的治疗

磨牙髓室底穿孔多为龋源性或治疗性造成的牙体组织缺损，与治疗相关的穿孔可发生于牙髓病治疗中去龋、开髓、寻找和扩大根管口、根管预备和桩冠修复牙体预备时，系术者对髓腔解剖不熟悉，操作失误或经验不足造成。髓室底穿孔患牙的预后与穿孔的新鲜程度、穿孔大小、穿孔处牙周组织损伤程度及使用的修补材料等因素相关。髓室底穿孔时，细菌较容易感染根分叉，这种感染一旦形成，较难得到有效控制。髓室底穿孔区的牙周组织是否存在炎症，以及如何消除炎症是髓室底穿孔修复的关键。髓室底穿孔修补越及时，其预后越好，尤其是穿孔面积较大的患牙。本病例穿孔面积小，转诊及时，根分叉区未发生明显炎症，采用 MTA 进行及时修复，取得了理想的疗效。

笔记

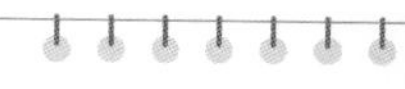

二、器械分离患牙治疗方案的选择

根管预备是根管治疗最重要的步骤之一，使用根管预备器械时，如果超过器械的弹性限度，或者根管过于细小弯曲，器械在根管内旋转时尖端被卡住，柄部仍在转动，器械就可能分离在根管中。器械分离于根管后通常以保守疗法为首选方法，若保守治疗失败再考虑外科手术治疗，甚至拔除。保守疗法主要包括：①完全取出分离器械；②在分离器械旁形成旁路通过，然后预备并充填至根尖；③对不能取出的分离器械，可作为根管充填物的一部分留在根管内。在取出分离器械前，必须做好充分的评估，包括：①根管的清洁程度。一般感染根管建议取出分离器械。②牙本质厚度。取出分离器械需要损失部分牙本质，根管壁的余留牙本质厚度是影响牙根抵抗力的重要因素，为防止充填时产生折裂或穿孔等并发症的发生，保留足够的牙本质厚度是十分必要的。如果牙本质厚度过小，取出分离器械则存在很大风险。③分离器械种类。镍钛合金在与超声器械接触时易发生二次分离，难度较大。④断端的位置。要取出分离器械，必须建立到达分离器械上部的直线通路，如果器械分离于弯曲根管的根尖部，则较难建立安全的通道，且分离器械移动可能造成器械超出根尖孔，风险较大。该病例中，分离器械位于根管上段，取出难度和风险较小，在 DOM 下采用超声器械顺利取出分离器械。

三、上颌磨牙近颊第二根管的检出及处理

上颌磨牙近中颊根第二根管（MB_2）又称上颌磨牙近中舌侧根管（ML）或上颌磨牙第四根管，根管治疗过程中遗漏 MB_2 是治疗失败的重要原因之一。离体牙研究中 MB_2 的发生率可高达 90% 以

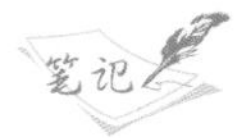

上，而临床研究中受患者依从性、患牙位置、髓腔增龄性变化、根管变异、操作者对根管系统解剖结构的认知及操作能力等因素影响，MB_2 的检出率相对较低。CBCT 能有效提高临床操作中 MB_2 的检出率，采用 CBCT 检测上颌第一磨牙 MB_2，发现率高达 92%。MB_2 易发生遗漏的主要原因为根管口隐蔽，根管细小弯曲，常发生钙化，疏通困难。在上颌磨牙的治疗过程中，通常需要在显微镜下去除 MB_2 根管口处的钙化物，采用小号锉仔细探查并逐步疏通。该病例患牙在前期治疗过程中，术者意识到 MB_2 的存在并进行了探查，但因根管细小，发生了器械分离。在上颌磨牙的根管治疗过程中应有意识地探查 MB_2，必要时采用显微镜、CBCT 等辅助手段，减少根管遗漏的发生，提高治疗成功率。

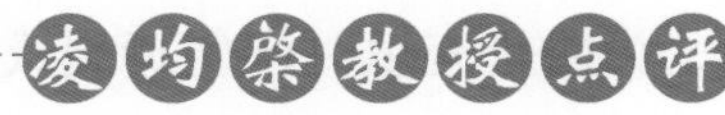

在根管治疗及冠部修复过程中可能发生器械分离、髓室或根管穿孔等并发症。影响髓室底穿孔患牙预后的关键因素包括穿孔的大小、治疗的及时程度和所选用的修补材料等，应熟悉髓腔解剖形态，尽量避免髓室底穿孔的发生。对根管治疗中发生的器械分离，应进行充分的术前评估，选择合适的处理方法，首选非手术治疗。

（徐　琼）

参考文献

1. Alsulaimani RS. Immediate and delayed repair of 2 sizes of furcal perforations in dogs' teeth using mineral trioxide aggregate cement. J Endod, 2018, 44 (6): 1000 - 1006.

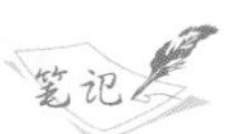

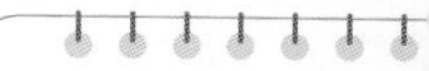

2. Madarati AA, Hunter MJ, Dummer PM. Management of intracanal separated instruments. J Endod, 2013, 39 (5): 569－581.
3. Solomonov M, Webber M, Keinan D. Fractured endodontic instrument: a clinical dilemma retrieve, bypass or entomb? J Mich Dent Assoc, 2015, 97 (9): 44－46.
4. Studebaker B, Hollender L, Mancl L, et al. A. The incidence of second mesiobuccal canals located in maxillary molars with the aid of cone-beam computed tomography. J Endod, 2018, 44: 565－570.

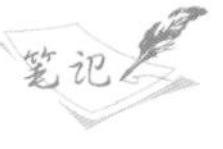

慢性根尖周疾病的显微牙髓外科治疗

061 21 牙髓钙化合并腭侧根尖囊肿的显微根管治疗与显微根尖手术联合治疗

病历摘要

患者为 32 岁女性，主诉左上前牙自发痛，伴腭侧牙龈红肿 3 天。

患者十余年前有上前牙外伤史，未予处理，近半年出现左上前牙反复疼痛，伴腭侧牙龈红肿，3 天前腭侧牙龈肿痛加剧，于外院行开髓治疗，诉根管钙化不通，故转诊至我科就诊。否认重大疾

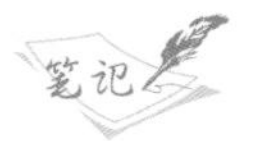

病史和过敏史。检查见 11、21 扭转，21 牙冠变色，腭侧开髓洞型髓腔开放，无叩痛，松动Ⅰ°，唇侧牙龈退缩至釉牙骨质界下 3mm，唇腭侧 PD 为 3mm；21 腭侧根尖处肿物，直径约 1.5cm，质软，无破溃（图 61－1A、图 61－1B）。X 线根尖片：21 开髓洞型，根中上段完全钙化，远中颈部牙体组织增生膨隆，根尖区透射影约 10mm 大小（图 61－1C）。CBCT 显示 21 根管形态异常，根管内钙化，远中牙骨质增生膨隆；根尖区囊性低密度影，约 8.7mm × 8.8mm × 5.4mm，腭侧骨板吸收变薄（图 61－1D～图 61－1F）。

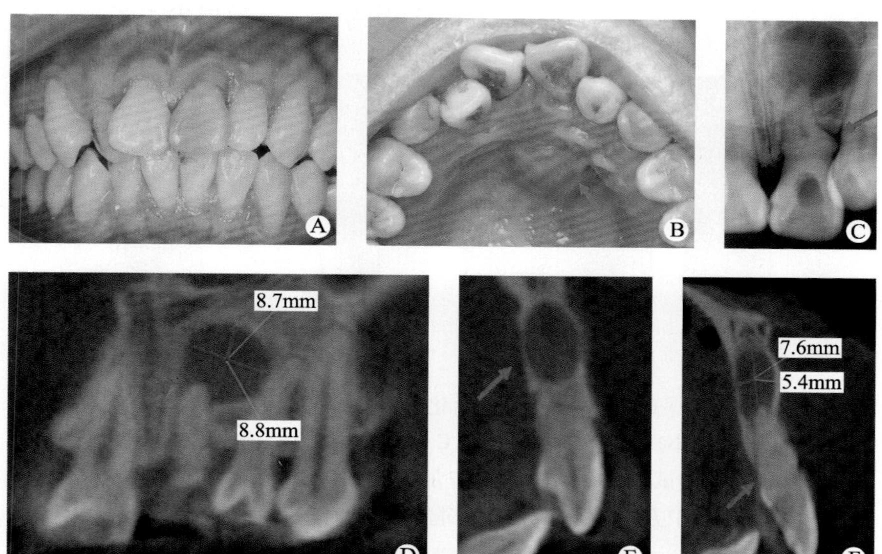

A. 口内照，可见 21 牙体扭转，牙冠变色，唇侧颈部牙龈退缩至釉牙骨质界下 3mm；B. 21 腭侧根尖处肿物（绿色箭头示），直径约 15mm，质软，无破溃；C. X 线根尖片示 21 开髓洞型，红色箭头示根中上段完全钙化，远中颈部牙体组织增生膨隆，根尖区透射影直径约 10mm；D. 21 CBCT 冠状位图，红色箭头示 21 根尖区囊性透射影，约 8.7mm × 8.8mm；E. 21 CBCT 矢状位图，红色箭头示 21 腭侧骨板吸收破坏；F. 21 CBCT 矢状位图，红色箭头示 21 根管形态异常，根管内钙化。

图 61－1　术前检查

诊断：21 根管钙化；腭侧根尖周囊肿。

治疗：结合患者意愿和患牙情况，拟行 21 显微根管治疗和显

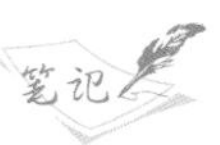

微根尖手术联合治疗。21 橡皮障隔离下于 DOM 下#10 C 锉探查，根管中段完全钙化（图 61 -2A），超声 ET25 去除中段钙化物，于根管中段探及细小狭窄根管通路，#10 C 锉疏通达根尖工作长度（图 61 -2B），ProTaper Universal NiTi 预备至 F3，5.25% 的 NaOCl 超声冲洗，Caviton 暂封氢氧化钙糊剂。2 周后复诊诉腭侧肿胀及疼痛缓解，21 橡皮障隔离下于 DOM 下行 5.25% NaOCl 超声冲洗干燥，F3 牙胶试尖（图 61 -2C），涂布 AH Plus 糊剂，热牙胶垂直加压根充，X 线根尖片示根中段根充材料向远中方向膨隆，与根面膨隆部位一致（图 61 -2D）。治疗后 2 周约诊行显微根尖手术。

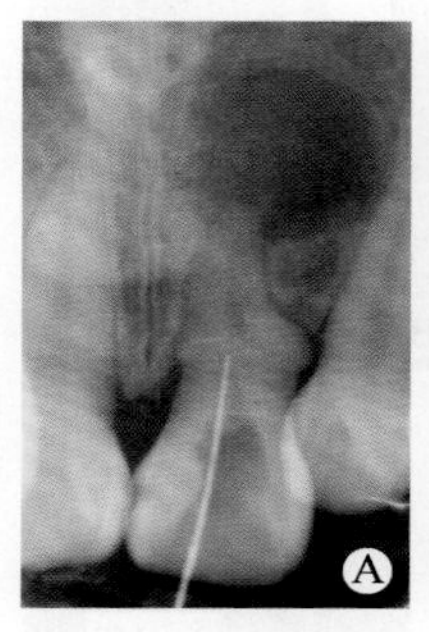

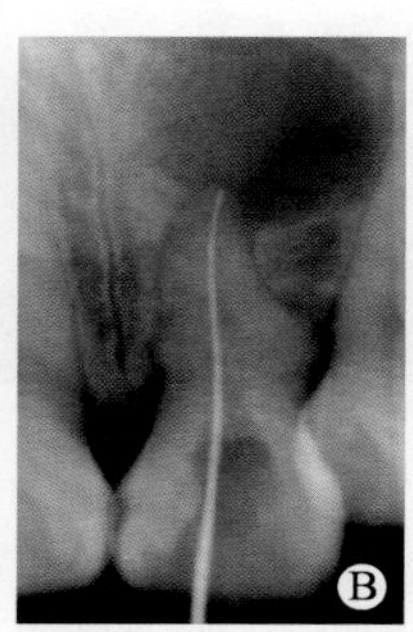

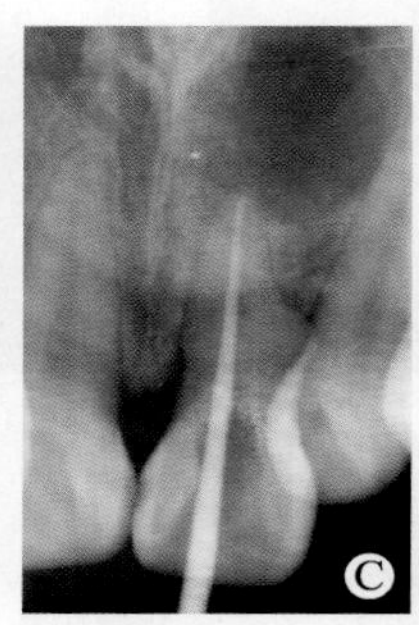

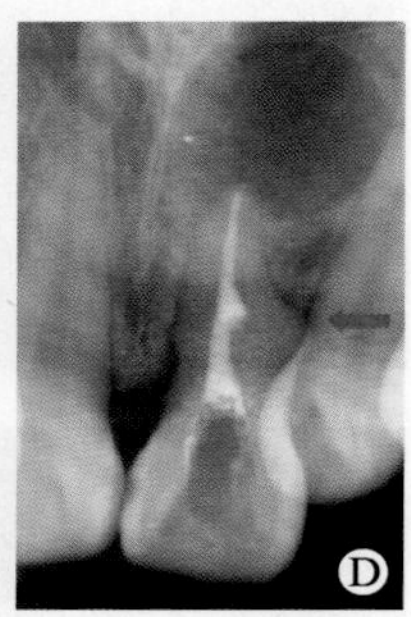

A. #10 C 锉探查示 21 根管中段钙化；B. 超声 ET25 去除中段钙化物，于根管中段探及细小狭窄根管通路，#10 C 锉疏通达根尖工作长度；C. 根管预备至 F3，F3 牙胶尖试尖；D. 热牙胶垂直加压根充 X 线根尖片，红色箭头示根中段根充材料向远中方向膨隆，与根面膨隆部位一致。

图 61 -2 显微根管治疗过程

显微根尖手术：1 个月后复查 21 腭侧根尖肿胀消退，根尖区扪诊质软。术区做保留龈乳头基底膜全厚黏骨膜瓣翻瓣，见 21 唇侧骨质完整，定位根尖位置（图 61 -3A），DOM 下高速手机去除唇侧根尖区骨质（图 61 -3B），暴露囊肿，囊壁较厚，完整刮除根尖周囊肿组织送病检（图 61 -3C），探查腭侧骨质部分缺损。暴露根尖区域，Impact Air 45°牙科仰角手机切除根尖 3mm（图 61 -3D），1% 的亚甲蓝染料涂布根尖截面 10 ~ 15 秒（图 61 -3E），冲洗后在高

笔记

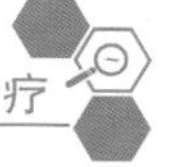

倍镜下观察截面，未见明显裂纹（图 61 –3F）。超声工作尖进行根尖倒预备（图 61 –3G），干燥窝洞后用微型充填器严密倒充填 MTA，刮除多余材料（图 61 –3H、图 61 –3I）。清理术区，腭侧及唇侧均放置胶原膜，组织瓣复位，术区悬吊缝合。

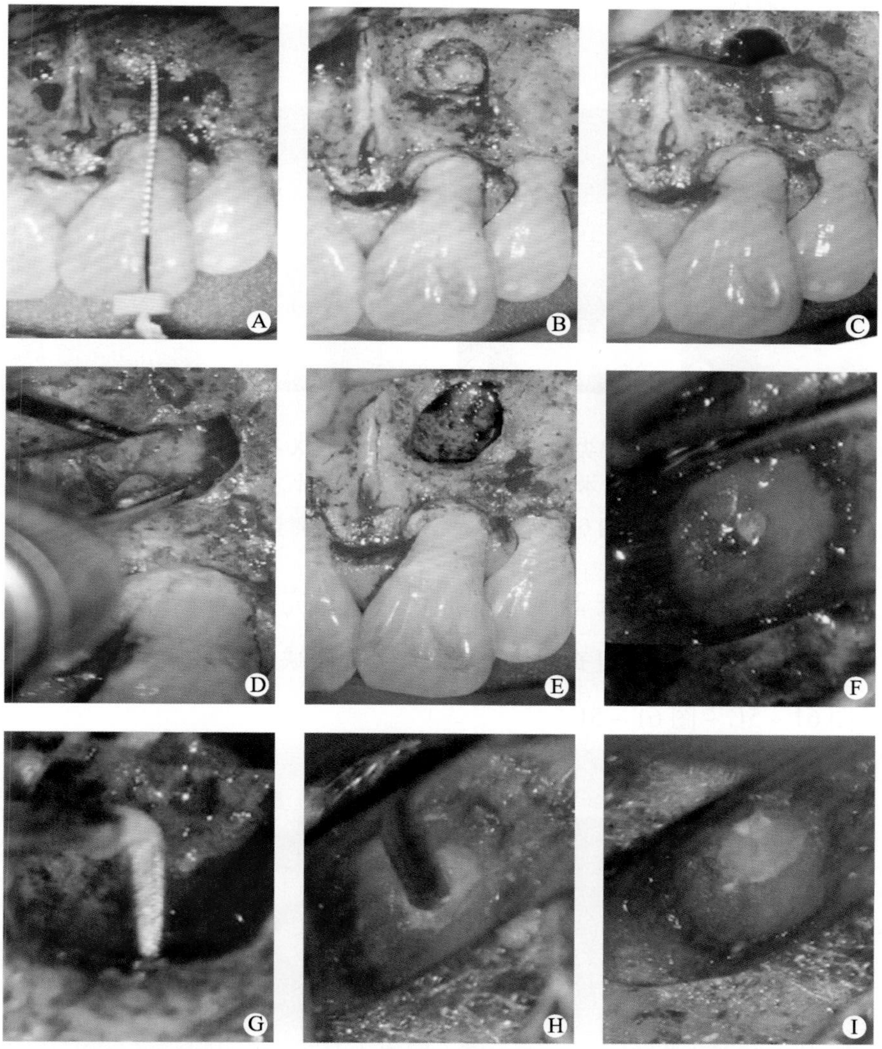

A. 翻瓣定位；B. 去骨；C. 刮除病变囊肿组织；D. 根尖切除 3mm；E. 亚甲蓝染色；F. 根尖染色显微放大图；G. 超声根尖倒预备；H. MTA 根尖倒充填；I. 根尖倒充填显微放大图。

图 61 –3　显微根尖手术过程

术后X线根尖片：根尖倒充填密实（图61－4A）。术后病理报告提示为21根尖周囊肿。术后定期复查：术后3个月、6个月、9个月、18个月复查，患者无自觉不适，21腭侧肿块消失，牙周恢复正常，X线根尖片显示根尖区透射影消失（图61－4B～图61－4D）。

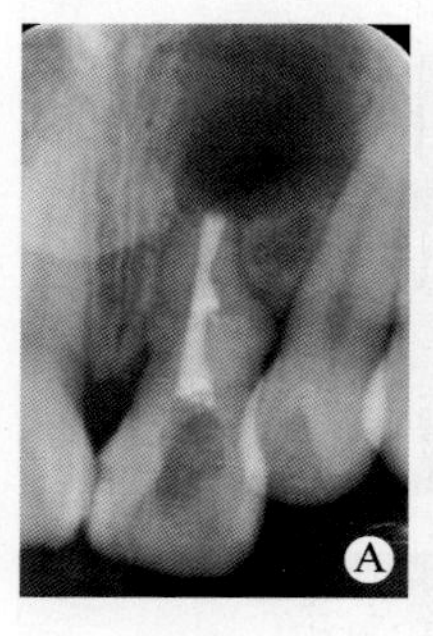
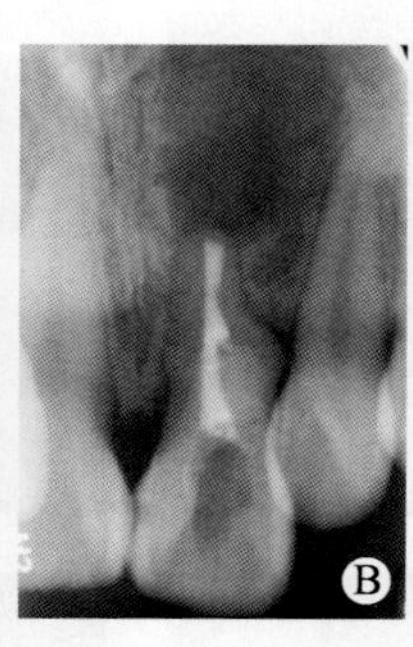
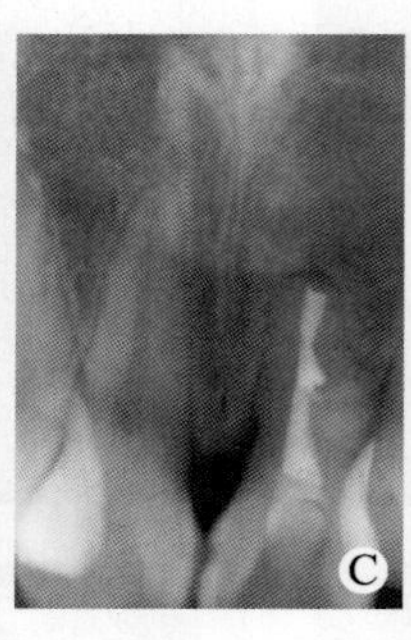
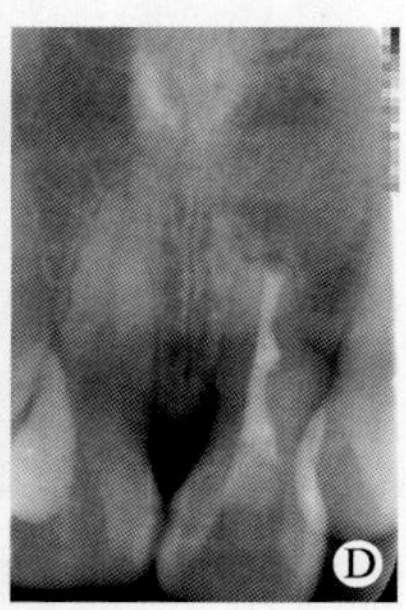

A. 术后即刻X线根尖片；B. 术后3个月复查X线根尖片；C. 术后9个月复查X线根尖片；D. 术后18个月复查X线根尖片，根尖区透射影愈合。

图61－4　术后X线根尖片复查

术后18个月复查21腭侧黏膜区肿块已完全消失（图61－5A、图61－5B），CBCT复查显示21根尖区骨质缺损区域增生愈合良好（图61－5C～图61－5F）。

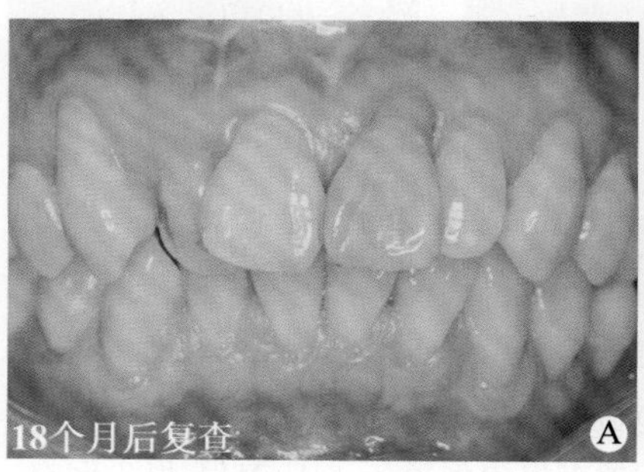

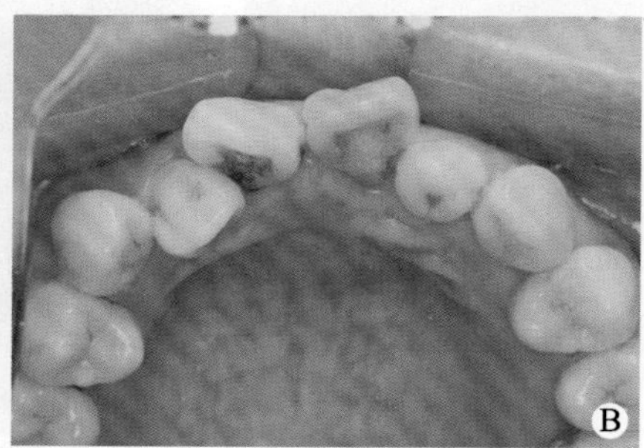

笔记

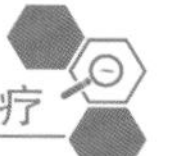

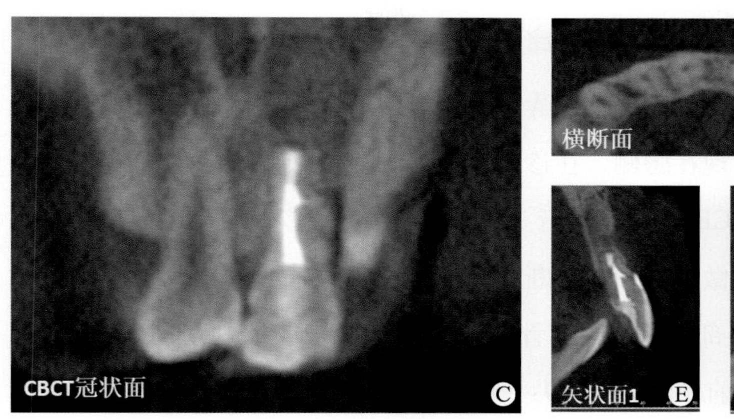

A. 18 个月后复查口内照；B. 21 腭侧黏膜区肿块已完全消失；C. 18 个月复查 CBCT 冠状位图显示 21 根尖区骨质缺损区域增生愈合良好；D. 18 个月复查 CBCT 轴位图；E. 18 个月复查 CBCT 矢状位图；F. 18 个月复查 CBCT 矢状位图。

图 61－5　18 个月后复查

病例分析

一、根管钙化的原因

根管钙化的主要原因有生理、解剖和病理等因素，其中牙外伤是导致上前牙钙化的最常见原因，牙体组织受损后，牙髓组织启动防御机制，促使成牙本质细胞功能亢进，分泌大量牙本质基质，随后基质钙化，逐渐堵塞根管和髓腔，最终导致根管钙化物沉积，严重者可出现根管完全钙化。牙根表面的牙骨质也会出现钙化沉积，相应部位形成不规则膨隆。该病例为 21 根管中段完全钙化及腭侧根尖周囊肿病例，患者于十余年前有上前牙牙外伤病史，X 线根尖片可见根管上中段完全钙化闭锁，对应远中根面部位的牙骨质也出现钙化沉积形成膨隆，同时合并根尖段感染形成了根尖周囊肿。此病例的治疗策略须采用显微根管治疗，疏通钙化根管，完成根管充填，同时联合显微根尖手术以彻底消除根尖感染。

二、显微根尖手术入路的选择

上颌前牙区的根尖周囊肿多以唇侧为主，腭侧少见，而该病例根尖肿胀出现在腭侧，在诊断时需与腭侧黏液腺来源的肿物及颌骨肿物鉴别。CBCT 可以进行三维骨质重建，有利于判断根尖周囊肿的部位，以做出准确的诊断，该病例 CBCT 显示根尖骨质缺损位于 21 根尖中心部位，因腭侧骨板吸收变薄并有骨质缺损而形成了腭侧肿胀。上颌前牙区显微根尖手术入路多选择唇侧翻瓣，该病例虽然出现了腭侧肿胀，但 CBCT 显示囊肿位于根尖中心，唇侧骨质也较菲薄，故仍然采用了唇侧翻瓣技术，以便于手术操作。术中完整刮除囊肿后探查发现腭侧骨质部分缺损，与术前检查情况相符，即唇腭侧贯通缺损，故采用了唇腭侧双侧 GTR 技术，在唇侧及腭侧骨质缺损区均放置屏障膜，以促进骨质增生愈合，防止上皮组织向根面生长，术后 X 线根尖片和 18 个月 CBCT 复查片显示根尖区骨质完全愈合。

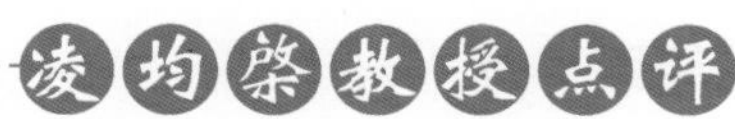

凌均棨教授点评

牙外伤是根管钙化的常见原因。该病例钙化根管的表现具有典型特征，体现出外伤后患牙根管内部钙化闭锁和牙根外部钙化沉积的过程。该钙化根管同时合并了根尖周囊肿，是治疗难度较大的病例，既要进行显微根管治疗疏通钙化，完成根管内部清理成形，同时又要行显微根尖手术刮除根尖周囊肿，彻底去除根外感染。根内根外联合治疗最终达到了良好的治疗效果，充分体现出显微非手术再治疗技术和显微根尖手术的综合应用。

（黄湘雅）

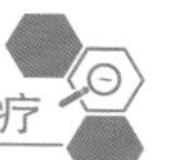

062 21 根管内外吸收的显微手术治疗

病历摘要

患者为 27 岁女性，主诉上前牙变色不美观及牙龈脓疱。

诉 8 年前有上前牙外伤史，未予处理，近年来出现左上前牙根部变色，近几个月左上前牙牙龈区偶有小脓疱出现，遂就诊于我科。检查示 21 远颊向扭转，牙冠变色，颈部尤甚，无叩痛，不松动，远中牙周探诊深度为 5mm，远中唇侧牙龈窦道，挤压无分泌物渗出（图 62－1A）。11 牙体及牙龈未见异常。X 线根尖片显示 11 根中部钙化影像，根尖周未见明显透射影；21 根中部内外吸收，根管中部内侧壁吸收至变薄，远中颈部牙槽嵴顶吸收，远中颈部根面吸收呈凹状（图 62－1B）。

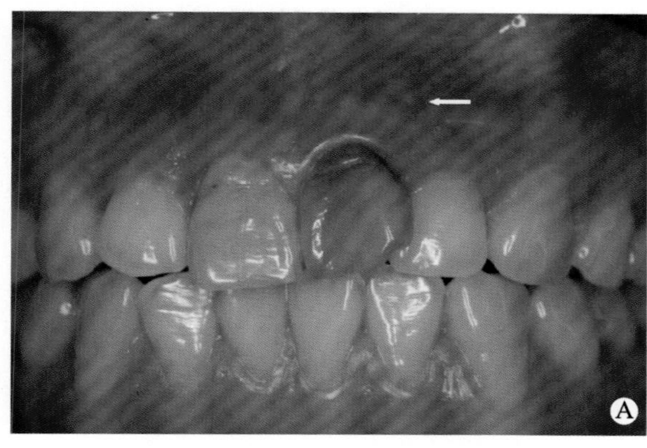
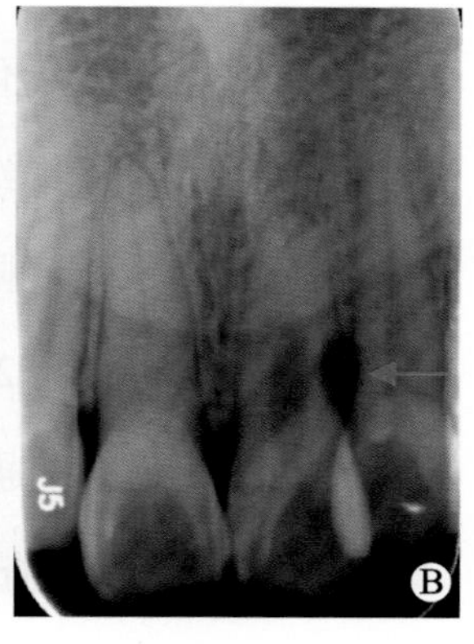

A. 口内照，可见 21 牙冠扭转，牙体变色，白色箭头所示为 21 唇侧远中牙龈窦道；B. X 线根尖片显示 21 根管中段内吸收及远中颈部外吸收影，红色箭头所示为 21 远中颈部吸收影。

图 62－1 术前口内照及 X 线根尖片

CBCT 显示 11 根中上段钙化，根尖段可见根管影像；21 根中段内外吸收相通，外吸收区骨质透射影约 3mm × 3mm 范围，远中颈部牙槽嵴顶吸收（图 62－2）。

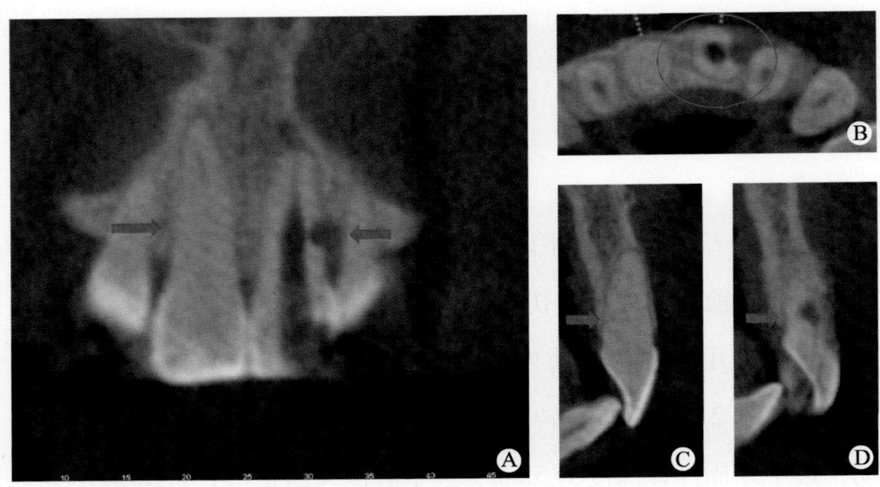

A. CBCT 冠状位图，箭头所示为 11 根管中段钙化影（左）和 21 牙根中段内吸收影和远中外吸收影相通（右），外吸收区骨质透射影约 3mm × 3mm 范围，远中颈部牙槽嵴顶吸收；B. CBCT 轴位图，红圈示为 21 根管内吸收与远中外吸收影；C. CBCT 矢状位图，箭头所示为 11 根管钙化影；D. CBCT 矢状位图，箭头所示为 21 内吸收影。

图 62－2 CBCT 检查图像

诊断：11 根管钙化，21 根管内外吸收。

治疗计划：11 继续观察，21 显微根管治疗及显微根尖手术。

治疗：21 橡皮障隔湿开髓，DOM 下观察见根管内牙髓息肉增生（图 62－3A～图 62－3C），去除根管内息肉（图 62－3D），初尖锉 IAF#10 K 锉疏通根尖（图 62－3E），5.25% NaOCl 和 17% EDTA 超声冲洗，探查及远中根管侧壁吸收至与牙周组织穿通，根尖区 NiTi ProTaper Universal 预备至 MAF F4，#40/06 牙胶试尖（图 62－3F），AH Plus 糊剂＋热牙胶垂直加压根充（图 62－3G）。5 个

笔记

月后复查X线根尖片示21远中根中区仍有骨质吸收透射影（图62－3H），建议行21显微根尖手术。

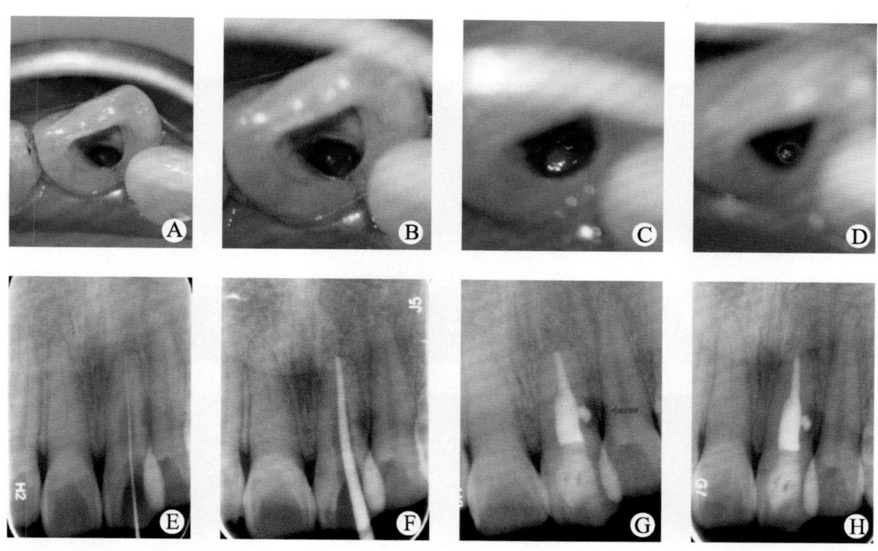

A. 21开髓后可见牙髓呈息肉状增生；B、C. 21髓腔放大图；D. 21根管预备和冲洗去除根管内息肉后髓腔图；E. 21初尖锉IAF#10 K锉X线根尖片；F. 21根备至主尖锉MAF ProTaper F4，#40/06牙胶试尖X线根尖片；G. 21热牙胶垂直加压根充X线根尖片，红色箭头示远中牙颈部糊剂溢出；H. 5个月后回访X线根尖片示21远中骨质吸收影无明显变化。

图62－3 显微根管治疗过程

常规翻瓣后探查见21远中颈部根中份外吸收（图62－4A），与根管内壁联通，牙胶暴露（图62－4B），刮除肉芽组织，超声清理根面（图62－4C），MTA修补外吸收穿孔区域（图62－4D），可吸收生物膜覆盖骨面，瓣膜复位缝合（图62－4E）。术后X线根尖片显示根面外吸收穿孔区修补完整（图62－4F）。

术后1个月、6个月及1年复查，牙龈窦道消失，远中牙周探诊深度为3mm（图62－5A）。患者行正畸治疗调整牙列排列（图62－5B）。1个月、6个月和1年X线根尖片复查示21远中根中吸收区骨质增生，透射影范围较前逐渐缩小，远中颈部骨质逐渐增生

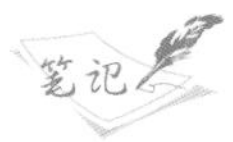

(图 62 -5C ~ 图 62 -5E)。

术后 1 年 CBCT 复查（图 62 -6）显示 21 远中根中吸收区骨质增生。

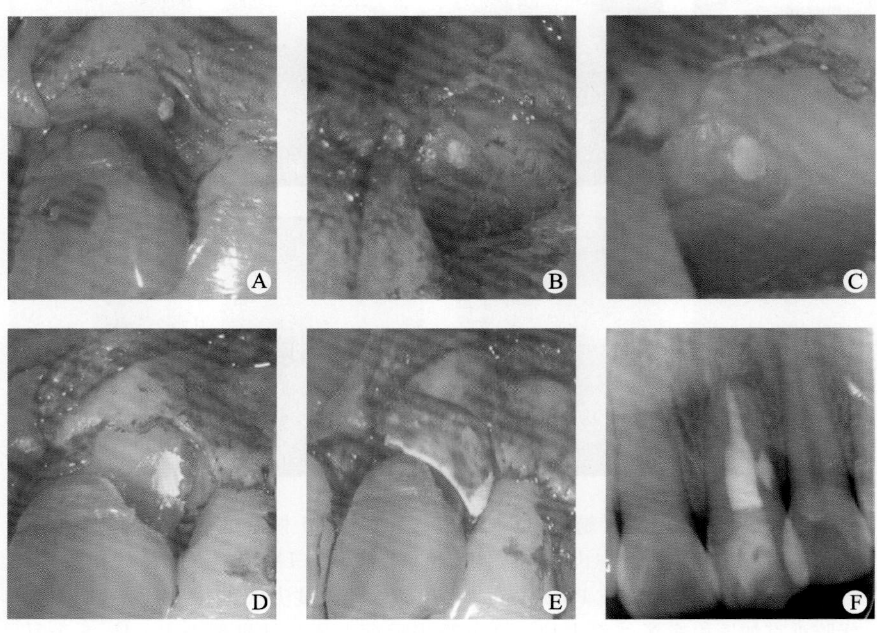

A. 翻瓣后暴露 21 远中颈部外吸收区，可见牙胶尖由吸收区溢出；B. 刮除根面肉芽组织；C. 超声清理根面；D. MTA 修补外吸收穿孔区；E. 可吸收生物膜覆盖根面；F. 术后 X 线根尖片显示根面外吸收穿孔区修补完整。

图 62 -4 显微手术过程

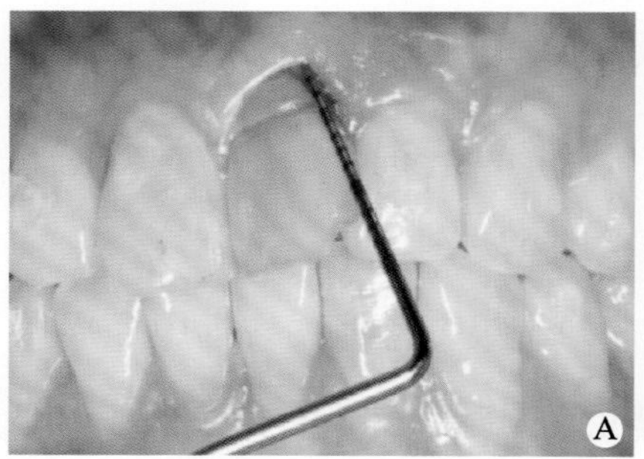

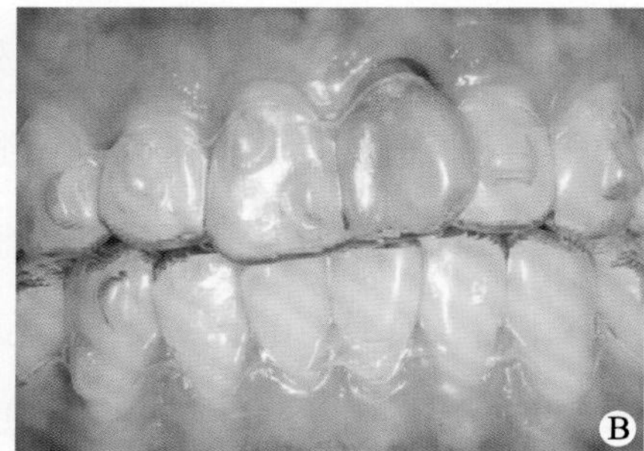

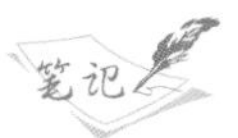

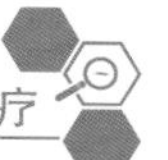

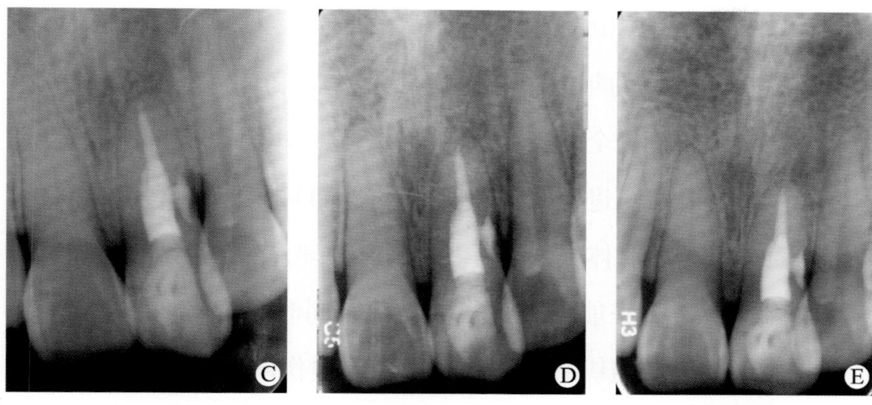

A. 术后 1 年复查口内照，21 牙周探诊深度约 3mm；B. 隐形矫正口内照；C. 术后 1 个月复查 X 线根尖片；D. 术后 6 个月复查 X 线根尖片；E. 术后 1 年复查 X 线根尖片。

图 62－5　术后复查口内照和 X 线根尖片

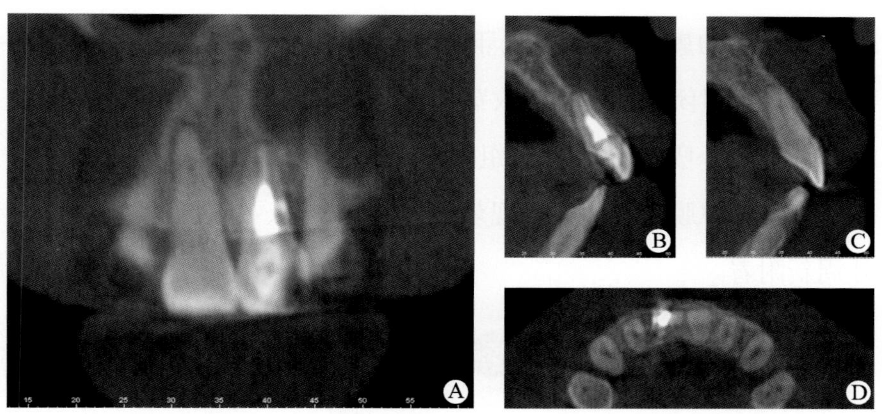

A. 术后 1 年 CBCT 复查冠状位图；B. 21 矢状位图；C. 11 矢状位图；D. 轴位图。

图 62－6　术后 1 年 CBCT 复查

病例分析

一、牙外伤的不同结局

牙外伤可产生钙化、吸收、炎症等不同结局，该病例的两颗上前牙出现了截然不同的两种外伤后表现，11 表现为根管中上段的钙化，而 21 表现为牙根的内外吸收，21 牙冠扭转致根中部受力可能

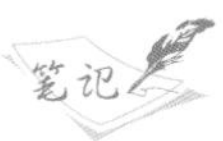

是产生内外吸收的原因之一。

牙髓血运良好的年轻恒牙外伤后常发生根管完全或部分钙化，严重者可导致根管完全闭塞。对于根管钙化的病例，若未出现牙髓坏死的症状和体征可不进行根管治疗，该病例11根管上中段完全钙化，但该牙无临床症状和体征，故可考虑暂不处理，随访继续观察。

坏死牙髓的存在能促进牙根的吸收，同时，约2%的病例可并发牙内吸收。牙髓组织感染坏死与牙周膜损伤同时存在时会导致炎症性吸收，在被吸收的牙根面与牙槽骨之间有炎症性肉芽组织，产生破骨细胞，从而导致广泛骨透射区和牙根面吸收。

二、内外吸收的显微根管治疗策略

内吸收的患牙需在DOM下对根管内增生牙髓息肉进行彻底清理，并严密封闭根管内外吸收穿通区，必要时仍需考虑行显微根尖手术清除根外吸收区的炎症组织，同时采用引导组织再生术GTR技术放置胶原膜，有助于实现牙周膜、牙槽骨、牙骨质再生，形成牙周新附着。

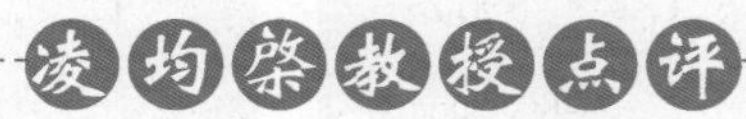

牙根内外吸收是牙外伤中较为严重的并发症，治疗的策略在于彻底清除根管内和牙根表面感染的炎症组织，从而停止牙根内外吸收的进展。该病例联合应用显微根管治疗和显微根尖手术，通过显微根管治疗彻底清除根管内的炎症性肉芽组织，再结合显微手术和GTR技术，有助于实现牙周膜、牙槽骨、牙骨质再生，最终达到良好的治疗效果。

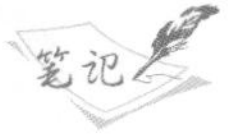

（黄湘雅）

063 21－23 根尖周囊肿的显微根尖手术治疗

病历摘要

患者为 27 岁男性，因右侧上前牙区反复肿胀 1 年余就诊。口内检查见 21－24 颊侧前庭沟黏膜肿胀，质地中等，轻微压痛，21、22 预备体残冠，变色。X 线根尖片见 21－23 根尖区大面积阴影，CBCT 示根尖区阴影范围波及 11－23（图 63－1A～图 63－1C、图 63－2A、图 63－2B）。

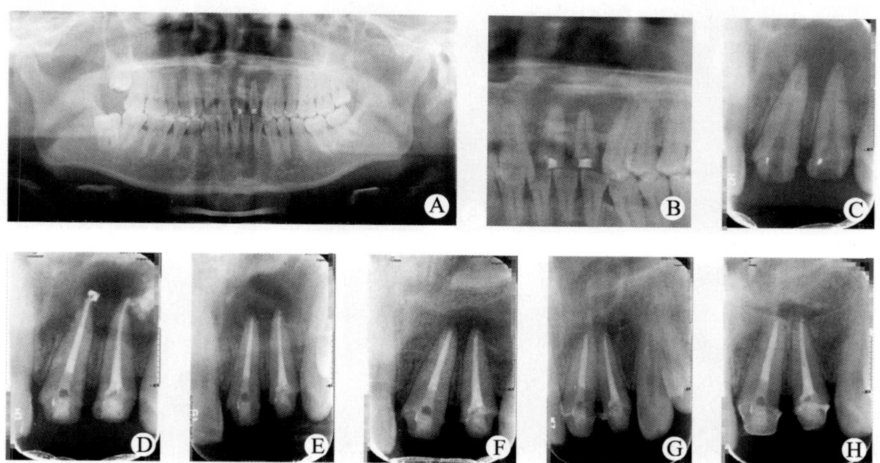

A. 术前全景片；B、C. 全景片局部截图和根尖片示病变范围涉及 11－23；D. 21 和 22 根管治疗术后；E. 根尖手术后即刻 X 线根尖片；F. 术后 4 个月；G. 术后 10 个月；H. 术后 30 个月。

图 63－1　21－23 术前和术后追踪 X 线片

诊断：21－23 根尖周囊肿。

处理：先行病变区域患牙根管治疗术后显微根尖手术。术前测定 11－24 牙髓活力，结果显示 21、22 为死髓牙，11、23、24 活力正常，故决定先行 21、22 根管治疗术，11、23 暂不行根管治疗术，观察并随访牙髓活力。常规完成 21、22 根管治疗术（图 63－1D）后 1 个月行显微根尖手术。复方盐酸阿替卡因注射液局部浸润麻醉后龈沟内切口切开翻瓣，刮除囊肿组织，见病变已及 23 近中（图 63－2C～图 63－2E），切除 21、22 根尖区 3mm 牙根，Kis 超声工作尖行倒预备后 MTA 倒充填术，放置胶原膜后缝合。术后 1 周拆线并行暂时冠修复。患者于手术后 1 个月、4 个月、10 个月、17 个月和 30 个月复查，23 牙髓活力正常，X 线根尖片示病变区域愈合迅速且良好（图 63－1E～图 63－1H）。

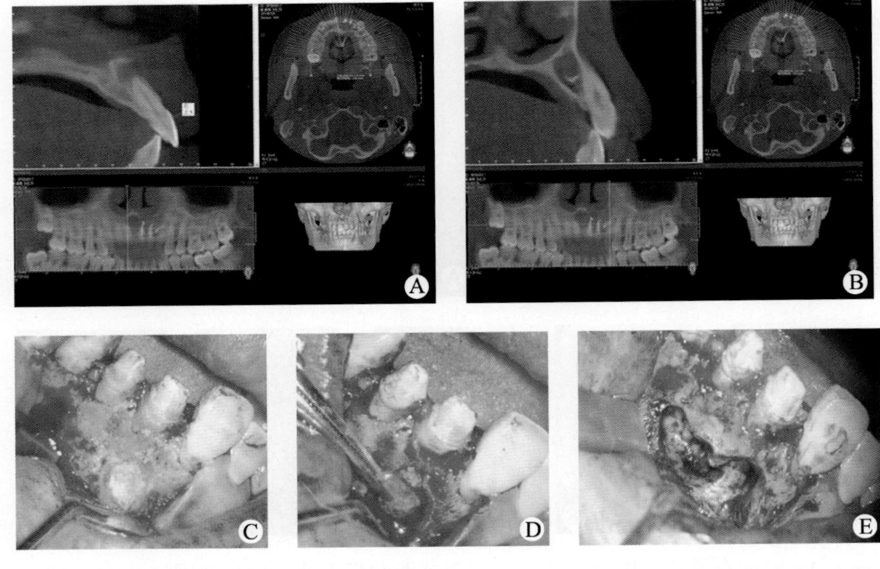

A、B. 术前 CBCT 示病变范围涉及 11－23；C. 显微根尖手术术中切开翻瓣后见局部骨质破坏；D、E. 去骨开窗后摘除囊肿，见病变已波及 23。

图 63－2　21－23 根尖周囊肿 CBCT 影像和术中图片

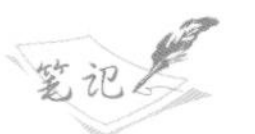

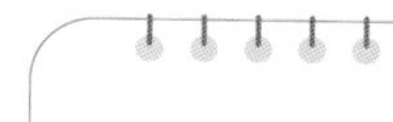

病例分析

一、影像学病变范围内患牙的治疗决策

传统根尖周囊肿切除术术前一般根据二维X线根尖片或全景片判断需行根管治疗术的患牙范围，即二维影像波及的患牙均行根管治疗术。近年来，随着微创治疗理念的普及，多数学者主张对病变区域内的患牙进行牙髓活力测试，一般仅对牙髓活力测试无反应的死髓牙行根管治疗术，而活髓牙一般无需做预防性根管治疗，术后随访牙髓活力即可，一旦发现牙髓活力丧失，即刻行根管治疗术，预防囊肿复发。

二、根尖切除和倒充填的重要意义

根尖手术中，适当的根尖切除角度和长度、良好的洞型制备和严密的根尖倒充填是预防根尖周疾病复发的关键。研究表明，根尖切除1mm时，根尖分歧去除量为52%，侧支根管去除量为40%；根尖切除2mm时，根尖分歧去除量为78%，侧支根管去除量为86%；根尖切除3mm时，根尖分歧去除量为98%，侧支根管去除量为93%；根尖切除4mm时，根尖分歧去除量和侧支根管去除量与根尖切除3mm时类似。因此建议根尖切除长度以3mm为宜，若术前牙根长度小于10mm，术后固位和稳定性差，不宜行根尖手术，可考虑拔除患牙。倒充填时建议使用生物活性材料如MTA、iRoot BP和Biodentine等。

三、胶原膜和骨粉的应用

引导骨组织再生技术（guided bone regeneration，GBR）的应用愈来愈受到重视，成为修复各种类型骨缺损的常规治疗手段。GBR技术主要利用膜作为物理屏障，允许成骨性细胞优先迁移、生长，阻止非成骨性结缔组织细胞和上皮细胞侵入缺损区，形成有利于成

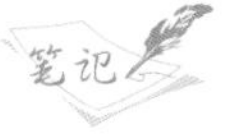

骨细胞生长的空间，以此促进缺损区骨组织的再生修复，增加骨量。对于大面积的骨缺损建议使用植骨材料如 Bio-Oss 等人工骨粉维持膜下空间，防止生物膜的塌陷，膜的良好固定可以为新生骨组织提供稳定的再生环境，阻止其他组织细胞的长入，并可防止骨粉流失，有利于发挥其作用，减少继发感染的概率。该病例使用可吸收性胶原膜覆盖骨创口，结果显示可加速组织愈合；同时，手术中调塑膜形态和固定需花费较长时间，生物胶原膜和植骨材料较昂贵，增加了患者的经济负担。因此，临床操作中可结合患者的个体情况考虑是否应用生物胶原膜，为患者做出最佳的治疗方案。

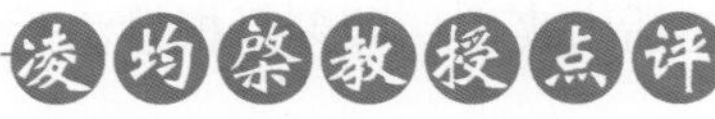

该病例提示在根尖周囊肿手术前确定病源牙的重要性，牙髓活力正常的患牙不必行预防性根管治疗术，术后随访牙髓活力即可；高质量的根尖切除和倒充填术对于防止根尖周囊肿复发具有重要意义；GBR 技术可促进术区骨质修复，缩短患者治疗时间。

（安少锋）

参考文献

1. Liang YJ, He WJ, Zheng PB, et al. Inferior alveolar nerve function recovers after decompression of large mandibular cystic lesions. Oral Dis, 2015, 21 (5): 674 – 678.

2. de Carvalhosa AA, de Araújo Estrela CR, Borges AH, et al. 10-year follow-up of calcifying odontogenic cyst in the periapical region of vital maxillary central incisor. J Endod, 2014, 40 (10): 1695 – 1697.

3. Kohli MR, Berenji H, Setzer FC, et al. Outcome of endodontic surgery: a meta-

笔记

analysis of the Literature-Part 3: comparison of endodontic microsurgical techniques with 2 different root-end filling materials. J Endod, 2018, 44 (6): 923 – 931.

4. Floratos S, Kim S. Modern endodontic microsurgery concepts: a clinical update. Dent Clin North Am, 2017, 61 (1): 81 – 91.

5. Elgali I, Omar O, Dahlin C, et al. Guided bone regeneration: materials and biological mechanisms revisited. Eur J Oral Sci, 2017, 125 (5): 315 – 337.

064. 11 侧支根管致根管治疗后疾病的显微牙髓外科治疗

病历摘要

患者为 30 岁女性，主诉右上前牙烤瓷牙修复十余年，牙龈脓疱数周。

患者于十余年前行右上前牙烤瓷冠修复，拟更换前牙修复体，遂到我院修复科就诊，因牙龈脓疱转诊到我科。否认重大疾病史和过敏史。检查见 11、12、21、22 桩核冠修复体，冠边缘不良，无叩痛，不松动，11 唇侧黏膜可见窦道（图 64 – 1A）。X 线片示 11、12、21、22 已行根管治疗，根充恰填，根管内可见根管桩，根尖牙周膜间隙略微增宽（图 64 – 1B、图 64 – 1C）。CBCT 未见 11、12、21、22 牙根折裂影像，根尖牙周膜间隙轻度增宽，唇侧皮质骨未见明显吸收（图 64 – 1D、图 64 – 1E）。

诊断：11 根管治疗后疾病。

治疗计划：经患者知情同意，拟行 11 显微牙髓外科探查。

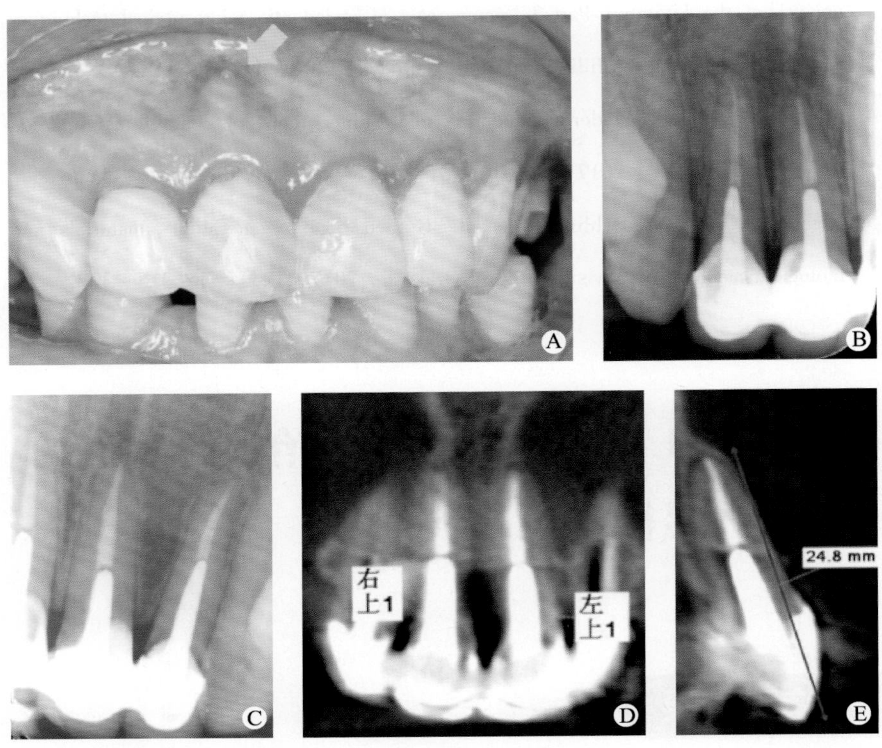

A. 11 根尖区唇侧黏膜窦道；B、C. 术前 X 线片；D. CBCT 未见牙根折裂影像；E. CBCT 未见唇侧皮质骨明显吸收。

图 64－1　术前临床检查与影像学检查

治疗：消毒局麻，DOM 下沿 12 远中至 22 远中切开翻瓣，见 11 根中份颊侧骨板缺如（图 64－2A）。用 1% 亚甲蓝染料涂布根面 10～15 秒，冲洗后可见根面一蓝色圆点，未见根面裂纹，根尖区骨质完整，诊断为 11 颊侧侧支根管口（图 64－2B）。超声工作尖预备颊侧侧支根管，冲洗、干燥后用微型充填器严密充填 iRoot BP Plus（图 64－2C、图 64－2D）。清理术区，放置 BioGuide 膜覆盖唇侧骨缺损区，组织瓣复位，术区间断缝合（图 64－2E）。

术后 X 线片示侧支根管充填严密（图 64－3A）。术后 2 个月、8 个月、12 个月、20 个月复查，患者无自觉不适，11 唇侧牙龈黏膜正常，X 线片未见根周异常（图 64－3B～图 64－3F）。

笔记

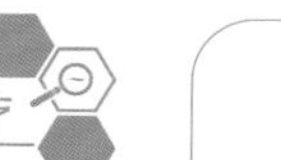

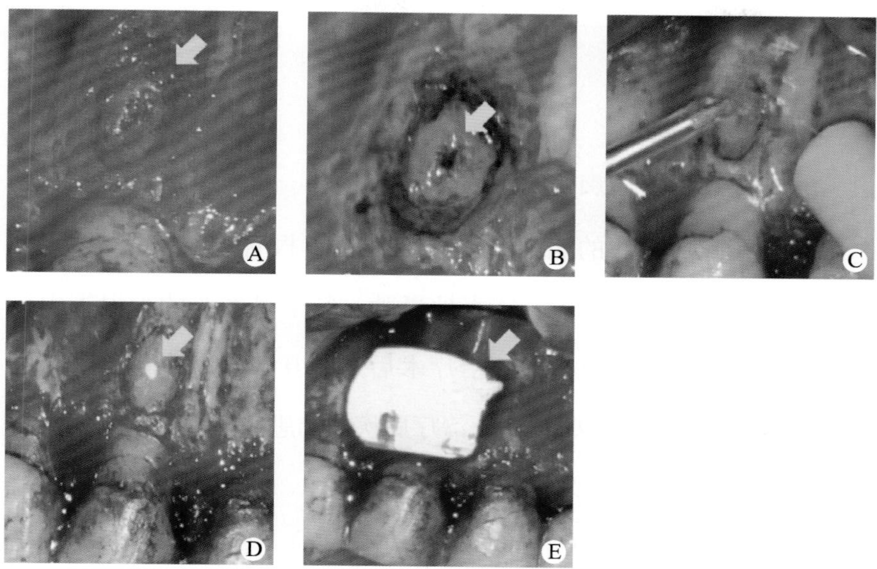

A. 翻瓣后见 11 根中份颊侧局部骨皮质缺如；B. 染色见颊侧侧支根管口；C. 超声工作尖预备侧支根管；D. 充填侧支根管；E. 放置胶原膜。

图 64－2　显微根尖手术治疗

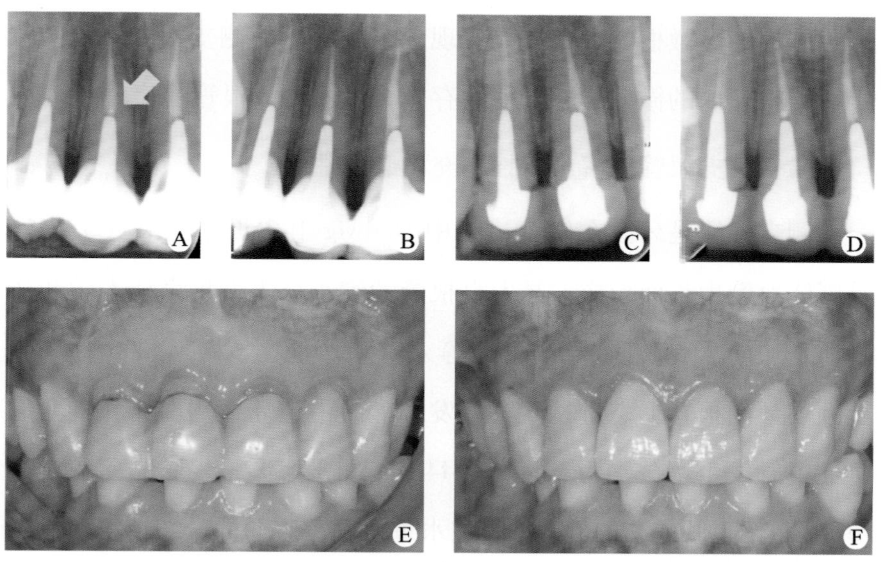

A. 术后即刻 X 线片；B. 术后 2 个月复查 X 线片；C. 术后 8 个月复查 X 线片；D. 术后 1 年复查 X 线片；E. 术后 1 年复查口内照；F. 术后 20 个月复查口内照（因孕期未拍摄 X 线片）。

图 64－3　术后影像学检查与临床检查

病例分析

一、根管治疗后疾病的病因分析

根管治疗后疾病的病因主要有四类：①根管内持续或再感染；②根外感染；③异物反应；④真性囊肿。其中最主要的为根管内持续或再感染。文献报道，根管治疗术后 2 ~ 10 年成功率为 42.1% ~ 86.0% 。Song 等人对 493 颗根管治疗后疾病的患牙行根尖手术，分析病因及所占比例，依次为根管渗漏（30.4%）、遗漏根管（19.7%）、根管欠填（14.2%）和解剖复杂性（8.7%）。就大多数根尖周炎患牙而言，微生物感染不仅存在于主根管中，还定植于根管解剖复杂的区域，包括牙本质小管、根管峡区、侧支根管、根尖分歧等。该病例在我院就诊前十余年曾行根管治疗且根管恰填，数周前出现牙龈脓疱，显微根尖手术探查发现牙根中份存在侧支根管，说明位于侧支根管内的微生物感染持续存在，从而导致根管治疗后疾病。

二、侧支根管的解剖特性和充填必要性

侧支根管是牙齿在发育过程中 Hertwig 上皮根鞘断裂或上皮根鞘围绕血管生长而形成，是发自根管的细小分支，贯穿牙本质和牙骨质，通向牙周膜间隙。Weng 等人对陕西地区汉族人 206 颗离体上颌前牙的根管形态进行观察，发现上颌中切牙、侧切牙和尖牙的侧支根管发生率分别为 32.4% 、44.4% 和 37.5% 。Adorno 等人观察 161 颗离体上颌前牙的侧副根管在水平向和垂直向的分布情况，发现上颌中切牙、侧切牙和尖牙根尖 3mm 的侧副根管发生率分别为 46% 、29% 和 38% ，主要位于根管颊侧、腭侧及远中。侧支根管通常很难通过术前 X 线片观察，但当牙根侧面有局部牙周膜增厚影或出现根

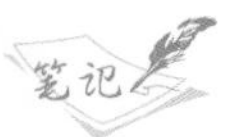

侧阴影时，应高度怀疑侧支根管的存在。一项形态学研究显示，根管侧副孔的直径范围为 10 ~ 200mm，微生物可在大的侧支根管内繁殖，并通过侧支根管到达根周组织，从而引起根周炎症。Ricucci 等拔除根管治疗后窦道不愈的右上颌侧切牙对其进行分析，发现持续感染源于根尖区侧支根管内的定植细菌。因此，未充填的侧支根管可能对根管治疗预后产生不良影响，引起根管治疗后疼痛及持续性感染。采用适当的方法进行有效的根管清理、消毒和充填可提高疗效。该病例已行根管治疗及冠修复，侧支根管位于牙根唇面中份，可通过显微根尖手术进行充分预备和充填，结合 BioGuide 膜覆盖唇侧骨缺损区，术后复查显示牙周膜间隙恢复正常，提示骨缺损区愈合。

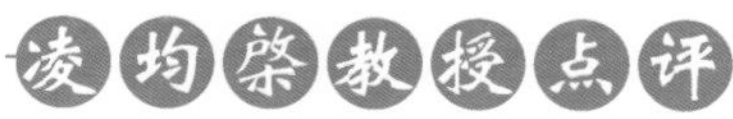

侧支根管由于其解剖结构复杂，在某些条件下可导致根管治疗后疾病。对于已行根管治疗的患牙，术前 X 线片很难观察到侧支根管的存在，必要时可进行显微根尖手术探查。一旦确认感染来源于侧支根管，应尽早对该区域进行良好的清理、消毒和充填，通常首选非手术方法，必要时施以手术治疗。上颌中切牙侧副根管发生率较高，医师应充分掌握其解剖特点，制定正确的治疗策略。

（韦　曦）

参考文献

1. Chercoles-Ruiz A, Sanchez-Torres A, Gay-Escoda C. Endodontics, endodontic retreatment, and apical surgery versus tooth extraction and implant placement: a systematic review. J Endod, 2017, 43 (5): 679 - 686.

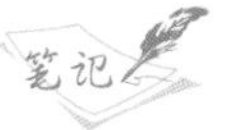

2. Song M, Kim HC, Lee W, et al. Analysis of the cause of failure in nonsurgical endodontic treatment by microscopic inspection during endodontic microsurgery. J Endod, 2011, 37 (11): 1516 - 1519.

3. Weng XL, Yu SB, Zhao SL, et al. Root canal morphology of permanent maxillary teeth in the Han nationality in Chinese Guanzhong area: a new modified root canal staining technique. J Endod, 2009, 35 (5): 651 - 656.

4. Adorno CG, Yoshioka T, Suda H. Incidence of accessory canals in Japanese anterior maxillary teeth following root canal filling ex vivo. Int Endod J, 2010, 43 (5): 370 - 376.

5. Ricucci D, Siqueira JF Jr. Fate of the tissue in lateral canals and apical ramifications in response to pathologic conditions and treatment procedures. J Endod, 2010, 36 (1): 1 - 15.

6. Dammaschke T, Witt M, Ott K, et al. Scanning electron microscopic investigation of incidence, location, and size of accessory foramina in primary and permanent molars. Quintessence Int, 2004, 35 (9): 699 - 705.

7. Ricucci D, Loghin S, Siqueira JF Jr. Exuberant Biofilm infection in a lateral canal as the cause of short-term endodontic treatment failure: report of a case. J Endod, 2013, 39 (5): 712 - 718.

065 21 根管侧穿的显微牙髓外科治疗

病历摘要

患者为 46 岁女性，主诉左上前牙烤瓷冠修复 5 年，牙龈脓疱数月。

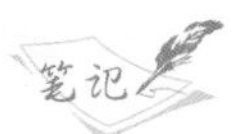

患者于5年前在外院行左上前牙烤瓷冠修复，数月来左上前牙区反复出现脓疱，伴咀嚼不适。未予处理，未诉其他不适，今于我科就诊。否认重大疾病史和过敏史。检查见21 PFM修复体，边缘适合性良好，无叩痛，松Ⅰ°~Ⅱ°，唇侧PD=4mm；21、22根尖对应的唇侧黏膜见窦道，探针可探入（图65-1A）。X线片示21桩道偏斜，已行根管治疗，根尖周透射影（图65-1B）。CBCT示21根管中上段唇侧穿孔，根尖区透射影（图65-1C、图65-1D）。

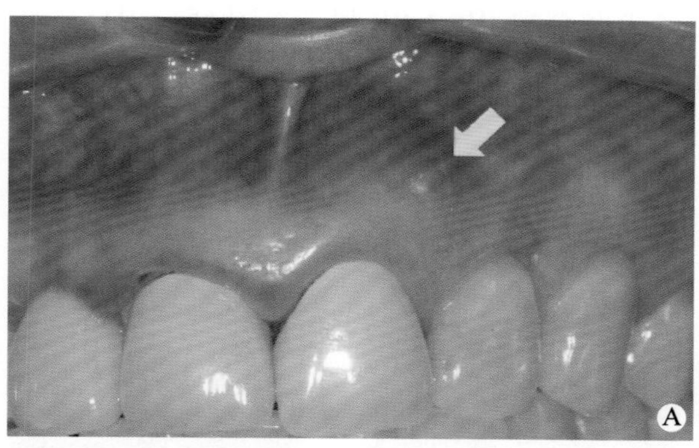

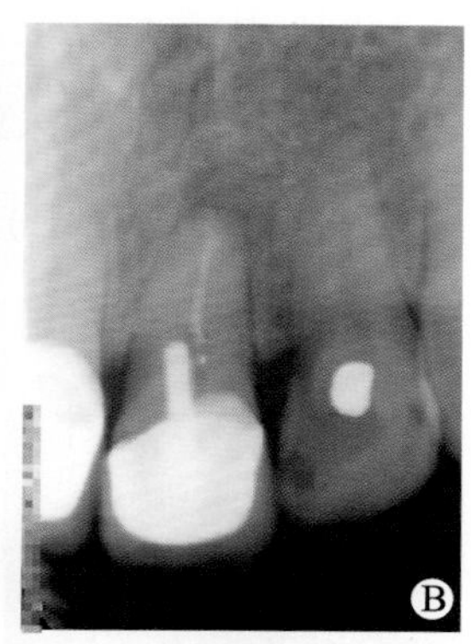

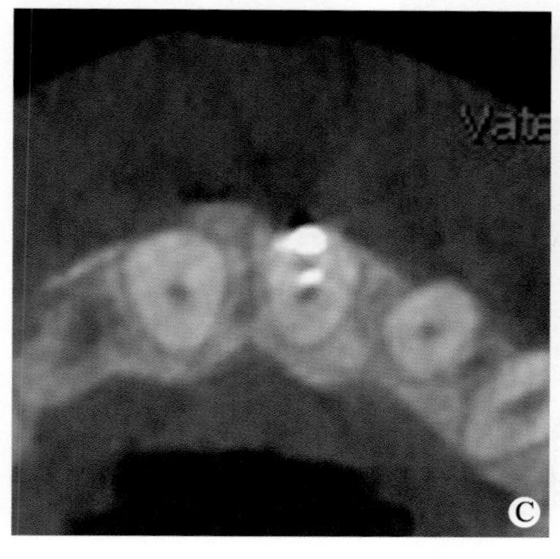

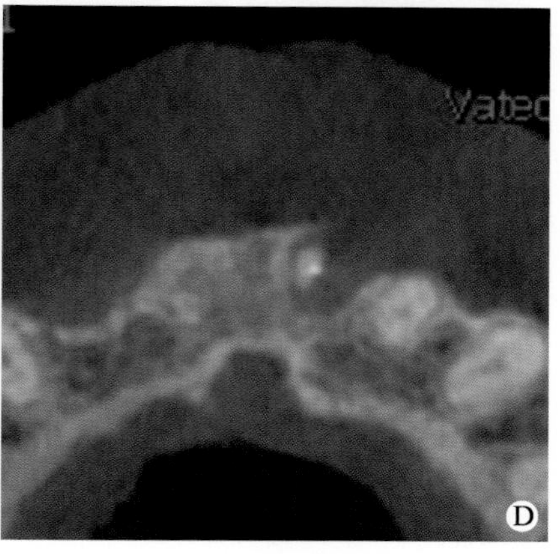

A. 21、22根尖区唇侧黏膜窦道；B. 术前X线片；C. CBCT示21根管中上段唇侧穿孔；D. CBCT示21根尖周骨质破坏。

图65-1 术前临床检查与影像学检查

诊断：21根管侧穿；慢性根尖周炎；慢性牙周炎。

治疗计划：患者要求保留21桩核冠修复体，拟行显微牙髓外

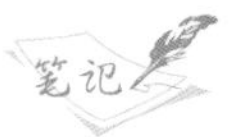

科治疗。

治疗： 消毒局麻，翻瓣，见 21 牙槽嵴顶高度降低，牙根唇侧中上段穿孔，铸造桩末端暴露。定位根尖位置，DOM 下高速手机修整唇侧骨破坏区，暴露根尖区域。Impact Air 45°牙科仰角手机切除根尖 3mm，并刮除根尖周肉芽组织（图 65 –2A、图 65 –2B）。1% 亚甲蓝染料涂布根尖截面 10 ~ 15 秒，冲洗后高倍放大下观察截面，未见明显裂纹（图 65 –2C）。超声工作尖进行根尖倒预备，干燥窝洞后用微型充填器严密倒充填 iRoot BP Plus（图 65 –2D）。高速手机修整铸造桩末端，并清理修整穿孔，用 iRoot BP Plus 严密充填穿孔（图 65 –2E），放置胶原膜，组织瓣复位，术区间断缝合（图 65 –2F）。

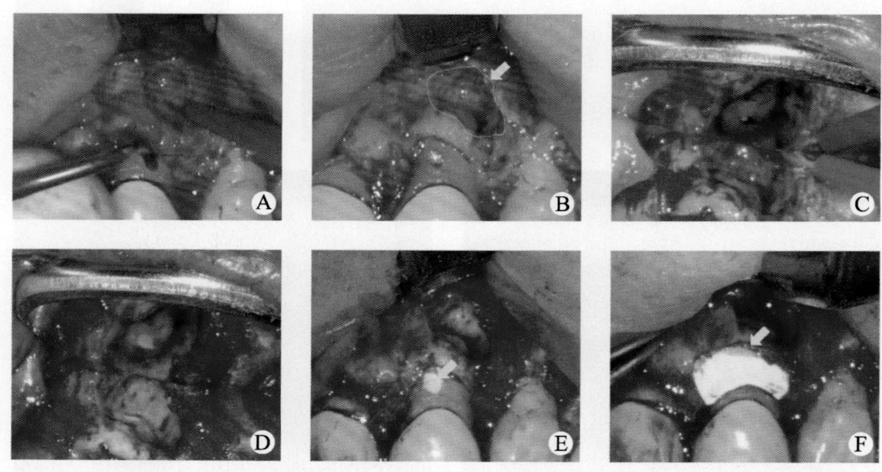

A. 翻瓣；B. 21 根尖区骨破坏，唇侧根面见铸造桩末端；C. 根尖切除后截面染色检查；D. iRoot BP Plus 根尖倒充填；E. 唇侧根面穿孔修补；F. 放置胶原膜。

图 65 –2　显微根尖手术与侧穿修补

术后根尖片示根尖倒充填严密（图 65 –3A）。术后 3 个月、6 个月、9 个月及 2 年复查，患者无自觉不适，21 唇侧牙龈黏膜正常，牙周探诊正常，根尖区低密度影消失（图 65 –3B ~ 图 65 –3F）。

笔记

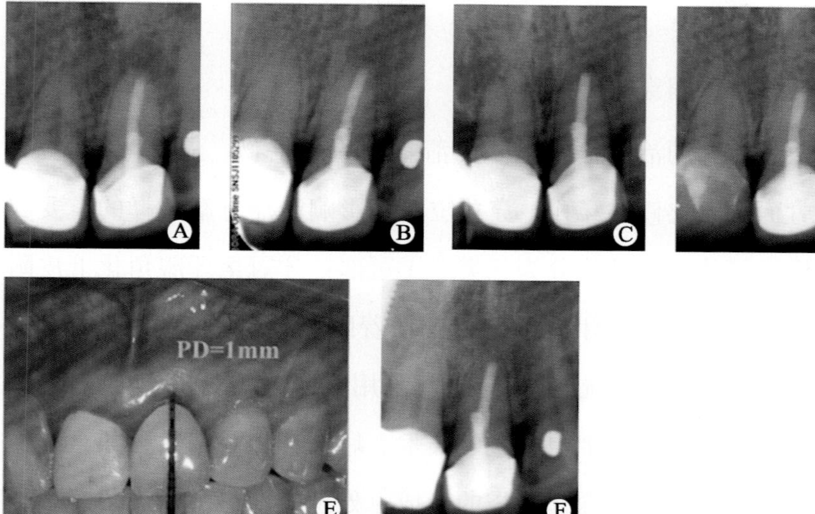

A. 术后即刻 X 线片；B. 术后 3 个月复查 X 线片；C. 术后 6 个月复查 X 线片；D. 术后 9 个月复查 X 线片；E. 术后 9 个月复查口内照，PD = 1mm；F. 术后 2 年复查 X 线片。

图 65 –3　术后影像学检查与临床检查

病例分析

一、iRoot BP Plus 生物陶瓷材料的应用

显微根尖手术和侧穿修补术中，充填材料的封闭性是影响手术预后的关键因素之一。近年来，iRoot BP Plus 作为一种预混型生物陶瓷材料备受关注，其主要成分为硅酸钙、氧化锆、氧化钽、硫酸钙、过磷酸钙增稠剂和填料。iRoot BP Plus 无须调制，易于临床操作。研究显示，iRoot BP Plus 有良好的生物相容性，可促进生物矿化和组织再生，其封闭性与 MTA 相比无差异。根尖手术平均愈合时间为 7.1 个月，愈合时间受牙位、病变范围、患者健康状态等多因素影响。该病例患者术后复查，患牙根尖周透射影消失，牙周愈合良好，提示 iRoot BP Plus 作为手术充填材料，获得了良

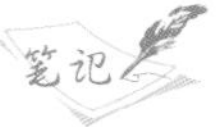

好的临床疗效。

二、根管侧穿的治疗方案

根管侧穿的治疗，一方面要清除病原微生物、遏制牙周炎症，另一方面要妥善修补穿孔。穿孔位置是影响治疗方案选择的重要因素，Fuss 等将穿孔部位分为三类。①冠部：牙冠至牙龈角化上皮附着起始区；②嵴部：牙龈角化上皮附着区至牙槽嵴顶部；③根部：牙槽嵴顶至根尖区。冠部穿孔通常采用非手术方法直接或间接修复，必要时结合正畸牵引或冠延长术。嵴部穿孔易引起牙龈上皮退缩，并在短期内导致深牙周袋的形成，处理难度最大，当出现以下情况时，应采用外科手术治疗：①非手术方法不能到达穿孔区；②非手术治疗无效；③穿孔并发牙周病变；④穿孔区缺损过大，不能为充填材料提供物理边界；⑤穿孔区被挤入过量异物；⑥患牙需行根尖手术。根部穿孔可视为额外的侧支根管，因该类穿孔不与口腔交通，不受持续性致病微生物侵犯，预后较好。若非手术干预无效且牙根足够长，可行外科手术切除根尖穿孔部分。该例患牙 5 年前行桩冠修复，来我院就诊前数月唇侧黏膜反复出现脓疱。X 线片示桩道方向偏离根管，CBCT 检查证实其唇侧根中份穿孔，考虑到：①患者强烈要求保留原修复体，在不破坏原修复体的前提下，非手术方法不能到达穿孔区；②侧穿并发牙周袋形成和牙槽骨吸收，非手术方法不能彻底去除牙周致病因素，影响术后牙周愈合；③患牙同时需行根尖手术，因此，采用手术方法处理患牙的侧穿，取得了预期疗效。

三、引导组织再生术的应用

在术后愈合过程中，上皮组织的生长速度较骨组织更快，若不加干预，前者将更早长入缺损部位，影响预后。引导组织再生术是

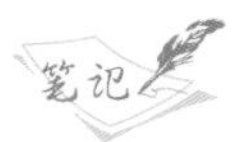

以膜性材料为屏障，分隔不同的牙周组织，阻止上皮组织向根面生长，引导牙周膜细胞冠向移动并生长分化，实现牙周膜、牙槽骨、牙骨质再生，形成牙周组织再生。BioGuide 胶原膜是组织再生用的可吸收膜，具有一定的维持再生空间能力、组织结合性及生物相容性，放置时，屏障膜的边缘需超过骨缺损边缘 2～3mm，瓣复位后勿加压，以防膜塌陷。已有研究表明，引导组织再生术应用于根尖手术，可促进骨质缺损的修复，明显缩短骨缺损的愈合时间。该病例采用 iRoot BP Plus 结合胶原膜修补根管侧穿，术后 6 个月唇侧牙周袋消失，病变愈合。

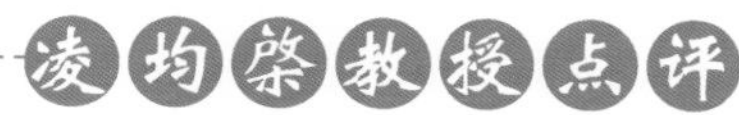

根管侧穿是牙髓治疗失败的一个重要原因。医师应在术前对患牙进行充分评估，把握其髓室和根管的位置、方向及钙化程度等解剖特点，并正确选择治疗器械和技术，防止医源性根管侧穿的发生。根管侧穿一旦发生，应尽早处理，一般首选非手术方法，必要时以手术方法进行修补。充填材料的发展降低了侧穿修补的技术敏感性，也扩大了非手术方法的适应证，但当根管侧穿并发牙周病变时，需谨慎选择非手术方法进行修补。

（韦　曦）

参考文献

1. Shi S, Bao ZF, Liu Y, et al. Comparison of in vivo dental pulp responses to capping with iRoot BP Plus and mineral trioxide aggregate. Int Endod J, 2016, 49（2）: 154－160.

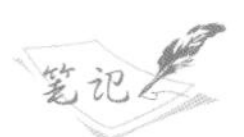

2. Zhou W, Zheng QH, Tan XL, et al. Comparison of mineral trioxide aggregate and iRoot BP plus root repair material as root-end filling materials in endodontic microsurgery: a prospective randomized controlled study. J Endod, 2017, 43 (1): 1-6.

3. Damas BA, Wheater MA, Bringas JS, et al. Cytotoxicity comparison of mineral trioxide aggregates and EndoSequence bioceramic root repair materials. J Endod, 2011, 37 (3): 372-375.

4. Song M, Shin SJ, Kim E. Outcomes of endodontic micro-resurgery: a prospective clinical study. J Endod, 2011, 37 (3): 316-320.

5. Taschieri S, Corbella S, Tsesis I, et al. Effect of guided tissue regeneration on the outcome of surgical endodontic treatment of through-and-through lesions: a retrospective study at 4-year follow-up. Oral Maxillofac Surg, 2011, 15 (3): 153-159.

066 11-21欠填导致根管治疗失败的显微根尖手术治疗

病历摘要

患者为23岁女性，主诉左上前牙肿胀半年余。

数年前11、21因龋坏于当地诊所行联冠修复，半年前开始自觉左上前牙肿胀，无溢脓，无自发性疼痛及咬物痛，遂于当地诊所就诊行“11、21拆冠，11-22根备封Vitapex”，后肿胀稍缓解，为进一步诊疗，现来我科就诊。否认系统疾病史及过敏史。检查见11、21

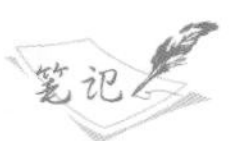

临时冠存，叩诊不适，无松动，22 舌侧见充填物，叩诊无不适，无松动，21、22 唇侧轻度膨隆（图 66－1A、图 66－1B），PD 为 2～3mm，X 线片示 12－22 根管内高密度充填物影，12－11 根充物稀疏，11－22 根尖周低密度影，边界清（图 66－1C、图 66－1D）。CBCT 示 11－22 根尖周类圆形低密度影，最大范围约 17mm×12mm×10mm，边界清晰，右边界达 11 根尖上方，左边界达 23 根尖近中面，唇侧骨皮质菲薄，22 根尖向腭侧弯曲，对应的腭侧骨质吸收，21、22 间对应的鼻底骨质吸收，11、12 间对应的鼻底骨质菲薄，切牙管骨质吸收，病变内见团块状密度增高影，牙根未见明显吸收（图 66－1E～图 66－1G）。

诊断：11－22 根尖周囊肿；22 根管治疗后疾病。

治疗计划：结合患者意愿和患牙情况，行 11、21 根管治疗术＋11－22 显微根尖手术。

治疗：11、21 行橡皮障隔湿，去封，显微镜下 M3 镍钛预备，MAF＝#40/04，1% NaOCl＋生理盐水交替冲洗，11 下段钙化不通，干燥，热牙胶＋AH Plus 糊剂垂直加压充填，X 线片示 11 下段 3mm 欠填，12 根充恰填（图 66－1D）。Fuji Ⅸ暂封，调𬌗，戴暂冠。

完善术前检查及知情同意，11－22 术区消毒，局麻，作全厚黏骨膜瓣，暴露根尖骨缺损区。定位根尖位置，DOM 下高速手机修整唇侧骨破坏区相应部位，暴露根尖区域。切除根尖 3mm，并刮除肉芽组织，送检病理（图 66－1H～图 66－1J）。1% 亚甲蓝染料涂布根尖截面 10～15 秒，冲洗，高倍镜下观察截面，未见明显裂纹（图 66－1K）。超声工作尖进行根尖倒预备，庆大霉素浸泡后干燥窝洞，将 iRoot BP Plus 严密倒充填至根尖预备区，刮除多余材料（图 66－1L）。清理术区，放置 Bio-Oss 骨粉，放置 Bio-Gide 胶原膜

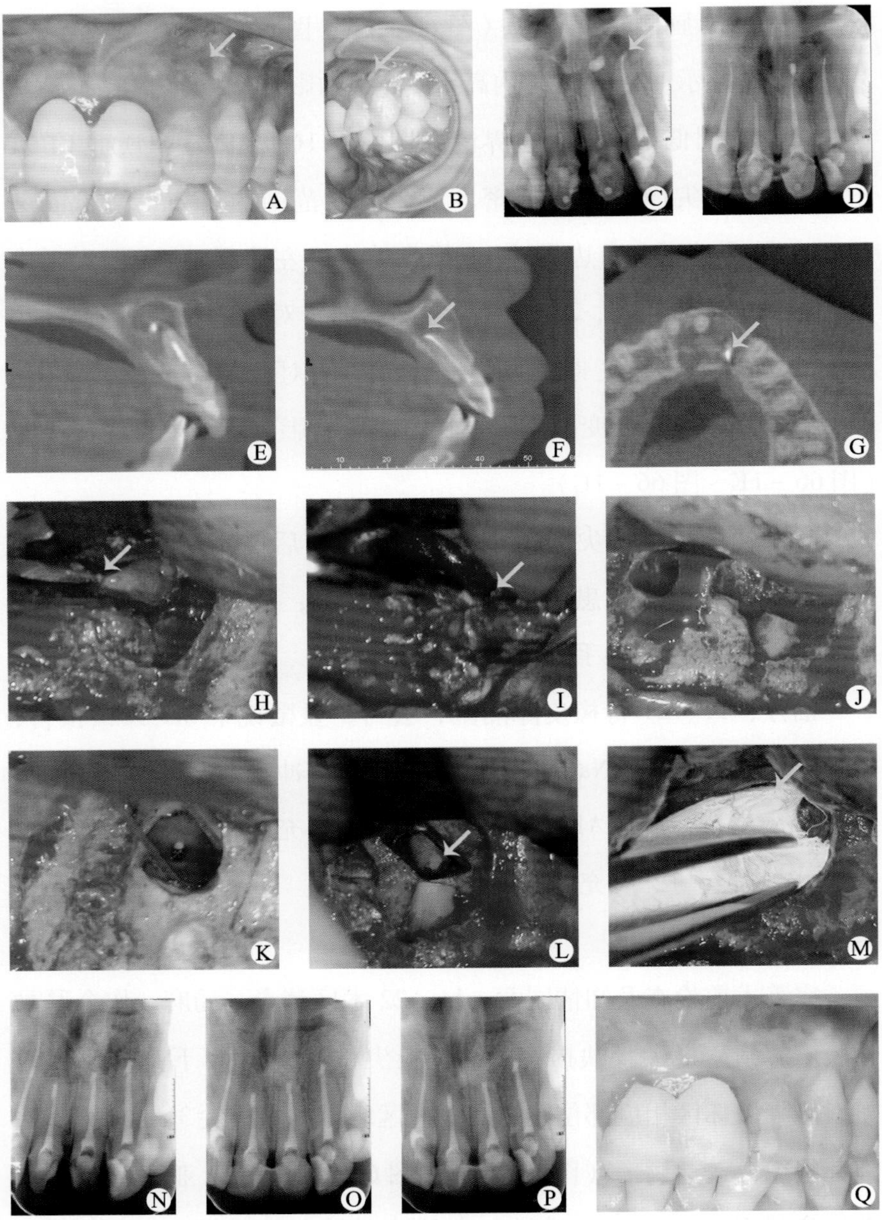

A～D. 术前口内照片及根尖片；E～G. 术前 CBCT 照片（矢状面、轴位面）；H. 术中分离囊肿；I. 超填材料；J. 根尖 3mm 切除；K. 根尖倒预备；L. 根尖倒充填；M. 骨粉及骨膜修补；N～Q. 术后即刻口内照片及根尖片。

图 66－1　术前、术中及术后

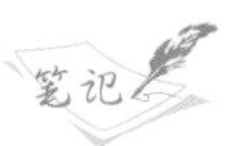

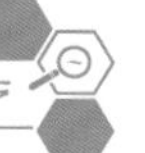

（图66－1M），复位组织，术区间断缝合。术后X线片：根尖倒充填密实，恰充（图66－1N～图66－1Q）。术后随访复查：术后1个月、3个月、12个月复查，患者无自觉不适，11－22唇侧瘘管消失，根尖区低密度影消失。术后18个月口内照，已完成冠修复，恢复功能及外观（图66－2）。

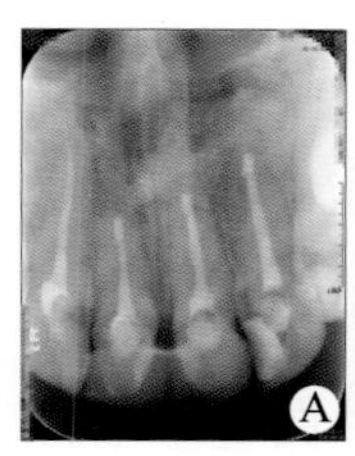
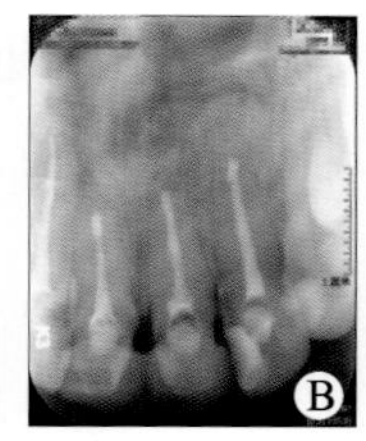
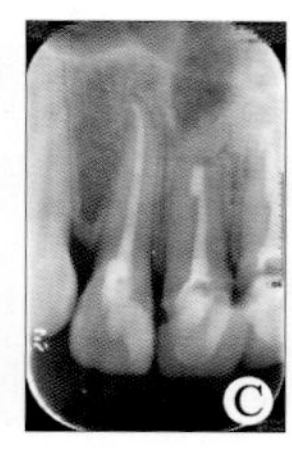
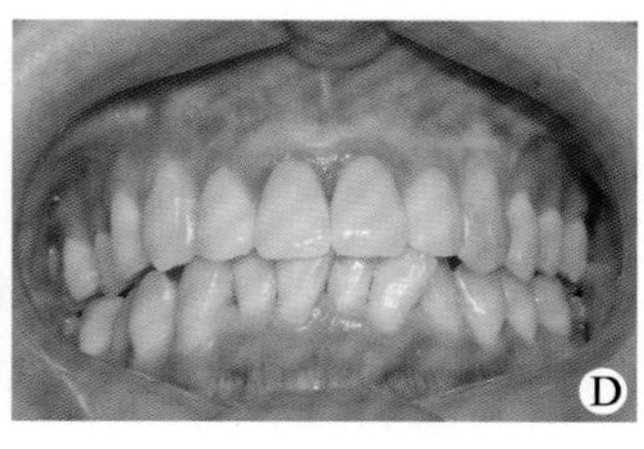

A. 术后1个月；B. 术后6个月；C. 术后12个月；D. 术后18个月口内照，已完成冠修复，恢复功能及外观。

图66－2 术后复查X线片及口内照

病例分析

一、显微根尖手术方案的选择

对于根管治疗失败的病例，非手术根管再治疗是首选的治疗方案，但常规的根管再治疗对真性根尖周囊肿效果甚微。X线片及微型CT检查结果显示，该病例为根尖周病损较大的根尖周囊肿（CBCT示11－22根尖周类圆形低密度影，最大尺寸约17mm×12mm×10mm，边界清晰，右界达11根尖上方，左界达23根尖近中面，唇侧骨皮质菲薄）。此外，根尖周病变内21见超填材料较多，常规再治疗难以取出；11根管下段钙化不通。因此，该病例结合患者意愿和患牙情况选择显微根尖手术的方案。显微根尖手术的优点有去骨少，可直视根管末端的峡部等狭窄区，减少软组织损伤，愈合较快。

二、倒充填材料 iRoot BP Plus 的应用

显微根尖手术中倒充填材料的选择是影响手术预后的重要因素之一。理想的根尖倒充填材料应具有良好的封闭性、生物相容性，不被组织所吸收，易于操作等性能。传统的倒充填材料，如银汞合金、玻璃离子水门汀、复合树脂等均存在细胞毒性大、封闭性差、刺激性强、操作复杂等缺点。MTA 已在临床上应用近 30 年，具有良好的生物相容性、抗菌活性、骨诱导性等，但其操作性较差。近年来，新型生物陶瓷类材料如 Biodentine，iRoot BP、iRoot BP Plus 等相继被引进，并逐渐推广应用。iRoot BP Plus 是一种白色亲水性膏状修复材料，具有 X 线阻射性，与根管壁有较高的粘接性，在外力作用下也不易发生移位，且不受酸性环境影响，在湿性环境中也不影响其固化。iRoot BP Plus 及 MTA 均对厌氧菌有抑制作用，且能够快速适应根尖部位的潮湿环境，良好的抑菌性可加速根尖损伤愈合。该病例选用 iRoot BP Plus 作为根尖手术的倒充填材料，术后肿痛率较低，根尖周骨组织恢复较好，对根尖周组织愈合无抑制作用。术后 3 个月即可观察到根尖区低密度消失，提示 iRoot BP Plus 为临床上良好的根尖倒充填材料。

三、显微根尖手术的疗效及预后

显微根尖外科术利用 DOM 的放大和照明功能，联合超声倒预备工作系统及显微手术器械，可明显改善手术视野，减小创伤，提高手术质量。与传统根尖手术相比，现代显微根尖手术的成功率显著提高。许多研究表明，显微根尖术后 1 年以上成功率达 83.8%~95.2%。对因治疗是显微根尖外科手术成功的关键，全面的术前评估及术中病因探查是显微根尖外科手术的关键步骤。该病例随访时间内观察，随着囊肿及超填根充物的去除，以及钙化不通的 11 根

笔记

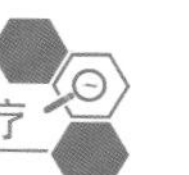

尖段的切除，患牙局部炎症已经控制消除，提示根尖手术成功，但仍需更长时间随访观察，保证其慢性根尖周囊肿的根治及根尖手术远期的疗效。

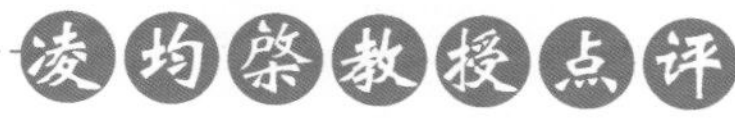

根管内持续的感染或根尖周囊肿引起的难治性根尖周炎可导致常规的根管治疗失败。在术前应对患牙进行充分评估，若非手术再治疗难以完善控制感染并失败，最终选择显微根尖手术。显微根尖手术的优点是去骨较少，切除根尖时形成的斜面较小，预备根管末端和根管峡部时可与根管形成一条直线，可在直视下准确地进行根管倒充填。随着倒充填材料的发展，显微根尖手术的成功率也逐渐提高。

（林正梅）

参考文献

1. Kohli MR, Berenji H, Setzer FC, et al. Outcome of endodontic surgery: a meta-analysis of the Literature—Part 3: comparison of endodontic microsurgical techniques with 2 different root-end filling materials. J ENDODONT, 2018, 44 (6): 923 – 931.

2. Ahn S, Kim N, Kim S, et al. Computer-aided design/computer-aided manufacturing-guided endodontic surgery: guided osteotomy and apex localization in a mandibular molar with a thick buccal bone plate. J ENDODONT, 2018, 44 (4): 665 – 670.

3. Curtis DM, VanderWeele RA, Ray JJ, et al. Clinician-centered outcomes assessment of retreatment and endodontic microsurgery using cone-beam computed tomographic volumetric analysis. J ENDODONT, 2018, 44 (8): 1251 – 1256.

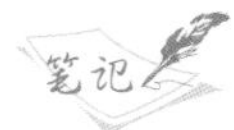

4. Tawil PZ, Arnarsdottir EK, Phillips C, et al. Periapical microsurgery: do root canal-retreated teeth have more dentinal defects? J ENDODONT, 2018, 44 (10): 1487 – 1491.

5. Kim S, Kratchman S. Modern endodontic surgery concepts and practice: a review. J ENDODONT, 2006, 32 (7): 601 – 623.

6. Floratos S, Kim S. Modern endodontic microsurgery concepts: A clinical update. Dental Clinics of North America, 2017, 61 (1): 81 – 91.

067 12 – 21 根管治疗后疾病及 12 器械分离的显微根尖手术治疗

病历摘要

患者为 36 岁男性，主诉要求治疗上前牙。

11、12、21 两年余前因牙髓炎于当地诊所行根管治疗，今因修复前检查发现上前牙根尖区低密度影来我科就诊。否认系统疾病史及过敏史。检查见 11、12、21 牙冠腭侧充填物完整，11、12 叩痛（+），无松动（图 67 – 1A、图 67 – 1B），X 线片示 11、12、21 已行根管治疗，欠填，密度欠佳，12 – 21 根尖周低密度影，边界较清，12 根尖部见一器械分离，超出根尖（图 67 – 1C）。半年前重行 11、21 根管治疗，但根尖阴影未见缩小（图 67 – 1D）。

治疗计划：结合患者意愿和患牙情况，沟通治疗方案，拟行 11、12、21 根管再治疗术 +11、12 显微根尖手术。

笔记

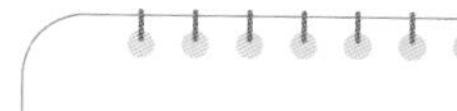

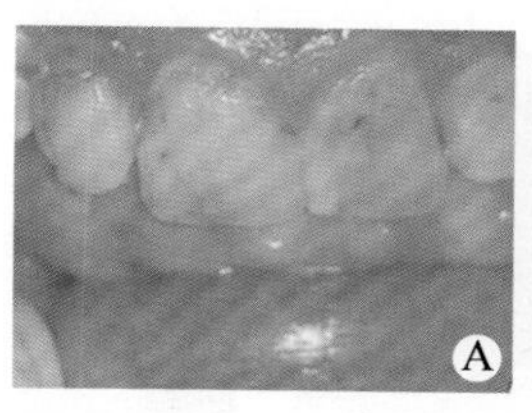
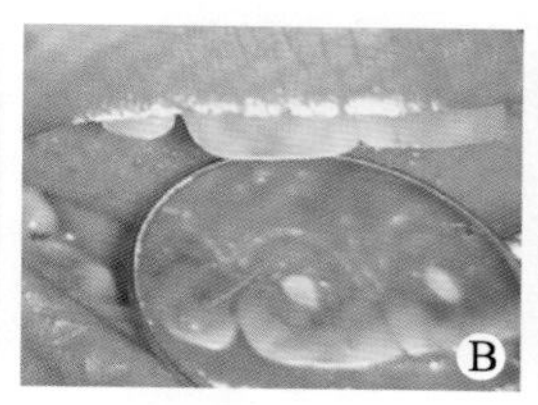
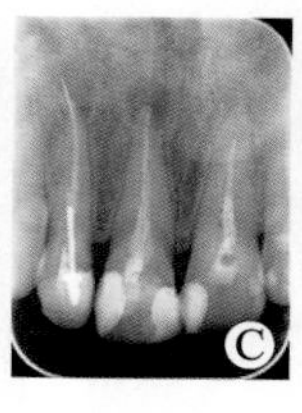
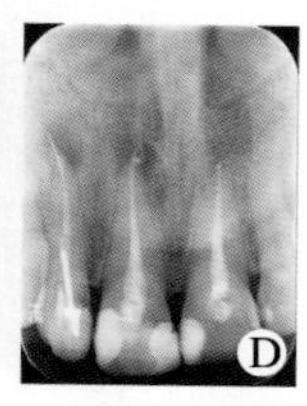

A. 术前口内照；B. 腭侧充填物完整；C. 11、21 根充欠填，12 -21 根尖周低密度影，12 根尖部见器械分离；D. 12 -21 根尖低密度影未见缩小。

图 67 -1 术前临床检查与影像学检查

处理：去除冠部充填物，显微镜下去除根管根充物（图 67 -2A），热牙胶垂直加压充填，暂时充填（图 67 -2B）。术后 X 线片示 11、12、21 根管恰填（图 67 -2C）。

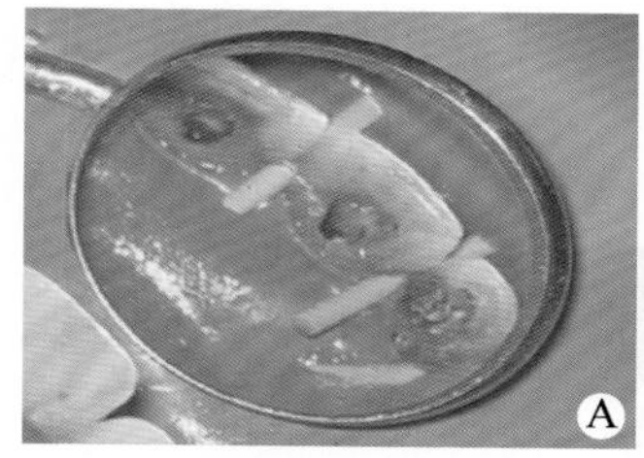
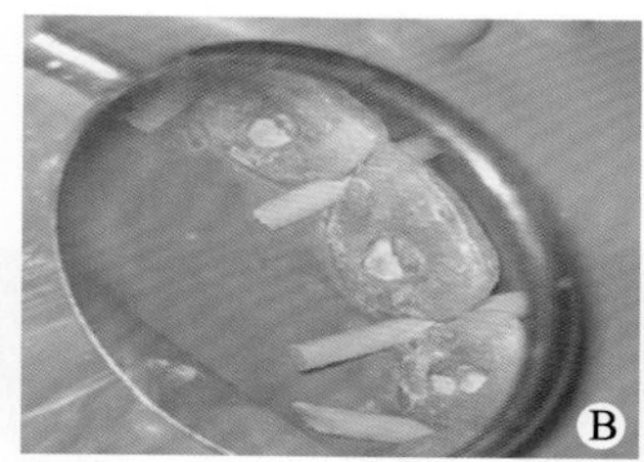
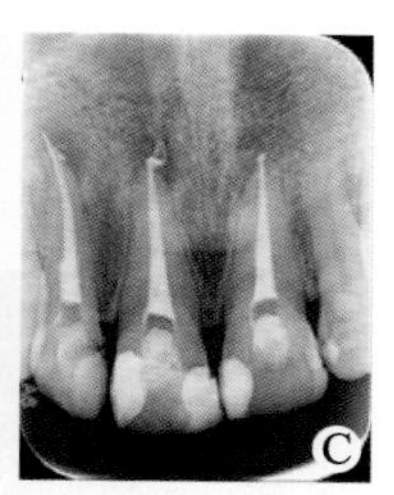

A. 显微镜下去除根管根充物；B. 热牙胶垂直加压充填，暂时充填；C. 11、12、21 根管内严密充填。

图 67 -2 显微根管再治疗

术前拍摄 CBCT 示 11、12、21 根管内充填良好，11、12 根尖周低密度影，唇侧骨皮质破坏，12 根尖部见器械分离，超出根尖，未见牙根折裂征象（图 67 -3）。

完善术前检查及知情同意，11、12 术区消毒，局麻，作全厚黏骨膜瓣，暴露根尖骨缺损区（图 67 -4A）。定位根尖位置，DOM 下高速手机修整唇侧骨破坏区相应部位，暴露根尖区域，取出分离器械（图 67 -4B、图 67 -4C）。切除根尖 3mm，去除分离器械并刮除肉芽组织，送检病理。1% 亚甲蓝染料涂布根尖截面 10 ~ 15 秒，冲洗，高倍镜下观察截面，未见明显裂纹。继而用超声工作尖

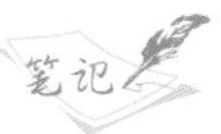

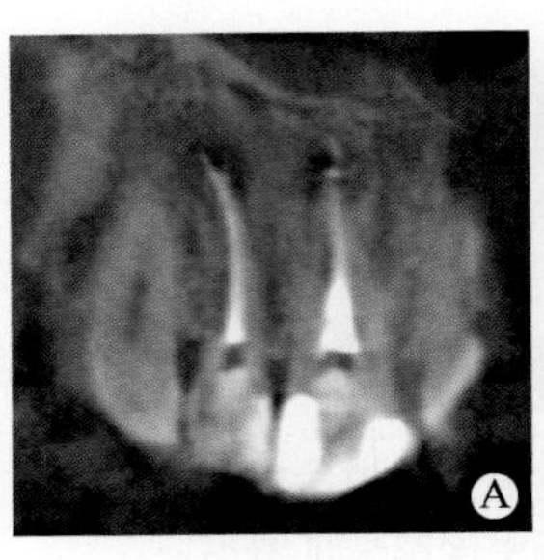
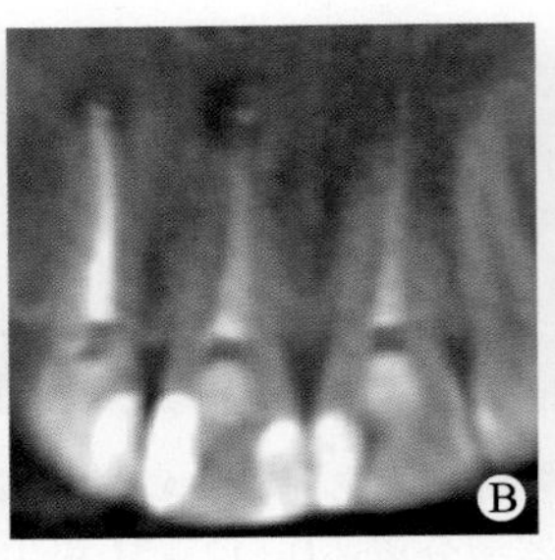
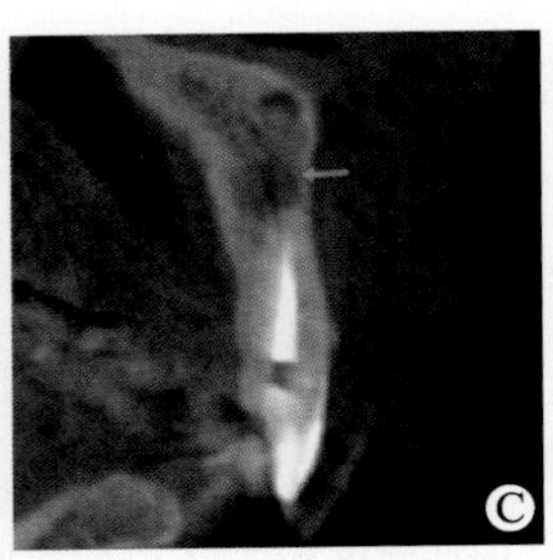

A. 11、12 根尖周低密度影，12 根尖部见器械分离（冠状面）；B. 11、12、21 根管充填良好（冠状面）；C. 唇侧骨皮质破坏（矢状面）。

图 67－3　术前 CBCT 影像

进行根尖倒预备，庆大霉素浸泡后干燥窝洞，MTA 倒充填。清理术区，复位组织，术区间断缝合（图 67－4D ~ 图 67－4F）。同样方法完成 11 显微根尖手术。术后 X 线片：11、12 根尖倒充填恰当密实（图 67－5A）。

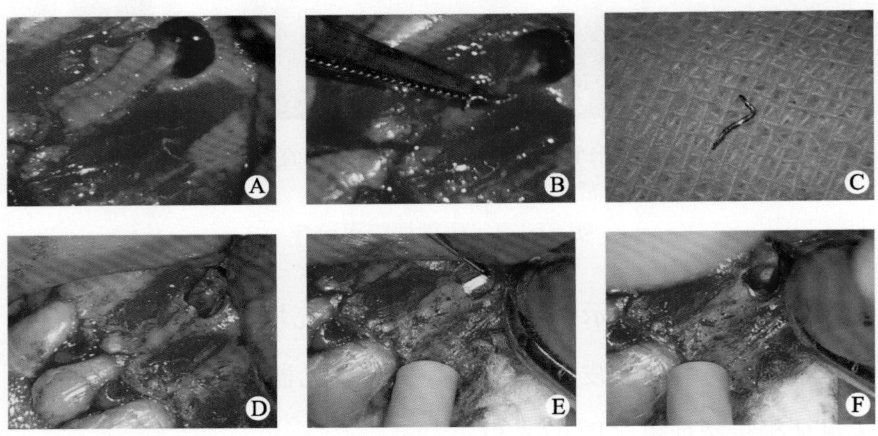

A. 暴露根尖骨缺损区；B. 取出分离器械；C. 分离器械；D. 倒预备；E、F. 倒充填。

图 67－4　显微根尖手术治疗

术后随访复查：术后 6 个月、8 个月复查，患者无自觉不适，牙周恢复正常，根尖区低密度影缩小（图 67－5B、图 67－5C）；术后 18 个月、7 年复查，根尖区低密度影消失（图 67－5D ~ 图 67－5F）。术后 7 年复查口内照示患牙恢复良好并已修复（图 67－5G）。

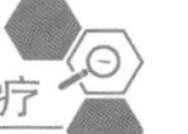

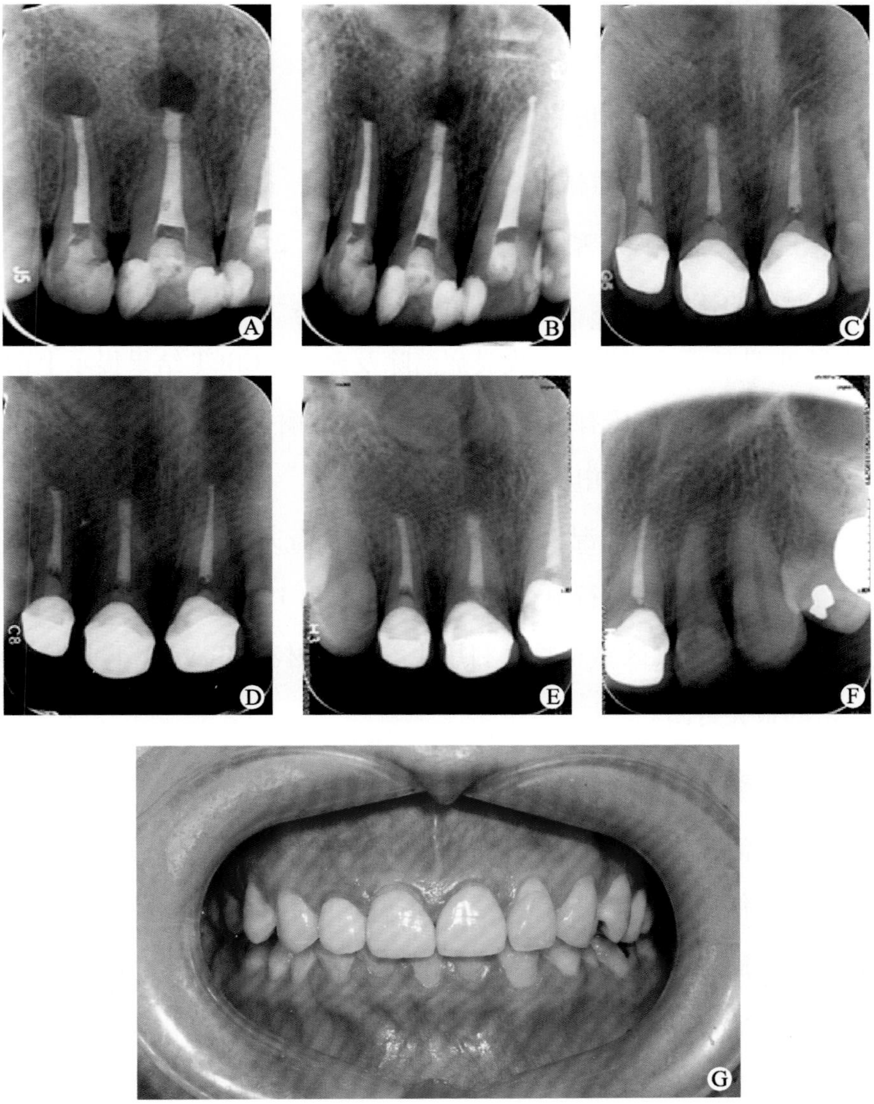

A. 术后即刻 X 线片；B. 术后 6 个月 X 线片；C. 术后 8 个月 X 线片；D. 术后 18 个月 X 线片；E、F. 术后 7 年 X 线片；G. 术后 7 年口内照。

图 67 –5　术后复查

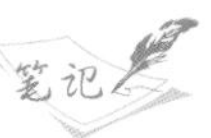

病例分析

一、诊疗思路分析

患者12根尖见器械分离并超出根尖孔，常规非手术再治疗难以取出，难以达到完善的感染控制，而11、21因根管治疗欠填造成长时间的持续感染，同时造成根尖区破坏，第一次非手术再治疗时11少量超填，不利于根尖炎症消除及愈合。CBCT结果提示上前牙唇侧骨缺损骨皮质有破坏，患者体健，能耐受显微根尖手术等较复杂操作，并强烈希望保留患牙。

结合患者全身情况及意愿综合考虑，需完善术前非手术再治疗，清理感染根管后行显微根尖手术，取出12根尖区分离器械并去净12－11根尖区感染物，利用生物陶瓷材料iRoot BP Plus形成严密的根尖封闭。

二、器械分离的原因

根管治疗术是牙髓病和根尖周病的首选治疗方法，通过彻底清理根管、扩大成形根管及严密充填根管，以去除根管内感染性内容物对根尖周组织的不良刺激，防止根尖周病进展或促进根尖周病的愈合。器械分离是根管治疗术的并发症之一，手用器械发生率0.5%~7.4%，镍钛器械发生率0.4%~3.7%。导致器械分离的原因主要包括：①根管解剖因素；②器械因素；③操作者的因素。该病例中CBCT显示12根尖不存在过度弯曲，器械分离主要与操作者相关。预备过程中金属疲劳是发生器械断裂的主要原因；操作者的临床经验、对器械材质的了解、使用方法规范与否、使用次数等与器械分离有关。操作者对牙体形态的掌握及预备方法也存在较大关

笔记

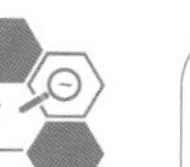

系。器械分离对行根管治疗术的患牙预后产生不良影响，因此根管预备的过程中应尽量避免器械分离的发生。

三、器械分离治疗策略

根管预备过程中可能发生器械分离，分离器械可位于根管内各个位置，甚至超出根尖孔。分离器械取出的策略取决于分离器械的位置及牙根的形态，当分离器械位于根管中上 1/3 时，在 DOM 下采用超声工作尖 + 专用套管可以在不影响牙根抗力的情况下将分离器械取出，成功率较高。分离于根管中 1/3 的器械可尝试超声取出或绕过分离的器械，建立达根尖区的通路；而位于根尖 1/3 处的分离器械，由于视野不清，从冠方取出难度较大，应考虑选择显微根尖手术取出。患者 12 分离器械位于根尖 1/3 处，大部分超出根尖孔。考虑到：①患牙存在根尖低密度影，需要取出分离器械才能彻底清理及消除根尖周感染；②从冠方取出需要对根管壁进行过度切削，增大根折风险。因此，采用根尖手术处理取出分离器械。

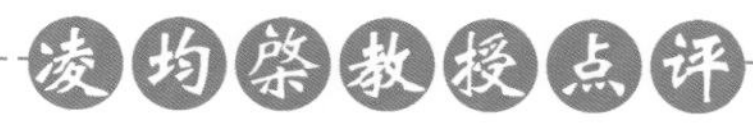

器械分离是牙髓治疗失败的一个重要原因。在术前应对患牙进行充分评估，把握髓室和根管的位置、方向及钙化程度等解剖特点，并正确选择治疗器械和技术，了解器械材质、使用方法与使用次数，防止医源性器械分离的发生。分离器械取出的策略取决于分离器械的位置及牙根的形态，位于根尖 1/3 处、超出根尖孔的分离器械可采用根尖手术取出。另外，倒充填材料的发展降低了根尖手术取出分离器械后封闭根尖技术的敏感性。

（林正梅）

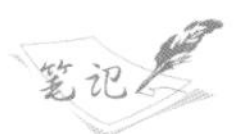

参考文献

1. McGuigan MB, Louca C, Duncan HF. Endodontic instrument fracture: causes and prevention. Br Dent J, 2013, 214 (7): 341 –348.

2. Iqbal MK, Kohli MR, Kim JS. A retrospective clinical study of incidence of root canal instrument separation in an endodontics graduate program: a PennEndo database study. J Endod, 2006, 32 (11): 1048 –1052.

3. Madarati AA, Hunter MJ, Dummer PM. Management of intracanal separated instruments. J Endod, 2013, 39 (5): 569 –581.

4. Peters OA. Current challenges and concepts in the preparation of root canal systems: a review. J Endod, 2004, 30 (8): 559 –567.

5. Wu J, Lei G, Yan M, et al. Instrument separation analysis of multi-used ProTaper Universal rotary system during root canal therapy. J Endod, 2011, 37 (6): 758 –763.

6. McCoy T. Managing Endodontic Instrument Separation. J Vet Dent, 2015, 32 (4): 262 –265.

068 21、22 根尖超填导致治疗失败的显微根尖手术治疗

病历摘要

患者为 27 岁女性，主诉右上前牙疼痛 1 月余。

患者于数月前因 21、22 “慢性根尖周炎” 拆除烤瓷冠，就诊修复科，修复科检查后发现 21、22 根管充填不密实（图 68 –1A、图 68 –1B），建议 21、22 行根管再治疗，遂行两次根管再治疗术

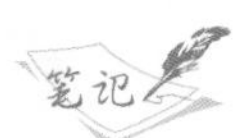

（图 68－1C、图 68－1D）和桩核冠修复（具体不详），后患者自觉右上前牙咬物不适，来我科就诊。否认系统疾病史及过敏史。检查：21、22 全瓷冠修复体，边缘密合度可，叩痛（＋），无松动。21、22 唇侧黏膜未见明显异常。X 线片显示：21、22 根尖见不规则低密度影；21、22 根尖见材料超填（图 68－1E）。CBCT 结果显示：21、22 根尖阴影连通近远中径约 8mm，局部唇、腭侧骨皮质吸收破坏（图 68－1F～图 68－1H）。

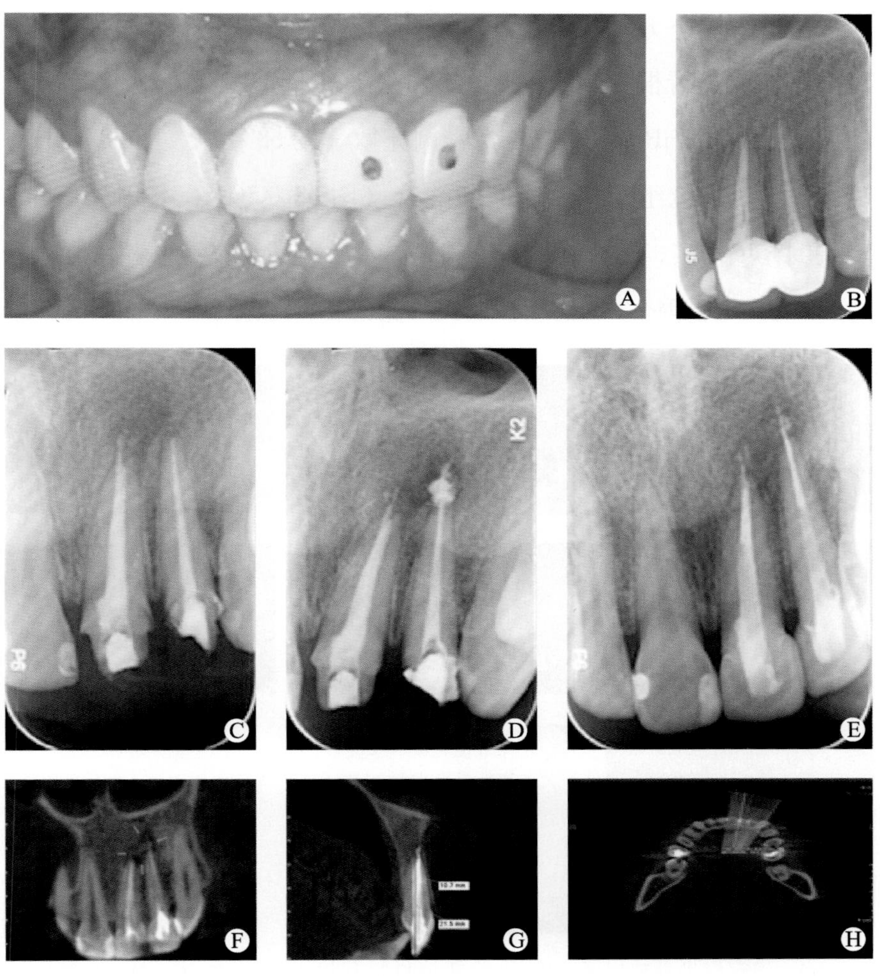

A. 初诊口内照片；B～E. 诊疗过程 X 线片；F. 术前 CBCT 冠状位图；G. 术前 CBCT 矢状位图；H. 术前 CBCT 轴状位图。

图 68－1　术前临床检查与影像学检查

诊断：21、22 慢性根尖周炎。

治疗计划：结合患者意愿和患牙情况，拟行21、22 显微根尖手术。

处理：完善术前检查及知情同意，消毒，局麻，术区作全厚黏骨膜瓣，暴露根尖骨缺损区，见 21、22 唇侧骨缺损，骨缺损内见大量肉芽组织及超填材料（图 68 －2A）。DOM 下高速手机修整唇侧相应部位骨破坏区，暴露根尖区域。刮除根尖超填材料和肉芽组织并送病理检查（图 68 －2B），切除根尖 3mm。1% 亚甲蓝染料涂布根尖截面 10 ~15 秒，冲洗，高倍镜下观察截面，未见明显裂纹。超声工作尖进行根尖倒预备（图 68 －2C、图 68 －2D），庆大霉素浸泡后干燥窝洞，iRoot BP Plus 严密倒充填（图 68 －2E、图 68 －2F），清理术区，复位组织，术区间断缝合（图 68 －2G）。术后 X 线片：根尖倒充填密实，恰充（图 68 －2H）。术后定期复查：患者无自觉不适，21、22 无叩痛，无松动，根尖区低密度影逐渐缩小（图 68 －3）。

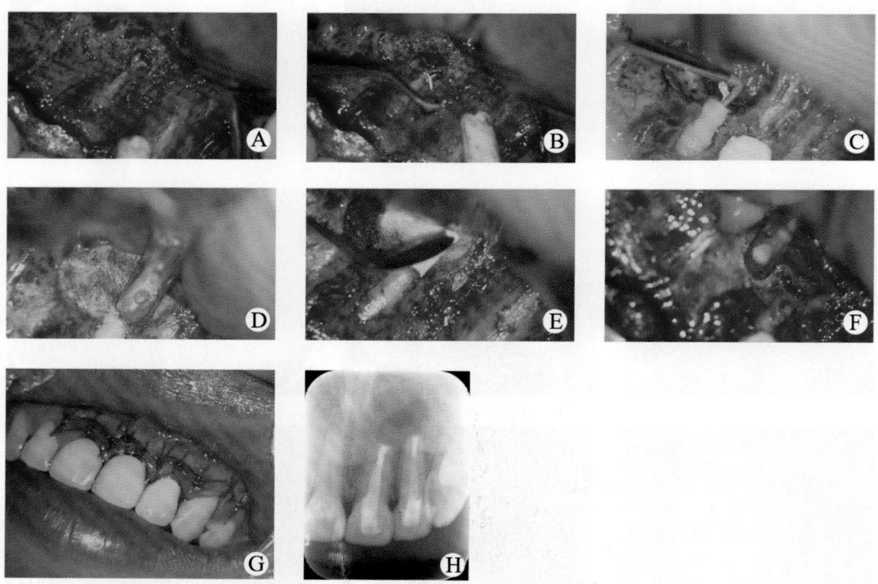

A. 暴露根尖骨缺损区；B. 去除超填材料和根尖肉芽肿；C、D. 倒预备；E、F. 倒充填；G. 术后即刻口内照片；H. 术后即刻根尖 X 线片。

图 68 －2　显微根尖手术治疗

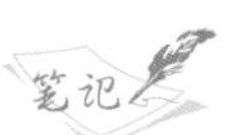

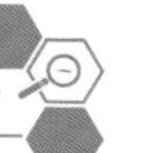

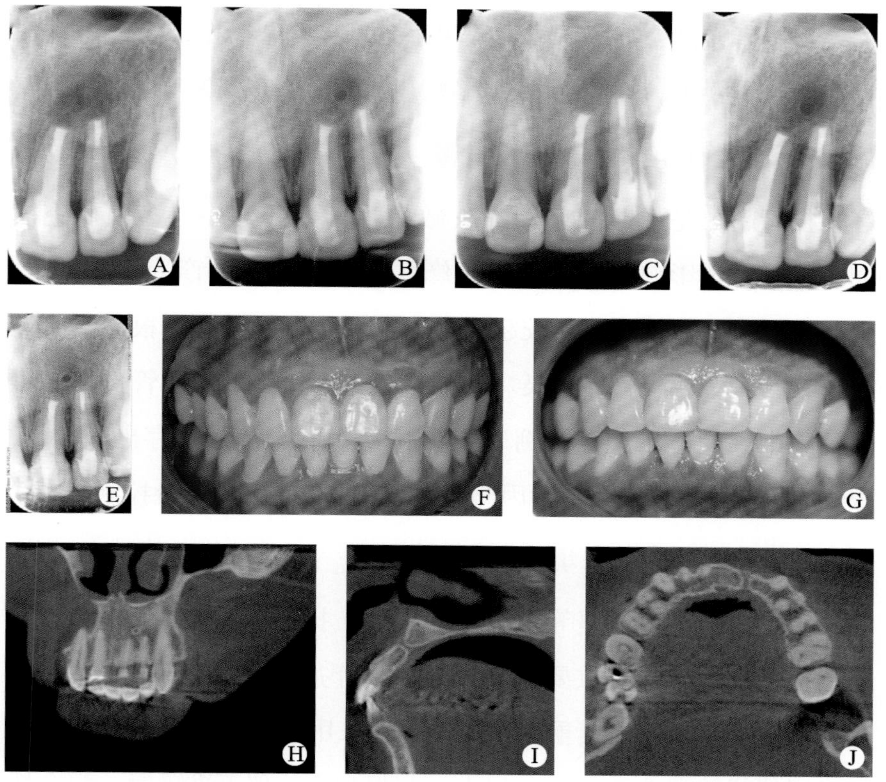

A. 术后 1 个月 X 线片；B. 术后 2 个月 X 线片；C. 术后 5 个月 X 线片；D. 术后 8 个月 X 线片；E. 术后 3 年 5 个月 X 线片；F. 术后 10 个月复查口内照片；G. 术后 3 年 5 个月复查口内照片；H. 术后 3 年 5 个月 CBCT 冠状位图；I. 术后 3 年 5 个月 CBCT 矢状位图；J. 术后 3 年 5 个月 CBCT 轴状位图。

图 68－3 术后临床检查与影像学检查

病例分析

一、诊疗思路分析

该病例中 21、22 全瓷冠修复体，边缘密合度可，叩痛（+），X 线片和 CBCT 影像资料显示 21、22 根尖存在超填材料，根尖周低密度影连通，近远中径约 8mm，局部唇、腭侧骨皮质吸收。超填根充物对根尖组织的持续刺激下，患牙根尖周炎症自行吸收及骨再生可能性较低，根管治疗超填导致治疗失败是显微根尖手术的适应证

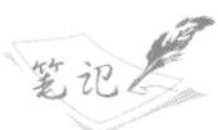

之一。患者体健，能耐受显微根尖手术等较复杂操作，建议 21、22 行显微根尖手术，彻底去除超填物，控制根尖区感染。

二、根管超填的发生率及危害

根管超填是引起根管治疗失败的主要原因之一。多项研究表明，根管超填影响根尖周组织的修复；超填患牙根管治疗 22 个月后，失牙率明显提高。牙胶超出根尖孔存在以下危害：根尖封闭性差、异物刺激、根管外感染。对于超填病例，非手术根管再治疗难以消除根尖周感染。该病例 21、22 两次根管再治疗均存出现超填，根尖周感染难以彻底清除，因此选择显微根尖手术清除及控制感染。

三、规范化根管充填的要点

为了避免出现超填等医源性并发症，提高根管治疗的成功率，规范化根管治疗具有重要意义。根管治疗过程中应遵循规范技术，准确掌握工作长度尤其重要。现临床多采用根尖定位仪测量，目前根尖定位仪的准确率达 96% 以上，当根尖定位仪不准确时，配合插尖 X 线片、试尖时参考根尖预备时所用最大号器械，选择主牙胶尖，主牙胶尖需到达工作长度，不能向根尖方向移动，且在根尖 1/3 区紧贴根管内壁（获得“tug-back”感觉）。

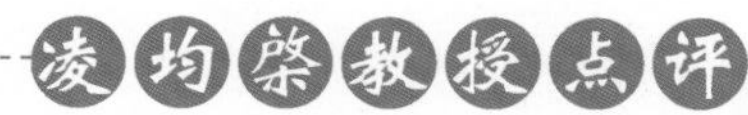

根管超填导致治疗失败是显微根尖手术的适应证之一，本病例中 21、22 根尖见材料超填。根尖周低密度影连通近远中径约 8mm，累及唇腭侧骨皮质，故建议行 21、22 显微根尖手术。手术中去除根尖超填材料及控制感染。术后长期随访可见 21、22 根尖周低密度影逐渐缩小直至完全愈合。

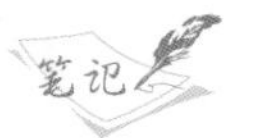

（林正梅）

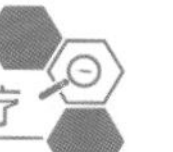

参考文献

1. Holland R, Gomes JEF, Cintra LTA, et al. Factors affecting the periapical healing process of endodontically treated teeth. J Appl Oral Sci, 2017, 25 (5): 465 –476.
2. Ng YL, Mann V, Gulabivala K. A prospective study of the factors affecting outcomes of non-surgical root canal treatment: part 2: tooth survival. Int Endod J, 2011, 44 (7): 610 –625.
3. Nino-Barrera JL, Gamboa-Martinez LF, Laserna-Zuluaga H, et al. Factors associated to apical overfilling after a thermoplastic obturation technique-Calamus (R) or Guttacore (R): a randomized clinical experiment. Acta Odontol Latinoam, 2018, 31 (1): 45 –52.
4. Bastien AV, Adnot J, Moizan H, et al. Secondary surgical decompression of the inferior alveolar nerve after overfilling of endodontic sealer into the mandibular canal: Case report and literature review. J Stomatol Oral Maxillofac Surg, 2017, 118 (6): 389 –392.

069 34 –36 多个后牙难治性根尖周炎显微根尖手术治疗

病历摘要

患者为 54 岁男性，主诉左下后牙咬合不适 10 月余。

患者于 2 年前在外院行左下多个后牙根管治疗术，拟冠修复，修复前发现左下后牙根尖阴影而转诊至我科。无系统疾病史及过敏史。检查见 34 –37 磨损严重，𬌗面大面积充填物，34 –36 叩诊不

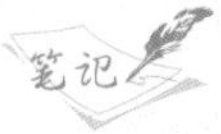

适，叩痛(+)，无松动。X线片示，34-36已行根管治疗，根充欠填，疑似遗漏根管，根尖区见根尖周低密度影（图69-1）。CBCT示34舌侧钙化根管、牛牙症，小范围低密度影，大小约为2.3mm×3.1mm，35远中钙化根管、牛牙症，舌侧阴影大小约10.3mm×7.3mm，35、36近中根阴影相连，大小约11.4mm×9.7mm，36远中根小范围低密度影（图69-2）。

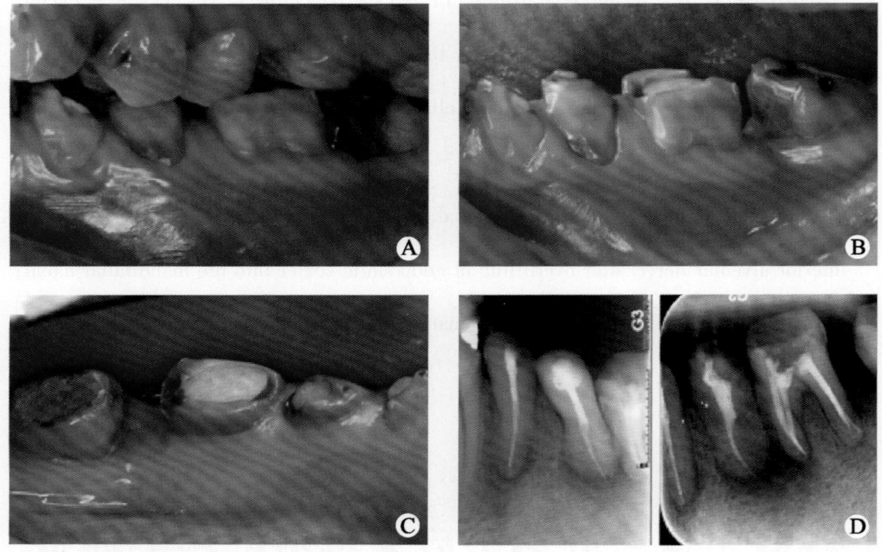

A. 左侧后牙咬合；B. 左下后牙颊侧；C. 左下后牙舌侧；D. 左下后牙X线片。

图69-1 术前临床检查与影像学检查

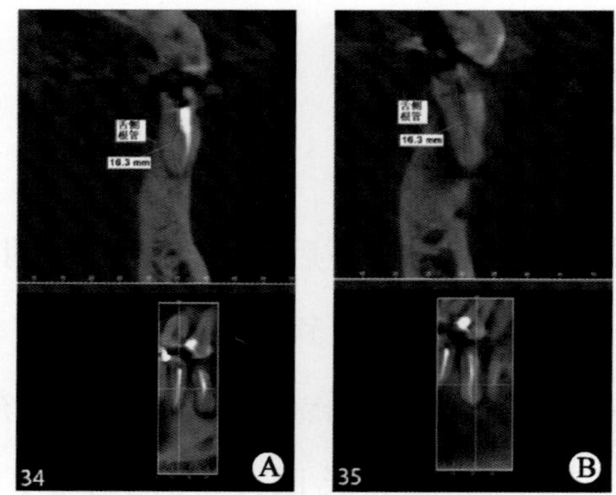

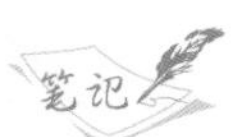

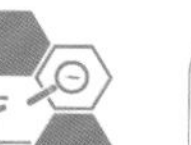

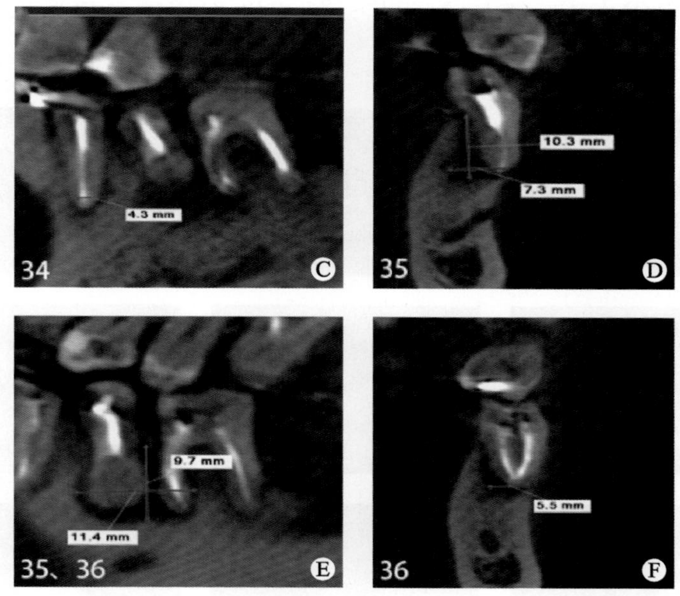

A. 34 舌侧钙化根管、牛牙症（冠状位）；B. 35 远中钙化根管、牛牙症（冠状位）；C. 34 小范围低密度影（矢状位）；D. 35 舌侧阴影（冠状位）；E. 35、36 近中根阴影相连（矢状位）；F. 36 远中根小范围低密度影（冠状位）。

图 69 –2　术前 CBCT 影像

诊断：34、35、36 慢性根尖周炎。

治疗计划：结合患者意愿和患牙情况，行 34、35、36 显微根尖手术。

治疗：完善术前检查及知情同意，34 –36 术区消毒，局麻，做全厚黏骨膜瓣，暴露根尖骨缺损区，见 35 颊侧皮质骨破坏严重（图 69 –3A）。定位根尖位置，DOM 下高速手机修整颊侧相应部位骨破坏区，暴露根尖区域（图 69 –3B）。切除根尖 3mm，刮除肉芽组织，送检病理。1% 的亚甲蓝染料涂布根尖截面 10 ~15 秒，冲洗，高倍镜下观察截面，未见明显裂纹。超声工作尖进行根尖倒预备，庆大霉素浸泡后干燥，iRoot BP Plus 严密倒充填。清理术区，复位组织，术区间断缝合（图 69 –3C ~图 69 –3I）。同样方法完成 34、

36 显微根尖手术。术后 X 线片：34 - 36 根尖倒充填密实，恰充（图 69 - 4A）。

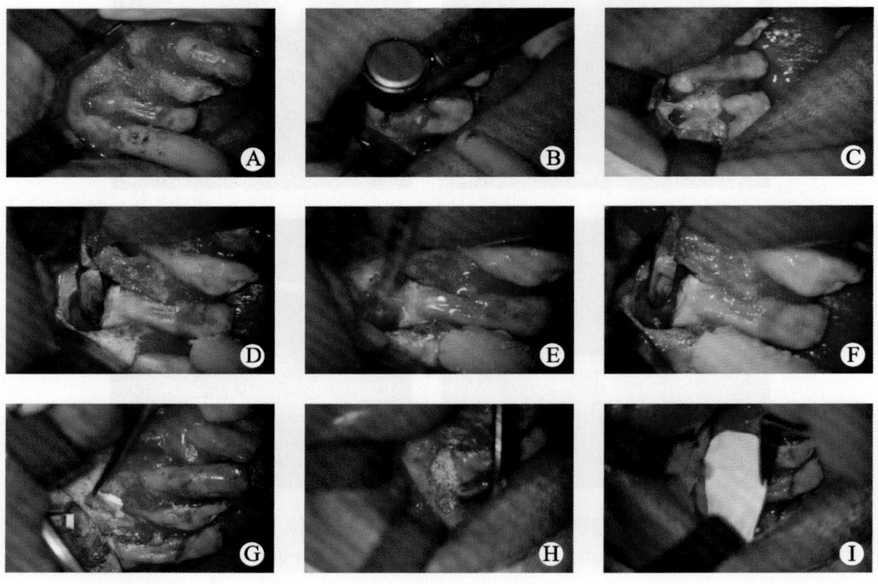

A. 暴露根尖骨缺损区；B. 去骨开窗、刮除肉芽；C. 截根；D. 1% 亚甲蓝染料染色；E. 倒预备；F. 预备后 35 根尖孔呈“C”形；G. 倒充填；H. 放置骨粉；I. 放置胶原膜。

图 69 - 3　显微根尖手术治疗

术后定期复查：术后 1 个月复查，患者牙周恢复正常，根尖区低密度影减少（图 69 - 4B）。术后 3 个月复查，诉左下后牙区按压不适，34 唇侧见一小窦道，牙胶示踪 X 线片显示来自 34 根尖区远中侧（图 69 - 4C ~ 图 69 - 4F）。术后 4 个月复查：34 窦道持续存在（图 69 - 4G），考虑患牙过短，不适合再次手术，建议拔除。患者知情同意后拔除 34，34 离体牙根尖远中侧发现细小侧支根管（图 69 - 4H）。术后 8 个月复查，患者已行 33 - 35、36 - 37 联冠修复（图 69 - 4I、图 69 - 4J），35 偶有咬硬物不适。术后 2 年复查，35、36 根尖阴影已完全愈合，无自觉不适（图 69 - 4K、图 69 - 4L）。

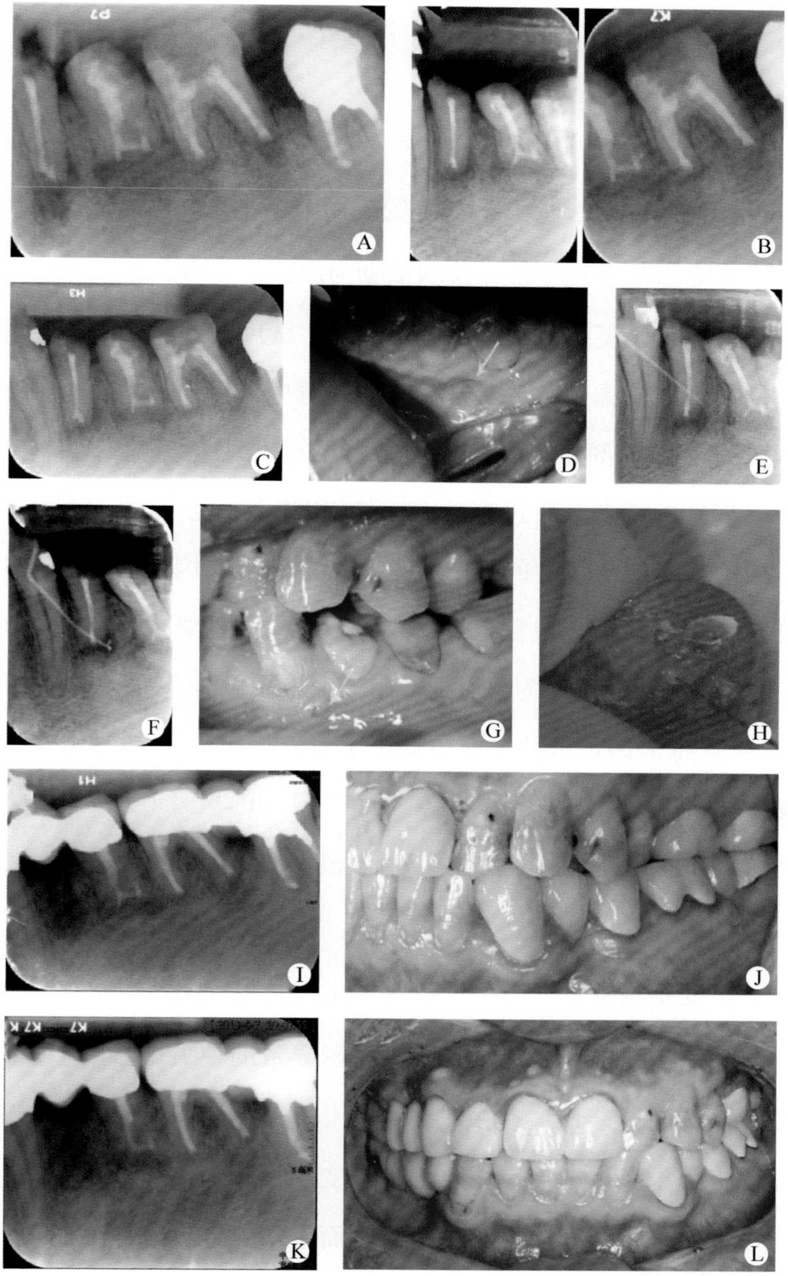

A. 术后即刻 X 线片；B. 术后 1 个月 X 线片；C. 术后 3 个月 X 线片；D. 34 唇侧见一小窦道；E. 牙胶示踪 X 线片显示来自 34 根尖区远中侧；F、G. 34 窦道持续存在；H. 34 离体牙根尖远中侧发现细小侧支根管；I. 术后 8 个月 X 线片；J. 患者已行 33 - 35、36 - 37 联冠修复；K. 术后 2 年 X 线片；L. 术后 2 年口内照。

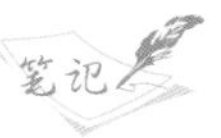

图 69 - 4　术后临床检查与影像学检查

病例分析

一、牛牙症的诊断和 CBCT 的应用

牛牙症患牙外观正常，诊断依据为影像学检查，但二维的 X 线片并不能描述其复杂的根管形态。CBCT 是目前在口腔临床应用最为广泛的三维成像技术，尤其在变异根管中的应用，为深入了解复杂根管系统的解剖特征提供了有效的方法。牛牙症患牙具有对称性、多发性的特点，通过螺旋 CT 或 CBCT 等无创性的三维成像技术，可充分了解牛牙症的分布特点和解剖特征。因牛牙症患牙根管口向根尖方向迁移，根管走行变异大，加大了根管成形和充填的难度。该病例 34、35 均为牛牙症，在 35 的显微根尖手术中，CBCT 影像为 35 根尖倒预备和倒充填提供了有效指导，是 35 手术成功的关键。另外，34 舌侧根管钙化欠填，其复杂的根管形态是导致根管治疗失败的重要原因，考虑到 34 牙根短小，手术治疗预后欠佳，最终拔除患牙。

二、复杂根管变异导致难治性根尖周炎治疗策略

根尖周病损主要由根尖封闭不严密导致的根尖微渗漏造成，由于根管系统的复杂性，在根尖部位难以达到清理彻底及充填严密，显微根尖手术是这类治疗失败的复杂变异根管的有效治疗手段，但手术过程中只进行简单的根尖刮治术而不切除感染的根尖组织将导致根尖病损再次复发。2001 年，Kim 等通过解剖学研究证实，根尖切除 1mm，可减少 52% 根尖分歧及 40% 侧支根管；根尖切除 2mm，可减少 78% 根尖分歧和 86% 的侧支根管；根尖切除 3mm，可覆盖 98% 根尖分歧和 93% 侧支根管，根尖切除 4mm 以上与 3mm 无明显

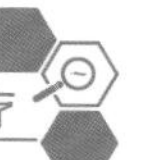

差别。因此，在牙根长度允许的情况下，切除根尖 3mm 既去除了绝大部分侧副根管，同时维持了良好的冠根比率。此外，根尖切除的角度应尽量垂直于牙根长轴，通常根尖切除角度不应大于 10°，以减少牙本质小管和侧支根管的暴露，有效降低根尖微渗漏。该病例 35 远中根欠填，35 和 36 均伴有根尖低密度影，采用显微根尖手术切除根尖 3mm，并刮除近远中根尖周及根分叉区肉芽组织，既去除了感染的根尖组织及大部分侧副根管，又保证了患牙的强度和稳定性，提高了治疗成功率。

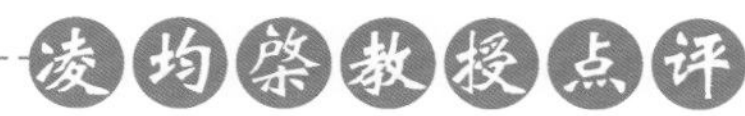

特殊根管形态常导致牙髓治疗失败。根管解剖变异使根管系统变得十分复杂，有许多副根管和侧支相通，从髓室到根尖孔，根管截面形态动态变化，不同牙位的根管数目有一定规律，亦有变异。根尖 3mm 处是根管系统变化最为复杂的部位，存在有大量侧支的根管或管间交通支，此部位不能彻底清理成形是导致根管治疗甚至手术失败的重要原因。针对根管变异，规范、有效的三维根管清理控制感染是根管治疗的前提，显微根尖手术是治疗失败的复杂变异根管的有效治疗手段。

（林正梅）

参考文献

1. Simsek N, Keles A, Ocak MS. Endodontic treatment of hypertaurodontism with multiple bilateral taurodontism. J Conserv Dent, 2013, 16 (5): 477 –479.

2. Colak H, Tan E, Bayraktar Y, et al. Taurodontism in a central anatolian

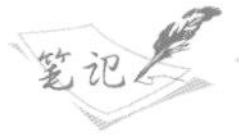

population. Dent Res J (Isfahan), 2013, 10 (2): 260 - 263.

3. Lim A, Le Clerc J. Endodontic treatment of a hypertaurodontic mandibular left second molar in a patient with many taurodonts combined with multiple pulp stones. Aust Endod J, 2018.
4. Krishnamoorthy S, Gopikrishna V. Endodontic management of a hypertaurodontic tooth associated with 48, XXYY syndrome: A review and case report. J Conserv Dent, 2015, 18 (3): 265 - 268.
5. Jafarzadeh H, Azarpazhooh A, Mayhall JT. Taurodontism: a review of the condition and endodontic treatment challenges. Int Endod J, 2008, 41 (5): 375 - 388.
6. Radwan A, Kim SG. Treatment of a hypertaurodontic maxillary second molar in a patient with 10 taurodonts: a case report. J Endod, 2014, 40 (1): 140 - 144.
7. Lui JN, Khin MM, Krishnaswamy G, et al. Prognostic factors relating to the outcome of endodontic microsurgery. J Endod, 2014, 40 (8): 1071 - 1076.

070 31、41 慢性根尖周炎的显微根尖手术治疗

病历摘要

患者为 49 岁女性，主诉发现下颌牙唇侧瘘道 5 月余。

患者约 5 个月前发现下颌前牙唇侧瘘道、牙根部分暴露，后于外院行 31、41 根管治疗，疗效不佳，瘘道未能消除，现转至我院要求治疗。否认重大疾病史和过敏史。检查见 31、41 牙冠轻度变色，存在树脂充填物，无叩痛、不松动。31 根尖区唇侧圆形瘘道，

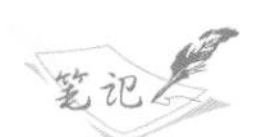

直径3mm×2mm，根面裸露，根尖周可探及食物残渣；41 根尖区探及瘘管，近中侧为肉芽组织，与31 近中贯通；唇系带片状粘连。X 线片显示 31、41 曾行根管治疗，根尖周均有大面积低密度影（图 70－1）。

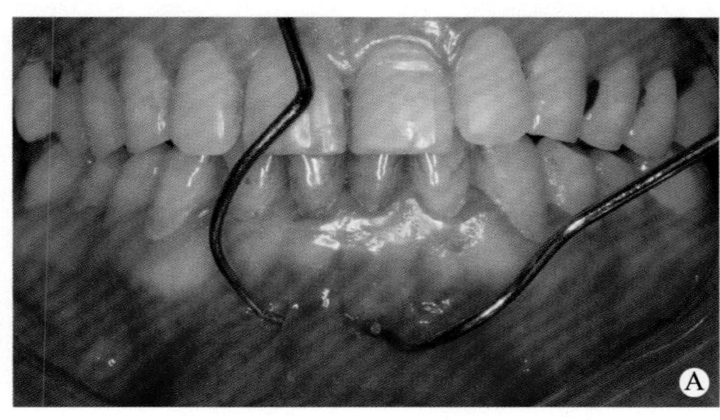

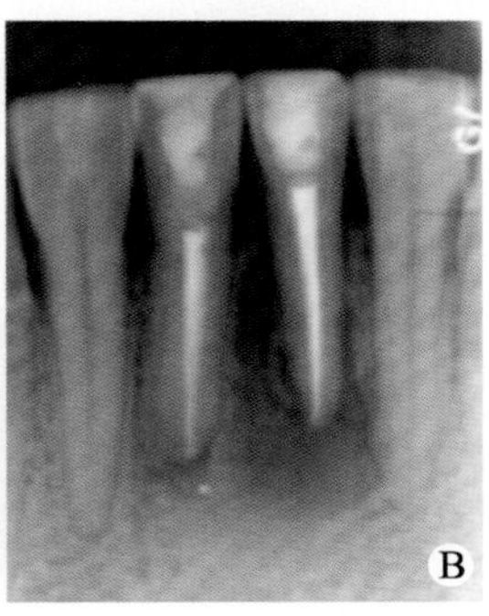

A. 术前检查探针可探及 31 暴露的根面和 41 根尖区瘘道；B. X 线片显示 31、41 根充完善，31 根尖周透射影。

图 70－1　患牙术前检查图

诊断：31、41 根管治疗后疾病。

治疗：结合患牙情况和患者意愿，拟尝试保留 31、41。考虑 31、41 曾行根管治疗，根尖周炎症范围较大，拟施行显微根尖手术。

首次就诊，检查患牙，与患者说明患牙情况，建议择期施行 31、41 显微根尖手术，患者知情同意。

择期复诊，消毒，局部阻滞麻醉，于 31、41 唇侧根尖处切开黏膜，切口延伸至 42 近中和 32 远中，翻瓣（图 70－2A、图 70－2B、图 70－2C）。清理肉芽组织（图 70－2D）、根尖切除、根尖倒预备倒充填（图 70－2E～图 70－2H）。修整切口周围上皮组织，松解黏膜瓣，缝合创口（图 70－2I）。术后行 X 线片检查，31、41 根尖倒充填恰填（图 70－2J）。

术后 5 天复诊，创口愈合良好。术后 1 周复诊，局部消毒，拆

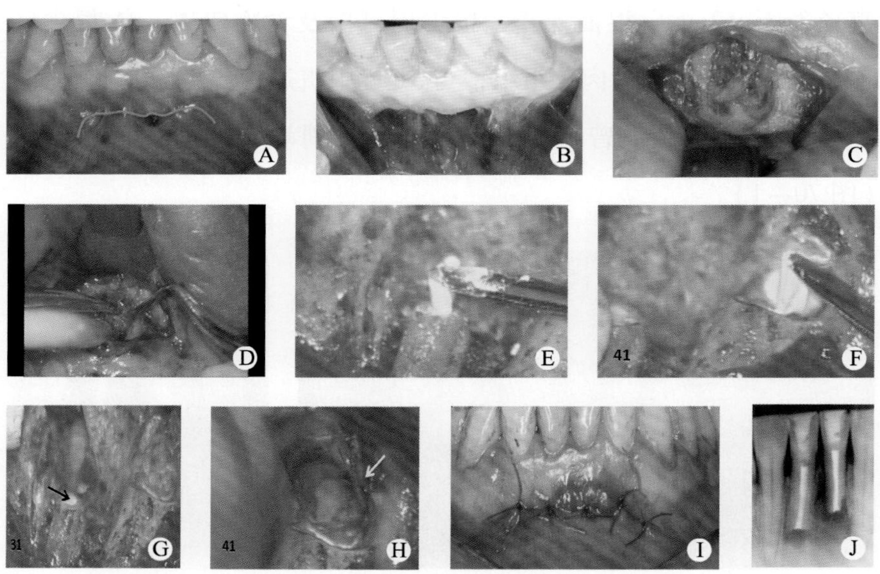

A. 术前手术切口设计；B. 术中手术切口；C. 翻瓣见 31 牙根颊侧骨壁破坏，牙根暴露；D. 刮除肉芽组织；E、F. 根尖倒充填；G、H. 根尖倒充填后；I. 清创缝合；J. 术后 X 线片。

图 70－2　患牙术中

除创口缝线。

术后 4 周复诊，瘘口消失（图 70－3A），患牙无叩痛，不松动。X 线片检查：31、41 根尖周低密度影的面积较前缩小（图 70－3B）。

术后 28 周复诊，瘘口愈合，患牙无叩痛，不松动。X 线片检查：31、41 根尖周低密度影的面积较前缩小（图 70－3C）。

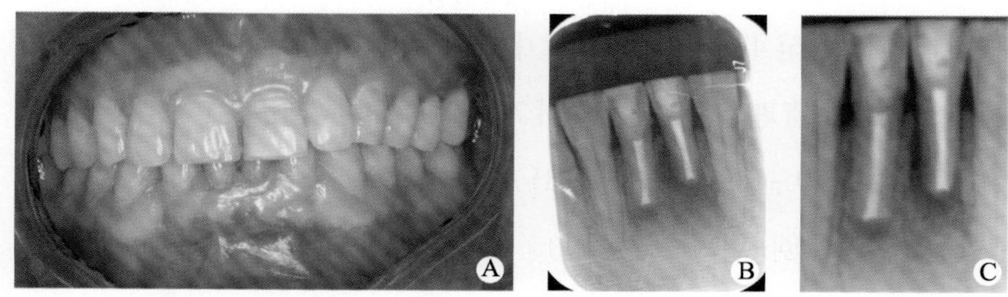

A. 黏膜瘘管口愈合；B. 术后 4 周；C. 术后 28 周。

图 70－3　患牙术后复诊

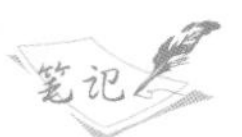

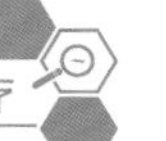

病例分析

一、根管治疗后患牙再治疗方案的选择

根管系统复杂的解剖结构导致某些病例通过常规根管治疗难以获得成功。对根管治疗失败、根尖周病变持续不愈合的患牙，可以选择根管再治疗，再治疗失败的病例或者无法进行再治疗的患牙可以考虑显微根尖手术。

患者的术前X线片显示患牙根管治疗恰填。口腔检查可见暴露于口腔的牙根表面，颊侧骨壁破坏严重，根管再治疗预后差，故选择显微根尖手术。在DOM的配合下，进行了根面刮治和平整、清理肉芽组织，并行根尖切除、倒预备和倒充填。较根管再治疗术，根尖显微手术操作更精确、微创，有较高的成功率。

二、显微根尖手术的适应证和禁忌证

除了该病例情况，根管内器械分离并超出根尖孔、根充材料超出根尖孔、根尖部肉芽肿或囊肿、根折发生在根尖处的情况均适宜采用显微根尖手术治疗。

患牙严重缺损而无法修复、急性根尖周炎或急性颌骨骨髓炎、牙周情况欠佳且患牙松动明显、根折位于非根尖1/3处和患者身体情况无法耐受手术等均是显微根尖手术的禁忌证。

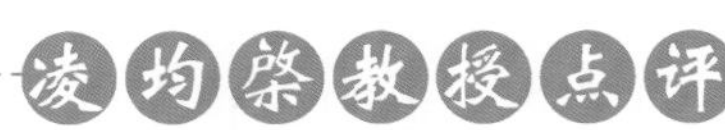

长期的开放性根尖区瘘道严重影响患者的生活质量。该病例在外院多次治疗效果不佳的情况下，在我院行显微根尖手术后取得了很好的治疗效果，开放性创口完全愈合。本病

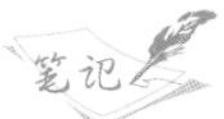

例由于患牙牙根长期暴露于口腔，大量菌斑积聚于根面，在术中做了根面刮治和处理，有利于牙周组织的修复。由于黏膜缺损范围较大，手术创口缝合时需松解黏膜组织，以免张力过大导致创口愈合不良。

（毛学理）

071 37根管治疗后疾病的显微根尖手术治疗

病历摘要

患者为24岁女性，主诉左下后牙颊侧牙龈反复肿胀数月。

患者于数月前左下后牙牙龈反复肿胀，无明显疼痛，今来我院就诊。有正畸治疗史，已拔除36，否认重大疾病史和过敏史。检查见37桩核冠修复，边缘密合，颊侧根分叉区牙龈轻度肿胀伴窦道，可从窦道探入，沿根分叉下行至根尖水平（图71－1A），无叩痛，不松动。X线片示37桩核冠，近中根管充填物超出根尖孔，远中根管欠填，近远中根尖周及根分叉区透射影（图71－1B）。CBCT未见37明显根裂影像，可见MB、ML及D三根管影像，MB和ML下段融合。近远中根尖周及根分叉处可见约5mm×4mm×7mm低密度影，唇侧骨皮质未见明显破坏。近中根长约18.7mm，37 殆面距

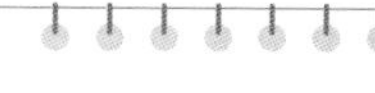

下颌神经管约 22mm（图 71 –1C～图 71 –1F）。

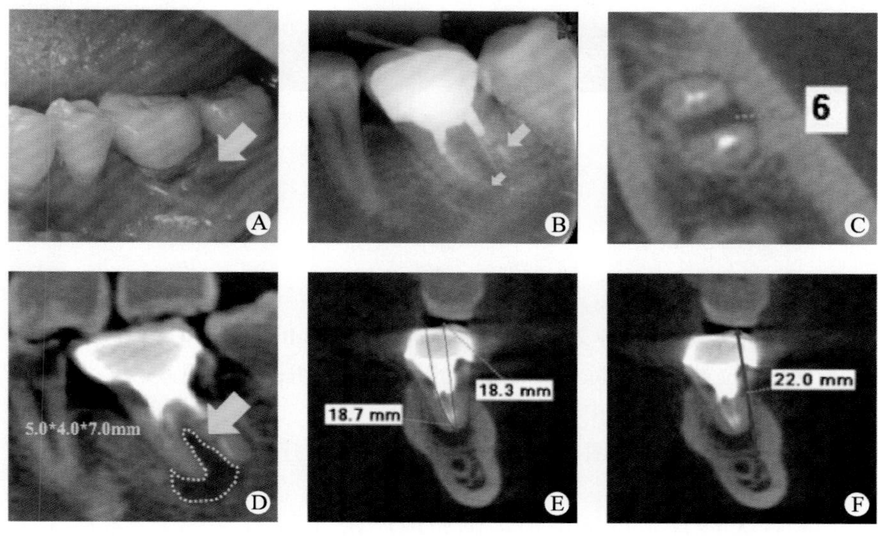

A. 37 根分叉区颊侧黏膜窦道；B. 术前 X 线片；C. CBCT 示 MB、ML 及 D 三根管影像；D. CBCT 示近远中根尖周及根分叉处低密度影；E. CBCT 示近中根长度；F. CBCT 示 37 殆面距下颌神经管距离。

图 71 –1　术前临床检查与影像学检查

诊断：37 根管治疗后疾病。

治疗计划：经患者知情同意，拟行 37 显微根尖手术。

治疗：消毒局麻，DOM 下 34 近中垂直切口，34 至 38 近中龈沟内切口，翻瓣，见 37 牙槽嵴顶高度降低，根分叉处颊侧骨皮质部分缺如（图 71 –2A）。定位根尖位置，高速手机去骨，暴露根尖区域（图 71 –2B）。Impact Air 45°牙科仰角手机切除近远中根尖 3mm，定位下颌神经管的相对位置（图 71 –2C），刮除根尖周及根分叉区肉芽组织（图 71 –2D）。1% 亚甲蓝染料涂布根面 10～15 秒，冲洗后用微型口镜在高倍放大下观察根尖截面，未见裂纹（图 71 –2E）。继而用超声工作尖沿牙根长轴进行近远中根的根尖倒预备，肾上腺素棉球术区止血，冲洗、干燥窝洞后用微型充填器严密充填 iRoot BP Plus（图 71 –2F、图 72 –2G）。清理术区，组织瓣复位，术区间断缝合。

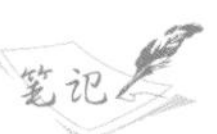
笔记

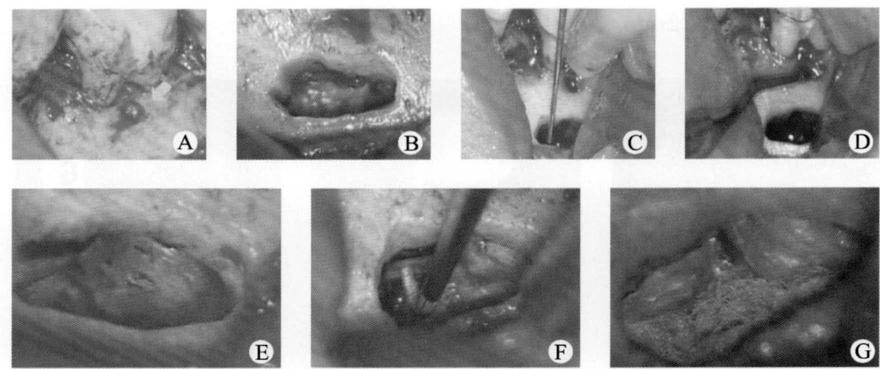

A. 翻瓣后见 37 根分叉区颊侧骨皮质部分缺如；B. 去骨；C. 估测下颌神经管的相对位置；D. 刮除根尖周及根分叉处肉芽组织；E. 亚甲蓝染色；F. 根尖倒预备；G. 近中和远中根尖倒充填。

图 71 -2　显微根尖手术治疗

术后 X 线片示近远中根尖倒充填严密（图 71 -3A）。术后 3 个月、6 个月、12 个月及 3 年复查，患者无自觉不适，37 颊侧黏膜正常，牙周探诊正常，X 线片示近远中根尖区及根分叉区低密度影消失（图 71 -3B ~ 图 71 -3F）。

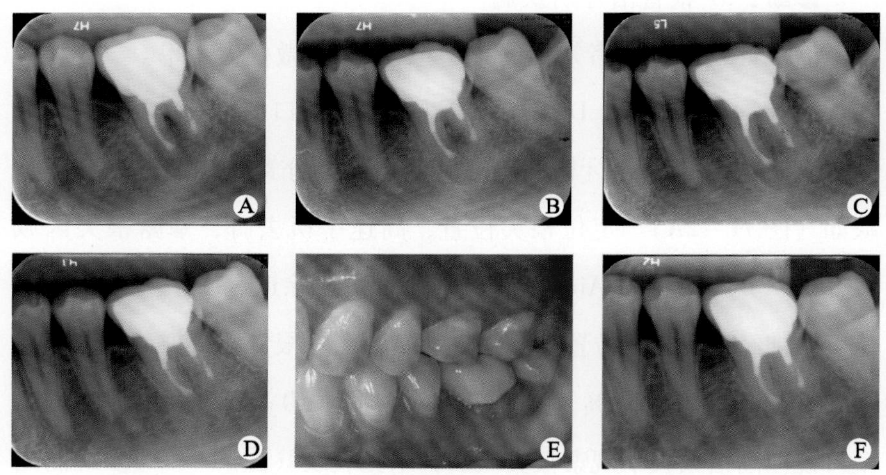

A. 术后即刻 X 线片；B. 术后 3 个月复查 X 线片；C. 术后 6 个月复查 X 线片；D. 术后 1 年复查 X 线片；E. 术后 3 年口内照；F. 术后 3 年复查 X 线片。

图 71 -3　术后影像学检查和临床检查

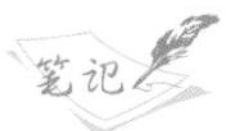

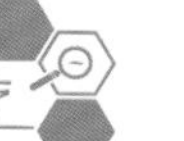

病例分析

一、CBCT 在显微根尖手术中的应用

CBCT 是近年来广泛应用的新技术，具有图像精确度高、扫描时间短、图像伪影少等优点。2015 年，American Association of Endodontists（AAE）的治疗指南推荐在根尖手术前拍摄 CBCT 以了解患牙根尖周病变的范围、牙周组织状况，以及根尖周病变与邻近解剖结构的关系。下颌神经管的位置关乎下颌后牙根尖切除和倒充填的难度，Marti 等对 88 例下颌磨牙根尖手术病例进行术后 1 年的预后评估，发现当病损距离下颌神经管不足 2mm 时，患者术后疼痛更严重，根尖手术失败率比病损远离下颌神经管组高 19.4%。因此，准确定位下颌神经管，不仅在下颌磨牙根尖手术过程中具有重要作用，还可用于预判疗效、预后和患者的术后状态。CBCT 可精确测量根尖至下颌神经管之间的距离，并且与解剖直接测量结果高度一致。此外，CBCT 还可准确测量根尖切除水平的牙根颊舌径和颊侧骨板厚度，具有非常高的术前和术中参考价值。该病例中，术前拍摄 CBCT 了解根尖周病变范围、牙根形态、长度及下颌神经管解剖位置，为根尖手术的顺利进行创造了条件。

二、牙周牙髓联合病变的治疗方案选择

牙髓和牙周组织可通过根尖孔、根管侧支、牙本质小管和某些牙体解剖异常等生理性通道或根管侧穿、牙根折裂等非生理性通道相互扩散和影响，导致牙周牙髓联合病变的发生。基于感染来源及其继发病变，Al-Fouzan 等提出牙周牙髓联合病变改良分型，主要有以下几种。①逆行性牙周病变：通过牙周途径引流的原发性牙髓

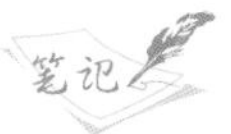

病变，或原发性牙髓病变伴继发性牙周病变；②原发性牙周病变；③原发性牙周病变伴继发性牙髓病变；④联合病变；⑤医源性牙周病变。针对这类病例，首先应准确判断感染来源，牙髓来源的牙周病变经过完善的牙髓治疗可达到愈合，其预后程度取决于牙周受累程度，若术后2~3个月无好转则可考虑结合牙周治疗，而牙周来源并继发牙髓病变通常需结合牙髓治疗和牙周治疗。该病例中，感染来源于根管内持续感染，引起根分叉病变，属于原发性牙髓病变伴继发性牙周病变。通过显微根尖手术消除感染，有效促进了根分叉病变的愈合，术后复查显示患牙颊侧黏膜窦道消失，牙周健康，X线片示近远中根尖周及根分叉区低密度影消失。

三、根尖手术成功的评价标准

显微根尖手术的随访十分必要，可嘱患者于术后3个月、6个月、12个月、24个月定期复诊，通过临床和影像学检查评估病变愈合情况。临床评估包括患者主观症状、咀嚼功能、松动度，以及有无窦道、肿胀、牙周袋等。病变区骨质愈合程度的影像学分类有以下几种。①完全愈合：根尖周形成完整硬骨板；②瘢痕愈合（不完全愈合）：骨质疏松区缩小，呈根周分布不对称、不规则的透射影，可形成瘢痕组织；③不确定愈合：骨质疏松区缩小，在根周分布对称；④不良愈合：骨质疏松区增加。根据临床评估和影像学评估，预后分为3类。①完全愈合：临床体征和症状消失，影像学表现为完全愈合或瘢痕愈合；②正在愈合：临床体征和症状消失，影像学表现为不确定愈合；③持续性疾病：临床体征和症状未消失，和（或）影像学表现为不良愈合。据报道，95%~97%成功病例在术后1年随访时表现为完全愈合。影响显微根尖手术成功的因素包括是否伴有牙周骨缺损、根分叉病变、骨质破坏范围大小、倒充填材料等。该病例中，患者术后复查无自觉不适，黏膜正常，根尖周

笔记

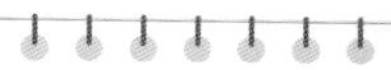

低密度影消失，评价为完全愈合。

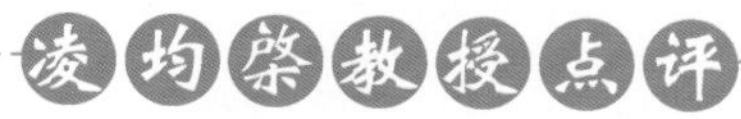

CBCT 能准确地从矢状面、冠状面和轴位面进行观察和测量，当手术区域邻近重要解剖结构如下颌神经管、颏孔和上颌窦时，术前进行 CBCT 检查尤为重要。对于牙周牙髓联合病变的病例，应准确判断感染来源，其中原发牙髓、继发根分叉病变的病例，如果非手术再治疗不可行，采用显微根尖手术可有效促进愈合。根尖区 3mm 的处理对显微根尖手术的成功率有重要影响，需在 DOM 下仔细检查根面，找出引起根尖周病变的可能因素，并进行规范的根尖处理，包括根尖切除、倒预备和倒充填。术后复查应结合临床评估和影像学检查，对预后进行准确判断。

（韦　曦）

参考文献

1. Marti，E，Penarrocha M，Garcia B，et al. Distance between periapical lesion and mandibular canal as a factor in periapical surgery in mandibular molars. J Oral Maxillofac Surg，2008，66（12）：2461 – 2466.

2. Kim TS，Caruso JM，Christensen H，et al. A comparison of cone-beam computed tomography and direct measurement in the examination of the mandibular canal and adjacent structures. J Endod，2010，36（7）：1191 – 1194.

3. Zahedi S，Mostafavi M，Lotfirikan N. Anatomic study of mandibular posterior teeth using cone-beam computed tomography for endodontic surgery. J Endod，2018，44（5）：738 – 743.

4. Al-Fouzan KS. A new classification of endodontic-periodontal lesions. Int J Dent，

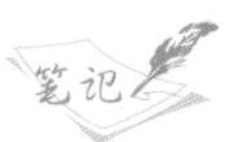

2014 (2014): 919173.

5. Jivoinovici R, Suciu I, Dimitriu B, et al. Endo-periodontal lesion—endodontic approach. J Med Life, 2014, 7 (4): 542-544.

6. Kim S, Pecora G, Rubinstein AR. Color atlas of microsurgery in endodontics. Philadelphia: Saunders, 2000: 5-11.

7. Lui JN, Khin MM, Krishnaswamy G, et al. Prognostic factors relating to the outcome of endodontic microsurgery. J Endod, 2014, 40 (8): 1071-1076.

072 11、12 根尖周囊肿合并 11 侧穿显微根尖手术治疗

病历摘要

患者为 21 岁女性，主诉上前牙变色数月。

患者于数月前发现上前牙变色，检查见 11、12 变色，颈部透黑，舌面见牙色充填体，无叩痛，无松动，热刺激无反应，电活力测试无反应。12 唇侧牙龈见一约 5mm×2mm 脓疱，未破溃，轻触痛（图 72-1A）。X 线片：11 根管内高密度桩核影像，根管中下段欠填，12 已行根管治疗，根管内充填物稀疏，11、12 根尖周低密度影（图 72-1B）。CBCT：11、12 根尖周见一类椭圆形骨质低密度影，边界清晰，大小约 11.8mm×11.5mm×12.0mm，局部腭侧骨皮质吸收破坏，11 根管中上段见高密度影穿通至唇侧，侧穿底距离根尖 7.8mm，侧穿顶距离根尖 11.8mm（图 72-1C）。

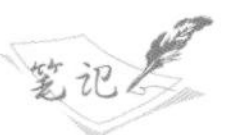

诊断：11、12 根尖周囊肿，11 根管侧穿。

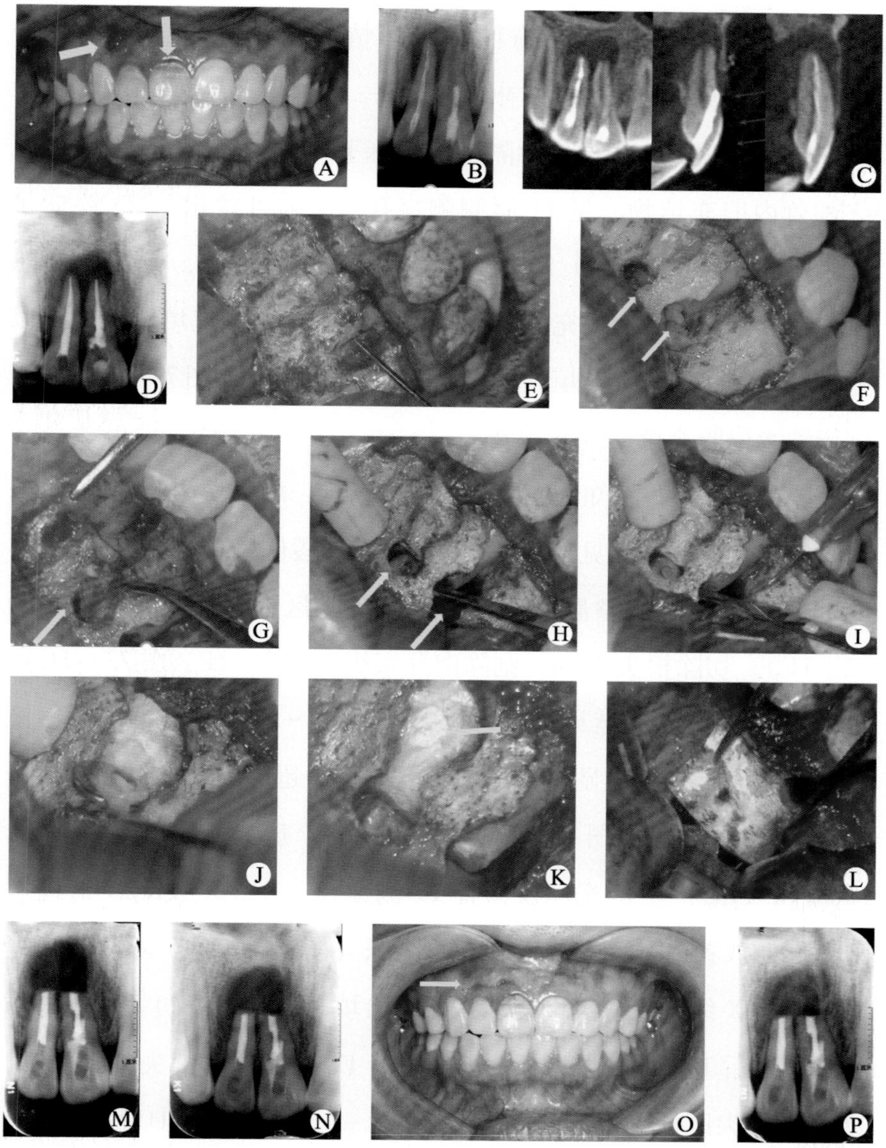

A. 术前口内照示 11、12 变色及 12 唇侧牙龈脓包；B. 术前 X 线片示 11、12 根尖低密度影；C. 术前 CBCT 冠状位见 11、12 根尖周一类椭圆形骨质低密度影，矢状位 11 根管中上段见高密度影穿通至唇侧，12 根管内充填物稀疏，11、12 局部腭侧骨皮质吸收破坏；D. 术前 11、12 根充后 X 线片示 11、12 根管恰填；E ~ L. 术中图片，包括翻瓣（E）、截根（F）、刮除肉芽组织（G）、染色（H）、根尖倒预备（I）、修整侧穿孔（J）、根尖倒充填及侧穿孔修补（K）、放置骨膜（L）；M. 术后即刻 X 线片示 11、12 根尖倒充填密实，恰充；N. 术后 1 个月 X 线片示 11、12 根尖区低密度影稍缩小；O. 术后 1 个月口内照示 12 唇侧瘘管消失；P. 术后 4 个月 X 线片示 11、12 根尖区低密度影明显缩小。

图 72－1　患者术前（A ~ D）、术中（E ~ L）及术后（M ~ P）

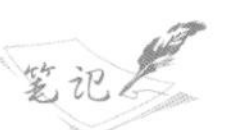

治疗计划：结合患者意愿和患牙情况，拟行11、12根管治疗+显微根尖手术+侧穿修补术。

处理：11、12行橡皮障隔湿，局麻下开髓，显微镜下去除11、12根管内旧充填物，见11唇侧侧穿孔，呈血性渗出，M3镍钛预备，MAF=#40/04，1% NaOCl+生理盐水交替冲洗，干燥，12热牙胶+iRoot SP单尖法充填，11热牙胶+iRoot SP充填，侧穿孔以上部位iRoot BP Plus充填，X线片示11、12恰填（图72-1D）。牙冠行纳米树脂充填，调殆抛光。

完善术前检查及知情同意，消毒，局麻，术区做全厚黏骨膜瓣，暴露根尖骨缺损区，见11唇侧骨缺损，12唇侧骨壁薄。定位根尖，DOM下高速手机修整唇侧相应部位骨破坏区，暴露根尖区域（图72-1E）。切除根尖3mm，刮除肉芽组织(图72-1F、图72-1G)，送检病理。1%亚甲蓝染料涂布根尖截面10~15秒，冲洗，高倍镜下观察截面，未见明显裂纹（图72-1H）。超声工作尖根尖倒预备并修整11侧穿孔（图72-1I、图72-1J），庆大霉素浸泡后干燥，iRoot BP Plus严密倒充填及修补11侧穿孔（图72-1K）。清理术区，唇侧放置Bio-Gide胶原膜复位组织（图72-1L），术区间断缝合。术后X线片：根尖倒充填密实，恰填（图72-1M）。术后随访复查：术后1个月，患者无自觉不适，12唇侧瘘管消失，无松动，11、12根尖区低密度影稍缩小（图72-1N、图72-1O）。术后4个月，11、12根尖区低密度影明显缩小（图72-1P）。

病例分析

一、根管侧穿的危险因素、诊断与鉴别诊断

笔记

危险因素：存在髓石；根管钙化；牙扭转、倾斜、错位时牙体

长轴改变；龋坏延伸至龈下较深，且出血较多，视野不清；牙根内吸收导致根管壁薄；根管口错误定位；开髓时冠修复体仍存在，或仅剩预备体；根管内放置桩等。

诊断：根管预备过程中完全清除根管内牙髓组织后，仍出现髓腔或根管内出血不止、根管内探痛、NaOCl 冲洗痛，纸尖干燥根管未到工作长度却沾血，提示可能侧穿，可利用根尖定位仪、X 线片辅助诊断，CBCT 确诊。

鉴别诊断：急性根尖周炎、牙根内吸收、根尖孔大、全身性疾病、服抗凝药等亦可以出现上述出血情况，容易与根管侧穿出血混淆，注意鉴别。

操作者需充分掌握根管及髓腔结构，采用正确的开髓方向，避免造成医源性根管侧穿，影响患牙预后。

二、根管侧穿的充填材料

氢氧化钙抗菌性能良好，但可能存在封闭性能欠佳、对牙周组织具有刺激性等缺点，自 1992 年 MTA 问世以来，便以其生物相容性好、封闭性能佳等优势占据了根管穿孔修补材料的市场，但其可使牙体变色。随着生物陶瓷类材料研发的深入，出现了 Biodentine、iRoot BP 等理化性能佳、抗压强度接近牙本质，并具有良好生物相容性和生物活性的材料，逐渐被广泛应用在穿孔修补中。

三、影响根管侧穿患牙预后的因素

侧穿的位置、方向、大小、治疗的及时程度、感染的严重程度，以及患者的全身健康状况、口腔卫生均可影响根管侧穿患牙的预后。侧穿可以发生在牙根的任一位置，侧穿距离牙槽骨和附着上皮越近，或者与牙周病变相通，其预后越差。亦可出现在颊舌侧或近远中面，对于非手术治疗来说治疗难度区别不大，但若行根尖手

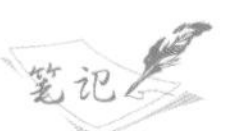

术，以颊侧为入路更具可行性。穿孔越大，口腔医师实现良好的边缘封闭越难。及早发现穿孔，尽快进行修补，时间越长，效果越差。牙根侧方阴影大小、是否存在窦道、牙周袋深浅等反映感染的严重程度。患者的全身健康状况及口腔卫生直接或间接影响穿孔修补后的愈合。

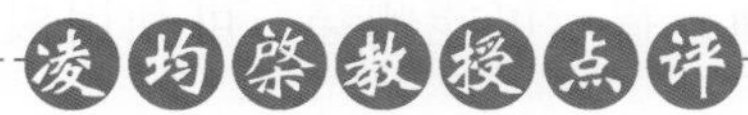

在根管治疗及冠部修复过程中可能发生根管穿孔、髓底穿孔等并发症。术者应了解根管侧穿的危险因素、熟悉髓腔解剖形态，尽量避免医源性根管侧穿的发生并掌握其诊断要点，及时做出诊断，并采取进一步治疗；需明确影响根管穿孔患牙预后的关键因素，包括穿孔的位置、方向、大小、治疗的及时程度、感染的严重程度等，评估根管侧穿患牙的预后，决定其治疗方案。若可修补则需选择恰当的材料，推荐生物陶瓷类材料。

（林正梅）

参考文献

1. Siew K, Lee AH, Cheung GS. Treatment outcome of repaired root perforation: a systematic review and meta-analysis. J Endod, 2015, 41 (11): 1795 – 1804.
2. Estrela C, Decurcio DDA, Rossi-Fedele G, et al. Root perforations: a review of diagnosis, prognosis and materials. Braz Oral Res, 2018, 32 (suppl 1): e73.
3. Kakani AK, Veeramachaneni C, Majeti C, et al. A review on perforation repair materials. J Clin Diagn Res, 2015, 9 (9): 9 – 13.

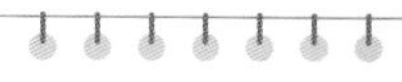

073 11 慢性根尖周炎伴牙髓钙化的显微根尖手术治疗

病历摘要

患者于为 28 岁男性。主诉右上前牙牙根发炎要求治疗。

患者 10 天前因左上前牙缺失咨询种植，拍片检查发现右上前牙根尖周炎，遂转诊至我科进一步治疗。自诉十余年前有上前牙外伤史，无自发痛及咬合痛病史，否认重大疾病史和过敏史。检查见 21 缺失，11 牙冠变色，未查及龋损，无叩痛，无松动，龈无异常。11 牙髓电活力测试无反应。X 线片：11 根管影像模糊，根尖周骨密度减低影（图 73 －1）。全牙列 CBCT 检查结果：11 根管的根冠和根中 1/3 均未见根管影像，根尖 1/3 根管影像模糊，根尖区可见

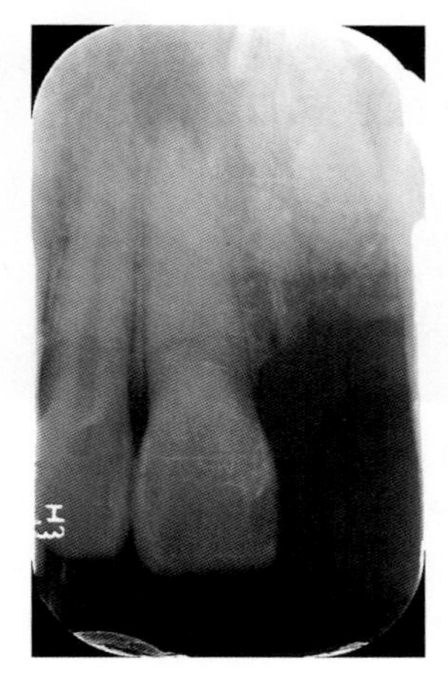

图 73 －1　11 术前 X 线片

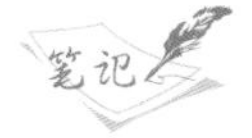

一类圆形大面积透射影，大小约 0.5cm × 0.5cm，边界清楚，病损唇侧皮质骨菲薄，厚约 1.1mm（图 73 －2）。

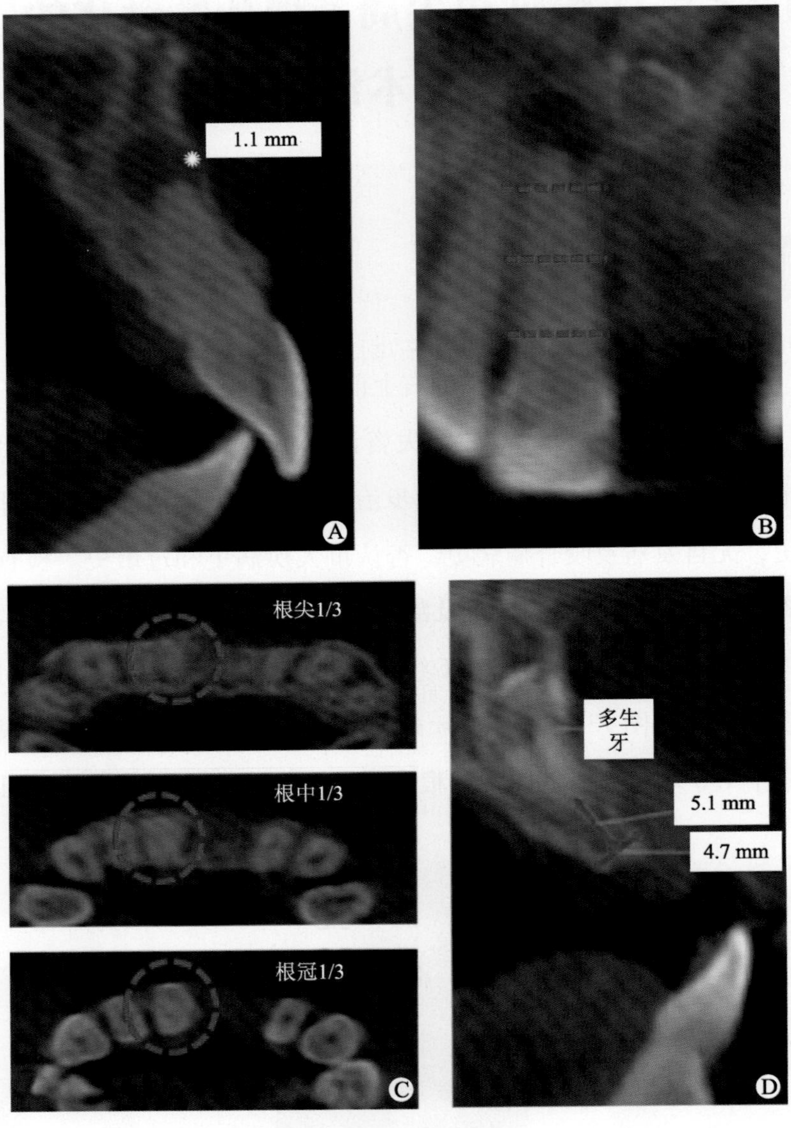

A. 11 矢状位图像显示根管全段未见显影，根尖区见明显骨质吸收，病损区唇侧皮质骨壁厚度约 1.1mm；B. 11 冠状位图像；C. 11 轴位图像；D. 21 缺牙区矢状位图像见一多生牙，完全骨埋伏。

图 73 －2　全牙列 CBCT 扫描结果

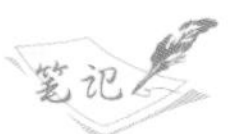

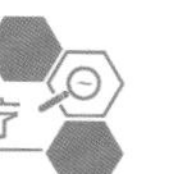

诊断：11 慢性根尖周炎伴牙髓钙化。

治疗计划：结合患者意愿和患牙情况，拟首选 11 显微根管治疗，若通过非手术性根管治疗无法探及根管通路，则考虑采用显微根尖手术控制感染。

首诊治疗：橡皮障隔湿，11 开髓，DOM 下见髓腔钙化明显，采用 ET25 超声工作尖清理髓腔内钙化物，未及根管通路，遂玻璃离子暂封髓腔，决定行显微根尖手术治疗。

复诊：根据 CBCT 检查结果，在患者知情同意和完善术前检查的情况下，行 11 显微根尖手术控制感染。术区消毒，阿替卡因局部麻醉下沿 12 远中至 21 缺牙区远中做龈沟内全厚黏骨膜瓣，根据 CBCT 分析测得患牙长度（图 73 –2A）定位根尖位置，DOM 下高速手机磨除 11 根尖区对应唇侧骨皮质壁，暴露根尖区域。Impact Air 45°牙科仰角手机切除根尖 3mm，并刮除肉芽组织。用 1% 亚甲蓝染料涂布根尖截面 10 ~ 15 秒，冲洗后在高倍镜下观察截面，未见明显裂纹（图 73 –3A）。继而用超声工作尖进行根尖倒预备（图 73 –3B、图 73 –3C），干燥窝洞后用微型充填器严密倒充填 MTA（图 73 –3D）。清理术区，复位组织瓣，术区间断缝合。术后 X 线片：根尖倒充填密实，恰填（图 73 –4A）。术后定期复查：于术后 1 个月、3 个月、6 个月、1 年、2 年、3 年、4 年和 5 年随访复查 X 线片，患者无自觉不适症状，根尖区低密度影消失，牙周膜连续（图 73 –4B ~ 图 73 –4I）。

修复：术后 5 年行 11 冠方修复（图 73 –5）。比色为 3M2，11 备牙、排龈、硅橡胶取模、速凝树脂制作临时冠。1 周后试戴氧化锆全瓷冠，调整邻接、咬合，U200 粘接。

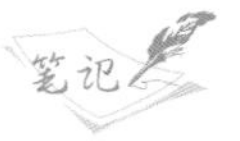

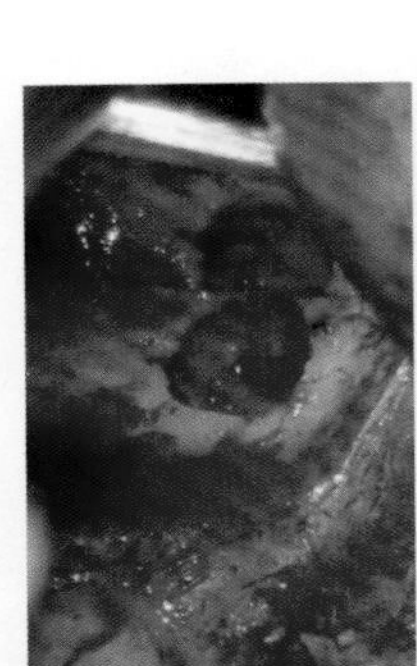
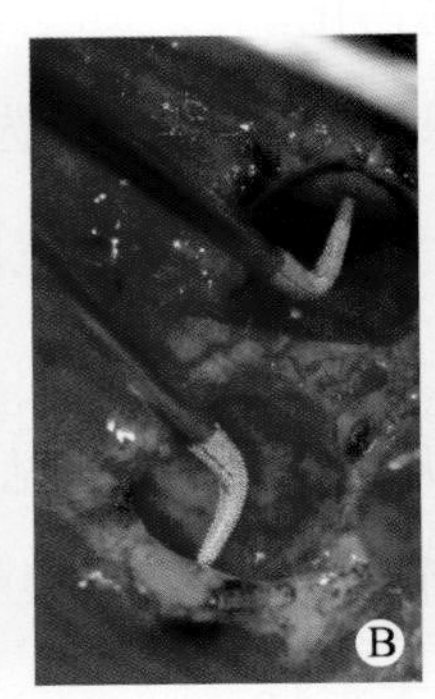
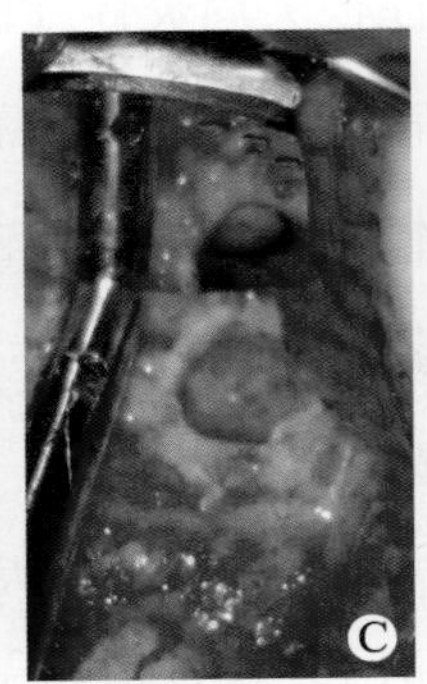
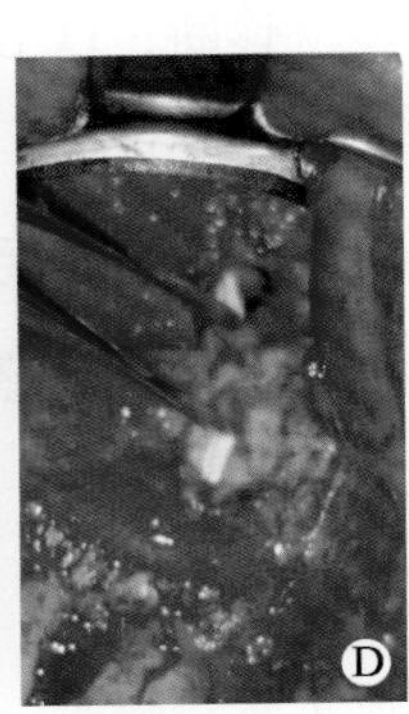

A. 亚甲蓝染色指示牙根截面并定位根管；B. 牙根截面超声倒预备；C. 超声倒预备后的牙根截面；D. MTA 倒充填。

图 73－3 11 显微根管外科手术术中

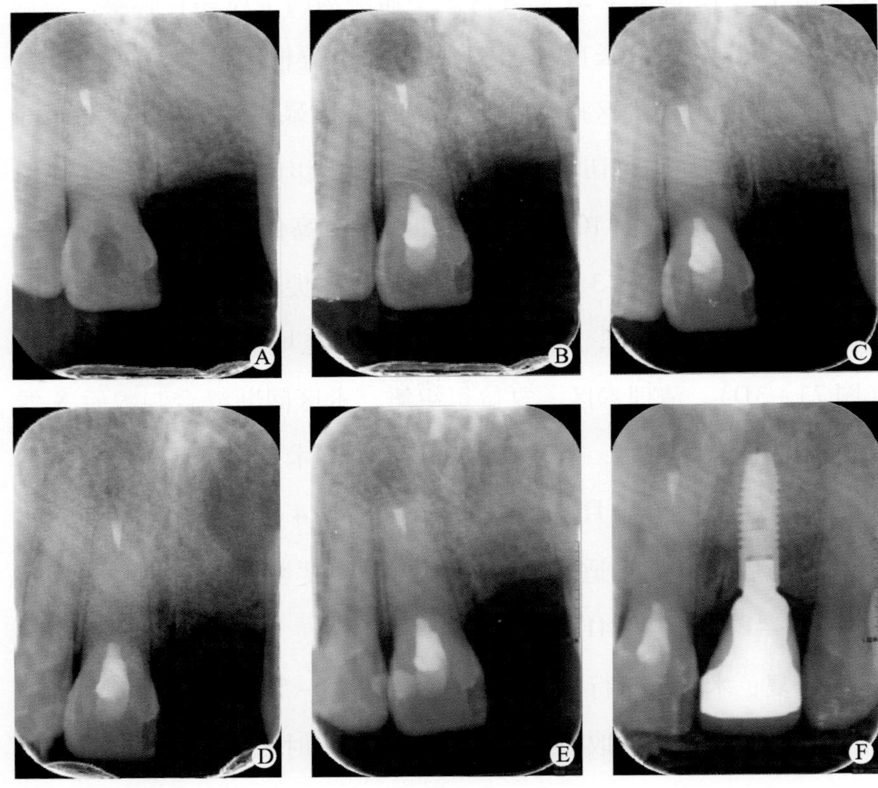

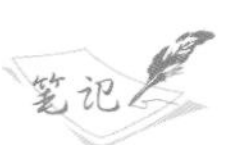

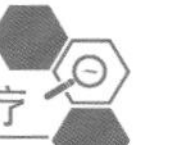

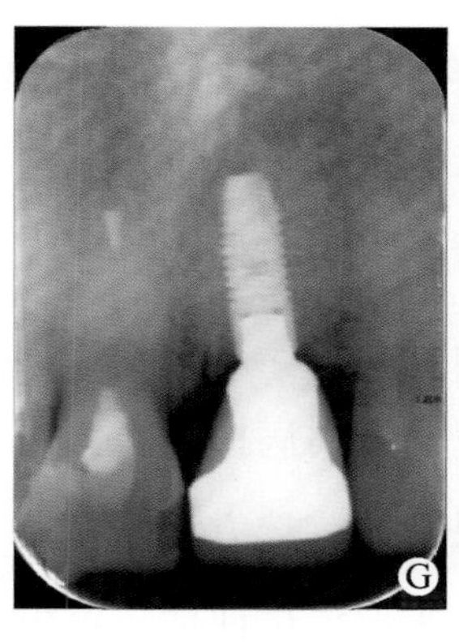

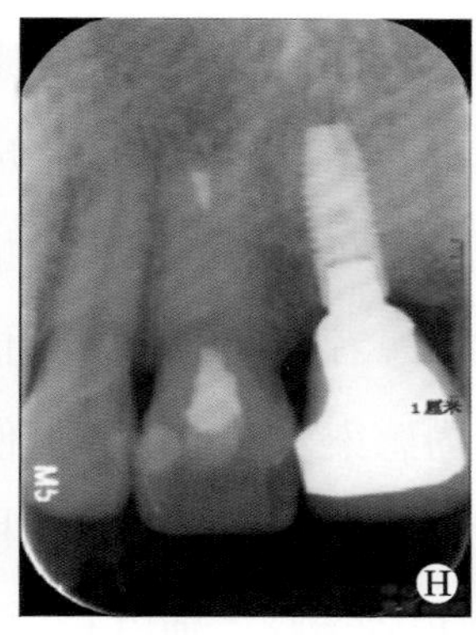

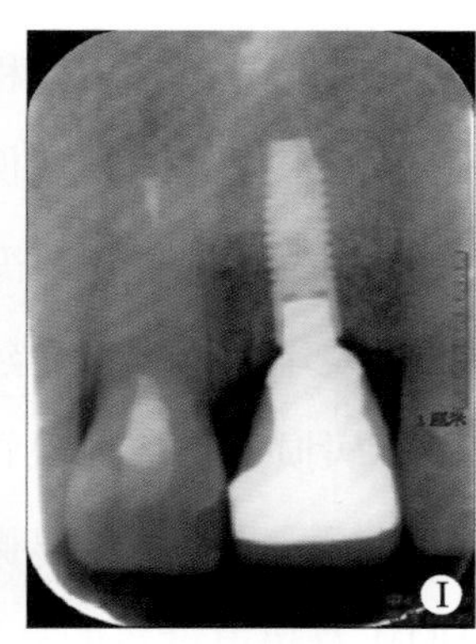

A. 术后即刻；B. 术后 1 个月；C. 术后 3 个月；D. 术后 6 个月；E. 术后 1 年；F. 术后 2 年；G. 术后 3 年；H. 术后 4 年；I. 术后 5 年。

图 73－4　11 显微外科治疗术后即刻及随访 X 线片

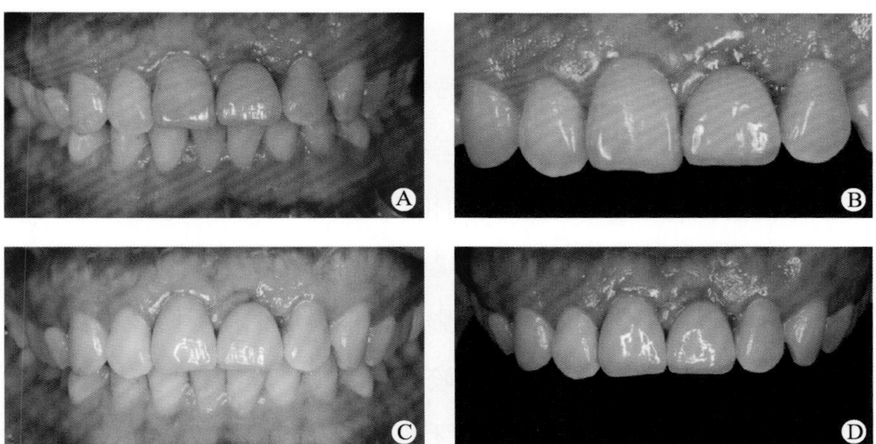

A. 修复前正面咬合照；B. 修复前局部唇面照；C. 修复后正面咬合照；D. 修复后局部唇面。

图 73－5　11 全冠修复前后口内照

病例分析

一、牙髓钙化导致根管闭锁病例的传统治疗策略

牙髓钙化导致的根管闭锁是临床根管治疗的难点之一，其病因主要包括生理性的增龄性变化，以及龋病、牙周病、磨损、创伤、医源性因素等所导致的病理性修复反应。其治疗策略主要依据牙髓

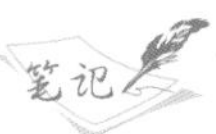

钙化所致的根管闭锁程度及根尖周组织的健康状况而定。

对于根管闭锁病例，若无根尖周病的临床症状且影像学显示根尖周组织无透射性改变，即在根尖周健康的情况下，为最大程度保留健康牙体组织，可建议患者定期随访、评估、复查。若患牙出现根尖病损，以清理根管内感染牙髓组织、促使根尖周病损愈合为治疗目标，非手术性显微根管治疗是处理钙化根管的首选方法。基于DOM及超声设备的显微根管治疗，辅以CBCT影像定位评估，可提高根管疏通成功率，是传统处理严重阻塞根管的常规策略。若显微根管治疗失败，或存在较高的根管壁侧穿风险，则需考虑采用显微根尖手术方法控制感染。

二、数字化3D导板在牙髓钙化所致根管闭锁治疗中的应用

该病例的治疗难点主要在于：①术前X线片可见髓腔钙化，根管影像模糊。DOM下见髓腔内钙化严重，采用ET25超声工作尖清理钙化物，未能探及根管通路。②CBCT扫描矢状位图像显示11牙根的根冠和根中1/3均未见根管影像，根尖1/3根管影像模糊。考虑患者为青年男性，无自发痛及咬合痛病史，继续行显微根管治疗存在根管壁侧穿风险，不利于患牙的预后，因此最终选择采用显微根尖手术方法完成对根尖病变区的清理。术后5年回访结果显示患牙根尖区低密度影消失，牙周膜连续，获得了良好的预后，表明显微根尖手术治疗该例牙髓钙化所致根管闭锁的方法有效。然而，在操作难度方面，显微根尖手术与根管治疗相比，对术者的技术要求更高。特别是对于病损区皮质骨完整的病例，病损区的定位和精确去骨是显微根尖手术的难点。近年得益于数字化医疗技术的发展，借助CBCT影像和计算机辅助设计、打印数字化3D导板，可极大程度降低根管闭锁的治疗难度。在显微根尖手术过程中，数字化3D导板的应用有助于术中定位根尖病损，精准去骨开窗，避免损伤患牙和邻牙

笔记

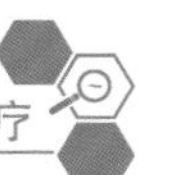

的牙根，对于缩短临床操作时间、减少并发症的发生具有重要意义。

对于此类根管严重闭锁的牙髓钙化病例，显微根尖手术虽可作为一种有效的治疗手段，但毕竟属于一种有创性的治疗方法；而传统的显微根管治疗为获得根管通路，易过多破坏牙体组织，有较高的根管壁侧穿风险。最新研究显示，对于根管严重闭锁伴有根尖病损的病例，不仅可以借助 CBCT 精准定位根管钙化的深度、方向，还可在此基础上制作数字化 3D 导板指引根管疏通，避免盲目钻磨，降低根管壁侧穿的风险，提高根管疏通成功率。同时，结合微创牙髓治疗的理念，3D 导板引导的根管治疗在保留前牙切缘的情况下，可获得根管通路，实现牙髓钙化所致根管闭锁的微创、精准治疗。数字化医疗是未来口腔医学的发展趋势，将数字化 3D 导板引入牙髓治疗，有望为临床处理牙髓钙化所致根管闭锁提供更安全、高效的治疗方式。

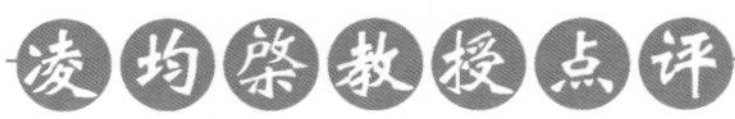

牙髓钙化所致根管闭锁的处理是牙髓根尖周病变治疗的难点。在根管严重阻塞的患牙治疗中，术者应明确根管治疗的目的，及时结合 CBCT 三维影像学检查评估根管的阻塞情况，充分考虑治疗的风险。就传统治疗策略而言，当影像学检查显示根管影像模糊且 DOM 下探查根管阻塞明显，非手术性根管治疗难度高、风险大时，可考虑采用显微根尖外科手术处理根尖部病损，控制感染，减少根管壁侧穿等并发症的发生，提高患牙的远期疗效。数字化技术的发展为根管钙化的处理提供了更多选择，数字化 3D 导板引导下安全、微创、精准化的根管治疗方式或成为未来处理严重牙髓钙化致根管闭锁的常规方法。

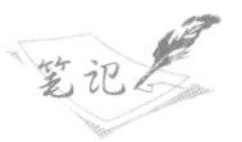

（古丽莎）

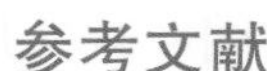

参考文献

1. Yang YM, Guo B, Guo LY, et al. CBCT-Aided microscopic and ultrasonic treatment for upper or middle thirds calcified root canals. Biomed Res Int, 2016 (12): 1-9.

2. Anderson J, Wealleans J, Ray J. Endodontic applications of 3D printing. Int Endod J, 2018, 51 (9): 1005-1018.

3. Liu YF, Liao WQ, Jin GS, et al. Additive manufacturing and digital design assisted precise apicoectomy: a case study. Rapid Prototyping J, 2014, 20 (1): 33-40.

4. Krastl G, Zehnder MS, Connert T, et al. Guided Endodontics: a novel treatment approach for teeth with pulp canal calcification and apical pathology. Dent Traumatol, 2016, 32 (3): 240-246.

5. Lara-Mendes STO, Barbosa CFM, Machado VC, et al. A new approach for minimally invasive access to severely calcified anterior teeth using the guided endodontics technique. J Endod, 2018, 44 (10): 1578-1582.

6. Fonseca Tavares WL, Diniz Viana AC, de Carvalho Machado V, et al. Guided endodontic access of calcified anterior teeth. J Endod, 2018, 44 (7): 1195-1199.

074 21 畸形根面沟意向再植

病历摘要

患者为22岁男性，主诉上前牙唇侧脓疱反复发作2年。

患者自诉2年前因脓疱于外院行左上前牙根管治疗，仍反复出现脓疱伴咬合不适，未予处理，未诉其他不适，前来我科就诊。否认重大疾病史和过敏史。检查见21腭侧充填物，未见龋损，腭侧

笔记

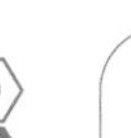

可见起于舌隆突并向牙根方向延伸的一潜行沟裂，无探痛，叩(+)，不松动，探诊深度为9mm，21根尖对应唇侧黏膜可见窦道；12牙冠完整，未见龋损，腭侧可见起于舌隆突并向远中牙根方向延伸的一潜行沟裂，无探痛，叩(+)，不松动，电测牙髓无反应，探诊深度为7mm，12根尖对应唇侧黏膜可见窦道（图74－1A、图74－1B）。CBCT：21已行根管治疗，21、12根尖区低密度影（图74－1C、图74－1D）。

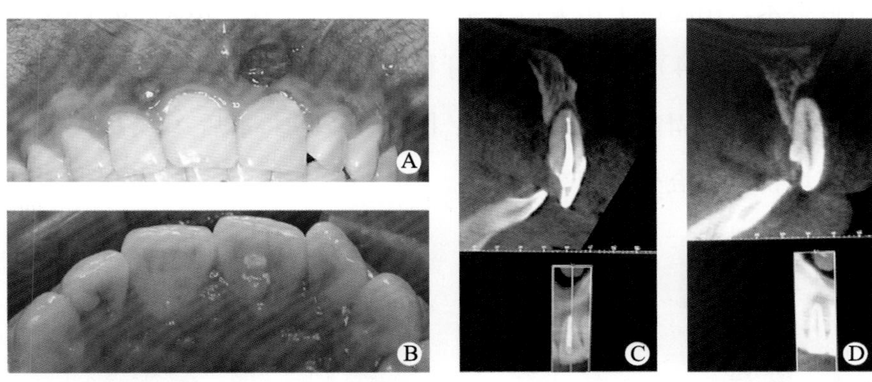

A. 口内唇侧照片；B. 口内腭侧照片；C. 21 CBCT图像；D. 12 CBCT图像。

图74－1 治疗前检查

诊断： 12、21畸形舌侧沟；慢性根尖周炎，牙周牙髓联合病变。

治疗计划： 12根管治疗，21根管再治疗，若窦道无法消除，必要时行意向性牙再植术。

治疗： 12橡皮障隔离，开髓，根管预备；21橡皮障隔离，去除原充填物，根管预备，封氢氧化钙糊剂消毒两周。12根尖对应唇侧黏膜窦道消失，21根尖对应唇侧黏膜窦道不消，12、21完成根管充填、冠部行树脂封闭，拍X线片检查充填情况（图74－2）。

21根尖对应唇侧黏膜窦道不消，告知患者术前、术中及术后注意事项，签署知情同意书后行意向性牙再植术。氯己定漱口，颌面部消毒，上前牙区局麻后拔除患牙并清除肉芽组织（图74－3）；

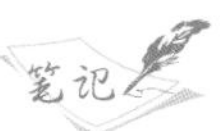

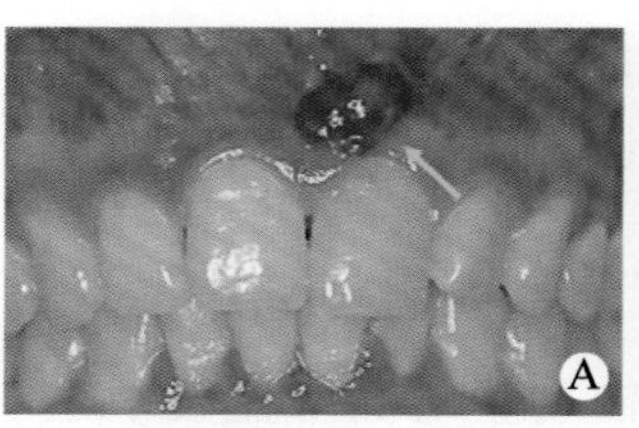
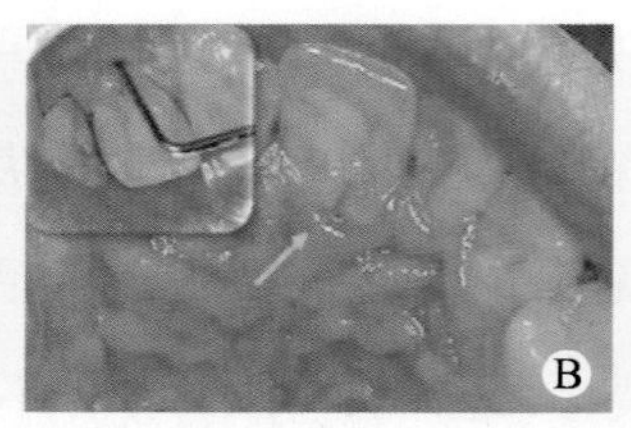
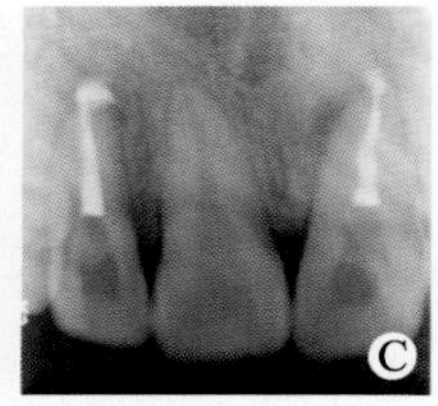

A. 口内唇侧照片；B. 口内腭侧照片；C. 根管充填 X 线片。

图 74－2　根管治疗后情况

DOM 下磨除腭侧畸形根面沟，清洁根面，iRoot BP Plus 充填；然后行截根术，用超声工作尖逆平整根尖，清理干燥，iRoot BP Plus 倒充填（图 74－4），复位患牙于牙槽窝中；用流体树脂于唇侧行患牙及邻牙粘接固定（图 74－5A、图 74－5B）。术后 X 线片：根尖倒充填密实，恰充（图 74－5C）。

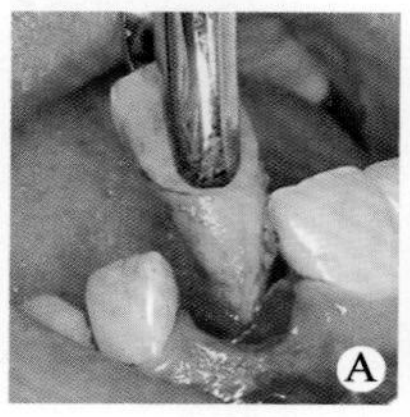
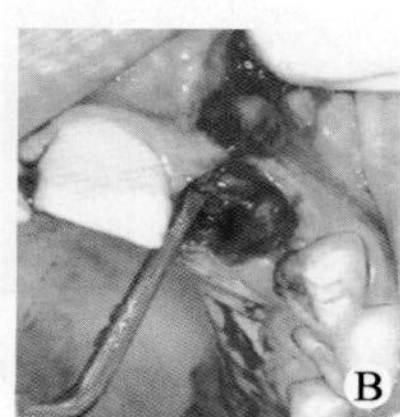
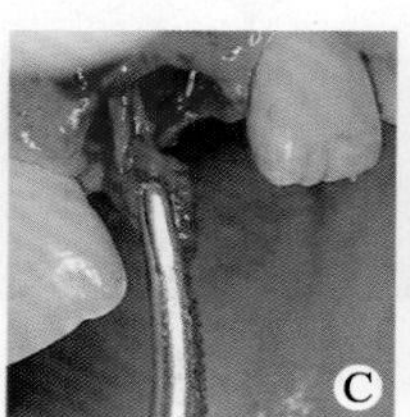
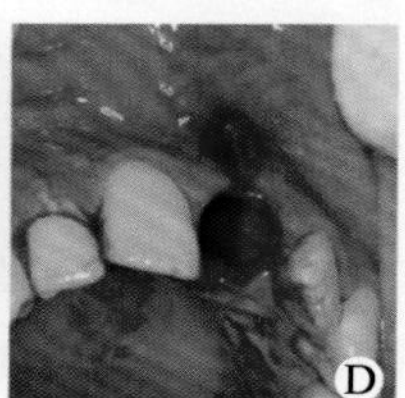

A. 拔除 21；B～D. 清除牙槽窝肉芽组织。

图 74－3　术中 21 牙槽窝处理

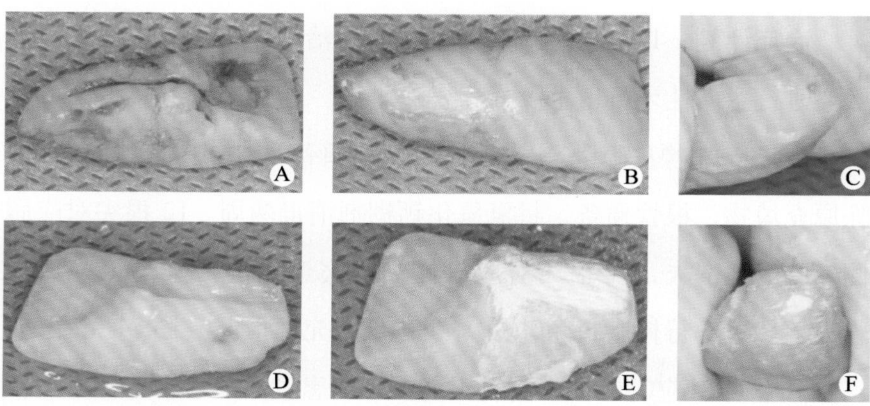

A～B. 观察畸形根面沟走向；C～D. 磨除腭侧畸形根面沟及行截根术；E～F. iRoot BP Plus 倒充填及充填畸形根面沟。

图 74－4　术中 21 处理

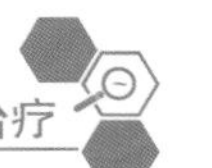

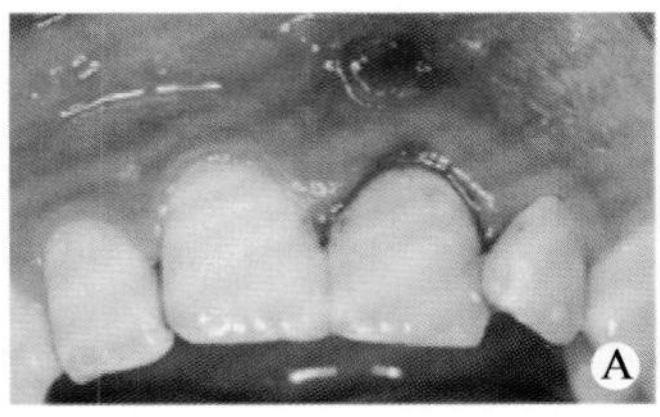
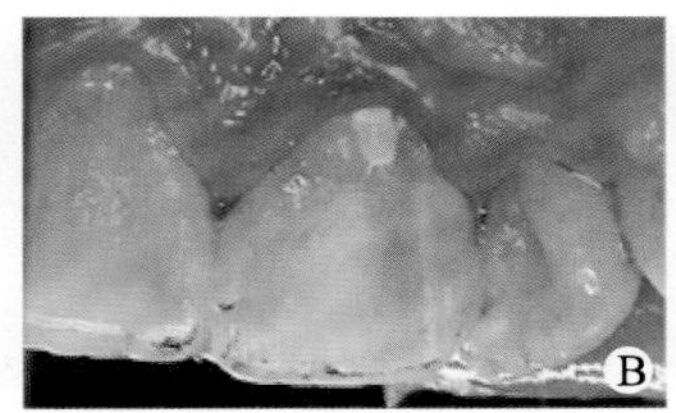
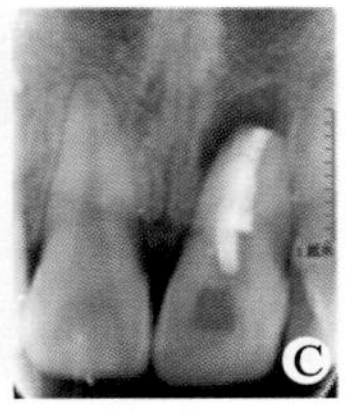

A. 口内唇侧照片；B. 口内腭侧照片；C. 术后 X 线片。

图 74－5 术中 21 复位、固定

2 周后磨除固定树脂，X 线片：21 根尖周透射影较术前无明显变化（图 74－6A）。术后 3 个月复查：患者无自觉不适，21 唇侧窦道消失，根尖区骨密度影增强（图 74－6B～图 74－6D）。术后半年复查：患者无自觉不适，21 唇侧窦道消失，牙周基本恢复正常，根尖区低密度影消失（图 74－7）；牙周维护治疗后复查：牙周恢复正常（图 74－8）。

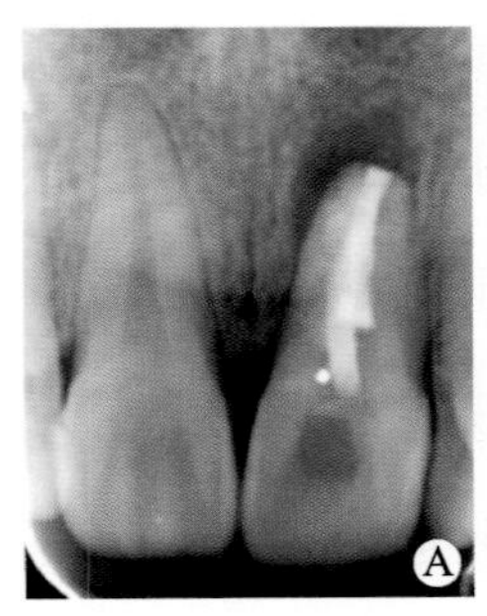
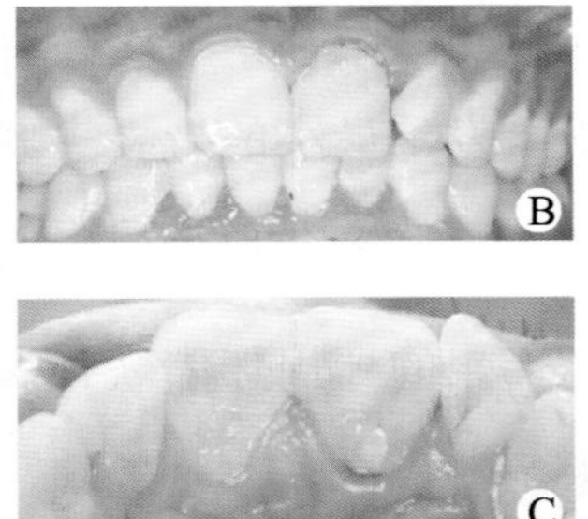
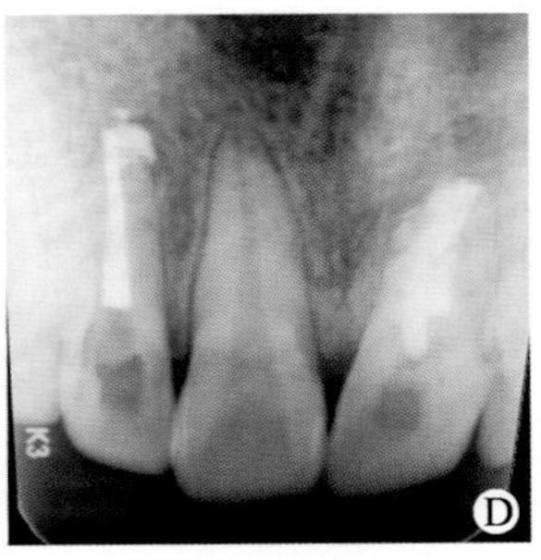

A. 术后 2 周 X 线片；B～C. 术后 3 个月口内照片；D. 术后 3 个月 X 线片。

图 74－6 术后复查

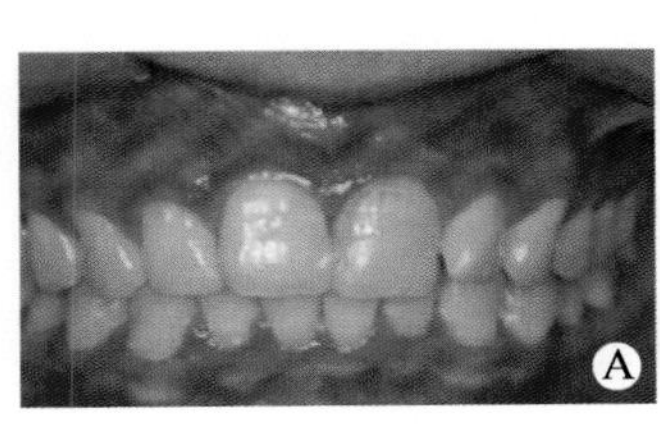
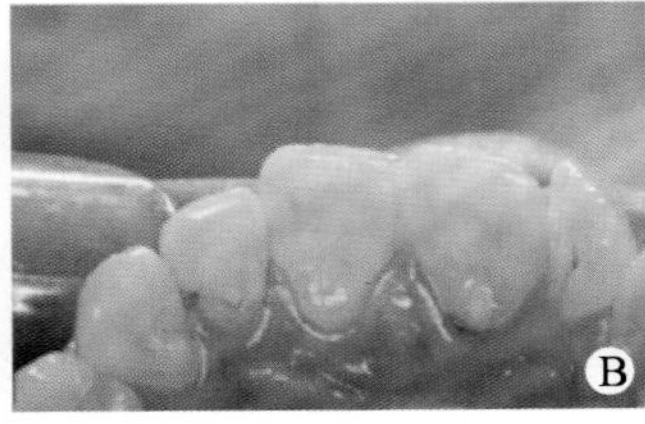
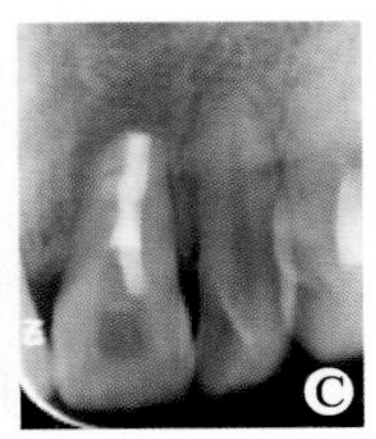

A. 口内唇侧照片；B. 口内腭侧照片；C. 复查 X 线片。

图 74－7 术后半年复查

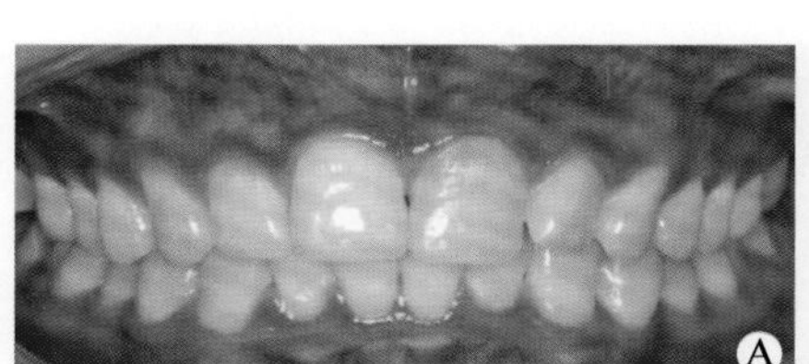
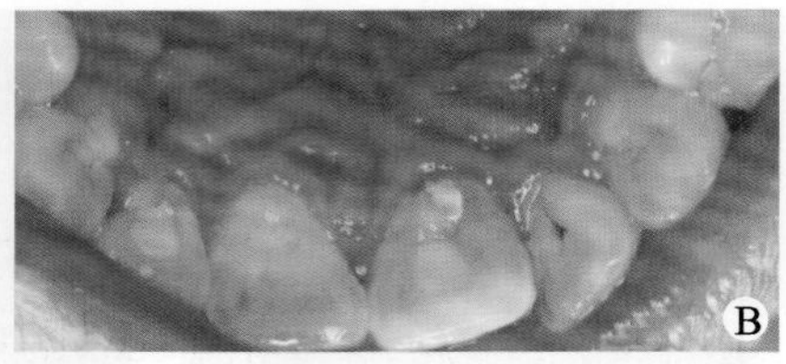

图 74-8　牙周维护治疗后口内唇侧（A）腭侧（B）照片

病例分析

一、关于畸形根面沟的诊断和治疗

畸形根面沟是多发生于上颌前牙的发育异常，根面沟一般起于舌侧窝，越过舌隆突可一直延伸至根尖部。畸形舌侧沟的发生率为2.8%~8.5%，多见于上颌侧切牙，其发生机制尚未明确，有部分学者认为畸形根面沟是一种轻度的牙内陷形式，而导致其发生的原因可能是成釉器和上皮根鞘发生最小的折叠。畸形根面沟是口腔细菌侵入牙周组织的理想通道，易导致根尖周组织破坏，引起牙髓坏死或根尖周炎，以及随之而来的牙周牙髓联合病变。其临床特点为发病隐匿，诊断困难，发现时常伴有严重牙髓、牙周病损等。畸形根面沟的临床诊断包括：①患者的主观症状，患牙可有间歇性钝痛、牙齿松动、牙龈肿胀脓疱及咬合痛等；②口内检查，唇腭侧根面凹陷、腭侧窄而深的牙周袋、窦道等，冷热测试及电测试阴性；③影像学检查，X线片常疑似双根管，根管间可见透射影像，自根尖周向冠方延伸的类圆形或梨形稀疏区；CBCT显示沟裂挤压髓腔呈“C”形、月牙形或其他规则形态，形成峡部，并伴有牙根唇腭侧骨壁、根尖周骨质的严重破坏。对畸形根面沟导致的患牙病变最有效的治疗方案是封闭根面沟，消除感染病灶。

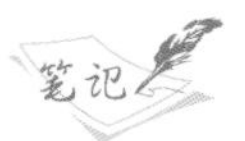

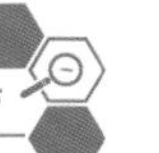

二、关于意向性牙再植术

Grossman 于 1982 年提出了“意向性牙再植术”，主要指针对部分常规方法难以治愈的疑难患牙，即将患牙完整拔出，经过体外一系列诊断、检查及治疗后再植入原牙槽窝，以期获得保存患牙的目的。

影响意向性牙再植术成功率的因素有患者年龄、牙根发育程度、体外操作时间、体外保存剂、残存牙周膜细胞数量及分化活性、再植技术及固定方法等。有研究表明，对意向性再植术成功率影响最大的因素是体外操作时间和残余牙周膜的分化活性，若将体外操作时间控制在 15 分钟内，并且使用 Hanks 平衡液（Hanks' balanced salt solution，HBSS）保持根面湿润状态，可显著降低牙再植术后根外吸收、根裂等并发症的发生率，并且使意向性牙再植术与常规非手术治疗方法、显微根尖手术拥有相近的远期患牙保留率（>93%）和愈合率（72%~91%）。生物活性材料 iRoot BP Plus 具有良好的边缘封闭性、生物相容性、抗菌性、可操作性，可修补沟裂，整平根面，为牙周膜细胞及成骨细胞提供良好的生长界面，引导牙周膜和骨组织的再生，为后期的预后提供保障。

意向性牙再植术操作简单，耗时较少，与牙周翻瓣术和显微根尖手术等相比更简单易行。整个手术过程为体外操作，可以使根尖倒充术视野更清晰、操作更完善。

（宁　杨　蒋宏伟）

参考文献

1. Kishan KV, Hegde V, Ponnappa KC, et al. Management of palato radicular groove in a maxillary lateral incisor. J Nat Sci Biol Med, 2014, 5 (1): 178-181.

2. Simon JH, Dogan H, Ceresa LM, et al. The radicular groove: its potential clinical

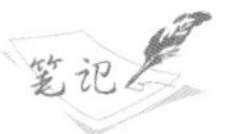

significance. J Endod, 2000, 26 (5): 295 – 298.

3. Tan X, Zhang L, Zhou W, et al. Palatal radicular groove morphology of the maxillary incisors: a case series report. J Endod, 2017, 43 (5): 827 – 833.

4. Yan B, Sun Z, Field H, et al. Etiologic factors for buccal and palatal maxillary canine impaction: a perspective based on cone-beam computed tomography analyses. Am J Onhod Oentofacial Orthop, 2013, 143 (4): 527 – 534.

5. Garrido I, Abella F, Ordinola-Zapata R, et al. Cornbined endodontic therapy and intentional replantation for the treatment of palatogingival groov. J Endod, 2016, 42 (2): 324 – 328.

6. Cho SY, Lee Y, Shin SJ, et al. Retention and healing outcomes after Intentional replantation. J Endod, 2016, 42 (6): 909 – 915.

7. Jang Y, Lee SJ, Yoon TC, et al. Survival rate of teeth with a C-shaped canal after intentional replantation: a study of 41 cases for up to 11 years. J Endod, 2016, 42: 1320 – 1325.

8. Cho SY, Lee Y, Shin SJ, et al. Retention and healing outcomes after intentional replantation. J Endod, 2016, 42 (6): 909 – 915.

9. De-Deus G, Canabarro A, Alves GG, et al. Cytocompatibility of the ready-to-use bioceramic putty repair cement iRoot BP Plus with primary human osteoblasts. Int Endod J, 2012, 45 (6): 508 – 513.

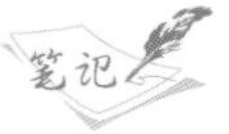